AF464924

TRAITÉ

DES

MALADIES VÉNÉRIENNES

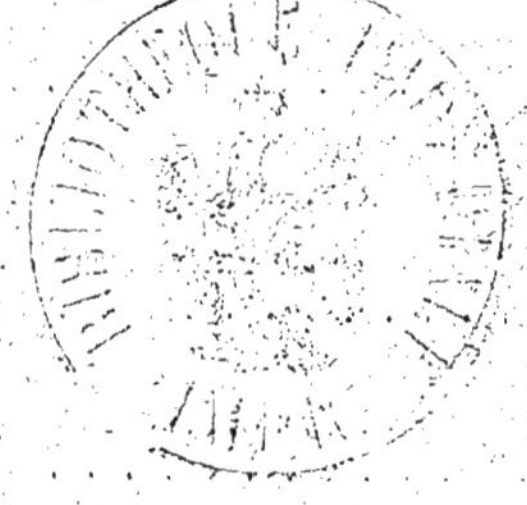

LIBRAIRIE F. SAVY

BAUMÈS, ancien chirurgien en chef de l'Antiquaille de Lyon. **Précis théorique et pratique sur les maladies vénériennes.** Lyon, 1840. 2 vol. in-8.. . 8 fr.

BOUCHARD, interne lauréat des hôpitaux de Paris, délégué par la Société de médecine de Lyon, à Saint-Gemmes (Maine-et-Loire) et dans les Landes. **Recherches nouvelles sur la Pellagre.** Paris, 1862. 1 vol. in-8 de 400 pages. . . . . 6 fr.

— **Études expérimentales sur l'identité de l'Herpès circiné et de l'Herpès tonsurant.** 1861. Brochure in-8.. . . . . 75 c.

CLAPARÈDE, docteur en médecine. **De la Circoncision, de son rôle et de son importance dans l'État.** Paris, 1861. In-4 avec planches. . . . . . 1 fr.

DES VAULX, docteur en médecine. **Guide pour le traitement des maladies vénériennes,** à l'usage des gens du monde. Paris, 1862. 1 vol. in-32, avec planches coloriées. . . . . 1 fr.

DIDAY (P.). Étude sur le chancre de l'amygdale. in-8.
Mémoires de la Société des sciences médicales de Lyon. T. Ier. . . . . . 5 fr.

DIDAY (P.). Irréinoculabilité chancreuse. in-8.
Mémoires de la Société des sciences médicales de Lyon. T. II. . . . . . 5 fr.

DIDAY et ROLLET, anciens chirurgiens de l'Antiquaille de Lyon. **Annuaire de la Syphilis et des maladies de la peau.** Paris, 1859. 1 vol. in-8. . . . 4 fr.

FLORET (P.). Documents chirurgicaux principalement sur les maladies de l'utérus. Paris, 1862. 1 vol. in-8, avec pl. . . . . 4 fr.

PUECH, ancien chirurgien, chef interne des hôpitaux de Toulon. **De l'Atrésie des voies génitales de la Femme.** Paris, 1864. In-4. . . . . 5 fr.

QUANTIN (Émile), docteur en médecine de la Faculté de Paris. **Prostitution et Syphilis.** Paris, 1863. 1 vol. in-18.. . . . . 1 fr. 25

RICORD, ancien chirurgien de l'hôpital du Midi. **Lettres sur la Syphilis**, adressées au rédacteur en chef de l'*Union médicale*. 2e édition. Paris, 1856. 1 volume in-18. . . . . 3 fr.
Cet ouvrage a été réimprimé en 1863 avec la mention 3e *édition*, mais sans aucun changement.

ROLLET, ancien chirurgien en chef de l'Antiquaille de Lyon. **Recherches cliniques et expérimentales sur la Syphilis,** le chancre simple et la blennorrhagie, et principes nouveaux d'Hygiène, de Médecine légale et de Thérapeutique appliqués à ces maladies. Paris, 1862. 1 vol. in-8, orné de 20 pl., dont 10 pl. col. . . . . 14 fr.

ROLLET. La médecine légale de la syphilis des nouveau-nés.
Mémoires de la Société des sciences médicales de Lyon. T. Ier.

SIGMUND (de Vienne). **Syphilisation.**
Mémoires de la Société des sciences médicales de Lyon. T. Ier.

PARIS. — IMP. SIMON RAÇON ET COMP., RUE D'ERFURTH, 1.

TRAITÉ

THÉORIQUE ET PRATIQUE

DES

MALADIES VÉNÉRIENNES

LEÇONS CLINIQUES

SUR LES AFFECTIONS BLENNORRHAGIQUES

LE CHANCRE ET LA SYPHILIS

PAR LE DOCTEUR

EDMOND LANGLEBERT

PROFESSEUR LIBRE DE CLINIQUE ET DE PATHOLOGIE SPÉCIALES

RECUEILLIES ET PUBLIÉES

PAR M. ÉVARISTE MICHEL

Chef de clinique au Dispensaire du Dr Langlebert.

REVUES PAR LE PROFESSEUR

Primò sanare, deinde philosophari.

PARIS

F. SAVY, LIBRAIRE-ÉDITEUR

24, RUE HAUTEFEUILLE

—

1864

DIVISION

ET

PLAN GÉNÉRAL DE L'OUVRAGE

Les maladies vénériennes, c'est-à-dire celles que l'on contracte habituellement dans les rapports sexuels, et dont les premières manifestations ont pour siége ordinaire les organes génitaux, se divisent en deux classes :

1° Les maladies vénériennes non virulentes, dont la forme élémentaire ou primitive est une inflammation propre à quelques membranes muqueuses, et que l'on appelle *blennorrhagie ;*

2° Les maladies vénériennes virulentes ou syphilitiques, dont la forme élémentaire est une ulcération spécifique nommée *chancre*, qui tantôt constitue à elle seule toute la maladie (chancre simple, syphilis locale), tantôt, au contraire, n'est que le point de départ d'un empoisonnement général (chancre infectant, syphilis constitutionnelle).

Cette distinction d'origine et de nature entre la blennorrhagie et la syphilis, distinction d'une importance capitale, puisqu'elle intéresse, non moins que la science elle-même, la pratique médicale dans un de ses points les plus délicats, l'hygiène publique et privée, la thérapeutique et la médecine légale, n'est pas aussi moderne qu'on le croit généralement. C'est vers le milieu du dernier siècle qu'elle a été introduite pour la première fois dans la science par Balfour, Tode, Duncan, et, un peu plus tard, par Benjamin Bell, chirurgien d'Édimbourg, à qui revient l'honneur de l'avoir popularisée d'abord en Angleterre, puis en France, où Hernandez, dans un travail publié à Toulon en 1812 [1], la démontra expérimentalement.

Toutefois, ces hardis promoteurs de la non-identité du chancre et de la blennorrhagie n'avaient pas encore entièrement dépouillé cette dernière maladie de tout caractère de virulence : ils croyaient à l'existence d'un virus blennorrhagique, distinct du virus syphilitique. C'est Bosquillon, le savant traducteur du livre de B. Bell, qui, le premier, reconnut et osa professer que la blennorrhagie est une affection simplement inflammatoire : « Il est aisé de prouver, dit-il, que la gonorrhée (la blennorrhagie uréthrale) a existé de tout temps... On ne voit pas, d'après ce que nous en

[1] *Essai analytique sur la non-identité du virus gonorrhéique.* Toulon, 1812.

ont appris les anciens, qu'elle ait jamais donné lieu à aucun des symptômes particuliers à la maladie vénérienne... j'ajouterai qu'elle est évidemment produite par toutes les causes capables d'enflammer l'urèthre et non par un virus particulier [1]. »

La doctrine de la non-identité de la blennorrhagie et de la syphilis, vigoureusement soutenue par M. Ricord, est enfin parvenue, après de longs et vifs débats, à rallier autour d'elle l'immense majorité des médecins contemporains. Elle a de plus conquis l'assentiment universel. Comme tant d'autres vérités scientifiques reposant sur des faits vulgaires et faciles à constater, elle a peu à peu étendu son domaine jusque dans la masse du public ; elle est devenue en quelque sorte populaire.

C'est elle qui, depuis bientôt quinze années, forme la base de mon enseignement sur les maladies vénériennes, et qu'une expérience personnelle, fortifiée par le temps et par le nombre des faits observés, a de plus en plus confirmée dans mon esprit.

Nous diviserons donc cet ouvrage en deux parties :

La première traitera des *maladies vénériennes non virulentes*, c'est-à-dire de la blennorrhagie et de ses conséquences ; la seconde comprendra l'étude des *mala-*

[1] B. Bell, *Traité de la gonorrhée virulente*, traduit de l'anglais, par Édouard Bosquillon ; Paris, 1802 ; note du traducteur, t. I, p. 2.

dies vénériennes virulentes ou *syphilitiques*, c'est-à dire du chancre et des symptômes généraux de la syphilis.

Le champ de la syphiligraphie a été de nos jours profondément remué. Une doctrine qui, pendant un quart de siècle, avait dominé la science, qui se croyait et pouvait se croire impérissable, tant était grande la faveur qui l'entourait, s'est subitement écroulée. Sur ses débris, dont quelques-uns cependant sont restés debout, se sont élevées de nouvelles théories qui, à l'heure présente, sont encore l'objet de nombreuses et ardentes discussions.

Au principe fondamental de l'*unicité* du virus vénérien ou syphilitique, qui, depuis Fernel, c'est-à-dire depuis plus de trois siècles, avait régné sans partage, quelques syphiligraphes modernes ont tenté de substituer ce qu'ils appellent le *dualisme*. Suivant eux, le chancre simple et le chancre infectant, au lieu d'être, comme on le croyait et comme nous le croyons encore, le produit d'un seul virus, toujours identique dans sa nature, mais modifiable dans ses propriétés, seraient le résultat de deux virus distincts, et constitueraient ainsi deux maladies différentes, complétement étrangères l'une à l'autre.

Après un moment de vogue que lui valurent surtout sa nouveauté et sa hardiesse, cette doctrine, dont

M. Bassereau avait le premier institué la formule, ne tarda pas à être vivement attaquée. On s'aperçut bientôt qu'elle ne reposait, en réalité, que sur une pure hypothèse, séduisante peut-être en théorie, mais incapable de se soutenir sur le terrain de l'observation.

Le mieux pour les dualistes, — c'est ainsi qu'ils se nomment, — eût été sans doute de revenir simplement au dogme de l'unicité. Mais c'est le propre de l'hypothèse de ne pas céder facilement, même devant l'évidence. Il lui en coûte si peu de se multiplier pour faire face à tous les faits contradictoires ! Une objection l'embarrasse : elle change de masque et de langage. Aussi, les deux virus de M. Bassereau ne suffisant plus aux exigences de la doctrine, eut-on recours à d'autres conjectures. Après quelques tâtonnements, pendant lesquels on vit surgir tour à tour le *chancroïde*, la *chancrelle*, le *chancre proprement dit*, le *chancre induroïde*, etc., on imagina, en désespoir de cause, un troisième virus, avec lequel on créa de toutes pièces une nouvelle espèce chancreuse, le *chancre mulet* dit *chancre mixte*, et une nouvelle doctrine, le *trinitisme!...*

Nous avons, dans le cours de cet ouvrage, examiné et discuté longuement, trop longuement peut-être, ces diverses théories. Libre de toute idée préconçue, ne prenant pour guides que l'observation et le raisonnement, nous les avons analysées dans tous leurs détails. Et de cette discussion nous avons vu se dégager, plus fort et plus vivant que jamais, le principe de l'unicité, auquel reviendront bientôt, je n'en doute pas, les quelques savants syphiligraphes qui s'en sont momentanément écartés.

Toutefois, les travaux entrepris par les dualistes pour soutenir leur théorie n'auront pas été sans profit pour la science. S'ils n'ont pas péremptoirement établi l'existence de deux virus distincts, ils ont au moins prouvé que le virus vénérien, comme la plupart des agents de cet ordre, est susceptible d'offrir des modalités variables, modalités que Fernel avait déjà signalées, mais que J. Hunter et ses successeurs avaient eu le tort de sacrifier entièrement à l'influence exclusive des idiosyncrasies. *Variété dans l'unité*, tel est, en effet, le principe auquel la syphilis, ainsi que tant d'autres maladies spécifiques, est subordonnée dans ses diverses manifestations, et dont les dualistes, en créant leur dernière hypothèse du chancre mulet, ont, à leur insu, affirmé la vérité.

La découverte qu'il nous a été donné de faire de la loi de transmission des lésions secondaires de la syphilis, a mis fin aux stériles débats qui, depuis plus de vingt ans, s'agitaient entre l'ancienne École du Midi et ses adversaires, touchant la contagiosité de ces lésions. Cette découverte qui, ainsi qu'on l'a dit, a été le signal et le point de départ d'une véritable révolution en syphiligraphie, qui a eu cette fortune heureuse et en même temps si rare dans l'histoire de la médecine, de ne soulever aucune opposition, et d'être immédiatement acceptée par la plupart des praticiens, nous imposait le devoir de traiter ce sujet avec tous les développements qu'il comporte. Nous avons donc raconté tous les faits, reproduit tous les raisonnements qui nous ont conduit à formuler cette loi, et nous avons fait suivre cet exposé d'une analyse exacte et impartiale des divers travaux dont elle a été l'objet, travaux parmi lesquels on remarquera ceux de MM. Cullerier, A. Fournier, Pellizzari, Galligo de Florence, et surtout le mémoire de M. Rollet, de Lyon, à qui il n'a manqué que la priorité de l'idée pour en être l'inventeur.

Les discussions doctrinales, auxquelles nous avons dû nous livrer, ne nous ont pas cependant fait oublier que la médecine est avant tout l'art de guérir : *primò sanare, deinde philosophari.* Aussi avons-nous apporté le plus grand soin à l'étude du diagnostic et du traitement, et fait tous nos efforts pour que notre livre offrît aux jeunes médecins non-seulement le tableau fidèle de l'état actuel de la science, mais encore un guide qui leur aplanît les difficultés de la pratique. La blennorrhagie et toutes ses complications, chez l'homme et chez la femme, le chancre et tous les accidents secondaires et tertiaires de la syphilis constitutionnelle ont été minutieusement décrits.

Un long chapitre a été consacré à la syphilis infantile, dans lequel nos lecteurs trouveront exposées, avec tous les détails nécessaires, les nombreuses questions d'hygiène sociale et de médecine légale que présente cette branche si intéressante de la syphiligraphie. Nous avons enfin, dans une notice bibliographique qui termine le volume, indiqué les principaux ouvrages qui ont été publiés sur les maladies vénériennes depuis l'invasion de la syphilis en Europe jusqu'à nous.

Je ne finirai pas cette introduction sans rendre hommage au talent avec lequel mon collaborateur et ami, M. Évariste Michel, a reproduit mes leçons; ce qui nous a permis, en ajoutant à son premier travail divers points de détail et de controverse dogmatique que ne comporte pas un enseignement oral, d'en composer un *Traité complet de pathologie vénérienne*. Je n'oublierai pas non plus ce que je dois à mes élèves, dont le concours empressé et la bienveillante attention n'ont pas peu contribué à alléger la tâche que nous nous étions imposée.

EDMOND LANGLEBERT.

Paris, 30 avril 1864.

TRAITÉ

DES

MALADIES VÉNÉRIENNES

PREMIÈRE PARTIE

MALADIES VÉNÉRIENNES NON VIRULENTES

I

DE LA BLENNORRHAGIE EN GÉNÉRAL

I

Définition et siége de la blennorrhagie. — Son origine ancienne. — Nature de cette maladie. — La blennorrhagie est complétement étrangère au chancre et à la syphilis. — A-t-elle pour cause un virus spécial? — Son mode de transmission.

La blennorrhagie est une inflammation propre à certaines membranes muqueuses, pouvant se transmettre par contagion d'un individu à un autre, et dont le caractère essentiel est une sécrétion plus ou moins abondante de *muco-pus*, c'est-à-dire de mucus et de pus mélangés en des proportions variables.

Quand la blennorrhagie passe à l'état chronique, elle prend le nom de *blennorrhée*.

L'inflammation blennorrhagique peut se présenter sous deux formes anatomo-pathologiques différentes : la forme dite *catarrhale* et la forme *phlegmoneuse*.

Dans la blennorrhagie de forme catarrhale, l'inflammation, généralement peu vive, subaiguë, est en grande partie limitée aux follicules mucipares ou organes sécréteurs des muqueuses. L'écoulement est plutôt muqueux que purulent : c'est un liquide filant, visqueux, plus ou moins transparent, blanchâtre ou jaune clair, dans lequel sont suspendus quelques globules de pus çà et là disséminés.

Dans la blennorrhagie de forme phlegmoneuse, l'inflammation, élevée à un plus haut degré d'acuïté, a pour siége, non-seulement les follicules mucipares, mais encore toute la trame aréolaire de la muqueuse, et quelquefois même le tissu cellulaire interstitiel ou sous-muqueux. L'écoulement, composé principalement de matière purulente, devient alors épais, crémeux, opaque, jaune ou verdâtre.

Ces deux formes de la blennorrhagie peuvent se produire isolément, et constituer chacune une variété distincte; mais le plus souvent elles ne sont que les degrés successifs d'un même état morbide. C'est ainsi que nous voyons fréquemment une blennorrhagie, d'abord catarrhale, devenir ensuite phlegmoneuse, puis reprendre son premier état lorsqu'elle arrive à sa période de déclin.

Certains auteurs ont admis une troisième forme de l'inflammation des muqueuses, caractérisée par de la rougeur, une sensation de chaleur et de cuisson, mais sans écoulement. L'élément phlegmasique n'occuperait dans ce cas que la surface extrême, c'est-à-dire les papilles nerveuses et vasculaires de la membrane affectée. C'est l'inflammation érythémateuse, improprement nommée *blennorrhagie sèche*. Cette inflammation, ne donnant lieu à aucune sécrétion purulente, ne peut être, en effet, considérée comme une variété de la blennorrhagie proprement dite, dont le nom seul implique l'idée d'écoulement[1]. Il est, d'ailleurs, très-rare qu'elle se produise isolément ; on ne l'observe guère qu'au début de certaines blennorrhagies de forme phlegmoneuse, dont elle constitue l'un des symptômes prodromiques.

La muqueuse uréthrale, et plus rarement celle qui tapisse le gland et la face interne du prépuce, sont, chez l'homme, les membranes susceptibles d'être affectées de blennorrhagie. Chez la femme, le vagin, le col de l'utérus et la vulve sont plus spécialement sujets à ce genre d'inflammation. Le canal de l'urèthre est loin d'en être exempt, comme l'ont prétendu quelques auteurs ; cependant il faut reconnaître que la blennorrhagie uréthrale est bien moins fréquente chez la femme que chez l'homme.

Dans les deux sexes, les muqueuses anale et oculaire

[1] Le mot *blennorrhagie*, introduit dans le langage nosographique par Swediaur, vient de βλέννα, *mucus*, et de ῥήγνυμι, *je romps*, *je chasse dehors*. Sous le rapport étymologique, ce mot n'est pas, comme on le voit, parfaitement exact, puisqu'il indique simplement un écoulement de mucus, tandis que la secrétion blennorrhagique est généralement composée de muco-pus. Nous le conserverons néanmoins, sa véritable signification étant aujourd'hui nettement établie et admise par tous les auteurs.

peuvent aussi, mais beaucoup plus rarement, être atteintes d'une phlegmasie qui présente tous les caractères de la blennorrhagie proprement dite. Quant aux blennorrhagies ombilicale, nasale et buccale, dont quelques syphiligraphes ont parlé, je n'en ai jamais observé un seul exemple.

. . . .

L'existence de la blennorrhagie remonte à la plus haute antiquité. Nous en trouvons la preuve dans la Bible, au chapitre XV du *Lévitique*, qui renferme les lois établies par Moïse pour en préserver son peuple. Hippocrate, Celse, Avicenne et beaucoup d'autres auteurs grecs, latins et du moyen âge en ont également donné des descriptions plus ou moins exactes. On pourrait même soutenir que cette maladie est antérieure à l'homme, puisque les animaux, créés avant lui, y sont sujets.

Nous avons dit que la blennorrhagie est une affection complétement distincte du chancre et de la syphilis. Tous les médecins, sauf quelques rares exceptions, sont aujourd'hui d'accord sur ce point. Nous passerons donc sous silence l'immense série de faits et d'arguments invoqués de part et d'autre dans les nombreux débats qu'a soulevés cette question, faits et arguments qui ne présenteraient à nos lecteurs qu'un médiocre intérêt, maintenant que le problème est résolu et la distinction péremptoirement établie.

Je déclare, pour mon compte, que le muco-pus blennorrhagique inoculé, soit sur la peau, soit sur une membrane muqueuse, ne produit jamais le chancre. Jamais la blennorrhagie, dans le nombre considérable des cas que j'ai pu observer, n'a été suivie des symptômes propres à la syphilis constitutionnelle.

La blennorrhagie est une maladie essentiellement *locale*. Les accidents consécutifs auxquels elle peut donner lieu, n'ont, ainsi que nous le verrons, aucune analogie avec les manifestations de la syphilis généralisée. Ils sont toujours le résultat soit de réactions sympathiques, soit de l'extension de l'inflammation primitive à des organes voisins ou éloignés de son siége.

Mais il ne suffit pas, pour établir la nature de la blennorrhagie, d'avoir démontré que cette maladie est entièrement distincte de la syphilis. Une autre question se présente ici, question fort importante sur laquelle nous devons nous arrêter un instant.

La blennorrhagie reconnaît-elle pour cause un agent de contagion spécial, *sui generis?* Existe-t-il, en un mot, un *virus blennorrhagique*, comme l'admettaient Balfour, Tode, et Benjamin Bell?

Il faut convenir que l'admission d'un virus spécial, comme cause de cette affection, semble à première vue toute naturelle. La propriété essentielle d'un virus quelconque est, en effet, de reproduire chez un individu sain une maladie semblable à celle qui lui a donné naissance. Ainsi les virus varioleux, rabique, morveux, etc., reproduisent la variole, la rage et la morve, etc.

Or, il est incontestable que le muco-pus blennorrhagique, déposé sur une des muqueuses capables d'en subir l'action, détermine le plus souvent une blennorrhagie qui, à son tour, engendre du muco-pus susceptible de reproduire une autre phlegmasie semblable, et ainsi de suite... On comprend donc comment les médecins recommandables que nous venons de citer et quelques praticiens modernes non moins distingués aient pu, entraînés par ce fait, en apparence décisif, croire à l'existence d'un virus blennorrhagique.

Mais si l'on examine sans idée préconçue les conditions étiologiques ordinaires de cette affection; si, par l'observation clinique, on remonte, comme nous le ferons bientôt, aux causes déterminantes les plus communes de la plupart de blennorrhagies les mieux caractérisées, on reconnaît sans peine que ce prétendu virus manque le plus souvent. Rien de plus fréquent, en effet, que de voir des blennorrhagies, même très-graves, être la conséquence de rapports sexuels trop multipliés avec des femmes simplement affectées de pertes blanches ou ayant leurs règles, et même — oserons-nous le dire? — avec des femmes parfaitement saines et en dehors de la période menstruelle. Il y a plus, c'est que la blennorrhagie peut prendre naissance sous des influences étrangères à l'acte sexuel. Ainsi le cathétérisme, des injections irritantes, l'usage de certaines boissons, de certains aliments excitants, sont autant de conditions reconnues par tous les bons observateurs comme causes, sinon constantes, du moins accidentelles de cette maladie. En présence de ces faits, qu'aucun praticien ne contestera, que devient l'hypothèse d'un virus blennorrhagique? Évidemment elle tombe d'elle-même.

« Quand on étudie la blennorrhagie, dit M. Ricord, sans prévention, sans idée préconçue, on est forcé de reconnaître qu'elle se produit souvent sous l'influence de la plupart des causes qui peuvent déterminer l'inflammation des autres muqueuses[1]. »

Non, la blennorrhagie n'est pas une maladie virulente; j'ajouterai qu'elle n'est pas même une maladie spécifique, dans le sens absolu du mot.

Toute maladie spécifique se caractérise, en effet, par un groupe de symptômes particuliers qui en décèlent immédiatement la cause unique et spéciale. Telles, par exemple, la variole, la scarlatine, la syphilis. Or, quels que soient les symptômes d'une blennorrhagie, il est impossible, d'après l'étude seule de ces symptômes, d'en indiquer la cause. Aucun des phénomènes morbides qui la constituent ne peut conduire à son étiologie.

Un homme, je suppose, se présente à nous avec une blennorrhagie uréthrale de forme aiguë; un écoulement abondant s'échappe du canal enflammé; le gland est rouge, tuméfié; l'émission urinaire s'accompagne de vives douleurs, qui se font aussi sentir pendant l'érection... Dans quel état se trouve la femme qui lui a donné ce mal? Est-elle elle-même affectée de blennorrhagie? N'a-t-elle que des pertes blanches symptomatiques d'un léger catarrhe utérin? Avait-elle seulement ses règles ou un écoulement lochial au moment du coït? ou bien était-elle saine, exempte de tout écoulement, et la maladie n'a-t-elle pris naissance que par suite d'une excitation vénérienne trop vive et trop prolongée?... Nous défions qui que ce soit de

[1] *Lettres sur la syphilis*, 1re édit., p. 19.

répondre à ces questions, sans l'examen direct de la personne incriminée.

Or, de cette impossibilité de reconnaître, d'après ses symptômes, la cause d'une blennorrhagie, nous concluons, et logique la plus rigoureuse nous force à conclure, que cette affection n'est ni virulente ni spécifique.

En vain objectera-t-on que la blennorrhagie produite par le contact d'un écoulement identique est plus grave, moins régulière dans sa marche, plus tenace que celle qui résulte d'une simple irritation, d'un excès de coït, par exemple, avec une femme affectée de pertes blanches ou ayant ses règles. Dans quelques cas peut-être les choses se passent ainsi; mais l'observation clinique est loin de justifier toujours cet argument. Bien souvent, au contraire, j'ai vu des blennorrhagies très-intenses naître et se développer sous l'influence de causes complétement étrangères à la contagion proprement dite. Qui ne connaît la blennorrhagie que se donna Swediaur avec une injection ammoniacale, blennorrhagie qui suivit la marche d'une uréthrite suraiguë et qui dura six semaines?

Si le muco-pus blennorrhagique tenait son pouvoir contagieux d'un virus particulier, son action devrait s'étendre à toutes les muqueuses. Les virus varioleux, syphilitique, rabique, etc., produisent leur effet morbide, quel que soit le point de la surface du corps où ils sont inoculés. Tel n'est pas le muco-pus blennorrhagique. Son action se borne à quelques muqueuses et reste sans effet sur d'autres. Ainsi, pour n'en prendre qu'un exemple, la muqueuse buccale, si souvent exposée à des contacts impurs, n'est jamais affectée de blennorrhagie. De plus, toutes les muqueuses susceptibles de devenir le siége d'écoulements de cette sorte ne sont pas également sensibles à l'influence contagieuse du muco-pus. Quelle différence, sous ce rapport, entre la muqueuse glando-préputiale et celle de l'urèthre! La balano-posthite (blennorrhagie du gland et du prépuce) est cent fois moins fréquente que l'uréthrite. Ces différences, on le comprend, n'auraient aucune raison d'être, si la matière blennorrhagique était de nature virulente.

Enfin, il est une dernière considération que nous devons faire valoir en faveur de la non-virulence de la blennorrhagie, considération qui suffirait à elle seule pour en établir la preuve irrécusable.

Tout le monde sait que le pouvoir contagieux du muco-pus blennorrhagique varie selon l'état inflammatoire de la muqueuse qui le sécrète. L'observation clinique prouve, en effet, que ce pouvoir est d'autant plus grand que la phlegmasie est plus intense, qu'il diminue graduellement à mesure que celle-ci s'éteint, et qu'il arrive un moment où il devient complétement nul. Il y a plus : c'est qu'il subit l'influence des conditions anatomiques et fonctionnelles de la membrane affectée, c'est-à-dire de son mode d'organisation et du degré de vitalité qui lui est propre. Plus une muqueuse a d'aptitude pour la blennorrhagie, plus son muco-pus, toutes choses étant égales d'ailleurs, est doué de la faculté de transmettre une maladie semblable. Il est certain, par exemple, que le muco-pus que fournit la muqueuse uréthrale, chez laquelle cette aptitude est extrême, possède une activité contagieuse plus grande que celui qui émane de toute autre source. Tout cela évidemment n'aurait pas lieu, si l'existence de la blennorrhagie dépendait d'un virus spécial. Ce virus, comme celui du chancre, de la variole, de la morve, etc., ne cesserait de se produire qu'avec la maladie elle-même, et on ne voit pas pourquoi il serait inégalement contagieux, suivant la muqueuse qui lui donnerait naissance.

Mais, nous dira-t-on, si ce muco-pus n'est pas virulent, comment expliquer son pouvoir contagieux? car toute contagion suppose un virus, un miasme, en un mot, un contagium quelconque.

L'explication nous paraît très-simple. Ce prétendu contagium, dans lequel certains médecins se plaisent à voir une force inconnue, insaisissable, nous le trouvons dans l'âcreté même du muco-pus blennorrhagique. Si ce muco-pus transmet la blennorrhagie, c'est en produisant sur les surfaces où on l'applique une irritation plus ou moins vive, d'où résulte bientôt une inflammation qui, à son tour, donnera lieu à une sécrétion identique. L'écoulement leucorrhéique utérin ou vaginal, le flux menstruel, les lochies, dans les circonstances où ils engendrent la blennorrhagie chez l'homme, n'agissent pas autrement. C'est évidemment en irritant, par leur contact prolongé, la muqueuse de l'urèthre ou du gland, qu'ils parviennent à l'enflammer. Leur effet pathogénique ne saurait d'ailleurs se comprendre d'aucune autre manière, à moins d'admettre avec M. Rollet[1], que le

[1] *Recherches sur la syphilis.* Paris, 1861; p. 49.

virus blennorrhagique puisse naître et se développer spontanément dans ces liquides, et de faire ainsi de l'utérus et du vagin le laboratoire où se formerait incessamment et de toutes pièces ce principe morbide.

Je ne m'arrêterai pas à discuter cette singulière interprétation de notre trop ingénieux confrère lyonnais. Je me contenterai de signaler comme preuve palpable, évidente de l'action irritante du muco-pus blennorrhagique, l'inflammation érythémateuse qu'il provoque à la peau, toutes les fois qu'il est pendant un certain temps en contact avec elle, comme on l'observe sur les joues, dans l'ophthalmie blennorrhagique, et sur la face interne des cuisses, dans certaines blennorrhagies de la vulve et du vagin.

II

Début de la blennorrhagie. — Est-il précédé, comme pour certaines maladies spécifiques, d'une période dite d'*incubation?* — Symptômes communs de la blennorrhagie. — Muco-pus; ses caractères. — Anatomie pathologique. — Érosions, ulcérations, granulations, végétations. — Du prétendu virus granuleux du docteur Thiry. — Conclusions générales.

La blennorrhagie se manifeste en général très-peu de temps après le moment où elle a été contractée. Deux ou trois jours suffisent le plus souvent au développement de ses premiers symptômes. Dans quelques cas cependant ces symptômes n'apparaissent qu'un peu plus tard : huit ou dix jours peuvent les séparer de l'instant où le mal a pris naissance.

Quelques auteurs, partisans de la spécificité de la blennorrhagie, ont invoqué cette évolution tardive comme preuve de l'existence, pour la maladie qui nous occupe, d'une période d'*incubation*, analogue à celle qui appartient à la plupart des maladies virulentes. Cette opinion ne repose évidemment que sur une fausse interprétation des faits.

Nous avons dit que le caractère essentiel de la blennorrhagie est un écoulement de muco-pus. Cet écoulement est également pour les malades le symptôme le plus manifeste; il est même le seul, dans certaines blennorrhagies peu intenses, dont ils puissent réellement s'apercevoir. Il est donc tout naturel que la plupart des malades prennent pour début de leur affection le moment où l'écoulement s'est montré. Mais la sécrétion muco-purulente, loin d'être le premier terme de la blennorrhagie, n'en est pour ainsi dire que le dernier. Elle est toujours et nécessairement précédée d'un travail morbide, d'un mouvement local d'excitation et de fluxion de la muqueuse qui doit la produire. Ce travail pathologique pourra, selon la sensibilité des tissus et le degré d'activité de la cause qui en a déterminé l'inflammation, être plus ou moins marqué, durer plus ou moins de temps ; mais, dans aucun cas, il ne saurait avoir le moindre rapport avec le phénomène connu en pathologie sous le nom d'incubation. Il en est de même d'ailleurs pour toutes les autres maladies inflammatoires non spécifiques des membranes muqueuses. Un individu, par exemple, se refroidit subitement et prend un coryza : il ne rend pas immédiatement du pus par le nez. Pareil effet se produit si c'est une bronchite, une laryngite, une pneumonie. Dit-on pour cela qu'il y a incubation ? assurément non. — Or aucun fait relatif à la blennorrhagie n'autorise à admettre pour elle, plutôt que pour le coryza, la bronchite, la pneumonie, ce temps de silence, de repos absolu de l'organisme, en un mot, cette incubation véritable qui, dans presque toutes les maladies virulentes, sépare constamment l'application de la cause de la manifestation de ses effets pathologiques.

Les symptômes communs aux diverses variétés de la blennorrhagie sont d'abord une excitation plus ou moins vive, une sensation de chaleur et de prurit, qui provoque le plus souvent une exaltation momentanée des désirs vénériens. Peu de temps après, la muqueuse rougit ; la douleur succède au prurit, les tissus se gonflent, et les organes enflammés subissent un trouble général dans leurs fonctions. Si la maladie est dans l'urèthre, l'émission de l'urine ne se fait qu'avec douleur et difficulté ; si elle occupe le vagin, la copulation est impossible ; si elle siége à la vulve, la marche devient pénible et détermine de vives souffrances.

Pendant ce temps la sécrétion s'est établie : c'est d'abord un liquide limpide et filant, qui peu à peu se trouble, devient purulent et se colore successivement en blanc, en jaune ou en vert, selon la vivacité de l'inflammation.

Indépendamment du mucus et du pus dont le mélange constitue la matière blennorrhagique, certains écoulements renferment encore de nombreux animalcules microscopiques. Tels sont le *vibrio lineola*, découvert par M. Donné dans le muco-pus de la balano-posthite, et le *thrico-monas vaginale* dans le muco-pus vaginal. Toutefois, la présence de ces animalcules est un fait accidentel qui paraît uniquement dépendre de l'altération subie par le muco-pus au contact de l'air. Le muco-pus uréthral n'en contient jamais.

M. le Dr Jousseaume, dans sa thèse inaugurale [1], dit avoir observé, non-seulement dans le muco-pus blennorrhagique, mais encore à la surface même de la muqueuse affectée, la présence d'un végétal parasite auquel il a donné le nom de *genitalia*. Ce serait, d'après cet auteur, une espèce d'algue, constituée par de longs filaments de 0mm,01 à 0mm,02 d'épaisseur. M. le Dr G. de la Plagne a récemment édifié sur l'existence supposée de ce parasitisme une théorie fort ingénieuse de la blennorrhagie, qu'il considère comme la *teigne des muqueuses* [2]. Mais ici encore il est plus que probable que ces productions parasitaires sont le résultat de circonstances accidentelles, complétement indépendantes de la nature même de la blennorrhagie, et n'ayant par conséquent avec elle aucun rapport de causalité.

Les lésions anatomiques produites par la blennorrhagie ne diffèrent en rien de celles que l'on observe dans les phlegmasies simples des autres membranes muqueuses. Ces lésions consistent généralement en une rougeur tantôt uniforme, tantôt pointillée ou arborescente, avec gonflement et quelquefois induration de la muqueuse et de ses follicules.

[1] *Des végétaux parasites de l'homme*. Paris, 1862.

[2] *Lettres à M. Ricord sur la syphilis* (chancre et blennorrhagie), *suivies d'une lettre résumant la question* à M. le docteur Ed. Langlebert; 1 vol. in-18. Paris, 1864.

Assez souvent on observe à la surface des muqueuses affectées depuis quelque temps de blennorrhagie, particulièrement à la surface du gland et du prépuce, de la vulve et du col utérin, des érosions superficielles ou même de véritables ulcérations. Mais ces érosions et ces ulcérations n'ont rien de spécifique. Il en est de même des végétations de diverses formes qui peuvent leur succéder.

Certaines blennorrhagies donnent encore naissance à des granulations nombreuses qui recouvrent en totalité ou en partie la muqueuse enflammée. D'après un médecin distingué de Bruxelles, M. le professeur Thiry, ces granulations seraient le produit d'un virus spécial, *le virus granuleux*, lequel engendrerait une blennorrhagie particulière, éminemment contagieuse, distincte de la blennorrhagie simplement inflammatoire.

L'observation clinique n'a pas confirmé cette théorie. Elle démontre, au contraire, que la granulation, c'est-à-dire l'hypertrophie des follicules ou cryptes muqueux, est une lésion subordonnée non à une cause spéciale, mais à la structure anatomique des parties. Toutes les muqueuses, en effet, ne sont pas également susceptibles d'être affectées de granulations. Ainsi, la conjonctive, le col utérin, le vagin sont les seuls organes sur lesquels on les observe. Jamais nous ne les avons rencontrées ni à l'orifice externe du canal de l'urèthre, ni à la surface du gland ou du prépuce, preuve certaine, selon nous, qu'elles ne sont pas sous la dépendance d'un virus particulier.

Des considérations générales qui précèdent sur la nature,

les symptômes et les lésions anatomiques de la blennorrhagie, nous concluons :

1° Que la blennorrhagie est une maladie complétement étrangère à la syphilis ;

2° Que la blennorrhagie est une maladie essentiellement locale, qui jamais n'infecte l'économie ;

3° Que la blennorrhagie est une inflammation simple, non spécifique, pouvant se développer sous l'influence de la plupart des causes capables de déterminer l'inflammation des autres muqueuses ;

4° Que la transmission de la blennorrhagie d'un individu à un autre s'opère, non par un contagium spécial, mais par l'âcreté du muco-pus agissant comme irritant sur les muqueuses susceptibles d'en être affectées.

Ceci posé, occupons-nous des diverses variétés de la blennorrhagie. Ces variétés sont :

Chez l'homme : la blennorrhagie uréthrale et la balano-posthite ;

Chez la femme : la vulvite, l'uréthrite, la vaginite et la blennorrhagie utérine ;

Chez les deux sexes : la blennorrhagie anale et l'ophthalmie blennorrhagique.

II

DE LA BLENNORRHAGIE URÉTHRALE CHEZ L'HOMME

I

Définition de la blennorrhagie uréthrale chez l'homme. — Causes directes ou occasionnelles. — Causes prédisposantes.

La blennorrhagie uréthrale est l'inflammation de la muqueuse qui tapisse le canal de l'urèthre. Cette maladie a été pendant longtemps désignée sous le nom de *gonorrhée*, (de γονή, semence, et ῥέω, je coule), parce que les anciens croyaient que l'écoulement qui la caractérise était produit par du sperme altéré. De nos jours on l'appelle encore *uréthrite* dans le langage scientifique, et *chaude-pisse* dans le langage vulgaire. Cette dernière dénomination lui vient de la douleur qu'elle provoque généralement pendant l'émission de l'urine.

La cause principale, sinon la plus fréquente, de l'uréthrite est le contact du muco-pus blennorrhagique avec la muqueuse de l'urèthre. On a prétendu que l'orgasme vénérien est nécessaire pour en assurer l'effet. C'est une erreur. Sans doute l'excitation érotique est une condition favorable à l'action du muco-pus ; mais elle n'est nullement indispensable; car si l'acte sexuel intervient le plus souvent dans la transmission de la blennorrhagie, il n'est pas moins vrai, l'expérience l'a prouvé, que cette maladie peut se développer également par suite d'un simple dépôt de muco-pus, porté au moyen d'une sonde ou de toute autre manière sur la muqueuse uréthrale. Ainsi, un homme, après un attouchement impur, peut, en portant la main à sa verge, se donner une blennorrhagie. « Je ne doute pas, dit Swediaur, qu'en allant aux commodités après un homme affecté de cette maladie, on ne s'expose à la gagner par le simple attouchement ou frottement du bout de la verge contre les parois[1]. »

Mais si le muco-pus blennorrhagique est l'agent de transmission le plus certain de l'uréthrite, il n'en est pas la cause la plus commune.

Il résulte de nos observations que la cause la plus fréquente, la plus vulgaire de la blennorrhagie uréthrale réside dans l'abus des plaisirs sexuels avec des femmes atteintes de catarrhe utérin, affection si commune dans les grandes villes et surtout à Paris, où tant de circonstances favorisent, chez les femmes livrées au libertinage, le développement de cet état morbide, source ordinaire de l'écoulement leucorrhéique. C'est donc à tort qu'un proverbe a dit que la plus jolie fille du monde ne peut donner que ce qu'elle a. Ainsi que je l'ai écrit ailleurs, ce proverbe est faux et cache un piége; ne vous y fiez pas. Beaucoup de jolies filles donnent la chaude-pisse sans l'avoir[1].

[1] *Traité des maladies vénériennes*, t. I, p. 61.

[2] Edmond Langlebert, *du Chancre produit par la contagion des accidents secondaires de la syphilis, suivi d'une nouvelle étude sur les moyens préservatifs des maladies vénériennes*; 1 vol. in-8; Paris, 1862; 2e édition, page 91.

Toutefois, en affirmant que le catarrhe utérin est la cause la plus commune de la blennorrhagie uréthrale chez l'homme, nous ne voulons pas dire pour cela que tout écoulement leucorrhéique soit capable à lui seul d'engendrer cette maladie. Pour que cet effet se produise, il faut généralement l'intervention d'une violente excitation vénérienne, des rapports multipliés et volontairement prolongés, sous l'influence desquels cet écoulement peut devenir purulent et acquérir une âcreté suffisante pour enflammer l'urèthre. Sans ces conditions, le flux leucorrhéique, ainsi que le prouve l'observation journalière, est le plus souvent inoffensif.

C'est ici qu'il convient de placer un fait assez curieux, relatif à l'influence que l'habitude exerce sur l'économie. Un homme ayant des rapports journaliers et suivis avec une femme affectée de catarrhe utérin, peut s'y accoutumer peu à peu, de manière à acquérir une immunité complète : il est pour ainsi dire *acclimaté* ! Mais s'il arrive que cette femme se livre à un nouvel amant, celui-ci, que ne protége pas cette espèce d'immunité acquise par l'habitude, pourra contracter avec elle la maladie à laquelle le premier avait échappé. Ce fait, que Fallope avait déjà signalé, a été constaté par un grand nombre d'auteurs ; j'en ai moi-même observé plusieurs exemples.

Citons encore comme causes de l'uréthrite le sang menstruel, les lochies, l'ichor cancéreux, et, en général, tous les écoulements naturels ou morbides qui ont leur source dans les organes génitaux de la femme. Le pus du chancre, la matière sécrétée par des plaques muqueuses peuvent également produire la blennorrhagie. Dans ce cas le pus syphilitique agit, non pas en vertu de sa virulence, mais seulement en raison de l'âcreté qui lui est propre.

Mais le coït seul trop fréquemment répété avec une femme parfaitement saine suffit, dans quelques circonstances, pour enflammer l'urèthre. Cette cause a été pour la première fois indiquée par Hippocrate. Un auteur célèbre du seizième siècle, Thierry de Hery, l'a également signalée dans les termes suivants : « Comme il advient à plusieurs excessifs et immodérés en la compagnie de leur femme bien nette, lesquels par leur intempérance et trop fréquent et violent coït, sont cause qu'il se fait une inflammation esdictes parties[1]. »

C'est ainsi que, dans ma pratique, j'ai vu souvent des blennorrhagies être la conséquence de rapprochements sexuels trop multipliés entre deux individus sains, mais échauffés par des excès de table, les fatigues d'un bal, une orgie nocturne, toutes causes qui rendent les sécrétions plus âcres et les tissus plus irritables.

La masturbation, l'introduction et le séjour prolongé d'une sonde ou d'une bougie dans l'urèthre, les efforts d'un amant heureux pour rompre la membrane hymen, certaines injections caustiques, en un mot tous les irritants locaux doivent encore être classés parmi les causes de la blennorrhagie uréthrale. Nous en dirons autant de la présence d'un calcul dans la vessie, de la gravelle, de certaines boissons, particulièrement de la bière, de l'usage des can-

[1] Thierry de Hery, *la Méthode curatoire de la maladie vénérienne*, p. 162. Paris, 1552.

tharides. Ce médicament, comme on le sait, agit énergiquement sur les organes génitaux, soit qu'on le prenne à l'intérieur, soit qu'on le fasse pénétrer dans l'organisme par la méthode endermique. « Nous avons vu, dit M. Cullerier, un jeune homme n'ayant jamais eu de chaude-pisse, et à qui on avait appliqué un vésicatoire pour une pleurésie, être pris de cystite et, huit jours plus tard de blennorrhagie, avec écoulement jaunâtre et douleur très-vive en urinant[1]. »

Enfin, il est une cause d'inflammation de la muqueuse génito-urinaire sur laquelle nous ne saurions trop appeler l'attention des médecins légistes.

A l'époque de l'évolution dentaire, il n'est pas rare d'observer chez de jeunes garçons et surtout chez les petites filles des écoulements en tout semblables à ceux de la blennorrhagie, accompagnés de rougeur et de sensibilité très-vive de la muqueuse. Hunter rapporte, dans son traité des dents, qu'un enfant de deux ans fut atteint d'une blennorrhagie très-intense à l'occasion de la sortie d'une dent, et que cet écoulement avait fait suspecter la nourrice. J'ai moi-même observé un fait analogue : une petite fille de huit ans dont la bouche était en plein travail de dentition, fut prise de blennorrhagie vulvo-vaginale très-aiguë, donnant lieu à un écoulement de muco-pus verdâtre très-abondant, et à des douleurs qui arrachaient des cris à la petite malade chaque fois qu'elle urinait. Une investigation minutieuse ne me permit pas de rattacher cette blennorrhagie à une autre cause que l'excitation générale produite par

[1] Cullerier, *Des affections blennorrhagiques*, p. 11. Paris, 1861.

une dentition laborieuse. Il est inutile d'insister pour faire comprendre toute l'importance que la connaissance de ces faits peut avoir en médecine légale.

Le tempérament lymphatique, les climats humides, les saisons froides et brumeuses, l'abus des boissons alcooliques, le vice dartreux, la goutte, le rhumatisme, la scrofule, les hémorrhoïdes, les vers intestinaux, sont autant de conditions qui rendent plus facile et plus certaine l'action des causes directes de l'uréthrite.

Mais de toutes les causes qui prédisposent à la blennorrhagie, la plus puissante est sans contredit la blennorrhagie elle-même. Tout le monde sait, en effet, que les individus qui ont été antérieuremeut atteints d'une ou de plusieurs uréthrites, sont, par ce seul fait, beaucoup plus aptes à en contracter de nouvelles, sous l'influence des causes occasionnelles les plus légères. Cette aptitude morbide, qui n'est qu'un cas particulier d'une loi générale applicable à toutes les phlegmasies simples des membranes muqueuses, augmente presque toujours suivant le nombre et la durée des blennorrhagies antérieures. Telle est la raison de ces récidives si fréquentes de l'uréthrite que l'on observe chez certains hommes, lesquels ne peuvent, pour ainsi dire, toucher à aucune femme sans voir aussitôt renaître leur écoulement.

Notons encore comme causes favorables au développement de la blennorrhagie uréthrale le volume disproportionné de la verge, un prépuce trop long, la trop grande largeur du méat, et surtout l'hypospadias qui expose directement la portion la plus sensible de l'urèthre au contact prolongé de la matière blennorrhagique découlant des parois vaginales.

Telles sont les causes occasionnelles et prédisposantes de l'uréthrite. Par leur nombre et leur variété, elles expliquent pleinement l'extrême fréquence de cette maladie. Sur cent individus, disait Lisfranc, il y en a au moins quatre-vingts qui l'ont eue, qui l'ont, ou qui l'auront. Le progrès de la civilisation a plutôt accru que diminué la proportion indiquée par l'illustre chirurgien de la Pitié.

II

Symptômes de la blennorrhagie uréthrale. — Sa marche progressive du méat de l'urèthre au col de la vessie. — Chaude-pisse cordée. — L'inflammation blennorrhagique ne s'établit d'emblée dans les parties profondes de l'urèthre qu'en vertu d'une prédisposition particulière. — Intensité variable des symptômes de l'uréthrite.

Deux ou trois jours après un coït impur, quelquefois un peu plus tard, un léger prurit ou quelques picotements se manifestent dans le canal, au niveau et dans la région de la fosse naviculaire. Peu à peu cette sensation de mauvais augure augmente et se transforme en une cuisson vive, en une ardeur que le malade éprouve surtout en urinant. Bientôt le méat uréthral rougit; ses lèvres se gonflent et s'agglutinent. Si l'on presse alors entre les doigts l'extrémité de l'urèthre, on en fait sortir une petite quantité d'humeur incolore et filante. Le gland se tuméfie ; il est dur, tendu, douloureux à la pression. L'écoulement, de muqueux qu'il était d'abord, passe à l'état de muco-pus épais, jaune ou verdâtre, et devient plus abondant. Quelquefois l'excès de l'inflammation donne lieu à une exhalation sanguine qui communique au muco-pus une teinte rougeâtre.

La maladie, continuant à faire des progrès, ne tarde pas à s'étendre de la fosse naviculaire, où elle siégeait d'abord, aux parties plus profondes de la région spongieuse et vasculaire du canal. L'état phlegmoneux se dessine alors de plus en plus ; la souffrance en urinant augmente d'intensité, l'écoulement devient encore plus épais, plus abondant, et le malade éprouve une sensation de pesanteur dans les testicules, des élancements dans les aines. Des érections fréquentes, opiniâtres et très-douloureuses se produisent, surtout pendant la nuit.

Dans quelques cas, l'inflammation ayant fait perdre à l'urèthre sa souplesse normale, il arrive que ce conduit ne peut plus suivre dans leur développement érectile les corps caverneux de la verge, et force celle-ci à se courber en un arc à concavité inférieure dont il forme la corde. Ce phénomène, connu sous le nom d'érection ou de *chaude-pisse cordée*, est le symptôme le plus pénible de l'uréthrite aiguë, celui dont les malades veulent à tout prix être immédiatement soulagés. Certains individus en sont même tourmentés à ce point qu'ils n'hésitent pas, pour s'en délivrer, à frapper violemment leur verge, préalablement placée sur un plan résistant, afin, disent-ils, de rompre la corde. Cette pratique brutale et dangereuse a joui autrefois d'une certaine vogue parmi les gens du peuple, peu délicats en général sur le choix des moyens thérapeutiques. Il est vrai de dire que, dans quelques cas, elle procure aux malades un soulagement immédiat, mais elle expose à de graves accidents. D'abondantes hémorrhagies, des infiltrations d'urine dans le tissu cellulaire de la verge et du scrotum, de vastes abcès, des phlegmons diffus, la gangrène et, enfin, ce qui est le cas le plus commun, des rétrécissements inodulaires peuvent en être la conséquence.

Après avoir ainsi parcouru les portions balanique et spongio-vasculaire de l'urèthre, l'inflammation, progressant toujours d'avant en arrière, peut envahir les parties postérieures, c'est-à-dire les régions membrano-musculeuse et prostatique. Il se manifeste alors de nouveaux symptômes qui indiquent le siége profond de la maladie. C'est d'abord une espèce d'angoisse périnéale, accompagnée d'une sensation de gêne, de tension dans les parties environnantes. Le malade est sollicité par de fréquents et impérieux besoins d'uriner, auxquels s'ajoutent quelquefois des envies continuelles et douloureuses d'aller à la garde-robe. L'émission de l'urine devient de plus en plus pénible ; le jet aminci, irrégulier, tombe en s'éparpillant ; les dernières gouttes ne traversent le canal que lentement, une à une, en s'accompagnant souvent d'un extrême douleur ; dans quelques cas elles sont teintes de sang.

A ces symptômes se joignent des crampes dans les bourses, un endolorissement de toute la région pelvienne, qui gêne plus ou moins la marche et la station assise. L'écoulement est en général moins abondant que dans la première phase de la maladie, alors que l'inflammation n'occupait que la partie antérieure de l'urèthre ; il est moins consistant, plus aqueux et d'une coloration moins accentuée.

Le malade en proie aux symptômes que nous venons de décrire n'a que peu de propension, on le comprend, à se livrer à l'exercice de ses fonctions génitales; cependant il n'est pas rare que des pollutions surviennent pendant la nuit. En ce cas, une douleur déchirante se fait sentir au moment de l'éjaculation dans la région ano-périnéale; l'émission du sperme n'a pas lieu ou ne s'effectue que lentement et en petite quantité, ce qui tient soit au gonflement de la crête uréthrale qui fait obstacle à sa sortie, soit à l'état inflammatoire des canaux éjaculateurs. Il y a pour ainsi dire constipation séminale.

Tels sont les symptômes de l'uréthrite aiguë. Nous avons dû, pour en faire le tableau complet, supposer la blennorrhagie parcourant successivement toute la longueur du canal, depuis le méat jusqu'au col de la vessie. Mais il peut arriver que la maladie se limite à telle ou telle région de l'urèthre. Fréquemment, en effet, l'inflammation n'occupe que la fosse naviculaire ou la région spongieuse; plus rarement elle débute et s'établit d'emblée dans les parties profondes.

L'observation démontre que l'uréthrite de contagion, ou plutôt celle qui prend naissance par le contact irritant du muco-pus blennorrhagique ou de tout autre écoulement vaginal, commence toujours par la partie antérieure du canal. Pour que l'uréthrite débute par les parties postérieures, c'est-à-dire dans les régions membraneuse et prostatique, il faut en général qu'elle subisse l'influence d'une prédisposition particulière, résultant soit de l'abus prolongé des plaisirs sexuels, soit, le plus souvent, d'une ou de plusieurs blennorrhagies antérieures, qui ont laissé dans ces régions un foyer latent d'irritation toujours prêt à se rallumer sous l'excitation de l'acte vénérien.

La violence des symptômes de l'uréthrite est des plus variables. Généralement ce n'est que dans la première chaude-pisse qu'ils atteignent leur maximum d'intensité. Les suivantes sont ordinairement moins graves, moins aiguës, et se développent plus facilement. L'écoulement peut encore être tout aussi abondant, mais la douleur est moins vive. Il semble que les tissus prennent l'habitude de ce genre d'irritation, et que leur sensibilité s'émousse par la répétition du même acte morbide.

III

Déclin de la blennorrhagie uréthrale. — Décroissance progressive des symptômes. — Irrégularités dans cette période de la maladie. — Retour à l'état aigu. — Chaude-pisses intermittentes ou à répétition. — État chronique, *blennorrhée*, suintement habituel et goutte militaire.

Après quinze ou vingt jours environ, pendant lesquels se produisent les symptômes aigus de l'uréthrite, arrive ordinairement la période dite *de déclin*.

La douleur disparaît la première ; mais avant de cesser complétement elle se transforme. De brûlante qu'elle était tout à l'heure au passage de l'urine, elle se change peu à peu en un léger chatouillement et quelquefois même dégénère en une sensation comme veloutée assez agréable. Cependant les érections peuvent encore être très-pénibles, ce qui tient, non plus à l'inflammation, mais au tiraillement des tissus encore trop rigides.

L'écoulement, en même temps qu'il diminue, change de teinte ; de vert qu'il était il passe au jaune, puis au jaune-paille ou au blanc grisâtre. Le pus disparaît peu à peu, remplacé seulement par un mucus gluant et visqueux, signe à peu près certain d'une guérison prochaine. Le gonflement des parties se dissipe, le jet d'urine reprend son volume normal en même temps que cessent les envies fréquentes et impérieuses d'uriner. Enfin, au bout de quinze ou vingt autres jours, ce qui porte la durée totale de l'uréthrite à un mois ou six semaines environ, l'écoulement et tous les autres symptômes disparaissent complétement, et la maladie se termine par résolution.

Mais, hâtons-nous de le dire, cette marche classique de l'uréthrite n'est point la plus commune, et cette terminaison heureuse et régulièrement amenée est, il faut en convenir, assez rare.

La décroissance de cette maladie est loin, en effet, de suivre toujours une progression régulière. Elle est, au contraire, fréquemment soumise à de nombreuses oscillations, en vertu desquelles on voit tout à coup, et sans cause appréciable, les symptômes revenir à l'état aigu. Souvent même une uréthrite que l'on croyait guérie depuis huit, dix et même quinze jours, se reproduit spontanément sous l'influence du plus petit écart de régime, et cela à plusieurs reprises. Telles sont ces uréthrites intermittentes, — désespoir des malades et des médecins, — auxquelles on a donné le nom aussi juste que pittoresque de *chaudes-pisses à répétition*.

Enfin la blennorrhagie uréthrale peut prendre la forme chronique et se perpétuer ainsi à l'état de *blennorrhée* pendant des mois et même des années.

Ce passage de l'uréthrite à l'état chronique est, disons-le, presque toujours provoqué par un mauvais régime ou un traitement mal conduit. Le plus ordinairement il est le résultat de l'insouciance et de l'incurie des malades qui, aussitôt délivrés du frein de la douleur, abandonnent la maladie à elle-même et reprennent leur vie habituelle. Quelquefois cependant cette fâcheuse terminaison, si l'on peut employer ce mot, est la conséquence de certaines dispositions constitutionnelles ou de lésions organiques, telles que la scrofule, la dartre, l'arthritis, les affections chroniques des viscères, la gravelle, les rétrécissements, l'engorgement de la prostate, etc.

La blennorrhée se présente sous deux formes bien différentes que les auteurs ont généralement confondues, mais qu'il importe de distinguer : le *suintement habituel* et la *goutte militaire*.

Il est des malades qui, bien que guéris d'une uréthrite, conservent de leur affection passée une humidité constante du canal, entretenue par un excès de mucus transparent et visqueux, qui maintient agglutinées les lèvres du méat urinaire : c'est le suintement habituel. Il en est d'autres, au contraire, chez lesquels le canal de l'urèthre est en général parfaitement sec, si ce n'est qu'à de longs intervalles, et particulièrement le matin, la compression amène une goutte, non plus d'un liquide incolore et visqueux, mais d'un muco-pus jaunâtre et épais : c'est la goutte militaire.

Comme on le voit d'après leurs caractères, ces deux états sont bien différents l'un de l'autre.

Le *suintement habituel* n'a, pour ainsi dire, rien de pathologique; il résulte uniquement d'une hypersécrétion des follicules muqueux de l'urèthre, provoquée par une manière d'être particulière que leur a imprimée l'inflammation dont ils ont été précédemment le siége. Il y a pour ces organes exagération de fonctions; le mucus uréthral est accru, sans que pour cela la membrane soit véritablement malade. Toutes les muqueuses sont d'ailleurs soumises au même phénomène. Ainsi, à la suite d'une bronchite ou d'un coryza, on crache ou on mouche davantage, bien que tout symptôme morbide se soit entièrement dissipé, et que la guérison puisse être considérée comme à peu près complète.

La *goutte militaire*, ainsi nommée de sa fréquence chez les soldats, est caractérisée par un écoulement ou plutôt par une goutte muco-purulente qui de temps à autre s'échappe de l'urèthre. L'apparition intermittente et la nature essentiellement morbide de ce liquide indiquent que le canal est encore le siége, en l'un de ses points, le plus souvent dans les parties profondes, d'une inflammation latente. Elle seule mérite le nom de blennorrhagie chronique, elle est la blennorrhée par excellence.

Cet état pathologique ne provoque ordinairement aucune douleur. Quelquefois cependant le malade éprouve, pendant la miction, une sensation de chatouillement ou de légère cuisson, et, dans certains cas, une sorte de pesanteur et de malaise au périnée, accompagnée de démangeaisons à l'anus.

Le diagnostic différentiel du suintement habituel et d la goutte militaire n'est point difficile : tandis que dans le suintement habituel le canal de l'urèthre est constamment humide, il est presque toujours sec dans la goutte militaire. Le mucus qui entretient le suintement est clair, incolore et filant; le muco-pus qui forme la goutte est épais, jaune et opaque. Une exploration un peu attentive, pratiquée avec une sonde ou une bougie, fera presque toujours découvrir, dans ce dernier état, une sensibilité correspondant au point de la muqueuse enflammée.

Le pronostic est beaucoup plus grave pour la goutte militaire que pour le suintement habituel. La goutte militaire, toujours très-tenace, est quelquefois incurable; elle est la cause la plus fréquente des rétrécissements organiques de l'urèthre. Le suintement habituel n'a ni la même persistance ni le même danger. Un traitement un peu sévère parvient le plus souvent à en triompher.

C'est ici le lieu de parler d'un symptôme morbide que l'on observe assez fréquemment après l'uréthrite, et qui tantôt existe isolément, tantôt accompagne le suintement ou la goutte. Ce sont de petits filaments blanchâtres et très-déliés, qu'entraîne avec soi l'émission de l'urine, et qui restent suspendus en plus ou moins grand nombre dans ce liquide. Ils sont formés de mucus concret provenant très-probablement des conduits prostatiques, dans lesquels ils se moulent. Ce symptôme n'a rien d'inquiétant par lui-même, mais il est assez tenace, et il tourmente beaucoup certains malades. J'en ai vu que la présence de ces filaments dans leurs urines avait jetés dans une sorte d'hypochondrie qui ne disparut qu'avec elle.

IV

Anatomie pathologique. — Hypothèses anciennes sur le siége de l'uréthrite. — Cette inflammation peut-elle ulcérer la muqueuse? — Caractères de l'écoulement. — Diagnostic. — Chancres uréthraux. — Pronostic; circonstances qui en modifient la gravité.

Les occasions de faire l'autopsie d'individus morts pendant le cours d'une blennorrhagie uréthrale étant excessivement rares, les médecins ont été pendant longtemps dans l'ignorance de son véritable siége.

La prostate fut d'abord considérée comme étant le point de départ de l'écoulement. Plus tard on le plaça dans les vésicules séminales et dans les canaux éjaculateurs, puis dans les glandes de Cowper. C'est Morgagni, l'illustre créateur de l'anatomie pathologique, qui démontra le premier que cette affection a pour siége la muqueuse même de l'urèthre, et particulièrement ses follicules muqueux.

Malgré le résultat des autopsies cadavériques faites par Morgagni, qui plusieurs fois avait constaté l'absence de toute ulcération à la surface de l'urèthre enflammée, on crut généralement, jusqu'à William Hunter, c'est-à-dire jusque vers le milieu du dix-huitième siècle, que l'écoulement blennorrhagique provenait d'ulcérations dans le canal. On n'admettait pas qu'une muqueuse pût fournir du pus sans aucune perte de substance. Mais William Hunter ayant fait l'autopsie de deux suppliciés atteints d'uréthrite aiguë au moment de leur mort, et n'ayant pas trouvé d'ulcérations, soutint et fit prévaloir l'opinion contraire. Cette opinion, généralement vraie, ne l'est pas cependant d'une manière absolue. Comme toutes les autres muqueuses, celle de l'urèthre peut être le siége d'ulcères, non-seulement en vertu du virus syphilitique, qui y fait naître de véritables chancres, mais encore, ainsi que l'ont observé Swediaur, Lisfranc, et ainsi que je l'ai constaté moi-même, sous l'influence d'une inflammation simple, catarrhale ou phlegmoneuse. Toutefois nous devons dire que ces ulcères de l'urèthre sont assez rares, et qu'ils sont dans tous les cas très-superficiels ; ce sont plutôt des érosions que des ulcérations proprement dites. La blennorrhagie uréthrale borne le plus souvent ses effets à la rougeur et à la tuméfaction de la muqueuse, sans aucune perte de substance.

Le muco-pus uréthral est alcalin et ne renferme jamais d'animalcules. Sécrété pendant la période aiguë de l'uréthrite, il possède au plus haut degré le pouvoir de transmettre la blennorrhagie. Ce pouvoir diminue graduellement pendant la période de déclin, à mesure que le pus disparaît pour faire place à une plus forte proportion de mucus. Toutefois l'écoulement ne cesse d'être contagieux que lorsqu'il est réduit à du mucus pur.

Nous avons démontré que la blennorrhagie, quelle que soit la cause qui l'a produite, est une et toujours, quant à sa nature, identique avec elle-même. Aucun signe ne permet de distinguer l'uréthrite transmise par un coït impur, de celle qui peut résulter d'une irritation chimique ou mécanique. A plus forte raison est-il impossible de reconnaître, d'après ses symptômes, si telle blennorrhagie est due au contact irritant des flueurs blanches, telle autre au sang menstruel, telle autre au muco-pus blennorrhagique.

Il n'y a donc, contrairement à l'opinion des anciens, aucun caractère différentiel à établir, entre une blennorrhagie prétendue virulente et la blennorrhagie simple contractée en dehors de toute contagion vénérienne.

Le seul diagnostic différentiel possible, relativement à l'uréthrite, est celui qui a trait au siége de la maladie, à sa profondeur plus ou moins grande dans le canal, à la période à laquelle elle est parvenue, questions qu'il est facile de résoudre à l'aide des symptômes que nous avons précédemment indiqués.

Mais ici se présente un fait d'une importance capitale dans le diagnostic de la blennorrhagie de l'urèthre; c'est la présence de chancres dans le canal, simulant ou compliquant cette affection. Ainsi supposons un chancre situé à une certaine profondeur dans l'urèthre : ce chancre suppure et donnera lieu, par conséquent, à un écoulement; l'urine, par son contact, excitera de la douleur; même sensation se produira pendant l'érection. Or, l'uréthrite se caractérise précisément par ces trois symptômes : écoulement, douleur pendant la miction, douleur pendant l'érection. Par quels signes distinguera-t-on, l'un de l'autre, ces deux états pathologiques?

Disons d'abord que la présence d'un chancre dans l'urèthre, à une profondeur telle qu'il échappe à la vue, est un fait extrêmement rare. Dans l'immense majorité des cas, le chancre occupe l'extrémité antérieure du canal et il suffit, pour l'apercevoir, d'écarter les lèvres du méat. Le diagnostic ne présente alors aucune difficulté sérieuse. Mais il n'en est pas de même si l'ulcère est placé plus profondément ; il faudra pour le reconnaître avoir recours à des signes qui, pour être perçus, nécessitent l'exploration la plus délicate.

Il y a quelques années la science se croyait en possession d'un moyen merveilleux, « absolu, univoque, irréfragable[1] » pour reconnaître le chancre uréthral. Prenez, disait-on, une lancette ; trempez sa pointe dans la matière de l'écoulement suspect, et inoculez le malade au bras ou à la cuisse. S'il y a un chrancre dans l'urèthre, vous obtiendrez la pustule caractéristique ; si ce n'est qu'une blennorrhagie, le résultat de l'inoculation sera négatif. Malheureusement ce moyen a aujourd'hui perdu la plus grande partie de sa valeur, depuis qu'il est démontré que le chancre infectant, le seul dont on ait réellement intérêt à reconnaître la présence, ne s'inocule pas d'une manière constante sur l'individu qui le porte.

L'inoculation, indépendamment des dangers auxquels elle expose les malades, n'est donc en réalité qu'un procédé infidèle et le plus souvent inutile pour élucider la question présente. C'est aux signes rationnels, c'est-à-dire à l'observation attentive et minutieuse des symptômes, que le médecin devra en demander la solution.

Lorsqu'un chancre existe dans l'urèthre, la matière de l'écoulement, moins abondante que dans la blennorrhagie, est, en général, séreuse, mal liée, sanguinolente et chargée de détritus organiques. La douleur que le malade éprouve en urinant ou pendant l'érection est limitée en un point fixe du canal, très-sensible à la pression.

[1] Ricord.

Si c'est un chancre simple, la partie qu'il occupe sera entourée d'un gonflement inflammatoire plus ou moins volumineux. On pourra souvent constater dans l'aine un engorgement ganglionnaire plus douloureux, plus vif, et surtout plus persistant que ne l'est ordinairement l'adénite légère produite par l'uréthrite aiguë. Cet engorgement ganglionnaire aura une grande tendance à suppurer, ce qui n'a presque jamais lieu dans la chaude-pisse.

Si c'est un chancre infectant, une induration se dessinera à travers les parois de l'urèthre, induration nettement circonscrite et donnant aux doigts une sensation d'élasticité particulière, tout à fait caractérisque. De plus on trouvera dans l'aine un engorgement multiple, dur, indolent, élastique, en un mot, la pléiade ganglionnaire qui est l'indice le plus certain de l'existence d'un chancre infectant.

Il faut avoir soin, toutefois, de ne pas confondre, avec l'induration propre au chancre infectant, certaines nodosités que l'on rencontre quelquefois dans l'uréthrite phlegmoneuse, et qui proviennent de l'engorgement inflammatoire des follicules muqueux et du tissu cellulaire ambiant. L'examen attentif de ces nodosités et des parties voisines, les caractères de l'écoulement et surtout l'absence de toute pléiade inguinale suffiront pour faire éviter cette méprise.

Le pronostic de la blennorrhagie uréthrale est essentiellement variable suivant son siége, son intensité, sa durée, suivant les accidents dont elle peut se compliquer, la constitution et l'âge des individus qui en sont atteints.

L'uréthrite est d'autant plus grave et plus dangereuse

qu'elle s'étend plus profondément dans le canal. Une chaude-pisse bornée à la fosse naviculaire ou un peu au-delà, n'est pas, en général, une affection bien redoutable, si elle est convenablement traitée. Mais il n'en est pas de même si elle occupe les parties postérieures du canal. Elle a, dans ce cas, non-seulement plus de tendance à passer à l'état chronique, mais encore le voisinage de la vessie, de la prostate et des organes de la sécrétion spermatique, auxquels l'inflammation peut s'étendre, lui donne une gravité particulière.

Relativement à la durée de l'uréthrite, le médecin soucieux de sa réputation doit être très-circonspect dans le pronostic qu'il peut être appelé à porter. Qu'il ait toujours présent à l'esprit cette maxime dont tant de gens ont constaté la vérité à leurs dépens : *Une chaude-pisse commence, qui peut dire quand elle finira !*

Cependant la prolongation indéfinie de l'uréthrite, son passage à l'état chronique ou de blennorrhée, sont, ainsi que nous l'avons dit plus haut, le plus souvent le résultat de l'imprudence des malades qui, impatients de réparer le temps qu'un traitement sévère a enlevé à leurs plaisirs, se refusent à attendre leur complète guérison. A peine délivrés des symptômes aigus qui les forçaient par la douleur au repos et à l'abstinence, ils reprennent leur existence ordinaire; heureux encore quand ils ne retournent pas à la source impure où ils ont puisé leur écoulement !

Après les écarts de régime qui sont l'obstacle le plus fréquent à la guérison prompte et définitive de la blennorrhagie uréthrale, nous devons placer le tempérament lymphatique, la scrofule, le rhumatisme, le vice dartreux, la gravelle, les hémorrhoïdes, les lésions organiques de l'urèthre, et enfin les blennorrhagies antérieures, qui, ainsi que nous l'avons vu précédemment, favorisent la répétition du mal et en prolongent la durée.

Enfin l'uréthrite est plus grave chez les vieillards que chez les jeunes gens, en vertu de la prédisposition morbide que les organes génito-urinaires acquièrent généralement à mesure que l'on avance en âge.

V

Accidents qui peuvent compliquer l'uréthrite. — Adénite inguinale. — Lymphite du prépuce.—Abcès péri-uréthraux. — Hémorrhagie.— Dysurie. — Inflammation des glandes de Cowper, de la prostate.—Névralgie uréthrale.

L'uréthrite aiguë ou chronique peut donner lieu à divers accidents qui augmentent nécessairement la gravité de son pronostic. Ces accidents se produisent soit par sympathie, soit plus généralement par suite de l'extension de l'inflammation aux organes voisins ou éloignés de son siége primitif. Tels sont la fièvre, l'adénite inguinale, la lymphite du prépuce, les abcès péri-uréthraux, l'hémorrhagie uréthrale, la dysurie, l'inflammation des glandes de Cowper, de la prostate, la névralgie uréthrale, la prostatorrhée, la spermatorrhée, l'épidymite, l'arthrite et l'ophthalmie blennorrhagiques.

Disons quelques mots de ces divers accidents, sauf toutefois des trois derniers, qui, en raison de leur importance pathologique, seront chacun l'objet d'un chapitre spécial.

Le plus ordinairement on n'observe aucun symptôme de

réaction générale, aucun trouble indiquant une participation quelconque de l'économie au travail morbide dont la muqueuse de l'urèthre est ou va devenir le siége. Ce n'est qu'exceptionnellement et sous la double influence d'une inflammation très-intense et d'une prédisposition individuelle, que l'uréthrite peut s'accompagner au début d'un léger mouvement fébrile. Une seule fois, nous avons vu se déclarer, chez un malade atteint d'une blennorrhagie grave des parties profondes du canal, une fièvre intermittente quotidienne, dont la cause nous a paru se rattacher directement à l'affection uréthrale.

Rien n'est plus commun, dans la période aiguë de l'uréthrite, que la production d'un engorgement douloureux des ganglions de l'aine. Le malade éprouve une sensation de gêne et de tension dans la région inguinale. S'il y porte la main, il sent un ou deux ganglions tuméfiés et douloureux à la pression. Cet engorgement ne suppure presque jamais, et il est bien rare qu'il prenne le caractère d'un véritable bubon; le plus souvent il disparaît spontanément en deux ou trois jours. Toutefois, chez les individus d'un tempérament scrofuleux, il peut devenir le point de départ d'une adénite strumeuse, toujours longue et difficile à guérir.

La lymphite ou lymphangite du prépuce s'annonce par des lignes ou cordons rougeâtres roulant sous le doigt, qui s'étendent sur le dos de la verge, depuis le bord libre du prépuce jusqu'au pubis. Le tissu cellulaire, situé entre les deux feuillets du prépuce, devient le siége d'une infiltration séreuse, qui forme à l'extrémité de cet organe un bourrelet plus ou moins volumineux, de couleur rosée, et offrant un certain degré de transparence. La douleur qui résulte de cette inflammation des lymphatiques de la verge est souvent très-vive au voisinage du pubis.

Bien que cette affection ne présente pas beaucoup de gravité, elle est cependant une cause fréquente de phimosis ou de paraphimosis. Dans la plupart des cas elle se termine en quelques jours par une résolution franche et complète. Quand elle suppure, ce qui est rare, elle produit de petits abcès ordinairement multiples, qui souvent sont suivis de fistules dont la guérison n'est pas toujours facile à obtenir. Enfin, pour terminer ce qui concerne la lymphite du prépuce, disons que si on ne se hâte de faciliter la résorption du liquide épanché, il s'épaissit, s'organise et finit par constituer un œdème dur qui, en déformant l'organe, émousse sa sensibilité et gêne ses fonctions.

L'inflammation de l'urèthre peut s'étendre de proche en proche au tissu cellulaire sous-muqueux et donner naissance à de petits phlegmons, qui ont ordinairement pour siége les côtés du frein, plus rarement l'espace compris entre le gland et les bourses. Ces petits phlegmons ont une grande tendance à suppurer et à former des abcès qui peuvent s'ouvrir soit au dehors, soit au dedans de l'urèthre. Le plus souvent le pus se fait jour extérieurement, et la guérison s'opère sans autre accident. Mais il n'en est pas de même quand l'abcès s'ouvre dans l'urèthre. Il y produit d'abord une sorte de fistule borgne dans laquelle un peu d'urine s'introduit à chaque miction, et ne tarde pas à déterminer par son contact irritant l'inflammation secondaire du sac fistuleux et par suite la perforation de la peau. De là la formation d'une fistule urinaire complète par laquelle s'échappe une partie de l'urine destinée à passer par le méat. Le praticien ne devra jamais perdre de vue l'imminence de cette terminaison fâcheuse dans le traitement des abcès péri-uréthraux. Nous dirons plus loin ce qu'il faut faire pour l'éviter.

Malgré leur grande tendance à suppurer, les phlegmons de l'urèthre se terminent, dans quelques cas, par résolution. Mais il est rare que cette résolution soit franche et immédiatement complète; presque toujours elle laisse après soi des indurations plastiques longtemps persistantes.

Dans l'uréthrite aiguë de la portion spongio-vasculaire du canal, assez intense pour produire le phénomène que nous avons décrit sous le nom de *chaudepisse-cordée*, on voit quelquefois survenir tout à coup d'abondantes hémorrhagies, résultant de la rupture de l'urèthre. Cet accident se produit tantôt spontanément, sous l'influence d'une violente érection, tantôt par suite de brutales manœuvres exercées sur la verge par les malades eux-mêmes, dans l'espoir de mettre fin aux douleurs qu'ils éprouvent. Ces hémorrhagies, ainsi que nous l'avons dit, sont, en effet, quelquefois suivies d'un soulagement immédiat; mais quelquefois aussi elles persistent de manière à constituer une complication d'une certaine gravité. Ajoutons que la rupture de l'urèthre dont elles procèdent peut consécutivement ouvrir une voie à des infiltrations d'urine dans le tissu cellulaire du prépuce et du scrotum, et préparer aussi par la cicatrisation des membranes divisées et rompues de fâcheux rétrécissements du canal.

Une complication de l'uréthrite aiguë assez commune et

toujours très-pénible pour les malades, c'est la *dysurie* ou difficulté extrême d'uriner. Cet accident, dont nous avons déjà parlé dans la description générale de l'uréthrite, peut s'aggraver quelquefois jusqu'à produire la rétention complète des urines. Le plus souvent, il dépend, ainsi que l'a démontré notre savant confrère, M. Caudmont, de contractures spasmodiques de l'urèthre, lesquelles se manifestent principalement quand l'inflammation, ayant envahie les portions musculo-membraneuse et prostatique de l'urèthre, touche ainsi au col de la vessie (cystite du col). On voit alors les malades en proie à des envies incessantes et impérieuses d'uriner. Lorsqu'ils peuvent y satisfaire, l'urine ne sort que par un mince filet ou par gouttes, qui, dans quelques cas, sont teintes de sang, et provoquent toujours une vive douleur dans le canal et une sensation d'angoisse très-pénible dans la région ano-périnéale.

La dysurie compliquant l'uréthrite aiguë peut encore être la conséquence d'une sorte de rétrécissement inflammatoire produit par le gonflement de la membrane muqueuse en divers points du canal. Il peut encore arriver que les petits abcès péri-uréthraux que nous venons de décrire, faisant saillie dans l'urèthre, interceptent plus ou moins complétement le cours de l'urine.

Nous arrivons maintenant à l'étude d'accidents plus sérieux en raison même des régions profondes dans lesquelles ils siégent. Je veux parler de l'inflammation des glandes de Cowper et de la prostate.

Les glandes de Cowper, petits organes arrondis du volume d'un pois environ, dont les conduits extérieurs s'ouvrent dans l'urèthre au-devant du verumontanum, participent quelquefois à l'inflammation du canal. Elles présentent alors de chaque côté du raphé périnéal une tuméfaction plus ou moins volumineuse, qui s'accompagne de vives douleurs, dont la moindre pression augmente l'intensité. Cette inflammation se dissipe souvent d'elle-même, et se termine en quelques jours par résolution. Toutefois son issue n'est pas toujours aussi heureuse. Dans quelques circonstances, elle donne lieu à des abcès dont le pus vient généralement faire saillie dans la région périnéale.

Ces abcès, comme tous ceux qui avoisinent l'urèthre, peuvent s'ouvrir soit dans le canal, soit extérieurement, et quelquefois même dans ces deux directions à la fois. Il peut alors en résulter des fistules uréthrales qu'il importe de prévenir en donnant de bonne heure issue à la matière purulente par une ouverture au périnée.

L'inflammation de la prostate détermine ordinairement une réaction générale dont les symptômes sont de la fièvre, du malaise, de l'anxiété, de l'inappétence, des nausées et même des vomissements. Mais elle est surtout caractérisée par de violentes douleurs dans la région ano-périnéale, douleurs que la station assise et l'excrétion des matières fécales exaspèrent au plus haut degré. Cet accroissement de douleur, dû aux compressions supportées par la prostate dans ces deux situations, est tout à fait pathognomonique. Cependant le toucher rectal, qui seul permet de reconnaître l'existence, le volume et la sensibilité de la tumeur, sera toujours nécessaire pour assurer l'exactitude du diagnostic.

D'après l'intensité des symptômes et le siége du mal, on pourrait croire qu'une telle lésion est toujours grave et que son pronostic est des plus fâcheux, bien qu'en réalité elle soit généralement peu dangereuse. Le plus souvent, en effet, la prostatite se termine, après quelques jours de durée, par une résolution franche et complète. Quelquefois cependant la suppuration s'établit, et un abcès se forme dans le tissu même de la glande. Cet abcès peut alors s'ouvrir dans quatre directions différentes : dans l'urèthre, dans la vessie, dans le rectum ou au périnée.

Si l'abcès, ce qui est le cas le plus commun, doit s'ouvrir dans l'urèthre, le pus, après avoir distendu les fibres prostatiques, vient faire saillie dans la partie la plus profonde du canal, dont il détermine l'occlusion plus ou moins complète, et par suite une difficulté de plus en plus grande d'uriner, qui peut aller jusqu'à la rétention absolue. Quand la tumeur est mûre, elle s'ouvre spontanément, et le pus sort par le méat, soit à l'état de pureté, soit mélangé avec de l'urine ; dans d'autres circonstances, le chirurgien, forcé d'intervenir pour combattre la rétention, déchire avec le bec de la sonde l'enveloppe de l'abcès, qui s'épanche encore dans le canal et se vide de la même manière. Dans l'un ou dans l'autre cas, le malade se trouve instantanément soulagé.

Il est rare que cet accident donne lieu, comme on pourrait le craindre, à de fâcheuses complications ; presque toujours le foyer purulent vidé, tout rentre promptement dans l'ordre. Cependant on a vu des cavernes urineuses creusées dans l'épaisseur de la prostate, des perforations suivies de fistules être la conséquence de cette lésion. Les mêmes phénomènes peuvent se produire quand l'abcès s'ouvre dans la vessie.

Le rectum, avons-nous dit, peut aussi présenter, en l'un de ses points, une tumeur fluctuante due aux migrations du pus formé par l'inflammation de la prostate. Cet abcès une fois ouvert, soit spontanément, soit par le bistouri, la matière qu'il fournit est entraînée par les déjections alvines, puis la poche se ferme et se cicatrise. Il y a toujours avantage à précipiter cette issue, en pratiquant l'ouverture de la tumeur, dès que la fluctuation a permis de l'apprécier; on diminue par là les chances d'accidents et on épargne au malade de vives douleurs qui pourraient encore longtemps se prolonger.

Le pus d'un abcès prostatique peut enfin fuser à travers les aponévroses et venir faire saillie au périnée. Ce cas est le moins grave. Cependant il peut arriver, comme aussi dans le cas précédent, que l'abcès s'ouvre en même temps dans l'urèthre. Il en résultera nécessairement la formation d'un ou de plusieurs trajets fistuleux, heureusement temporaires, à la condition toutefois que le canal ne présente aucun obstacle au cours de l'urine.

Signalons, pour terminer ce qui a trait aux complications de la blennorrhagie uréthrale aiguë, certaines douleurs névralgiques qui accompagnent parfois cette inflammation, ou plus souvent lui succèdent.

Bien que guéris de leur chaude-pisse, il est des malades qui éprouvent, en urinant ou pendant l'éjaculation, de vives douleurs lancinantes qui, partant d'un point du canal, s'étendent dans toute sa longueur et s'irradient de là jusqu'aux cuisses ou au bas-ventre. Cet accident, signalé pour la première fois par Hunter, s'observe principalement chez les individus dont le col de la vessie a participé à l'inflammation uréthrale. Il n'est pas, en général, grave ; mais il a l'inconvénient, lorsqu'il se prolonge, d'alarmer beaucoup les malades et de les jeter dans une sorte d'hypochondrie dont il n'est pas toujours facile de les guérir, même après en avoir fait disparaître la cause.

VI

Suite des complications de la blennorrhagie uréthrale. — Prostatorrhée. — Effets de l'imagination sur les fonctions génitales. — Impuissance par cause morale. — Spermatorrhée. — Diagnostic différentiel de la prostatorrhée et de la spermatorrhée.

En énumérant les différentes causes de la dysurie et les divers accidents qui se rattachent à la blennorrhagie uréthrale aiguë ou chronique, nous avons volontairement passé sous silence les rétrécissements organiques du canal de l'urèthre. Nous ne pouvons, en effet, sans sortir du cadre que nous nous sommes tracé, nous livrer à une étude approfondie de ces lésions qui, bien que causées le plus souvent par la blennorrhagie, constituent une branche spéciale de la pathologie génito-urinaire. Mais il est une autre affection non moins commune, sur laquelle nous ne saurions nous imposer la même réserve, car elle dérive plus immédiatement encore de l'uréthrite ; nous voulons parler de la *prostatorrhée*.

Tout récemment, quand nous avions à distinguer la goutte militaire du suintement habituel, nous avons eu occasion de dire que la plupart des muqueuses, bien que délivrées d'une inflammation dont elles ont été atteintes, conservent souvent de cet état morbide une exagération de fonctions, c'est-à-dire une hypersécrétion de leurs follicules. La prostate est soumise à la même loi : après une inflammation un peu intense, ou même après une simple irritation subie pendant le cours d'une uréthrite, elle peut être frappée d'hypersécrétion, comme la conjonctive après une ophthalmie, ou la pituitaire après un coryza. Cet état morbide se traduit par l'écoulement d'un liquide incolore ou légèrement opalin, filant comme du blanc d'œuf ou de l'eau de gomme, qui de temps à autre s'échappe du canal, principalement pendant l'émission des dernières gouttes d'urine ou le passage des matières fécales à travers l'anus.

Cette manière d'être de la prostate n'est point une affection grave ; elle ne présente par elle-même aucun danger sérieux, mais elle peut être suivie des conséquences les plus fâcheuses, en raison des méprises auxquelles elle expose et des vaines terreurs qu'elle inspire.

Quelle que soit la nature de l'excitation dont les glandes peuvent subir l'influence, le premier phénomène qui en résulte toujours est un accroissement de leur sécrétion. Ce qui se produit ici pour la prostate à la suite d'une cause morbide, arrive aussi pour cette même glande dans les conditions les plus opposées. On se trouve, par exemple, avec une femme longtemps désirée ; on s'excite auprès d'elle par la pensée et l'espérance d'une possession immédiate ; mais que l'idole s'échappe avant le sacrifice, et aussitôt l'urèthre est baigné de liquide prostatique.

C'est ainsi qu'à la vue ou seulement à l'idée d'un met savoureux, les parotides versent dans la bouche des flots de salive.

La prostatorrhée n'est donc pas en réalité un état pathologique dans le sens absolu du mot; elle n'est que l'exagération d'une fonction normale. Je connais bon nombre de gens qui en sont atteints depuis fort longtemps, sans en souffrir le moins du monde. Leur santé générale pas plus que l'état local de leurs organes ne se ressent de cette indisposition, dont le seul danger, je le répète, consiste dans l'effroi qu'elle inspire à quelques malades.

Ces craintes chimériques naissent de l'idée fausse que le malade se fait de la nature de son mal; il croit être atteint d'une spermatorrhée, erreur d'autant plus facile pour lui, que le liquide prostatique présente avec le sperme une certaine ressemblance. Souvent même l'avis d'un médecin peu au courant de la pathologie spéciale vient confirmer ses craintes. De sombres pensées s'emparent alors de son esprit; bientôt il s'imagine qu'il est frappé d'impuissance, et, l'idée réagissant sur l'organe, il devient impuissant en effet par cause morale. Sa timidité auprès des femmes est extrême; pénétré de son insuffisance, il n'ose plus les approcher, il les évite, il les fuit, et il finit par tomber dans une mélancolie profonde, dans un dégoût de la vie dont le suicide peut être le dernier refuge.

Qui de nous n'a pas éprouvé les fâcheux effets de la folle du logis? L'émotion a le singulier privilége de nous paralyser dans l'organe même qui nous est le plus nécessaire pour accomplir l'acte à propos duquel elle se produit. Vous êtes, je suppose, orateur; vous avez l'habitude de parler en public; l'exercice de la parole vous est facile; vous êtes d'ordinaire inaccessible à toute intimidation... Mais que vous aperceviez dans l'auditoire un visage peu sympathique, que le sujet sur lequel vous dissertez vous soit peu familier, ou encore que la foule qui vous écoute soit plus nombreuse que de coutume, en un mot, que vous soyez ému, et aussitôt votre langue se sèche, elle s'attache au palais et devient incapable des mouvements nécessaires à la phonation. — Vous êtes habile nageur; bien des fois vous avez parcouru sans danger comme sans fatigue de longs espaces. Mais un jour une crainte soudaine traverse votre esprit et l'agite : la rive vous paraît un peu lointaine, le courant trop rapide; c'est une herbe qui vous frôle... Aussitôt vos jambes se paralysent, c'est-à-dire l'organe qui vous est le plus nécessaire pour vous tirer du péril dont vous vous croyez menacé. Vous êtes perdu, si la distance à parcourir est un peu longue, nageriez-vous comme Léandre ou lord Byron! — Vous êtes, je suppose encore, de première force aux exercices du tir; jamais votre adresse ne vous fait défaut, quand il s'agit d'abattre une poupée ou de placer une balle au centre d'une cible. Mais que votre arme ait pour but un adversaire en face duquel vous a conduit la nécessité de vous venger d'une injure... Votre main naguère si solide se met à trembler, votre œil si précis et si juste se trouble et se voile.

Enfin, et ceci nous ramène à notre sujet, vous avez rendez-vous avec une femme que vous désirez ardemment posséder. Pour un motif quelconque vous doutez de votre puissance virile; votre esprit se préoccupe d'avance de la possibilité d'un insuccès; vous craignez un échec comprometiant pour votre amour-propre[1]... Le moment venu, savez-vous ce qui arrive?... L'organe dont le secours vous est indispensable vous fait défaut, et vous devenez subitement le plus nul des hommes. L'attrait d'un plaisir nouveau, la possession d'un objet longtemps convoité, et surtout, je le répète, le manque de confiance en vos propres forces, l'émotion, en un mot, ont suffi pour enchaîner vos facultés sexuelles. Les noueurs d'aiguillettes de l'ancien temps n'avaient pas d'autre secret: ils s'adressaient à l'imagination. De vigoureux garçons sur qui un sort avait été jeté par ces prétendus sorciers devenaient impuissants, uniquement parce qu'ils croyaient l'être.

La prostatorrhée, en frappant l'esprit de ces vaines terreurs, peut donc avoir les plus fâcheuses conséquences. Aussi ne saurait-on trop s'attacher à rassurer le malade, alors surtout que, prenant le change sur son état, il croit être atteint d'un écoulement spermatique.

En parlant ainsi, je ne prétends pas cependant nier l'existence de la spermatorrhée. Bien souvent, au contraire, je suis appelé à y remédier; mais je suis intimement convaincu qu'elle est beaucoup plus rare qu'on ne le croit généralement. Sous l'empire des idées de Lallemand, l'illustre auteur du Traité des *pertes séminales involontaires*, on s'est

[1] « Il n'y a peut-être aucun acte dans lequel un homme sente son amour-propre plus intéressé, et qu'il soit plus désireux de bien accomplir; son honneur y est fortement engagé. Ce sentiment, renfermé dans certaines limites, devrait produire un grand degré de perfection dans un acte dépendant de la volonté, c'est-à-dire ayant pour siége des parties soumises à la volonté; mais ici il peut devenir précisément une cause d'insuccès, en produisant un état de l'esprit contraire à celui d'où dépend la perfection de l'acte vénérien. » (J. Hunter, *de l'Impuissance qui dépend de l'imagination.*)

étrangement abusé sur sa fréquence; bien des fois, j'en suis certain, on a dû prendre pour des pertes séminales un simple écoulement de liqueur prostatique.

La spermatorrhée peut être la conséquence d'une blennorrhagie chronique qui, s'étendant de proche en proche aux parties profondes de l'urèthre, a envahi les canaux éjaculateurs et les vésicules séminales. Mais telle n'est pas sa cause la plus commune : Une continence trop absolue dans l'âge de la virilité, la privation trop prolongée de femmes, le désir inassouvi d'en posséder, comme aussi l'abus des plaisirs vénériens et surtout la masturbation, sont l'origine la plus fréquente de cette affection.

Le malade perd d'abord son sperme en dormant, sous l'influence de rêves érotiques, qui se multiplient outre mesure. Bientôt, le mal continuant à faire des progrès, l'émission spermatique se produit sans l'intervention du songe; la chaleur du lit, le plus léger frottement la provoquent. A ces pollutions nocturnes succèdent des pertes involontaires qui ont lieu aussi bien pendant le jour que pendant la nuit, et qui se manifestent sans aucune érection; la moindre excitation, une idée lascive sollicitent l'écoulement. Enfin, au dernier terme de la maladie, le sperme s'échappera sans aucune cause d'appel, aussi bien pendant la lecture des *Pensées* de Pascal, je suppose, qu'à la vue d'une femme ou de tout autre objet capable de provoquer des désirs vénériens.

Un tel trouble dans une des principales fonctions de l'économie entraîne fatalement avec soi un désordre général extrême. Les malades pâlissent et maigrissent; ils deviennent dyspepsiques. Leurs organes génitaux ont, pour ainsi dire, cessé de vivre, ou du moins ils se refusent à agir. La verge reste insensible aux sollicitations les plus directes; elle n'obéit plus à aucune excitation, quelque prolongée et quelque voluptueuse qu'elle soit. Les facultés se troublent, la mémoire s'obscurcit, l'intelligence se voile. La démarche devient chancelante, la vue s'affaiblit, toutes les forces, en un mot, s'épuisent. Miné par cette cause de dépression progressive, l'organisme entier menace ruine. Les malades tombent alors dans une mélancolie profonde; la fièvre hectique les consume et, si aucun remède ne vient arrêter le mal, ils finissent par s'éteindre dans l'atonie et le marasme.

La prostatorrhée et la spermatorrhée sont donc, ainsi que nous venons de le voir, deux affections essentiellement différentes, et dont la distinction est d'une importance capitale pour le médecin et surtout pour le malade.

Leur diagnostic différentiel n'offre en réalité aucune difficulté.

Dans la prostatorrhée, la matière de l'écoulement n'est et ne peut être autre chose que du fluide prostatique. Ce fluide est incolore ou légèrement opalin, filant et visqueux comme du blanc d'œuf ou de l'eau de gomme; il n'a pas l'odeur du sperme; le microscope, ce qui est un caractère de la plus haute valeur, n'y décèle la présence d'aucun spermatozoïde. Son évacuation, ainsi que nous l'avons dit, se fait de préférence immédiatement après l'émission de l'urine ou pendant la défécation; elle n'a aucune influence sur la quantité et la qualité du sperme normalement produit. Elle peut se manifester tout aussi abondante que de coutume, aussitôt ou très-peu de temps après une éjaculation, ce qui n'aurait pas lieu, comme le remarque judicieusement J. Hunter, si l'écoulement morbide était formé de matière séminale. Les vieillards, chez qui la sécrétion spermatique est considérablement ralentie, n'en sont pas moins affectés souvent de prostatorrhée. Quand l'esprit est tranquille, la prostatorrhée n'apporte aucun trouble, aucun changement dans l'exercice des fonctions sexuelles ; la santé générale n'en souffre aucune atteinte.

Dans la spermatorrhée, au contraire, les pertes de semence se font soit dans le sommeil, soit pendant la veille, sans qu'il soit nécessaire d'accomplir l'une ou l'autre des deux fonctions qui favorisent l'écoulement prostatique. La matière évacuée, vue au microscope, renferme presque toujours des spermatozoïdes en plus ou moins grand nombre ; elle a l'odeur spermatique. Quel que soit l'état de l'esprit, les fonctions génitales et avec elles l'organisme tout entier s'affaiblissent de plus en plus.

A l'aide de ces caractères il sera toujours facile au médecin attentif de distinguer l'un de l'autre ces deux états. Les individus si nombreux que des pertes prostatiques jettent dans l'anxiété fâcheuse dont nous avons parlé, reconnaissant que le liquide qu'ils perdent n'est pas du sperme, seront par cela même guéris de leurs symptômes hypochondriaques, qui n'étaient que le fruit d'une imagination malade.

VII

Prophylaxie de la blennorrhagie uréthrale. — Précautions à prendre pour l'éviter. — Soins de toilette. — Condom. — Lotions et injections préservatrices.

Avant d'étudier le traitement curatif de la blennorrhagie uréthrale, voyons d'abord si l'on peut, par quelques moyens, échapper à la contagion lorsqu'on s'y expose.

Il n'existe, hâtons-nous de le dire, aucun spécifique dont l'efficacité permette de s'aventurer sans danger en lieu malsain. Mais, à défaut d'un préservatif infaillible, nous pouvons du moins indiquer un ensemble de précautions qui, sans prémunir contre tout péril, diminuent de beaucoup cependant les chances d'infection.

Une question préalable se présente ici, à laquelle nous devons immédiatement répondre : un individu affecté d'un écoulement blennorrhagique peut-il, dans certaines conditions, se permettre des rapports sexuels? — Cette question va sans doute offenser le puritanisme de quelques personnes, qui ne comprendront pas comment l'abstinence, en pareil cas, ne serait pas une règle absolue. J'approuve ces scrupules, et je les partagerais sans réserve, s'il ne fallait pas tenir compte de certaines circonstances sociales, dans lesquelles le coït est un devoir auquel on ne peut se soustraire sans compromettre des intérêts supérieurs à ceux de l'hygiène. Qu'il nous suffise donc, pour justifier ce qui va suivre, d'avoir signalé ces circonstances, auxquelles je ne prétends pas d'ailleurs faire le sacrifice de l'hygiène, voulant seulement établir entre des exigences qui semblent s'exclure une conciliation possible et souvent nécessaire.

Le pouvoir contagieux du muco-pus uréthral n'est pas le même à toutes les périodes de la blennorrhagie : il varie, ainsi que nous l'avons dit plus haut, avec l'état inflammatoire de la muqueuse qui le sécrète. Tant que l'écoulement est purulent, c'est-à-dire opaque, jaune foncé ou verdâtre, qu'il est abondant et s'accompagne de symptômes phlegmasiques plus ou moins aigus, tels que rougeur et gonflement du méat, douleur en urinant, etc., la plus simple prudence, l'honnêteté la plus vulgaire doivent éloigner l'individu qui en est atteint de tout rapprochement sexuel. Mais lorsque l'écoulement est devenu muqueux, c'est-à-dire incolore, transparent ou légèrement opalin, qu'il est peu abondant, qu'il est réduit en quelque sorte à un suintement, dont la sécrétion se fait sans phénomène inflammatoire sensible, je pense avec Hunter, B. Bell, avec MM. Ricord, Cullerier, Caudmont et avec la plupart des syphiligraphes modernes, que l'individu qui en est affecté peut, sans aucun danger de le transmettre, se soustraire à une continence absolue.

« Empêcher dans ce cas toute relation sexuelle, serait, dit M. Ricord, condamner au célibat une bonne partie de la population. »

Toutefois la limite qui sépare l'écoulement contagieux de celui qui a cessé de l'être, n'est pas toujours tellement évidente que le médecin ne se trouve quelquefois fort embarrassé pour juger la question, et savoir s'il faut défendre ou permettre à l'individu qui vient le consulter l'exercice de ses fonctions génitales. Il ne faut pas oublier non plus que certains écoulements ou même certains suintements muqueux peuvent, sous l'influence d'une excitation vénérienne trop vive ou trop prolongée, revenir en quelques heures à l'état purulent. Je n'ai pas besoin de dire que, dans ces cas douteux, le médecin devra se tenir dans une sage réserve, et défendre tout rapport, s'il conserve dans l'esprit le plus léger soupçon. Ajoutons que, dans tous les cas où il croira pouvoir permettre ces rapports, il devra toujours recommander au malade d'uriner immédiatement avant, et d'en restreindre le plus possible le nombre et la durée.

Mais s'il convient que l'individu soupçonné seulement de pouvoir transmettre une blennorrhagie, s'astreigne aux plus minutieuses précautions, il est juste que celui qui s'expose à la contracter exige de la part des femmes une entière réciprocité.

Je suis convaincu que la chaude-pisse, aujourd'hui si fréquente, deviendrait de plus en plus rare, si les femmes étaient plus propres ; si, par exemple, les hommes qui ont des relations avec elles exigeaient, avant de leur adresser leurs hommages, qu'elles fissent de simples lotions et injections avec de l'eau pure, de façon à débarrasser le vagin et la vulve de toutes les mucosités qui les souillent si fréquemment, et qui acquièrent, par leur séjour prolongé dans ces organes, une âcreté suffisante pour enflammer l'urèthre. Malheureusement on s'abstient presque toujours de prendre cette précaution, retenu par une certaine pudeur ou plutôt par une prud'homie banale dont on n'est que trop souvent la dupe.

A côté de cette mesure de toilette, d'un emploi aussi facile que naturel, vient se placer un autre procédé de préservation beaucoup plus usité, mais moins sûr : le condom. Cet objet, si connu de tous, est une espèce d'enveloppe membraneuse sous laquelle les gens timides croient trouver un abri contre le péril. A notre avis, ce vêtement d'origine anglaise[1] est loin de mériter la confiance qu'on lui accorde si généralement. Comme le condensateur électrique, il dissimule le danger bien plus qu'il n'en protége. Fréquemment, en effet, il se déchire, se plisse sur lui-même, ou bien il se déplace et vous laisse complétement à découvert. Ajoutons qu'il peut être lui-même l'origine d'un péril réel, une véritable source d'infection, si, après un précédent usage, en certains lieux impurs, il a été incomplétement remis à neuf.

Du reste, en supposant même que ce grossier intermédiaire, cette cuirasse contre le plaisir, ainsi que l'appelait une femme célèbre, puisse protéger de la blennorrhagie, en admettant qu'il n'ait jamais servi, qu'il ait résisté à l'étreinte et à la lutte, il ne saurait empêcher la base de la verge d'être en contact avec l'orifice du vagin et par conséquent avec les ulcères chancreux dont cette région est le siége habituel.

Pour toutes ces raisons, ainsi que je l'ai dit ailleurs, et malgré l'éloquent plaidoyer que M. Diday a récemment publié en sa faveur, je condamne résolûment l'emploi de ce moyen préservatif, plus propre à provoquer le

[1] Il a été inventé, vers le milieu du dernier siècle, par un médecin anglais nommé Condom.

dégoût qu'à inspirer le désir d'une fonction dont il détruit le principal attrait.

Pour éviter autant que possible la contagion blennorrhagique, il importe de ne pas trop multiplier l'acte sexuel dans une même séance. Des rapports répétés à de trop courts intervalles, non-seulement prédisposent l'urèthre à s'enflammer, mais encore communiquent aux liquides qui lubrifient les organes génitaux de la femme une âcreté dangereuse. Tel homme qu'un seul sacrifice aurait laissé sain et sauf, se trouvera malade après une nuit trop agitée. On doit aussi, et pour de semblables raisons, éviter de prolonger volontairement ce genre de rapports ; il faut ne pas perdre de vue, quand on foule une terre étrangère, qu'on n'est qu'un voyageur exposé sans défense aux injures d'un climat malsain, et qu'il importe de hâter le pas et de précipiter la marche. En pareille occurrence n'oubliez donc jamais l'adage : *Cito, tuto et jucunde.*

Faites-vous une loi de l'abstinence après de trop fortes libations. Je ne sais rien qui, plus que l'ivresse alcoolique, prédispose la femme à donner et l'homme à contracter la blennorrhagie uréthrale. Rappelez-vous encore que toute femme peut communiquer la chaude-pisse au moins une fois par mois, et la transmettre aussi dans des rapports trop hâtifs après l'accouchement. Je ferai même remarquer, à cet égard, que l'inflammation de l'urèthre, produite par l'écoulement lochial, est généralement très-intense.

Enfin, on ne saurait trop s'empresser, après avoir satisfait aux exigences de l'instinct, de procéder aussitôt aux lotions les plus minutieuses. A ce sujet nous insisterons sur un moyen pratique d'une simplicité extrême mais d'une grande efficacité. Il consiste à relever la verge et à laisser couler, d'un peut haut, dans le méat, encore entr'ouvert par un reste d'érection, un mince filet d'eau qui détergera l'orifice du canal et le débarrassera des mucosités dont il pourrait être imprégné. Puis on urinera le plus promptement possible, en ayant soin de ralentir et d'intercepter de temps à autre le jet d'urine, en pinçant l'extrémité de l'organe de façon à prolonger la miction et à expulser avec plus de force les sécrétions morbides qui auraient pu s'introduire dans l'urèthre.

Quelques médecins ont conseillé de pratiquer, aussitôt après un coït suspect, des injections avec de l'eau pure ou légèrement acidulée. Pour rendre cette opération plus facile, notre spirituel et ingénieux confrère, M. Diday, a imaginé une petite seringue que l'on peut porter, toute chargée, dans la poche du gilet, grâce à son manche brisé et à l'exact ajustement du piston. De cette façon, les amateurs de l'imprévu ne seront jamais pris sans défense.

Répétons en terminant ce chapitre ce que nous avons dit en le commençant : bien que tous ces moyens prophylactiques puissent rendre des services, il n'en est aucun parmi eux qui garantisse de tout péril, aucun qui permette d'affronter le danger en toute sécurité. Néanmoins il serait imprudent de les négliger ; car s'ils ne préservent pas infailliblement de la contagion blennorrhagique, ils la conjurent dans un assez grand nombre de cas.

VIII

Traitement curatif de l'uréthrite. — Traitement abortif. — Procédés anciens; leurs dangers. — Les injections caustiques ou astringentes produisent-elles le rétrécissement organique de l'urèthre? — Méthode de l'auteur. — Injections caustiques récurrentes et limitées.

En abordant le traitement curatif de la blennorhagie uréthrale, nous touchons à l'un des points les plus difficiles de la thérapeutique. Rien de plus capricieux, en effet, que l'inflammation de l'urèthre; elle cède parfois aux moyens les plus simples, elle peut même guérir spontanément et en dépit des médications les plus contraires, comme aussi on la voit, dans quelques cas, résister aux traitements les plus méthodiques, et se perpétuer indéfiniment. Il est impossible de dire *à priori* quelle sera son issue, et nous ne craignons pas de répéter ici que la chaude-pisse est une des affections dont le pronostic, quant à la durée, est le plus embarrassant, le plus difficile à établir.

Les nombreux procédés actuellement connus pour guérir la blennorrhagie uréthrale se réduisent à deux méthodes principales: le traitement direct ou *abortif*, et le traitement que j'appellerai *méthodique*.

Le traitement abortif se propose, comme son nom l'indique, d'arrêter immédiatement l'inflammation, d'en entraver le développement, en un mot, de la faire avorter. Il repose tout entier sur l'emploi topique d'un seul médicament, l'azotate d'argent, dont on injecte dans l'urèthre, tout à fait au début de l'inflammation, des solutions légèrement caustiques.

Ce procédé thérapeutique n'est point nouveau. Carmichaël en Écosse, Burnett-Lucas, en Angleterre, Serre de Montpellier en 1837, et M. Debeney en 1843, l'ont tour à tour vanté, non point seulement comme abortif, mais encore comme un puissant modificateur de toutes les phases de la blennorrhagie.

Malgré l'opinion de ces médecins, je crois que les injections au nitrate d'argent sont beaucoup plus efficaces au début de l'uréthrite que lorsqu'elle a déjà parcouru plusieurs de ses périodes. Appliquées à temps, alors que l'inflammation commence à se révéler, elles font parfois merveille; on les voit triompher en vingt-quatre heures d'une chaude-pisse qui était destinée à durer plusieurs mois. Mais, à côté de ces excellents résultats, qui justifient la faveur dont il a joui à une certaine époque, le traitement abortif, appliqué sans mesure et sans les précautions que j'indiquerai bientôt, peut produire de redoutables accidents qui, malgré tous ses succès, n'ont pu le sauver de la disgrâce et de l'abandon où il est aujourd'hui tombé. La plupart des médecins ont, en effet, renoncé à son emploi, dont le moindre inconvénient est une douleur tellement vive qu'elle amène souvent la syncope, alors surtout que l'injection a été, comme on le faisait autrefois, imprudemment poussée jusque dans les parties profondes du canal. A ces pénibles sensations s'ajoute bientôt une réaction inflammatoire violente qui se manifeste par une tuméfaction considérable de l'organe, par des hémorrhagies, de la dysurie, des contractions spasmodiques du col de la vessie, et quelquefois par l'inflammation de la prostate, de l'épididyme et du testicule.

Comme on le voit, les accidents auxquels peuvent donner lieu les injections caustiques sont assez graves et assez nombreux, pour qu'il soit inutile de leur en attribuer d'autres auxquels elles sont étrangères. Aussi avons-nous hâte de les justifier d'une inculpation qu'elles ne méritent pas.

Il court, de par le monde, certain préjugé qui fait considérer cette médication comme une cause déterminante de futurs rétrécissements de l'urèthre, et cette opinion erronée n'embrasse pas seulement les injections caustiques qui renferment de fortes doses d'azotate d'argent, mais elle s'étend encore à toutes les injections quelles qu'elles soient.

L'observation clinique démontre le peu de fondement d'une semblable crainte. Dans le nombre immense des malades atteints d'uréthrite et que j'ai traités par des injections abortives ou autres, jamais, je le déclare, je n'ai eu à constater des rétrécissements organiques du canal par suite du traitement auquel je les avais soumis. Je dis plus, c'est que si l'on envisage sans prévention les effets et le mode d'action des injections caustiques, au degré généralement usité, il est impossible de comprendre comment ces injections pourraient produire de pareilles lésions.

Supposons, en effet, que nous injections une solution légèrement concentrée d'azotate d'argent, soit un gramme sur vingt, vingt-cinq ou trente grammes d'eau distillée, chez un homme dont l'urèthre est parfaitement sain ; nous verrons presque aussitôt les lèvres du méat se gonfler, puis, peu de temps après, laisser échapper un liquide incolore et transparent, qui fera place bientôt à une sécrétion muco-purulente, épaisse, chargée de débris d'épithélium. A cet écoulement, qui durera quelques heures à peine, succédera à son tour un suintement muqueux dont la suppression ramènera l'urèthre dans son état normal.

Or, comment admettre que cette action irritante si éphémère, si légère, si superficielle, puisqu'elle n'intéresse que la membrane épithéliale, et qu'en moins de vingt-quatre heures elle est épuisée, puisse, dix années plus tard engendrer un rétrécissement du canal? Comment pourrait-on raisonnablement supposer que cette irritation d'un jour se continuât à l'état latent pendant un laps de temps aussi considérable, et, à plus forte raison, attribuer le même effet à de simples injections astringentes qui n'ont même pas le pouvoir d'irriter sensiblement l'urèthre?

Non, les injections convenablement employées ne produisent en aucun cas le rétrécissement organique. Ce préjugé n'a aucun fondement, et peut-être serait-il moins en crédit, s'il ne trouvait, pour ainsi dire, sa raison d'être dans une disposition fâcheuse de l'esprit humain. Cette disposition, dont les médecins eux-mêmes ne sont pas toujours exempts, bien qu'ils soient les premiers à en souffrir, consiste, lorsqu'une maladie s'aggrave ou se complique, à attribuer invariablement au remède l'effet produit par le mal. Ainsi, une chaude-pisse passe à l'état chronique et amène un rétrécissement; au lieu de considérer ce dernier comme le résultat de la maladie, on préfère accuser les remèdes employés pour la guérir, seraient-ce des injections d'eau de guimauve ou de graine de lin! Ajoutons que ce préjugé est également entretenu dans le public par un certain nombre de pharmaciens, qui ne voient pas d'un bon œil une injection capable de guérir une uréthrite en vingt-quatre heures, et de priver ainsi l'officine du tribut qu'imposerait au malade une médication plus longue et plus compliquée.

Je ne prétends pas dire toutefois que les caustiques ne puissent avoir sur l'urèthre aucune action fâcheuse. Sans doute une cautérisation trop profonde pourra désorganiser le canal. S'il se produit des eschares, si la suppuration s'établit, si, en un mot, il y a perte de substance, le tissu cicatriciel, en se formant, pourra donner lieu plus tard à des brides, à des viroles, qui amèneront des rétrécissements; mais je prétends que telles qu'on les administre, c'est-à-dire à doses prudemment mesurées, rationnelles, les injections ne causeront jamais de pareilles lésions.

Persuadé que le traitement abortif pouvait rendre de grands services, et d'autre part comprenant très-bien les excellentes raisons qui l'avaient fait abandonner, je me suis demandé si, en le modifiant, on ne pourrait pas conserver à la thérapeutique cet énergique moyen, l'un des plus puissants dont elle dispose, pour combattre l'uréthrite. Il s'agissait pour cela de transformer le procédé empirique de Carmichaël, Burnett-Lucas, etc., en une méthode rationnelle, exempte de tout danger et d'une application toujours facile. Voici de quelle manière je suis parvenu à obtenir ce résultat, et à faire profiter ainsi les malades des avantages que présentent les injections caustiques, tout en les mettant à l'abri des accidents auxquels elles exposent.

L'inflammation uréthrale est le plus souvent bornée à la fosse naviculaire ; la blennorrhagie postérieure au bulbe de formation spontanée est, ainsi que nous l'avons vu précédemment, beaucoup plus rare. Il est donc inutile, dans la plupart des cas, de cautériser le canal dans toute son étendue, d'autant mieux que les phénomènes morbides auxquels donne lieu l'injection ne se produisent que lorsqu'elle est poussée dans les parties profondes de l'urèthre.

J'ai donc imaginé, en 1854, pour limiter l'injection aux régions enflammées, *la seringue à jet récurrent*, dont je confiai l'exécution à notre habile fabricant M. Mathieu. Ce petit instrument, aujourd'hui très-répandu, se compose d'un corps de pompe muni d'une canule en platine ou en ivoire de 5 à 6 centimètres de longueur et dont l'extrémité libre se termine par un renflement olivaire. Au-dessous de ce renflement sont quatre petits trous percés très-obliquement d'avant en arrière, de telle sorte que le liquide, poussé par le piston, revient forcément sur lui-même, et ne peut en aucune façon être lancé au delà de la canule, qui sert ainsi de limite à l'injection. Il est facile de comprendre qu'avec cet instrument, aucune goutte du liquide caustique ne peut pénétrer dans les parties postérieures de l'urèthre, et qu'ainsi l'injection devient tout à fait inof-

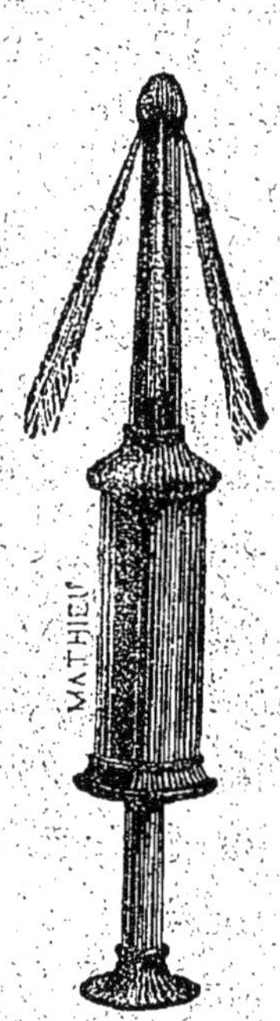

Seringue à jet récurrent.

fensive, son efficacité comme agent substitutif restant la même, toutes les fois que l'inflammation n'en dépasse pas les limites, ce qui arrive le plus fréquemment au début de l'uréthrite, et quelquefois aussi dans certaines blennorrhées.

La composition du liquide dont on faisait usage avant moi avait été généralement fixée, pour tous les cas, à un gramme d'azotate d'argent dans trente grammes d'eau distillée. L'expérience m'a prouvé qu'il y avait avantage à la faire varier selon l'intensité de la maladie, et m'a conduit à adopter les quatre formules que voici :

Eau distillée,	30 grammes.	Azotate d'argent,	1 gramme.
—	25 »	—	1 »
—	20 »	—	1 »
—	15 »	—	1 »

Le choix de l'une ou l'autre de ces formules est subordonné au principe suivant, que l'expérience m'a également démontré : *Le degré de causticité de l'injection doit être en raison inverse du degré de l'inflammation.* Ainsi, d'après ce principe, s'il s'agit d'une blennorrhagie très-aiguë, on emploiera d'abord la solution au trentième, c'est-à-dire la plus faible. Si la blennorrhagie est de moyenne intensité, on fera usage de la solution au vingt-cinquième ou au vingtième. Enfin, si la blennorrhagie est tout à fait indolente et ne se manifeste que par un simple écoulement blanc ou jaunâtre, on injectera la solution au vingtième ou au quinzième.

La seringue étant chargée de l'une des solutions précédentes, on introduit lentement la canule dans l'urèthre jusqu'au corps de pompe; on incline la verge en bas, et on pousse très-doucement le piston. Le liquide, revenant sur lui-même, cautérise légèrement la portion de l'urèthre dans laquelle la canule est engagée, et s'échappe goutte à goutte par le méat. L'injection terminée, on retire lentement la canule en lui imprimant un léger mouvement de rotation sur son axe, afin d'appliquer plus exactement sur tous les points de la muqueuse le liquide qui reste encore dans le canal.

La douleur que provoque cette injection varie selon la violence de l'inflammation blennorrhagique et selon le degré de sensibilité des individus; elle est d'ailleurs toujours supportable, souvent même assez faible. Peu de temps après, un liquide séreux, quelquefois sanguinolent, sort de l'urèthre; une sécrétion purulente s'établit ensuite, et donne lieu à un écoulement abondant et très-épais, mêlé de pellicules blanchâtres. Ces phénomènes durent généralement de douze à vingt-quatre heures, puis le canal se dessèche ou devient le siége d'une légère sécrétion de mucus filant qui tend à disparaître en quelques jours.

Dans quelques cas, une seule injection suffit pour amener la guérison; mais, le plus souvent, l'écoulement, après avoir été un instant supprimé ou réduit à très-peu de chose, reparaît plus ou moins abondant, ce qui est l'indice de la persistance de la blennorrhagie. Il est rare cependant que l'écoulement revienne aussi abondant qu'il était d'abord; presque toujours les phénomènes inflammatoires qui l'accompagnaient ont disparu ou au moins diminué beaucoup d'intensité. Il faut alors faire une nouvelle injection, un peu plus forte que la première. Si une deuxième injection est elle-même insuffisante, on en fait une troisième, une quatrième, une cin quième, etc. Il est rare qu'il faille plus de cinq ou six injections pour amener la guérison d'une uréthrite aiguë; le plus souvent trois ou quatre suffisent, si elles sont bien graduées et faites à des intervalles convenables.

La deuxième injection doit être faite *trois jours* après la première; la troisième, *quatre jours* après la deuxième; les suivantes, de *cinq en cinq jours*. Lorsqu'on est arrivé à la cinquième injection, il ne faut pas trop se hâter d'en faire une sixième. Le plus ordinairement la blennorrhagie est réduite alors à un faible suintement muqueux, qui disparaît peu à peu sous l'influence de quelques moyens adjuvants.

Les injections caustiques, pratiquées selon les règles qui précèdent, suffisent à elles seules pour guérir la blennorrhagie uréthrale. Il est utile cependant d'y ajouter quelques moyens accessoires qui soutiennent et favorisent leur action. Ainsi, dans les intervalles qui les séparent, le malade fera quatre ou cinq injections par jour avec la solution suivante:

Eau de roses.	100 grammes.
Sulfate de zinc.	20 à 30 centigr.

Ces injections doivent être faites avec la seringue ordinaire, en commençant le lendemain du jour où l'injection caustique a été pratiquée. Lorsque l'inflammation est intense, on y ajoute 1 ou 2 grammes de laudanum de Sydenham ou de Rousseau. Vers la fin du traitement, si le suintement muqueux qui annonce la terminaison de l'uréthrite tend à se prolonger, on fait prendre à l'intérieur soit du citrate de fer, soit de l'eau de goudron édulcorée avec du sirop de Tolu; on continue les injections au sulfate de zinc, mais en réduisant leur nombre à deux ou trois par jour, jusqu'à ce que tout écoulement ait disparu. On doit même conseiller aux malades de faire encore une injection matin et soir pendant plusieurs jours après la guérison, afin d'éteindre complétement cette disposition morbide qui succède si souvent à l'uréthrite, et qui tend à reproduire la maladie.

Telles sont les règles qu'il convient de suivre dans le traitement abortif de l'uréthrite par la méthode des injections caustiques récurrentes et limitées. Huit années d'une pratique étendue à un nombre considérable de malades, traités publiquement à ma clinique et dans ma clientèle privée, m'ont convaincu que cette méthode, aujourd'hui très-usitée, est de beaucoup supérieure aux procédés empiriques primitivement employés.

Ce qui établit mieux encore l'avantage de ce mode de traitement, c'est qu'en guérissant rapidement l'uréthrite, il supprime la plupart des accidents qui peuvent la compliquer. Sur le grand nombre de malades que j'ai traités, je n'ai observé que très-rarement l'épididymite. Sur aucun, je n'ai vu se produire la lymphite du prépuce, les abcès péri-uréthraux, la dysurie ou toute autre des complications qui se montrent si fréquemment dans le cours des uréthrites traitées par les moyens ordinaires. Quant au danger de voir se former des rétrécissements organiques de l'urèthre comme conséquence de l'emploi de cette méthode, il est, ainsi que je l'ai dit précédemment, tout à fait imaginaire; je n'en ai vu aucun exemple.

IX

Traitement méthodique de l'uréthrite. — Ce qu'il faut éviter et ce qu'il convient de faire dans la période aiguë. — Sulfate de zinc. — Narcotiques. — Camphre, son action physiologique et thérapeutique. — Le camphre est-il un anaphrodisiaque comme on le croit généralement ? — Antiblennorrhagiques spéciaux, copahu et cubèbe. — Leur mode d'action thérapeutique. — *Eau distillée de copahu.* — Injections.

L'avortement de l'uréthrite ne peut être espéré que lorsque l'inflammation est récente, c'est-à-dire tout à fait au début de la maladie. Si les progrès du mal ont été rapides, ou si la blennorrhagie est déjà ancienne, il serait futile de chercher à en arrêter brusquement le cours. Au traitement abortif il faudra alors substituer le traitement méthodique, plus opportun et plus efficace.

Un malade se présente à nous, je suppose, avec une chaude-pisse à l'état aigu, remontant à plusieurs jours; le canal est vivement enflammé; le méat, gonflé et d'un rouge ardent, laisse échapper un écoulement épais, purulent, jaune verdâtre ; l'émission de l'urine excite de vives douleurs, que provoquent aussi de fréquentes érections; la blennorrhagie est, en un mot, dans sa période la plus intense... Que faut-il faire?

Disons d'abord ce qu'il faut ne pas faire, et ce que font, malheureusement, beaucoup trop de médecins au détriment de leurs malades. *Ne donnez dans cette phase de l'uréthrite, ni copahu, ni cubèbe.* Ces deux médicaments, qui font merveille quand ils sont administrés en temps opportun, ne réussissent jamais au début de la chaude-pisse. Ce n'est qu'à la période de déclin, alors que les symptômes ont perdu leur acuïté, que la souffrance est éteinte, et que la muqueuse ne témoigne plus de l'inflammation dont elle est le siége que par l'écoulement, qu'il convient d'employer ces spécifiques. Alors seulement vous pourrez compter sur leur efficacité.

Quelques auteurs prescrivent encore, au début de l'uréthrite, le traitement antiphlogistique : bains chauds répétés et prolongés, boissons délayantes à large dose, injections, fomentations émollientes, etc. M. Cullerier, entre autres, a beaucoup vanté ce traitement. Je regrette de me trouver sur ce point en désaccord complet d'opinion avec mon savant confrère. Je professe, au contraire, que les émollients, sous quelque forme que ce soit, les tisanes de lin, d'orge ou de chiendent, les bains tièdes, etc., sont ici plus nuisibles qu'utiles.

La première condition pour guérir un organe malade est le repos de cet organe. Or, les boissons mucilagineuses et diurétiques, en imposant à l'urèthre un surcroît de travail par d'incessantes émissions d'urine, fatiguent la muqueuse, et par cela même augmentent l'inflammation dont elle est le siége. Il y a plus, c'est que cette nécessité d'uriner fréquemment irrite le col de la vessie, et provoque ainsi l'inflammation, qui d'abord est limitée à la partie antérieure du canal, à s'étendre aux parties profondes. Ainsi, d'une part, augmentation de l'élément inflammatoire; d'autre part, extention rapide du mal aux régions postérieures de l'urèthre, tel est le double et fâcheux résultat de l'emploi des boissons diurétiques au début de l'uréthrite aiguë. La théorie et l'observation clinique sont ici d'accord pour confirmer ce fait.

Je suis convaincu que si, pendant le cours d'une uréthrite aiguë, on pouvait dériver l'urine de sa voie naturelle, et soustraire ainsi la muqueuse à son contact irritant, la chaude-pisse guérirait beaucoup plus vite. Le traitement diurétique, au contraire, en prolonge la durée.

Un fait d'observation assez curieux, c'est que la plupart des substances médicamenteuses qui, sur la peau, agissent comme calmants, comme antiphlogistiques, sont pour les muqueuses des irritants, de véritables *phlogistiques*. Si, par exemple, un phlegmon peut être enrayé dans sa marche par des cataplasmes, des bains, des fomentations émollientes, une conjonctivite aiguë redoublera d'intensité, traitée par de semblables moyens. Des collyres émollients, mucilagineux augmenteront l'inflammation, tandis qu'il suffira le plus souvent de quelques instillations astringentes, d'un collyre au sulfate de zinc, pour en triompher rapidement. Une balano-posthite pourra durer plusieurs mois, si pour la combattre on emploie des corps gras ou des topiques plus ou moins adoucissants, alors qu'on peut la guérir en quelques jours par une solution légèrement caustique d'azotate d'argent. Certains maux de gorge disparaîtront presque subitement sous l'influence de quelques gargarismes aluminés, tandis qu'une médication émolliente pourra en accroître la violence et en perpétuer la durée.

Quelques médecins, par habitude peut-être, et sans tenir compte de la constitution du malade, prescrivent invariablement, au début de l'uréthrite, une application de vingt ou trente sangsues au périnée, et souvent pour une simple blennorrhagie de la fosse naviculaire. Je ne saurais trop m'élever contre cette pratique banale et dangereuse, dont le moindre inconvénient est de plonger certains malades dans un état anémique qui n'est même pas compensé par une guérison plus prompte de leur chaude-pisse. Toutefois, en blâmant les émissions sanguines, je n'en condamne que l'abus, et je ne veux pas dire par là qu'il faille absolument les exclure du traitement de l'uréthrite. Elles peuvent être indiquées dans quelques cas, assez rares d'ailleurs, d'inflammation intense des parties profondes du canal, mais en dehors de ces cas exceptionnels, elles sont le plus souvent inutiles et presque toujours nuisibles. C'est pourquoi, tout en faisant quelques réserves, en thèse générale, j'en réprouve l'usage.

Je suis donc adversaire déclaré de la méthode dite antiphlogistique dans le traitement de la blennorrhagie uréthrale à son début. Lorsque, sous l'empire de fausses doctrines, les médecins croyaient utile de faire *couler* leurs malades, pour chasser de l'organisme le virus vénérien qu'ils y supposaient introduit, l'emploi des antiphlogistiques pouvait avoir sa raison d'être; mais aujourd'hui qu'il est prouvé et admis par tous que la blennorrhagie est une maladie locale, une telle médication ne se comprend plus. Loin d'exciter l'écoulement, de l'entretenir, il faut, au contraire, chercher à le tarir le plus vite possible. Guérissez donc promptement vos malades, c'est le meilleur moyen, tout en abrégeant leurs souffrances, de les préserver des complications qui sont la suite ordinaire de l'uréthrite trop longtemps prolongée.

Jusqu'à présent je n'ai dit que ce qu'il faut éviter de faire dans le traitement de la période aiguë de l'uréthrite. J'ai critiqué, comme étant intempestive et inutile, l'administration des balsamiques, copahu et cubèbe ; comme étant nuisible, l'emploi des antiphlogistiques. Disons maintenant quelle est la médication la plus efficace pour calmer promptement la douleur, modérer l'écoulement, faire cesser, en un mot, l'état aigu, et hâter le moment où les antiblennorrhagiques spéciaux, copahu et cubèbe, pourront être prescrits avec le plus de succès.

Cette médication est des plus simples : le sulfate de zinc, les narcotiques et le camphre en forment la base.

Le malade fera, avec une seringue ordinaire, six injections par jour du liquide suivant :

Eau distillée.	100 grammes.
Sulfate de zinc.	20 à 40 centigr.

On devra faire varier la dose de sulfate de zinc, sans toutefois sortir des limites indiquées, selon l'intensité de l'inflammation et la sensibilité de l'urèthre. Une dose dépassant 40 centigrammes pour 100 grammes d'eau distillée irriterait le canal sans profit; une dose inférieure à 20 centigrammes serait trop faible. Chaque injection devra être gardée une minute au plus dans le canal.

Si le malade souffre beaucoup en urinant, on ajoutera au liquide un ou deux grammes de laudanum de Sydenham ou de Rousseau, ou bien encore 5 à 10 centigrammes de sulfate d'atropine.

L'effet salutaire de ces injections, à la fois astringentes et narcotiques, ne tardera pas à se produire. En trois, quatre, cinq ou six jours, rarement plus, la douleur et, avec elle, tous les autres symptômes inflammatoires disparaîtront. L'écoulement seul pourra persister encore, mais moins épais et moins abondant. Je l'ai vu quelquefois cesser lui-même complétement après huit ou dix jours d'un usage persévérant de ces injections, sans l'emploi d'aucun autre moyen ; mais ce n'est pas le cas ordinaire.

Il va sans dire que le malade s'imposera quelques moyens diététiques qui, pour être accessoires, n'en sont pas moins très-nécessaires. C'est ainsi qu'il s'abstiendra de tout excès, et qu'il évitera avec grand soin l'usage des boissons qui ont pour effet d'activer la sécrétion urinaire. Le café, la bière, le vin blanc, le thé, ainsi que les tisanes diurétiques seront donc rigoureusement proscrits.

Quelques médecins, et aussi quelques pharmaciens, qui ne craignent pas de faire de leur officine un cabinet de consultations plus ou moins gratuites, ont essayé, mais sans succès, de substituer au sulfate de zinc d'autres substances astringentes, végétales ou minérales. Je ne veux pas dire que le cachou, le tannin, la pierre divine, qui entrent dans la composition de plusieurs injections antiblennorrhagiques, dont les journaux nous prônent les merveilles, soient absolument sans action; mais certainement tous ces agents médicamenteux sont bien inférieurs au sulfate de zinc, qui est le modificateur par excellence de l'urèthre enflammé.

Nous rappellerons, à ce propos, que chaque muqueuse, bien que susceptible de recevoir l'influence générale des astringents, est plus spécialement impressionnée par telle ou telle substance, plus apte que tout autre du même genre à modifier favorablement son état morbide. C'est ainsi que dans l'uréthrite, dans la conjonctive, dans la balano-posthite, la vulvite, la vaginite, dans l'inflammation de la muqueuse buccale, anale, etc., tous les astringents, employés indistinctement, pourront être suivis d'un effet salutaire; mais il en est parmi eux qui auront contre l'une ou l'autre de ces diverses affections un pouvoir plus grand, et, pour ainsi dire, spécifique. Le sulfate de zinc sera à ce titre le plus efficace, toutes les fois qu'il s'agira de combattre une phelgmasie de l'urèthre ou de la conjonctive. Mais si, après avoir constaté ses bons effets dans le traitement de ces deux affections, on l'emploie, par exemple, dans la balano-posthite ou dans la vulvite, son action sera presque nulle, tandis qu'une légère solution d'azotate d'argent triomphera du mal en quelques jours. Que l'on ait à guérir une vaginite, rien ne vaudra le tannin; rien ne vaudra le ratanhia pour la muqueuse anale, l'alun pour le voile du palais, la gorge, en un mot, pour la muqueuse buccale. Ainsi donc, je le répète, tous les astringents agissent en principe et d'une manière générale sur les muqueuses enflammées, mais chacun d'eux a une vertu particulière et comme élective pour telle ou telle de ces membranes.

Il est utile, dans la période aiguë de l'uréthrite, de joindre à l'emploi topique du sulfate de zinc, du laudanum ou de l'atropine, associés, comme je l'ai dit plus haut, l'usage intérieur du camphre, non point pour combattre les érections, ainsi qu'on lui en attribue vulgairement le pouvoir, mais pour empêcher la phlegmasie uréthrale de s'étendre au col de la vessie. Le camphre ne guérit point seulement la cystite du col, mais il la prévient. Je n'ai que très-rarement observé cette affection, comme conséquence de l'uréthrite, chez les malades qui avaient suivi, dès le début, ce traitement préventif.

Quelques auteurs ou, pour mieux dire, le plus grand nombre considèrent le camphre comme un puissant anaphrodisiaque. Quant à moi, je lui refuse cette propriété. Je sais par expérience, qu'administré à dose médicamenteuse chez un jeune homme dans toute la force de l'âge et en bonne santé, il ne restreint ni ses désirs ni sa puissance. Si dans quelques cas pathologiques, il paraît agir dans ce sens, ce n'est que par un effet indirect. Son action se borne alors à calmer l'irritation du col de la vessie, et par suite à atténuer les érections qui sont la conséquence de cet éréthisme.

La cantharide a une action inverse, mais analogue ; si elle provoque les érections, ce n'est point en excitant directement l'organe copulateur, mais en irritant le col vésical. On pourrait donc établir en principe que le camphre est anaphrodisiaque comme la cantharide est aphrodisiaque. Le développement ou la suppression des érections n'est en réalité qu'un effet secondaire de l'emploi de ces deux substances. Leur action porte primitivement sur la vessie, qui devient ensuite et par contre-coup comme le régulateur de l'orgasme vénérien.

En administrant le camphre dans la période aiguë de l'uréthrite, je ne poursuis donc qu'un but : combattre l'inflammation du col, si elle est déclarée, ou la prévenir, si elle est menaçante. Je fais prendre d'ordinaire six pilules par jour contenant chacune dix centigrammes de camphre et autant de thridace; en même temps, je prescris quelques frictions au périnée avec une pommade camphrée. Quelquefois, et selon l'intensité des symptômes, j'ajoute à ce traitement deux ou trois verres d'eau de goudron sucrée avec du sirop de Tolu.

Sous l'influence de ces moyens, secondés par une sévère hygiène, l'inflammation ne tarde pas à s'éteindre; la douleur s'efface, les érections deviennent de moins en moins fréquentes, le gonflement du gland disparaît, en même temps que pâlit cette nuance rouge cerise qui colorait les lèvres du méat. L'écoulement seul, de tous les phénomènes morbides, persiste encore; il peut même être aussi abondant qu'il l'était au début, bien que, le plus souvent, ainsi que je l'ai dit, il ait beaucoup diminué. C'est alors qu'il convient de prescrire les antiblennorrhagiques spéciaux: le copahu et le cubèbe. Étudions d'abord ces deux médicaments.

Le copahu, très-improprement appelé baume, est une oléorésine analogue à la térébenthine. Il renferme une huile volatile nommée essence de copahu, une résine fixe et quelques traces d'une résine visqueuse. On l'obtient en incisant la tige et les rameaux d'une plante de la famille des légumineuses, originaire du Pérou et du Mexique, le *copaïfera officinalis*, d'où il s'écoule sous la forme d'un liquide transparent, jaunâtre et d'un aspect huileux. Sa saveur et son odeur sont désagréables et caractéristiques.

Administré à dose un peu élevée, le copahu trouble d'abord les fonctions digestives; il produit des nausées, et quelquefois même des vomissements qui résultent le plus souvent d'un état nerveux de l'estomac provoqué par le dégoût qu'il inspire, plus rarement d'une irritation idiopathique de la membrane stomacale. Toutefois, ce n'est point là son effet le plus remarquable et le plus ordinaire. Ce médicament agit surtout comme purgatif, non point franchement comme la scammonée, la gomme-gutte, le jalap, mais d'une façon irrégulière et capricieuse, donnant aux uns d'abondantes diarrhées, se bornant chez quelques autres à produire un peu de ramollissement dans les garde-robes.

Le copahu, comme nous le verrons bientôt, est éliminé en partie par les voies urinaires, et, comme toutes les substances expulsées par les reins, il donne lieu à un peu d'irritation de ces organes par le surcroît de fonction qu'il leur impose. De là, ces douleurs lombaires qu'éprouvent certains individus soumis à son influence. Un chirurgien distingué des hôpitaux, M. le docteur Bauchet, a constaté chez quelques malades la présence de l'albumine dans les urines peu de temps après l'administration du copahu.

Ce médicament jouit encore de la singulière propriété de produire sur la peau une éruption érythémateuse de forme et de couleur tout à fait caractéristiques. Cet érythème, dont on observe d'assez fréquents exemples, surtout au printemps et en automne, peut se développer sur tout le corps, mais il affecte plus particulièrement la face dorsale des pieds, celle des mains et les parties latérales du cou, derrière les oreilles. Il est caractérisé par de petites taches arrondies, d'un rouge vif, disséminées ou confluentes, qu'accompagne toujours une violente démangeaison.

Quelques auteurs ont confondu l'érythème copahique avec la roséole syphilitique ; cette méprise n'est vraiment possible que pour un observateur inattentif. Si, comparant ces deux exanthèmes, on oppose la rougeur vive des efflorescences dues au copahu à la sombre couleur de l'éruption vénérienne, l'indolence de celle-ci au prurit de celle-là, leurs siéges distincts et contraires, ici la face interne des mains et la face plantaire des pieds, là leur face dorsale, enfin, si à toutes ces différences on ajoute que la roséole s'avive ou s'efface selon la continuation ou la suppression du copahu, on n'attribuera jamais à la vérole un épiphénomène qui en est parfaitement indépendant.

La plupart des auteurs ont cru jusqu'à présent que l'éruption qui nous occupe était produite exclusivement par la partie résineuse du copohu. De là le nom d'érythème *résineux* que lui avait donné M. Ricord. C'est une erreur : l'essence de copahu, dégagée de la résine et administrée seule, même à petite dose, peut lui donner naissance. J'ai eu l'occasion de constater ce fait, dans des circonstances qui ne peuvent me laisser aucun doute.

On a encore attribué au copahu une certaine action congestive sur les centres nerveux. Il produirait, dit-on, une sorte d'ivresse caractérisée par un trouble dans les idées et de la gêne dans les mouvements. Je n'ai jamais observé de pareils effets.

Si, après avoir examiné l'action physiologique ou pathogénique du copahu, nous étudions ses propriétés thérapeutiques, nous voyons qu'il guérit la blennorrhagie uréthrale, ou, pour être plus exact, qu'il achève de la guérir. Ce médicament, en effet, a pour unique résultat thérapeutique de tarir l'écoulement, mais à la condition que cet écoulement ait seul survécu à tous les autres symptômes de l'uréthrite. Voyons comment se produit ce phénomène.

Quand nous cherchons à saisir et à nous expliquer le mode d'action des médicaments, nous sommes bien vite arrêtés dans nos investigations par d'impénétrables mystères. Nos hypothèses comme nos expériences n'aboutissent qu'à un cercle vicieux, témoignage de notre impuissance. Nous en sommes réduits pour la plupart des remèdes à admettre qu'ils guérissent comme l'opium fait dormir : *quia est in eis facultas curandi.*

Le copahu toutefois présente une des rares exceptions à cette règle. La science est à son égard un peu plus avancée, car elle a pu, disons-le, saisir sur le fait son mode d'action. En quoi consiste-t-il?... Est-ce comme purgatif qu'il guérit l'urèthre enflammé? non; car si telle était sa propriété, il suffirait de lui substituer d'autres purgatifs, et aucun d'eux, à l'exception toutefois de la coloquinte, qui lui est du reste bien inférieure, ne produit de semblables effets. Si telle n'est pas son action, agit-il donc en influençant l'économie d'une manière générale? pas davantage. L'action du copahu est purement locale; il se mêle à l'urine, et c'est en passant sur la muqueuse malade qu'il la guérit. Ce qui le prouve, c'est qu'il ne triomphe que de la blennorrhagie uréthrale, et qu'il n'est d'aucun effet dans les blennorrhagies balanique, oculaire, anale, vaginale ou vulvaire.

La science a enregistré quelques observations très-curieuses qui sont d'irrécusables preuves de l'efficacité purement topique du remède qui nous occupe. Je n'ai rien observé de semblable à ce que je vais relater, mais qu'il me suffise de dire que ces faits ont été rapportés par des hommes d'une incontestable autorité[1].

On a vu des individus qui, ayant l'urèthre divisé en deux parties par une large fistule, avaient contracté une blennorrhagie occupant le canal dans toute son étendue, et donnant lieu à un écoulement qui s'échappait à la fois par l'ouverture fistuleuse et par le méat. Ces malades étaient soumis au traitement ordinaire, et prenaient du copahu. Or, la miction ne pouvant se faire que par l'orifice anormal, il en résultait la guérison de la partie du canal traversée par l'urine copahifère, tandis que celle qui lui était inaccessible continuait à couler. Il suffit d'invoquer de pareils faits pour démontrer avec toute évidence l'action exclusivement locale du copahu.

Que renferme donc l'urine des malades faisant usage de ce remède, pour jouir de telles propriétés?... Question que se sont posée avant moi beaucoup de médecins, et dont je crois avoir trouvé et indiqué le premier la véritable solution.

Le copahu contient, avons-nous déjà dit, une essence et une résine; l'essence est soluble dans l'eau, la résine est insoluble. Or, l'urine, qui n'est après tout que de l'eau, ne peut évidemment s'emparer que du principe soluble ; aussi

[1] Hunter, *Traité de la Maladie vénérienne*, annoté par P. Ricord. 3e édition, p. 150 et suiv.

ne renferme-t-elle que l'essence, dont elle porte l'odeur caractéristique. Le copahu subit donc dans le rein une véritable distillation, en vertu de laquelle ses éléments volatils se rendent dans la vessie, tandis que sa partie résineuse reste dans le sang, où probablement elle doit, comme le sucre, servir d'aliment à la combustion respiratoire.

Partant de ce fait, j'ai eu l'idée de distiller de l'eau sur du copahu, afin d'imiter jusqu'à un certain point ce qui se passe physiologiquement dans le rein, et d'obtenir de cette façon un liquide saturé d'essence. C'est ainsi que j'ai introduit et fait prévaloir dans la pratique l'*eau distillée de copahu.*

L'eau distillée de copahu, employée en injection, guérit la blennorrhagie uréthrale; mais il faut, pour obtenir ce résultat, multiplier outre mesure le nombre des injections, ce qui rendrait cette méthode impraticable pour la plupart des malades. Aussi ai-je dû borner son rôle à servir de véhicule pour les diverses substances astringentes qui entrent dans la composition des injections antiblennorrhagiques ordinaires. A l'eau distillée simple ou à l'eau de roses, vulgairement employée pour dissoudre, par exemple, le sulfate de zinc, je substitue l'eau distillée de copahu, et j'obtiens ainsi une injection qui vaut à la fois, et par le sel qu'elle renferme et par le liquide dissolvant. Cette pratique, éminemment rationnelle, me donne chaque jour de bons résultats. La plupart des médecins au courant de la science, et assez éclairés pour secouer le joug de la routine, l'ont aujourd'hui adoptée.

Telles sont les propriétés physiologiques et l'action thérapeutique du copahu. Étudions maintenant en quelques mots celles du cubèbe, après quoi nous indiquerons les règles qu'il convient de suivre dans l'administration de ces deux médicaments.

Le cubèbe est le fruit desséché d'une plante de la famille des pipéracées, le *piper cubeba* ou *cubeba officinalis*. Il renferme, comme le copahu, une huile volatile ou essence et une résine fixe, plus quelques sels, une matière extractive et un principe neutre et cristallisable, la *cubébine*. Son action est analogue à celle du copahu, dont il est le succédané le plus immédiat. Mais ses effets physiologiques, comme ses effets thérapeutiques, sont moins prononcés.

Tandis que le copahu provoque le vomissement, cause d'abondantes diarrhées, de confluents exanthèmes, le cubèbe ne donne ordinairement lieu qu'à de légères nausées, ou à un peu de ramollissement dans les garde-robes ; souvent même il produit la constipation. S'il pousse à la peau, ce qui est beaucoup plus rare, l'éruption qu'il y détermine est toujours plus discrète, plus pâle et moins sensible.

En un mot, le cubèbe a les mêmes propriétés que le copahu, mais à un degré moindre; c'est donc au second rang qu'il doit se placer parmi les antiblennorrhagiques spéciaux. Son mode d'action est d'ailleurs absolument le même ; comme le copahu, ce n'est que localement, c'est-à-dire par l'intermédiaire de l'urine, qu'il guérit l'uréthrite.

Quelques journaux de médecine ainsi que plusieurs brochures et prospectus pharmaceutiques ont beaucoup vanté, dans ces derniers temps, une certaine *essence de matico*, qui serait, disent-ils, supérieure au copahu lui-même comme médicament antiblennorrhagique. Malheureusement il n'en est rien : sans être absolument dépourvu d'effet, le matico est loin de valoir je ne dirai pas le copahu, mais même le cubèbe, dont il se rapproche cependant au point de vue de l'histoire naturelle, puisqu'il provient comme lui d'une plante appartenant à la famille des pipéracées.

Les formes pharmaceutiques sous lesquelles on administre le copahu et le cubèbe varient à l'infini. Comme ces deux médicaments sont d'un prix assez élevé, sinon comme matière première, du moins à cause des préparations auxquelles il faut les soumettre pour déguiser le plus possible leur désagréable saveur, la spéculation a imaginé mille moyens pour les rendre accessibles à tous, aux estomacs les plus robustes comme aux palais les plus délicats.

Parmi ces nombreuses préparations, la plus vulgaire et certainement aussi la meilleure, est le mélange connu sous le nom *d'opiat*. Cet électuaire renferme à la fois du copahu et du cubèbe, auxquels on associe quelques autres substances qui ont pour but d'en modifier les effets physiologiques ou d'en neutraliser l'odeur.

Voici la formule de celui que j'emploie le plus souvent :

Copahu.	20 grammes.
Cubèbe.	*Q. S.*
Cachou.	5 grammes.
Essence de menthe.	*Q. S.*

Il faut laisser à la discrétion du pharmacien la quantité de cubèbe à employer. La fixer à l'avance serait s'exposer à avoir un opiat trop fluide ou trop dense, selon la température, c'est-à-dire la consistance plus ou moins épaisse du copahu, cette substance subissant très-facilement les influences atmosphériques.

Le cachou est ici associé au copahu et au cubèbe pour atténuer leur action purgative. Quant à l'essence de menthe, elle n'est là que pour masquer, par son arome, l'odeur et le goût de l'opiat. Quelques médecins y ajoutent encore, selon les indications, du tannin, du camphre, du carbonate de fer, etc.

Certains médicaments exigent de la modération dans leur emploi, et, pour choisir nos exemples uniquement dans la thérapeutique spéciale dont nous aurons à nous occuper, nous citerons le mercure et l'iodure de potassium, qui réclament une administration graduelle et progressive. On ne saurait sans danger en brusquer les doses, et ce n'est que peu à peu et successivement que les quantités peuvent en être augmentées. Mais à côté de ces remèdes énergiques qui exigent un emploi prudent, il en est d'autres qui demandent une administration précipitée, et qui n'agissent qu'à la condition d'être subitement portés à de fortes doses.

L'opiat ou d'une façon plus générale, les antiblennorrhagiques spéciaux sont de ces derniers. Si l'on hésite, si, pour concilier certaines craintes, on fractionne trop les premières prises du médicament, en un mot, si elles sont trop faibles, le coup est manqué ; la muqueuse uréthrale, sans se guérir, s'habitue à leur action, et l'on a ainsi perdu son temps et sa peine.

Pour obtenir un bon résultat, il importe, au contraire, de prendre d'emblée l'opiat à haute dose, afin de surprendre en quelque sorte l'urèthre, de tarir d'un seul coup l'écoulement dont il est le siége. Dans ce but, le malade prendra, trois fois par jour, gros comme une noix de cette préparation, qu'il entourera, selon la pratique vulgaire, d'un fragment humide de pain azyme, afin d'en rendre la déglutition plus facile. On peut remplacer avec avantage le pain azyme par des capsules faites *ad hoc*, dans lesquelles on emprisonne l'opiat. Ces capsules, de forme ovoïde, sont composées d'une enveloppe mince et molle de gélatine et de sucre, qui, en s'humectant dans la bouche, facilite l'ingestion du remède, sans en laisser soupçonner même au malade ni la saveur ni l'odeur. Chaque capsule doit contenir au moins deux grammes d'opiat. On en prescrit de 6 à 12 par jour, à prendre en trois fois, en ayant soin de s'éloigner le plus possible de l'heure des repas.

Quatre à cinq jours de cette médication font généralement disparaître tout écoulement. Si par exception ce résultat n'est pas obtenu, on devra continuer l'usage du remède pendant quelques jours encore, sans toutefois s'acharner après lui. Mais si après huit à dix jours d'un emploi soutenu il n'a produit aucun effet, il sera bon de le quitter, pour le reprendre un peu plus tard. On pourra de cette façon réparer l'échec qu'avait fait éprouver une première administration.

Quand, malgré tout, l'écoulement persiste, il faut renoncer au copahu, dont l'action trop prolongée sur l'intestin pourrait avoir des inconvénients. On donne alors le cubèbe seul ou associé au bicarbonate de soude à doses fractionnées (30 à 40 g. par jour en 6 ou 8 paquets). Ce médicament, mieux toléré par l'intestin, peut être continué beaucoup plus longtemps, ce qui, malgré son infériorité, lui donne l'avantage sur le copahu dans les cas rebelles.

On faisait autrefois grand usage d'une émulsion de copahu, connue en pharmacie sous le nom de potion de Chopart. Cette préparation est excellente comme moyen curatif, mais il faut vraiment avoir, pour la supporter, un palais et un estomac cuirassés d'un triple airain, tant elle est irritante et nauséabonde.

Il est des gens dont l'organisme nerveux et délicat ne peut tolérer ces médicaments, quelle que soit la forme sous laquelle on les leur fait prendre. Nous avons pour ces malades l'eau distillée de copahu, moins active que le copahu lui-même, ce qui se comprend, mais beaucoup plus facile à administrer. Ne contenant que l'essence balsamique, séparée de la résine par la distillation, elle est d'une saveur peu prononcée; elle n'excite aucun dégoût, et ne provoque ni nausées, ni vomissements, ni diarrhées. J'ai soin d'ailleurs de l'associer à un liquide aromatique, afin de déguiser entièrement ce qui pourrait lui rester de désagréable au goût. Je fais ainsi une potion dont voici la formule, et que le malade doit prendre en un ou deux jours, selon les cas :

Eau distillée de copahu.	300 grammes.
Eau de laurier-cerise.	10 —

L'usage de ce remède ainsi préparé me donne souvent de bons résultats, moins prompts et moins brillants, sans doute, que ceux produits par l'opiat, mais obtenus avec moins de répugnance pour le goût et moins de labeur pour l'estomac.

Dans quelques cas d'uréthrite des parties profondes du canal, lorsqu'il s'agit surtout de ménager la susceptibilité des organes de la sécrétion urinaire, l'eau distillée de copahu peut encore être préférable au copahu pris en substance. Elle a sur lui l'avantage de fatiguer beaucoup moins ces organes, qu'elle dispense en quelque sorte du travail de distillation qu'elle a préablement subi dans le laboratoire. Je l'ai employée avec succès dans plusieurs blennorrhagies compliquées de douleurs rénales ou de cystite du col.

Si les antiblennorrhagiques spéciaux peuvent guérir à eux seuls une uréthrite, les injections astringentes, convenablement dosées et administrées, en triomphent aussi sans leur intervention. Les malades de mon dispensaire, à qui, pour des motifs d'économie, je ne prescris que très-rarement le copahu et le cubèbe, et que je traite presque exclusivement par les injections, n'en arrivent pas moins la plupart à la guérison. Celle-ci est peut-être un peu plus lente à se faire, mais la différence n'est pas aussi grande qu'on pourrait le croire.

Toutefois en présence d'une maladie si souvent rebelle et toujours si tenace, le mieux, qu'on me passe la métaphore, est de faire feu de toutes pièces, c'est-à-dire de joindre au traitement interne le traitement local. Je conseille donc à mes malades, en même temps qu'ils prennent le copahu et le cubèbe, de faire chaque jour cinq ou six injections, dont la base est toujours le sulfate de zinc, à la dose de 30 à 40 centigrammes pour 100 grammes d'eau distillée de copahu. J'y ajoute, ainsi que je l'ai dit plus haut, un ou deux grammes de laudanum ou quelques centigrammes de sulfate d'atropine, si le malade souffre encore un peu en urinant. Dans le cas contraire, et lorsque l'uréthrite touche à sa fin, il est quelquefois utile d'associer au sulfate de zinc cinq à dix centigrammes de pierre divine ou de sulfate de cuivre. L'usage de ces injections doit être continué non-seulement pendant toute la durée du traitement interne, mais encore longtemps après la cessation complète de l'écoulement, afin d'en prévenir le retour.

Nous ne terminerons pas le traitement de la blennorrhagie uréthrale sans dire quelques mots de l'hygiène à laquelle on devra rigoureusement se soumettre pour assurer le succès de la médication dont nous venons de tracer les règles.

La première indication à remplir consiste, je le répète, dans l'abstention absolue de toutes boissons capables d'exciter trop vivement la sécrétion urinaire, telles que la bière, le cidre, le café, le thé et le vin blanc. On devra éviter, pour la même raison de manger des légumes trop diurétiques ou des fruits trop aqueux : les asperges, les raves, les fraises, les cerises, le melon. L'eau rougie prise au repas sera la seule boisson permise. Toutefois, pour certains jeunes gens, obligés de faire bonne contenance devant le monde ou leur famille, un peu d'eau-de-vie, de rhum, ou toute autre liqueur alcoolique pourra être toléré. Il ne m'a pas paru que l'ingestion d'une petite quantité de ces liqueurs exerçât une influence bien fâcheuse sur la marche de l'uréthrite.

Il va sans dire que le coït sera réservé pour des temps meilleurs. Outre l'immoralité qu'il y aurait à s'y livrer tant que le mal conserve son pouvoir contagieux, ce serait s'exposer à en reculer indéfiniment les bornes. Non-seulement on devra s'imposer la continence la plus grande pendant tout le cours de la chaude-pisse, mais il sera urgent de la prolonger encore assez longtemps après la guérison. Il ne faut pas oublier que, de toutes les maladies, l'uréthrite est peut-être celle qui a le plus de tendance à récidiver. Or, rien ne favorise plus cette tendance que l'exercice du coït trop hâtivement repris.

On évitera avec grand soin toute longue course faite à pied, toute secousse, tout exercice fatigant ; et, en prévision d'accidents possibles, il sera sage, au début de la maladie, de se munir d'un bon suspensoir afin de protéger le testicule contre l'inflammation qui le menace.

Ces quelques prescriptions hygiéniques n'ont pas seulement pour but de favoriser l'action curative des médicaments, mais elles ont encore pour effet de prévenir les fâcheux accidents qui peuvent compliquer la blennorrhagie uréthrale.

X

Traitement de la blennorrhagie chronique. — Difficultés de ce traitement. — Hypochondrie uréthrale. — Moyens généraux, moyens locaux. — Injections isolantes. — Bougies. — Cautérisation.

Malgré les soins les plus intelligents, le traitement le plus rigoureusement suivi, la blennorrhagie, ainsi que nous l'avons dit, passe quelquefois à l'état chronique, se caractérisant tantôt par un suintement muqueux, tantôt par l'écoulement d'une goutte purulente, la goutte militaire.

Le traitement de cette affection, de la blennorrhée, soit qu'elle se présente sous la forme du suintement habituel, soit qu'elle prenne le caractère de la goutte militaire, est une des grandes difficultés thérapeutiques.

Tous les symptômes de l'uréthrite aiguë ont disparu ; il n'y a plus ni rougeur, ni gonflement, ni douleur, l'écoulement est réduit à presque rien ; mais ce rien, par sa continuité, tourmente beaucoup plus le malade que tous les phénomènes intenses dont il a été successivement frappé. Il voit en lui la persistance de son mal, l'incertitude de sa guérison. Son avenir lui paraît perdu ; il lui faudra renoncer au mariage, aux joies de la famille, etc. Sans cesse préoccupé de son mal et absorbé par ses craintes, il examine ses urines qu'il recueille avec un soin minutieux, et le moindre trouble qu'il y saisit, le moindre nuage qui en obscurcit la limpidité vient accroître son anxiété. Cet infortuné s'attache aux pas du médecin, qu'il poursuit de ses plaintes et de ses demandes ; il devient l'hôte le plus assidu de son cabinet, et aussi le client le plus intraitable. Vainement s'efforce-t-on de dissiper ses chimères et de le faire renaître à l'espérance ; les consolations qu'on lui prodigue, le courage qu'on cherche à lui donner paraissent le rassurer un instant ; mais bientôt le bon effet de ces paroles s'efface, et l'épouvante reprenant le dessus, il retombe dans son hypochondrie.

Le tableau que nous venons de tracer n'a rien d'exagéré ; mais, hâtons-nous de le dire, s'il s'applique à certains malades, il en est beaucoup d'autres heureusement qu'un caractère plus ferme et une raison plus éclairée protégent contre de tels excès d'imagination. Cette hypochondrie, que j'appellerai uréthrale, n'est pas la conséquence nécessaire de toute blennorrhée. Cependant il faut reconnaître que chez tous les malades, ou du moins chez presque tous, quelles que soient l'intelligence individuelle et la position sociale, aussi bien dans les régions élevées de la société que dans les classes les plus infimes, la blennorrhée est une cause de tourment moral.

Le premier devoir à remplir pour le médecin, consiste donc à rassurer le malade, à l'éclairer sur la nature de son mal, à lui en démontrer, si non l'innocuité, du moins le peu de danger, et à lui faire espérer une guérison, qu'il pourra d'ailleurs obtenir le plus souvent par les moyens que nous allons indiquer. Que le médecin toutefois, dans son intérêt et aussi dans celui de son client, ne promette pas beaucoup plus qu'il n'espère ; qu'il demande du temps et de la patience, sans lesquels il ne faut guère compter sur le succès du traitement.

Ce premier devoir rempli, le médecin devra procéder à la recherche de la cause qui peut, chez son malade, entretenir et perpétuer la blennorrhée.

Il devra d'abord s'assurer si l'urèthre ne présente pas d'obstacle au cours de l'urine. Souvent, en effet, l'écoulement se rattache à certaines conditions organiques et plus particulièrement à des rétrécissements de ce canal. L'introduction d'une sonde ou d'une bougie viendra éclairer le diagnostic. S'il rencontre un rétrécissement, il cherchera à en opérer la guérison, sans laquelle il ne faut pas compter sur la disparition de l'écoulement. Quant aux moyens chirurgicaux à employer pour obtenir ce résultat, ils sont aussi variés que nombreux, trop nombreux peut-être. Ne pouvant les indiquer ici, sans sortir de notre sujet, nous renvoyons aux traités spéciaux.

Quelquefois la profonde anémie du sujet, la débilité de ses forces, la mollesse de son tempérament seront l'origine de l'interminable catarrhe dont il est atteint. Dans d'autres circonstances il faudra en chercher la raison dans une constitution viciée ; ici ce sera la dartre, là l'arthritis, ou bien encore la scrofule, cette mère féconde en maux si divers.

A côté de ces états constitutionnels, d'où peuvent dériver des flux chroniques de l'urèthre, viennent se placer certaines affections plus locales, qui entraînent les mêmes conséquences. La gravelle, par les déchirures qu'elle fait subir à la muqueuse uréthrale, les hémorrhoïdes, par l'état congestif qu'elles entretiennent autour d'elles ; le catarrhe vésical, l'engorgement de la prostate, sont autant de causes dont il faudra tenir compte.

Quand, par un examen minutieux et attentif, on aura trouvé la cause constitutionnelle ou locale qui entretient l'écoulement, la difficulté sera à moitié vaincue. Cette connaissance étiologique jettera le plus grand jour sur le traitement à suivre, qui alors seulement deviendra rationnel et efficace.

Ce malade est anémique; c'est à l'appauvrissement de son sang qu'est due sa blennorrhée. Demandez aux ferrugineux, aux toniques, aux reconstituants sa guérison; d'eux seuls elle dépend. Cet autre a la goutte ou des rhumatismes : l'eau de Vichy, les boissons alcalines, les préparations de colchique, les bains sulfureux lui seront prescrits. Celui-là est scrofuleux : régénérez sa constitution, si vous voulez lutter avec avantage contre l'affection locale à laquelle il est soumis. Ici encore prodiguez une alimentation tonique et abondante; donnez du fer, de l'iode, de l'huile de foie de morue, en un mot, tous les agents dont l'action puissante modifie cette désastreuse diathèse. Enfin, ce dernier est placé sous la pernicieuse influence du vice herpétique : appelez à votre aide la médication spéciale, donnez du soufre à l'extérieur, faites-en prendre à l'intérieur, prescrivez-le sous toutes les formes et vous tarirez un écoulement dont la dartre entretenait la persistance.

Cependant, malgré les recherches les plus exactes, l'examen le plus scrupuleux, l'observation la plus attentive, il vous arrivera bien des fois de ne savoir à quelle cause rattacher l'affection que vous êtes appelé à guérir. Vos investigations les plus rigoureuses seront restées sans résultat; vainement aurez-vous sondé le terrain, exploré le malade, calculé, supputé toutes les conditions morbides dont il peut subir l'influence; vous ne trouverez qu'un homme d'une santé parfaite, exempt de toutes ces fluctuations pathologiques qui tourmentent l'économie, qu'un malade docile qui aura ponctuellement suivi tous vos conseils, qui se sera religieusement soumis à toutes vos prescriptions et qui, en dépit du traitement le plus méthodique et de la conduite la plus irréprochable, verra son écoulement continuer et se reproduire sans cesse. Quels seront alors les moyens par lesquels vous devrez combattre cette blennorrhée, pour ainsi dire essentielle, et non point, comme tout à l'heure, symptomatique de quelque affection plus générale?

Les injections caustiques, avec la seringue à jet recurrent, c'est-à-dire bornées à la partie antérieure du canal de l'urèthre, rendront ici quelque service. Elles guériront certainement le malade, si sa blennorrhée, ce qui se voit quelquefois, a pour point de départ une inflammation circonscrite de la fosse naviculaire. On en fera une tous les quatre ou cinq jours, et pendant l'intervalle on les remplacera par des injections astringentes. Mais si au bout d'un certain temps elles restent sans effet, il faudra les abandonner et recourir à un autre traitement.

Il serait futile de songer au copahu et au cubèbe; ces médicaments ont perdu leur opportunité. La plupart des malades en ont d'ailleurs déjà tant pris, qu'ils n'ont plus en eux la moindre confiance, et qu'ils en éprouvent un insurmontable dégoût. Mais à défaut de ces antiblennorrhagiques spéciaux, nous avons ici quelques autres modificateurs qui jouissent d'une action curative incontestable : ce sont les térébenthines de Venise ou de Bordeaux, les baumes du Pérou, du Canada et de Tolu. Les malades prendront, par exemple, deux grammes par jour de térébenthine, soit en pilules, soit en capsules ; on pourra, sans aucun danger, élever progressivement cette dose, la porter au double ou au triple, selon l'action du remède, selon l'état du malade et la tolérance de l'estomac. Pour aider cette médication, on y joindra l'usage de l'eau de goudron mêlée au vin pendant les repas. Les infusions d'uva ursi, de bourgeons de sapin, sucrées avec le sirop de Tolu, pourront être indiquées dans le même but. Si rien ne s'y oppose, on prescrira en même temps les ferrugineux, mais plus particulièrement le citrate de fer, doué, pour les cas dont il s'agit, d'une action toute spéciale. Cette préparation martiale produira ici plus d'effet que toutes les autres du même genre, que le lactate, le sulfate, le phosphate de fer, par exemple ; propriété élective qu'il est difficile de s'expliquer, mais que l'expérience et l'observation mettent en évidence.

Ne nous exagérons point cependant l'action de ces médicaments. Si nous voyons quelquefois les térébenthines, l'eau de goudron, le bourgeon de sapin, l'uva ursi, le citrate de fer guérir l'uréthrite chronique, bien plus souvent, il faut l'avouer, nous en sommes réduits à constater leur impuissance. Aussi convient-il toujours de leur adjoindre le traitement local. Ce traitement se compose essentiellement : 1° d'injections selon les formules déjà indiquées et quelques autres que je vais faire connaître ; 2° de l'introduction dans l'urèthre de bougies simples ou médicamenteuses ; 3° de la cautérisation des parties profondes du canal par l'azotate d'argent solide.

Parlons d'abord d'une injection qui sans être d'une efficacité absolue, — aucun remède ne jouit de ce privilége, — produit généralement ici d'assez bons effets. Cette injection, improprement nommée par quelques médecins *injection pulvérulente*, consiste en une poudre inerte et insoluble mise en suspension dans de l'eau distillée de copahu, soit par exemple le sous-azotate de bismuth, à la dose de 8 à 10 grammes dans 100 grammes de liquide. Voyons quel est sa manière d'agir ; cet examen nous fournira peut-être, pour la désigner, une expression plus juste et plus exacte que celle dont on s'est servi jusqu'à présent.

Une des causes qui s'oppose le plus à la guérison de la chaudepisse est la superposition ou du moins le contact mutuel des parois de l'urèthre ; l'inflammation se propage rapidement à ce contact, elle s'étend et se perpétue. Nul doute qu'en isolant les surfaces, on parviendrait à éteindre plus tôt la phlegmasie et à tarir l'écoulement. C'est sur ce principe que repose évidemment l'injection qui nous occupe. Rien n'est plus vrai, en effet, que cette extension, que cette durée de l'inflammation par l'adhérence des surfaces phlogosées, et que sa tendance à disparaître par l'isolement de ces mêmes surfaces. Quand nous nous occuperons de la blennorrhagie du gland et du prépuce, de la balano-posthite, nous verrons qu'il suffit d'isoler ces deux organes, de les séparer l'un de l'autre par une simple bandelette de toile, pour mettre rapidement un terme à une affection destinée peut-être à durer longtemps encore.

C'est ainsi qu'agissent les injections que j'appellerai désormais *isolantes*. Cette poudre inerte de bismuth tenue en suspension dans un liquide et poussée dans l'urèthre, s'étale à sa surface et s'y dépose en une couche légère, qui suffit pour intercepter tout contact et souvent pour amener par là une guérison vainement cherchée par d'autres moyens.

Les propriétés des poudres isolantes sont connues de tous; elles sont fort en honneur chez les nourrices, qui se servent très-heureusement du lycopode pour saupoudrer les rougeurs, les efflorescences, les dénudations même de leur nourrisson causées par l'échauffement de certaines régions où la peau est en contact avec elle-même.

Depuis longtemps on a eu la bonne pensée de réunir dans une même solution un sel astringent à la poudre inerte, dans le but de doubler en quelque sorte l'action thérapeutique de l'injection. C'est à M. Ricord qu'on attribue, en pharmacie, cet heureux mélange; mais l'idée en appartient à Benjamin Bell. Nous trouvons au n° 19 de son formulaire la composition suivante :

Eau distillée, 10 onces; zinc vitriolé (sulfate de zinc), 1 scrupule; vinaigre lithargyré (sous-acétate de plomb), 20 gouttes.

Le sulfate de zinc et le sous-acétate de plomb, ainsi placés en présence dans le même liquide, se décomposent mutuellement, d'où résulte la formation de sulfate de plomb insoluble qui reste en suspension, et de l'acétate de zinc qui se dissout.

Cette injection est bonne; elle jouit à la fois de propriétés isolantes et de propriétés astringentes; mais on se le rappelle, rien ne vaut le sulfate de zinc toutes les fois qu'il s'agit de combattre une inflammation de l'urèthre; il en est, je le répète, le modificateur par excellence, le remède le plus sûr. Or si nous examinons ce qu'il devient dans l'injection de B. Bell, ou de M. Ricord, comme l'on voudra, nous le voyons entièrement se décomposer, s'associant au plomb par son acide et à l'acide acétique par sa base. Notre sulfate de zinc est donc anéanti, et nous nous privons par là, tout en employant un moyen qui n'est cependant pas sans valeur, de l'agent thérapeutique le plus efficace pour triompher du mal que nous avons à combattre.

Pour obvier à cet inconvénient, je me suis demandé si l'on ne pourrait pas conserver dans l'injection le sulfate de zinc, en lui associant un corps pulvérulent et incapable de l'altérer. L'oxyde de zinc se présenta naturellement à mon esprit. Complétement inerte de sa nature, sans action chimique sur son sulfate, insoluble dans l'eau, facile à réduire en poudre impalpable, ce corps réunit toutes les conditions nécessaires pour remplir le but que je me proposais. Je fis donc prendre à mes malades l'injection suivante :

Eau distillée de copahu.	100 gr.
Sulfate de zinc.	40 centigr.
Oxyde de zinc porphyrisé.	4 à 6 gr.

Cette injection m'a donné et me donne encore chaque jour de bons résultats. J'ai obtenu par elle la guérison de beaucoup de blennorrhées qui jusqu'alors avaient résisté à toute autre médication. Dans beaucoup de cas aussi, je dois le dire, elle n'a pas réussi.

La teinture d'iode très-étendue d'eau produit également de bons effets, surtout dans la forme de blennorrhée que nous avons décrite sous le nom de suintement habituel. Les malades font trois injections par jour avec la solution suivante :

Eau distillée de copahu.	100 gr.
Teinture d'iode.	15 à 20 gouttes.

L'action de ce remède est toutefois très-lente à se produire. Il est souvent nécessaire, pour obtenir la guérison, d'en continuer l'usage pendant plusieurs mois.

Comme toutes les maladies difficiles à guérir, la blennorrhée possède un arsenal thérapeutique des plus riches. Mille remèdes ont été proposés contre elle, et nous n'en finirions pas si nous voulions les énumérer tous. Citons cependant les injections au perchlorure et à l'iodure de fer, au vin, au ratanhia, au cachou, au tannin, dont voici les formules les plus usitées :

Eau distillée de copahu.	100 gr.
Perchlorure du fer médicinal.	50 centigr. à 1 gr.

M. Cullerier a renoncé à cette injection, après avoir constaté qu'elle produit quelquefois une sorte d'exsudation couenneuse très-désagréable. Je n'en ai moi-même jamais obtenu de résultats satisfaisants.

Eau distillée de copahu.	100 gr.
Protoiodure de fer.	10 à 20 centigr.

Ajoutez un peu de limaille de fer pour empêcher le protoiodure de se décomposer.

Eau de roses.	100 gr.
Vin rouge du Midi.	30 à 50 gr.

On peut y ajouter un gramme d'alun ou de tannin.

Eau distillée de copahu.	100 gr.
Cachou.	4 à 5 gr.

Cette injection agit à la fois comme isolante et comme astringente ; mais elle a l'inconvénient de tacher fortement le linge.

Eau distillée de copahu.	100 gr.
Tannin ou extrait de ratanhia.	1 gr.

On peut encore employer sous la même forme, c'est-à-dire en dissolution ou en suspension dans l'eau distillée de copahu, le chlorure et le tannate de zinc, la pierre divine, le sulfate de cuivre, l'alun, en un mot, tous les astringents connus, dont on variera les doses selon les indications.

La blennorrhée ainsi traitée, c'est-à-dire par les injections comme médication locale, par les térébenthines, les baumes, l'uva ursi, l'eau de goudron, comme remèdes généraux, se guérit le plus souvent, mais avec l'aide du temps, ce grand maître en thérapeutique comme en toutes choses. Quelquefois cependant on la voit résister à ce traitement, quels que soient les soins, l'exactitude et la persévérance que le malade ait mis à le suivre. On a donc cherché, dans ces cas difficiles, à en triompher par d'autres moyens.

Quelques auteurs ont beaucoup vanté l'emploi des sondes ou des bougies introduites chaque jour dans l'urèthre, et laissées à demeure pendant un certain temps. Sans doute un tel procédé pourra amener la cessation de l'écoulement, quand celui-ci dérivera d'un rétrécissement organique. La dilatation graduelle du conduit par des bougies en gomme ou en cire devra, si elle vient à bout de l'obstacle, en supprimer l'effet. Mais cette pratique, que justifie seulement une stricture commençante de l'urèthre, cause assez commune, il est vrai, et souvent méconnue de la persistance de la blennorrhée, a trop d'inconvénients pour pouvoir être employée en dehors de cette complication. Ceux qui l'ont préconisée comme méthode générale, prétendent, je le sais bien, que le contact seul de la bougie, agissant comme corps étranger, suffit pour émousser la sensibilité de l'urèthre et modifier sa vitalité de manière à tarir peu à peu l'écoulement. Le fait peut être possible, mais, à coup sûr, il n'est pas constant. Pour mon compte, toutes les fois que j'ai employé ce moyen, je n'ai jamais eu à m'en louer. Loin d'obtenir la guérison, j'ai presque toujours eu à déplorer de fâcheux accidents, parmi lesquels je signalerai l'orchite, qui en a été la conséquence la plus ordinaire.

Aux bougies simples en gomme ou en cire, quelques praticiens ont eu l'idée de substituer des bougies médicamenteuses destinées à porter sur la muqueuse enflammée diverses substances astringentes : de l'acétate de plomb, du calomel, du nitrate d'argent, etc. Mais si le simple contact du caoutchouc ou de la cire avec la muqueuse des parties profondes de l'urèthre suffit pour créer un danger, à plus forte raison en sera-t-il de même de la présence de tous ces corps irritants, dont le succès d'ailleurs est plus qu'incertain. Je n'hésite donc pas à les proscrire de la pratique, hormis cependant les cas où, la blennorrhée siégeant dans la fosse naviculaire, il suffirait d'enfoncer la bougie médicamenteuse à une petite profondeur, ce qui serait alors sans grand inconvénient.

Que dire maintenant de la cautérisation des parties postérieures du canal par la sonde de Lallemand, si ce n'est que ce moyen brutal doit être réservé pour les cas d'une gravité extrême, et comme dernière ressource d'une thérapeutique jusqu'alors impuissante. J'accorde que cette cautérisation puisse parfois guérir une blennorrhée jusque-là rebelle à tout autre agent, mais à quel prix! L'excessive douleur qu'elle provoque, la suppuration, les hémorrhagies qu'elle occasionne, ne sont rien à côté des accidents redoutables qu'elle peut déterminer : de l'inflammation du col et du corps de la vessie, des contractions spasmodiques de la région musculo-membraneuse de l'urèthre, des rétentions d'urine, des rétrécissements organiques, sans compter les accès de fièvre qui peuvent, chez certains sujets nerveux et délicats, troubler d'une manière grave la santé générale et peut-être même, ce qui s'est vu, mettre l'existence en péril.

Ce n'est donc, je le répète, qu'avec la plus grande réserve qu'il faut employer un semblable moyen, et seulement dans les cas désespérés, où tout a échoué, et alors que le malade réclame à tout prix sa guérison. Encore faut-il prévenir celui-ci des dangers auxquels, sans lui offrir la certitude du succès, cette opération l'expose, le laissant en quelque sorte seul arbitre de son application.

Les révulsifs cutanés ont encore été vantés dans le traitement de la blennorrhée. B. Bell combattait cette affection par des vésicatoires au périnée et à la partie interne et supérieure des cuisses. Il va sans dire que ce procédé thérapeutique, d'un emploi excessivement désagréable et incommode, n'a pas prévalu. Comme tous les autres, du reste, il compte de nombreux échecs. J'en dirai autant des courants électriques dirigés à travers l'urèthre. Cette méthode, imaginée par Hunter, a été, depuis, complétement abandonnée.

Tel est le traitement de la blennorrhée. Si cette affection est si tenace, si souvent persistante, ce n'est pas, comme on le voit, faute de moyens pour la combattre. Mais si, par sa nature, elle est difficile à guérir, il est vrai de dire aussi que ce qui en assure et en prolonge le plus fréquemment la durée, c'est le défaut de suite, de persévérance, de méthode dans le traitement.

Poussé par une curiosité vaine, fatigué des exigences que lui impose une thérapeutique et une hygiène sévères, le malade, dès qu'il cesse de voir son suintement ou sa goutte, suspend aussitôt son traitement, épiant sa guérison, cherchant à la surpendre, afin de s'affranchir de toute médication. Mais bientôt le mal, qui n'était que momentanément enrayé dans sa marche, reprend son cours, regagne le terrain perdu, et l'écoulement reparaît. Le malade reprend alors son traitement ; puis, un peu plus tard, il s'arrête encore, et le mal fait de nouveaux progrès. C'est toujours à recommencer, jusqu'au jour où, modérant son impatience, le malade s'astreint à continuer sans intermission et pendant plusieurs mois, s'il le faut, un traitement qu'il n'aurait jamais dû interrompre.

Nous ne répéterons pas ici toutes les règles de l'hygiène à laquelle les blennorrhéiques devront être soumis ; nous les avons tracées en dictant le traitement de la blennorrhagie aiguë. Elles sont les mêmes pour ces deux affections, et les malades devront rigoureusement les observer. Toutefois nous avons une modification à leur faire subir en ce qui concerne l'exercice des fonctions génésiques. Si, pour des raisons de morale et d'hygiène, nous avons défendu le coït dans l'uréthrite aiguë, nous n'avons plus les mêmes motifs pour persévérer dans cette défense en ce qui touche la blennorrhée. Outre qu'il serait chimérique d'espérer de la plupart des malades une continence absolue, les érections fréquentes qu'exciterait cette inutile privation pourraient entretenir dans les parties profondes de l'urèthre un état d'éréthisme et de congestion nuisible à la guérison. D'ailleurs, toute contagion peut être facilement évitée. Sans parler du suintement habituel, qui n'est, ainsi que nous l'avons vu, qu'une hypersécrétion de la muqueuse complétement inoffensive, la goutte militaire elle-même perdra son pouvoir contagieux par une émission d'urine immédiatement faite avant le coït. Si l'on considère qu'une goutte muco-purulente met toute une nuit à se former, on ne craindra pas de la voir se reproduire dans le court espace de temps qui s'écoule pendant l'accomplissement de l'acte sexuel, alors que la miction en aura préalablement débarrassé l'urèthre. On engagera donc le malade à prendre cette précaution, en y joignant toutefois la recommandation d'éviter l'abus du plaisir, et de s'abstenir d'en multiplier les actes, afin de ne pas se rendre complice d'une transmission blennorrhagique que pourrait faciliter une permission donnée sans sollicitude et sans réserve.

XI

Traitement des accidents qui peuvent compliquer l'uréthrite. — Opération du phimosis. — Anesthésie locale; procédé de l'auteur.

La blennorrhagie uréthrale peut, ainsi que nous l'avons vu, donner lieu à divers accidents qui, par leur développement, accroissent sa gravité. Nous en avons étudié les causes, les symptômes et le pronostic. Il nous reste à indiquer en quelques mots les moyens thérapeutiques qu'il convient de leur opposer.

L'adénite inguinale, que l'on observe si fréquèmment au début de la chaudepisse, ne suppure jamais, à moins qu'elle ne subisse l'influence d'un tempérament trop lymphatique ou de la diathèse scrofuleuse.

On pourra donc, dans la plupart des cas, rassurer le malade, que cet accident inquiète toujours plus ou moins. Quelques jours de repos suffiront, en effet, pour faire disparaître le plus souvent l'engorgement ganglionnaire et la douleur qui l'accompagnait. Si cependant la résolution tardait à se faire, il faudrait appliquer sur la tumeur quelques topiques résolutifs, tels que l'onguent napolitain belladoné, la pommade iodurée, des cataplasmes de farine de lin, et soumettre en même temps le malade à une diète appropriée, ainsi qu'à l'usage des bains tièdes, des purgatifs, et, s'il y a lieu, des médicaments spéciaux que réclament son tempérament et sa constitution. Dans le cas où, malgré ce traitement, l'adénite se terminerait par suppuration, il faudrait ouvrir la tumeur par une incision aussi petite que possible et dirigée parallèlement au pli de l'aine, afin d'obtenir plus tard une cicatrice peu apparente, ce dont le malade vous saura toujours gré.

La lymphite ou lymphangite du prépuce, qui est aussi l'une des conséquences les plus fréquentes de l'uréthrite, exige la prompte intervention de l'art. L'épanchement séreux qui l'accompagne toujours a, en effet, peu de tendance à se résoudre spontanément. Or, si l'on ne facilite cette issue, il s'épaissit bientôt, s'organise et donne lieu à un œdème dur, squirroïde, qui déforme la verge et nuit à ses fonctions. Cette fâcheuse terminaison, quand on peut intervenir à temps, est facile à éviter. Il s'agit pour cela d'entourer et de comprimer légèrement l'organe œdématié avec une bandelette de toile imbibée d'un liquide astringent, l'eau blanche, par exemple, en ayant soin de recommander au malade d'infléchir la verge sur le ventre, afin de faciliter la circulation lymphatique. Ce simple traitement, aidé du repos et d'une diète modérée, fera bientôt disparaître le gonflement œdémateux.

Quelquefois ce gonflement du prépuce est occasionné et entretenu par un paraphimosis. On doit avant toute chose chercher à le réduire par le taxis. Quand il est irréductible, au lieu de me servir du bistouri et d'opérer le débridement, comme le recommandent la plupart des chirurgiens, je fais faire dans le sillon d'étranglement des onctions avec une pommade belladonée, pendant qu'une bandelette de toile imbibée d'eau blanche comprime le gland. Bientôt toute constriction cesse, et le paraphimosis se réduit avec la plus grande facilité. Depuis longtemps déjà je me sers de ce moyen, et il m'a constamment réussi.

Quant au phimosis, qui souvent aussi accompagne la lymphite du prépuce, il disparaît ordinairement en même temps que l'inflammation qui en était la cause. Quelquefois cependant le prépuce, durci par l'œdème, a perdu sa souplesse normale, et le phimosis persiste, bien que la lymphite soit dissipée. Il faut alors recourir à la circoncision.

Une foule de procédés ont été proposés pour cette opération. Le meilleur, le plus facile est encore le procédé ordinaire, que j'emploie aussi bien pour le phimosis accidentel que pour le phimosis congénial. En voici le manuel opératoire :

1er temps. — La verge étant dans le relâchement, on trace avec de l'encre, en ayant le soin de n'exercer aucune traction sur la peau, une ligne circulaire suivant la direction oblique de la base du gland, à un centimètre environ de distance en avant de cette base.

2e temps. — La ligne d'encre étant sèche, on enveloppe l'extrémité de la verge d'une compresse de toile. Un aide verse lentement de l'éther sulfurique sur la compresse, tandis qu'un autre aide dirige sur le même point le vent d'un bon soufflet. Au bout de deux ou trois minutes, et lorsqu'on a usé environ cinquante grammes d'éther, la peau du prépuce a perdu sa sensibilité.

Ce procédé anesthésique, que le premier j'ai appliqué à l'opération du phimosis, réussit à merveille. Je ne saurais trop en recommander l'usage. Non-seulement il affranchit le patient d'une excessive douleur, tout en lui laissant sa liberté d'esprit, mais encore il rend l'opération beaucoup plus facile, en permettant au chirurgien d'y mettre tout le temps et tout le soin nécessaires.

3e temps. — Cela fait, on enlève la compresse, et, saisissant le bout du prépuce avec les doigts de la main gauche, on le tire vers soi, et on le fixe entre les mors d'une pince à pansement que l'on place immédiatement au-devant du gland et derrière la ligne tracée à l'encre, dont elle doit suivre exactement la direction. Cette pince est confiée à un aide, qui la maintient fortement serrée, les anneaux tournés du côté de la face dorsale de la verge.

4e temps. — La portion du prépuce qui dépasse les mors de la pince étant tenue entre les doigts de la main gauche, la main droite, armée d'un bistouri, en fait la section, en suivant la direction oblique de la pince, qui, placée en avant du gland, le met à l'abri du tranchant de l'instrument, auquel elle sert à la fois de règle et de point d'appui.

5e temps. — Après cette section, on abandonne la pince, et on voit alors la peau du prépuce se retirer en arrière, tandis que la muqueuse, qui, par sa disposition anatomique, n'a pu être amenée en avant, reste sur le gland, qu'elle recouvre encore en totalité. Grâce au refroidissement produit par l'évaporation de l'éther, cette muqueuse est pâle, décolorée, et aucune goutte de sang ne s'échappe des surfaces divisées par le bistouri.

Prenant alors une paire de ciseaux, on fait glisser avec précaution une de ses branches entre la muqueuse et la face dorsale du gland jusqu'à sa base, puis on fend la muqueuse d'un seul trait. Saisissant ensuite l'un après l'autre les deux lambeaux latéraux que forme cette membrane ainsi divisée, on en pratique la section en suivant la couronne du gland jusqu'au frein, qu'il faut autant que possible conserver.

6e temps. — Jusque-là encore, aucune goutte de sang ne s'est montrée, ce qui a, en même temps que l'anesthésie, singulièrement facilité la manœuvre assez délicate que nous venons de décrire. On couvre l'opéré et on attend qu'avec la chaleur le sang revienne, ce qui demande cinq à six minutes. Quelques branches artérielles sont alors liées ou tordues, après quoi on réunit la peau et la muqueuse, en maintenant les bords juxtaposés au moyen de quelques serre-fines.

On couvre ensuite la verge avec des compresses imbibées d'eau froide afin d'éviter les érections et de modérer la réaction inflammatoire. Les serre-fines doivent être retirées le deuxième jour après l'opération ; puis on applique le pansement ordinaire, que l'on renouvelle matin et soir jusqu'à la cicatrisation complète, laquelle exige environ une quinzaine de jours.

Telle peut être, entre des mains exercées, la perfection du procédé opératoire que je viens de décrire, que, le plus souvent, il est impossible, après deux ou trois mois, de s'apercevoir, même en y regardant attentivement, si le patient a été ou non opéré. A peine une petite ligne blanchâtre indique-t-elle, chez quelques-uns, la réunion de la muqueuse et de la peau. Dans tous les cas, la conformation des parties semble tout à fait normale, ce qui n'a lieu que rarement avec les autres procédés, qui tous laissent plus ou moins l'organe déformé.

Les abcès péri-uréthraux dont nous avons signalé le développement possible pendant le cours de l'uréthrite aiguë, soit dans les petites fossettes latérales du frein, soit plus rarement, au niveau de l'angle péno-scrotal, ont une grande tendance à suppurer ; il ne faut donc guère compter sur leur résolution. On devra cependant, dès qu'ils menacent de se former, appliquer sur la tumeur quelques fondants, tels que l'onguent napolitain, la pommade au calomel (axonge 15 gr., calomel 1 gr.), auxquels on ajoutera de l'extrait de belladone ou de ciguë. Il faudra chaque jour explorer la tumeur, et, dès qu'on y sentira la moindre fluctuation, ne pas hésiter à y plonger la pointe d'une lancette afin de prévenir l'ouverture spontanée dans l'urèthre, laquelle pourrait donner lieu à la formation d'une fistule. En un mot, il faut ouvrir de bonne heure les abcès péri-uréthraux, dût-on s'exposer à faire une ouverture prématurée.

Cette petite opération demande une certaine légèreté de main, car il importe de ne pas léser l'urèthre, ce qui aurait pour effet de créer artificiellement la fistule qu'on cherche à prévenir. Nous devons dire cependant que cette lésion de l'urèthre n'est pas aussi grave qu'on pourrait le supposer. Généralement la petite plaie se cicatrise d'elle-même, et l'urine qui avait pu un instant s'y engager ne tarde pas à reprendre son cours normal. Il est prudent toutefois, avant l'opération, d'avertir le malade de la possibilité de cet accident.

L'hémorrhagie produite par la rupture de l'urèthre dans le cas de chaudepisse cordée, s'arrête le plus souvent d'elle-même. Quelquefois cependant elle est assez abondante et assez durable pour exiger l'intervention de l'art. On la combattra d'abord par les hémostatiques ordinaires : l'eau froide, la glace, les injections astringentes avec des solutions d'alun, de sulfate ou de perchlorure de fer. Si ces moyens sont insuffisants, il en est un dont la réussite est infaillible : c'est la compression *intus* et *extra* faite à l'aide d'une sonde métallique fixée à demeure dans le canal et d'une bandelette de toile imbibée d'eau froide et appliquée autour de la verge. Il faut avoir soin cependant de modérer cette compression et de ne pas trop en prolonger la durée, car elle pourrait à la longue, agissant sur des tissus enflammés, en déterminer la gangrène.

Quant aux érections douloureuses qui accompagnent la chaudepisse cordée, il est souvent assez difficile de les faire cesser et d'en empêcher le retour. Vainement a-t-on employé dans ce but une foule de moyens empiriques plus ou moins spéciaux : le camphre, la belladone, la jusquiame, le lupulin, la digitale, l'onguent mercuriel en frictions, l'eau froide, l'eau blanche en fomentations sur la verge ont généralement échoué. La meilleure et aussi la seule médication vraiment rationnelle consiste dans l'application de sangsues au périnée et dans l'administration de l'extrait d'opium à l'intérieur à la dose de 10 centigrammes par jour. Il est rare que cette médication ne parvienne pas, sinon à abattre complétement les érections, du moins à en diminuer la fréquence, et à rendre ainsi au malade le calme et le sommeil dont il était privé.

Contre la dysurie symptomatique de la cystite du col, la thérapeutique est en possession d'un agent spécial, le camphre. Il faut le donner sous toutes ses formes : en pilules, en lavements, en frictions, en fomentations. Voici les formules que j'emploie :

Camphre.	ãã 2 gr.
Thridace.	

M. pour 40 pilules. De 9 à 12 par jour, en trois fois.

Eau.	200 grammes.
Camphre.	50 centigr.
Extrait d'opium.	5 centigr.
Jaune d'œuf.	1.

Mêlez pour un lavement que le malade prendra soir et matin, si les pilules sont contre-indiquées par un mauvais état de l'estomac.

Tous les soirs, friction au périnée avec de la pommade camphrée et, s'il y a des douleurs hypogastriques, cataplasmes de farine de lin saupoudrés de camphre.

Comme adjuvants de cette médication, on prescrira l'eau de goudron sucrée avec du sirop de Tolu ou de bourgeons de sapin, de l'eau de Vichy, et on recommandera surtout au malade de se tenir chaudement, de porter sur le ventre une large ceinture de flanelle et, si des circonstances exigent qu'il quitte la chambre, une chaussure et des vêtements capables de le garantir du froid et de l'humidité. Le froid a une action très-vive et presque immédiate sur le col de la vessie. Tout le monde sait qu'en sortant d'un endroit chaud, une des premières sensations qu'on éprouve, quand l'air extérieur est à une basse température, est un besoin pressant d'uriner. Il faut donc que le malade se mette à l'abri de cette cause d'excitation.

Deux ou trois jours de cette médication suffisent généralement pour faire cesser les envies continuelles et impérieuses d'uriner dont le malade était tourmenté, et pour ramener la miction à son type normal. Mais il peut arriver que les contractures spasmodiques du col soient assez fortes et assez soutenues pour produire une rétention complète; le temps presse, que faut-il faire?

Placez d'abord votre malade dans un bain chaud et attendez une heure, une heure et demie, s'il le faut. La sédation générale produite par le bain suffira quelquefois pour vaincre le spasme uréthral et permettra au malade de vider sa vessie. Mais si ce résultat n'est pas obtenu, si la contracture persiste, il faut alors, sans plus attendre, pratiquer le cathétérisme.

La réussite de cette opération exige de la part du chirurgien beaucoup de prudence et une grande patience. Rien, en effet, n'est plus difficile et plus lent que le franchissement du col, c'est-à-dire de la portion musculo-membraneuse de l'urèthre, dans le cas qui nous occupe. Il importe donc de ne pas se décourager et surtout de ne point brusquer le cheminement de la sonde à travers le canal. Ce n'est que peu à peu, en gagnant insensiblement du terrain, en quittant et en reprenant alternativement la sonde, qu'on parvient à pénétrer dans la vessie. Il faut pour triompher du spasme, habituer, pour ainsi dire, les tissus avec le contact de l'instrument. Si l'on voulait en forcer l'introduction, on ne ferait qu'accroître la contracture, ce qui rendrait l'opération sinon impossible, du moins excessivement dangereuse.

L'inflammation des glandes de Cowper sera d'abord combattue par un traitement antiphlogistique sévère : repos, diète, sangsues au périnée, bains tièdes prolongés, boissons émollientes, pommades résolutives et cataplasmes. Si, malgré ce traitement, un abcès se produit, il ne faut pas que le pus, abandonné à lui-même, puisse se faire jour à la fois dans l'urèthre et au périnée, et déterminer ainsi la formation d'une ou de plusieurs fistules urinaires, sans compter les fusées, les décollements, les infiltrations d'urine qui peuvent en être également la conséquence. Il faut donc, dès qu'on sent la moindre fluctuation, faire une ouverture au périnée suffisante pour donner une issue facile à la suppuration. C'est le seul moyen de prévenir ces redoutables accidents.

La prostatite aiguë doit être également traitée avec énergie. Vingt ou trente sangsues seront d'abord appliquées au périnée. On fera ensuite dans cette région des frictions avec l'onguent napolitain belladoné, et on y maintiendra des cataplasmes de farine de lin. Le malade prendra des bains entiers, bien préférables, en ce cas, aux bains de siége ; il gardera le repos le plus absolu, se mettra à la diète et fera un abondant usage de boissons délayantes. La liberté du ventre sera soigneusement entretenue par des lavements émollients et de légers purgatifs salins.

Si, malgré tous ces moyens, on ne peut éviter la formation d'un abcès, on devra l'ouvrir dès que la fluctuation aura permis de le reconnaître. Le plus souvent, il est vrai, les abcès prostatiques s'ouvrent spontanément dans la vessie ou dans l'urèthre ; quelquefois c'est le cathétérisme pratiqué pour combattre la rétention qui en provoque l'épanchement, en déchirant la poche avec le bec de la sonde. Dans d'autres circonstances, les abcès tendent à se vider dans le rectum, ou bien ils viennent encore faire saillie au périnée. On s'empressera dans ces deux cas, d'ouvrir le foyer et de donner issue au pus le plus promptement possible, afin de prévenir les fusées purulentes qui pourraient se produire entre les diverses couches aponévrotiques que présente cette région.

Nous nous bornons ici à cette seule indication, ne pouvant, sans sortir du cadre que nous nous sommes tracé, entrer dans plus de détails sur le traitement des abcès de la prostate et de toutes les altérations pathologiques dont cette glande peut devenir le siége. Nous renvoyons aux ouvrages spéciaux d'Evrard Home, de Senn, de MM. Mercier et Civiale, dans lesquels sont traitées de main de maître toutes les questions que comporte ce point important de la pathologie des voies urinaires.

Dans quelques cas, la muqueuse uréthrale conserve, comme en souvenir de l'inflammation dont elle a été le siége, une sensibilité particulière dont les malades sont généralement fort alarmés. Bien que tout écoulement ait depuis longtemps disparu, des douleurs vives, lancinantes et fugaces se produisent de temps à autre, tantôt dans la région balanique, tantôt dans les parties profondes de l'urèthre. Quelquefois ce sont des envies fréquentes d'uriner, des cuissons, une ardeur qui, partant du col de la vessie, se propage dans tout le canal, principalement au début et vers la fin de la miction (névralgie du col de la vessie.)

Tous les médicaments sédatifs, narcotiques et antispasmodiques, l'opium, la belladone, la jusquiame, le camphre, le chloroforme, etc., ont été successivement employés contre cette affection, soit à l'intérieur en pilules ou en potions, soit à l'extérieur en topiques sur le bas-ventre, au périnée, ou en injections dans l'urèthre. On a eu recours aux vésicatoires appliqués sur la partie interne et supérieure des cuisses, ou dans la région ano-périnéale. Vidal a conseillé l'introduction journalière d'une bougie en cire dans le canal afin d'amortir la sensibilité de l'urèthre. La cautérisation de la muqueuse uréthrale avec la sonde de Lallemand a même été proposée. La médication qui m'a le mieux réussi consiste dans l'administration à l'intérieur du cubèbe et du bicarbonate de soude :

Cubèbe.	68 gr.
Bi-carbonate de soude.	4 gr.

Mêlez et F. S. A. 36 capsules.

Le malade en prendra de 6 à 12 par jour et fera en même temps avec la solution suivante trois injections, qu'il gardera, chacune, une ou deux minutes dans le canal :

Eau distillée.	100 gr.
Sulfate d'atropine.	10 à 20 centigr.

On peut y joindre le camphre, l'eau de goudron ou l'infusion d'uva ursi édulcorée avec du sirop de Tolu. Il est rare que la névralgie uréthrale résiste longtemps à cette médication.

La spermatorrhée doit être combattue bien plus encore par l'hygiène et le régime que par les agents thérapeutiques. On lui opposera avec avantage une alimentation tonique, les amers, le quinquina, les ferrugineux, les bains de mer et surtout les douches froides sur la région génito-pelvienne. Si tous ces moyens restent sans effet, on pourra essayer de la lupuline, de la belladone, du camphre, de la digitale qui rendront parfois des services. Enfin, et comme dernière ressource, on aura recours à la cautérisation de la région prostatique avec la sonde de Lallemand, si l'on a lieu de supposer que l'affection est entretenue par un état de phlogose des orifices des canaux éjaculateurs. Quant à la prostatorrhée, si souvent confondue, comme nous l'avons dit, avec la spermatorrhée, le même traitement lui convient, et plus particulièrement le citrate de fer à l'intérieur, les bains salés et les douches hydrothérapiques.

III

DE LA BALANO-POSTHITE

I

Définition de la balano-posthite. — Historique. — Causes occasionnelles. — Causes prédisposantes. — La balano-posthite est beaucoup moins fréquente que l'uréthrite ; conséquence théorique de ce fait. — Symptômes. — Érosions balaniques, phimosis. — Balano-posthite gangréneuse.

Quand l'inflammation blennorrhagique occupe la muqueuse du gland, elle prend le nom de *balanite*, et celui de *posthite* quand elle n'intéresse que la muqueuse du prépuce. Mais il est rare qu'elle se limite à l'une de ces muqueuses ; presque toujours elle les attaque simultanément, ou se propage avec rapidité de l'une à l'autre. On a donc désigné sous le nom de *balano-posthite* la phlegmasie le plus souvent concomitante de ces deux membranes.

Cette affection, vulgairement appelée *blennorrhagie externe*, *chaudepisse bâtarde*, a été indiquée, mais d'une manière vague, par un grand nombre d'auteurs anciens ; Hunter Astruc, Swediaur, l'ont imparfaitement caractérisée. C'est un chirurgien du Val-de-Grâce, M. Desruelles, qui, le premier, l'a exactement décrite et en a fait une maladie à part, une espèce morbide, dont il a assigné la place et le nom dans le cadre nosologique.

La blennorrhagie du gland et du prépuce provient des mêmes causes qui donnent naissance à la blennorrhagie uréthrale. En première ligne nous placerons le coït avec une femme affectée d'uréthrite, de vulvite, de vaginite, ou seulement d'un simple catarrhe utérin, donnant lieu à des pertes blanches qui, par leur séjour prolongé dans le vagin, acquièrent une âcreté suffisante pour enflammer la muqueuse glando-préputiale. Le flux menstruel, les lochies et, en général, tous les écoulements physiologiques ou morbides qui ont leur source dans les organes génito-urinaires de la femme, peuvent également devenir, pour la muqueuse du gland ou du prépuce, une cause d'inflammation. La balano-posthite peut même se développer spontanément chez les individus atteints de phimosis, par suite de l'accumulation et du séjour forcé entre le gland et le prépuce du smegma, matière blanchâtre et pâteuse que sécrètent les glandes sébacées. Cette matière, essentiellement animalisée, excessivement âcre, ammoniacale, irrite les muqueuses avec lesquelles elle se trouve en contact et engendre ainsi la maladie qui nous occupe. L'abus de la masturbation, le contact de liquides ou de cosmétiques irritants peuvent également y donner lieu. Mais ce ne sont pas là ses causes les plus ordinaires.

Certaines conditions idiosyncrasiques prédisposent à la balano-posthite. Ici encore nous trouvons, comme pour l'uréthrite, le tempérament lymphatique, la scrofule et surtout le vice dartreux ou herpétique. Ce dernier état organique communique à toutes les muqueuses une irritabilité particulière qui les rend plus aptes à subir l'action des causes capables de les enflammer. Assez souvent même on voit se développer chez des enfants et quelquefois chez des vieillards des inflammations érythémateuses de la muqueuse glando-préputiale qui n'ont pas d'autre cause déterminante que la disposition dartreuse.

Le phimosis ne facilite pas seulement le développement de la balano-posthite en favorisant l'accumulation de la matière sébacée ; il agit encore comme cause prédisposante en conservant au gland qu'il recouvre toute sa finesse et son excitabilité premières, d'où résultent pour lui des inflammations d'autant plus faciles. Chez les individus dont le gland est mis à nu par la circoncision ou par une conformation naturelle, les phlegmasies de cet organe sont bien moins fréquentes. La muqueuse durcie par l'action de l'air, émoussée par le contact des vêtements, finit par acquérir une consistance relativement analogue à celle de la peau, ce qui naturellement lui permet de résister avec plus de force à l'influence des agents morbifiques.

La circoncision est donc une opération utile, et il est à regretter que cette pratique hygiénique si sage, qui à elle seule suffirait, j'en suis certain, pour diminuer de moitié au moins la fréquence et la gravité de toutes les maladies vénériennes, ne soit pas parmi nous d'un usage plus répandu.

La balano-posthite est beaucoup plus rare que l'uréthrite, ce qui prouve le peu d'aptitude de la muqueuse glando-préputiale pour l'inflammation blennorrhagique. Il semble au contraire que cette membrane devrait être vouée à une contagion d'autant plus commune qu'elle est plus directement que toute autre exposée à la subir. Cependant elle n'est que rarement affectée de blennorrhagie, tandis que l'urèthre qui, par sa situation anatomique, paraît mieux protégé, en est fréquemment atteint.

Il y a d'ailleurs des muqueuses qui échappent entièrement à l'irritation blennorrhagique, et sur lesquelles le muco-pus est tout à fait sans action. La bouche, que souillent si souvent de dangereux contacts, n'est jamais influencée par cet agent morbide. Il ressort de ces différences un argument plein de force contre ceux qui croient à la virulence de la blennorrhagie. Les virus agissent, en effet, sur toute la surface de l'organisme ; ils n'ont aucune préférence pour telle ou telle région de l'enveloppe cutanée ou muqueuse ; en quelque point qu'on les inocule, leur absorption s'opère et leur effet se produit. Le virus vaccin, le pus syphilitique ne paraissent pas se développer plus facilement sur telle surface que sur telle autre. Ces différences d'aptitude que les membranes muqueuses présentent pour la blennorrhagie sont donc, ainsi que nous l'avons dit plus haut, une preuve certaine que cette affection n'est nullement virulente, et que son étiologie dépend simplement d'une irritation inflammatoire. Étudions maintenant la symptomatologie de la balano-posthite.

Le malade éprouve, tout-à-fait au début, une sensation prurigineuse plus ou moins vive, qui intéresse toute la surface du gland et qui, en provoquant l'érection, excite l'appétit vénérien. Cette impression, d'abord agréable, se transforme bientôt en une cuisson plus ou moins violente ; la verge se tuméfie ; le prépuce prend à l'extérieur une teinte rougeâtre, érysipélateuse ; souvent même il devient le siége d'une infiltration séreuse assez abondante. Si alors on découvre le gland, opération qui, dans quelques cas, provoque une assez vive douleur, on aperçoit sur la muqueuse balanique et sur la face interne du prépuce des érosions plus ou moins larges, superficielles, épithéliales, sinueuses, dont les bords, bizarrement découpés, ressemblent aux contours d'une carte géographique. Elles sont d'un rouge vif, ardent ; un muco-pus abondant, épais, jaune verdâtre et exhalant une odeur nauséabonde, *sui generis*, les recouvre çà et là. Cette fétidité, qui n'est autre que l'odeur concentrée du smegma sébacé, peut fournir, comme nous le verrons plus tard, un signe de diagnostic.

Si le mal poursuit sa marche, les symptômes peuvent devenir beaucoup plus intenses et plus graves. Le prépuce se colore en rouge sombre, se gonfle de plus en plus, et présente, depuis son limbe jusqu'au pubis, un ou plusieurs vaisseaux lymphatiques enflammés, formant dans l'épaisseur de la peau autant de cordons durs, douloureux et roulant sous le doigt. La sécrétion muco-purulente, devenue très-abondante, ne sort qu'avec beaucoup de peine de l'ouverture rétrécie de cet organe, qui le plus souvent est transformée en une sorte de bourrelet saillant, œdémateux, sillonné de crevasses et de fissures, sur lesquelles le passage de l'urine excite de vives cuissons. Les érections provoquent également de violentes douleurs, dues à la pression excentrique exercée par le gland sur le limbe du prépuce, contre lequel il vient butter et qu'il force à s'élargir.

Il peut encore arriver que l'inflammation, par son excès même, dégénère en gangrène. Le prépuce devient alors le siége d'un véritable érysipèle phlegmoneux ; on le voit se couvrir, au niveau de la couronne du gland, d'une tache livide, violacée, parsemée de petites phlyctènes, symptôme avant-coureur de la formation d'une eschare. Lorsque celle-ci se détache, elle laisse une ouverture quelquefois assez large pour constituer une sorte de fenêtre à travers laquelle le gland s'échappe et vient faire hernie au dehors; il semble alors que la verge est bifurquée ou présente deux têtes, l'une formée par le gland, l'autre par le bout du prépuce qui pend au-dessous. Cette terminaison de la balano-posthite est toutefois assez rare; elle ne survient guère que chez les ivrognes, les excès de boissons prédisposant, comme on sait, à la gangrène.

II

Diagnostic de la balano-posthite. — Caractères différentiels des érosions balaniques et des chancres. — Chancre infectant parcheminé pouvant simuler la balano-posthite. — Incertitude du diagnostic dans le cas de phimosis. — *Herpes præputialis.* — Moyens de distinguer la balano-posthite de l'uréthrite, quand un prépuce trop long et trop étroit cache la source de l'écoulement.

Le diagnostic de la balano-posthite est généralement facile. Dans quelques cas cependant, cette affection peut être confondue avec le chancre, l'*herpes præputialis*, certaines syphilides, et avec l'uréthrite elle-même. Ces méprises sont surtout possibles lorsqu'un phimosis congénial ou accidentel ne permet ni la vue ni le toucher immédiat des surfaces malades.

La présence de larges érosions superficielles et, pour ainsi dire, épithéliales, d'un rouge vif, à contours festonnés, couvertes çà et là d'un muco-pus épais, ne saurait éveiller l'idée du chancre, ulcère essentiellement dissemblable et par sa forme, et par son étendue, et par sa couleur. Un œil un peu exercé pourra toujours, au premier regard, distinguer l'une de l'autre ces deux lésions.

Cependant il est une variété de chancre infectant que l'on peut confondre et qui a, en effet, été confondue par certains auteurs avec la balano-posthite. Ce chancre, au lieu de présenter les caractères de l'ulcère classique, huntérien, ressemble à une simple érosion blennorrhagique; comme elle, il est large, superficiel, et assez capricieusement découpé. Mais, si on le saisit entre les doigts et qu'on exerce sur lui la moindre pression, on sent une induration élastique, parcheminée, que ne présentent, en aucun cas les érosions dues à la balano-posthite, lesquelles conservent toujours la souplesse et la flexibilité de la muqueuse. A ce premier indice vient encore se joindre un autre signe différentiel non moins important à connaître. Tandis que la balano-posthite n'est suivie le plus souvent d'aucun retentissement inguinal, ou du moins, si elle y donne lieu, tandis qu'elle n'intéresse ordinairement qu'un seul ganglion qui s'enflamme, se gonfle et devient excessivement douloureux à la pression, le chancre superficiel détermine, dans l'aine, la formation fatale d'une pléiade caractéristique composée, comme nous le verrons plus tard, d'un groupe de ganglions distincts, tuméfiés, durs, élastiques et indolents, premier symptôme de l'empoisonnement général.

La confusion de ces deux lésions a fait avancer à quelques médecins que la balano-posthite était de nature syphilitique, et que son muco-pus, inoculé à un individu sain, pouvait donner lieu à un chancre et à la syphilis constitutionnelle. C'est là une erreur dont l'observation clinique et l'expérimentation ont fait depuis longtemps justice.

Le diagnostic différentiel du chancre mou (chancre simple ou syphilis locale) et de la blennorrhagie glando-préputiale est souvent difficile à établir, quelquefois même impossible, quand le malade est atteint de phimosis. L'examen forcément incomplet de l'organe, l'exploration inguinale, ne fournissent aucun caractère qui permette de reconnaître avec certitude la nature du mal, les symptômes apparents de ces deux lésions étant alors à peu près identiques. Mais, hâtons-nous de dire que, fort heureusement, cette distinction importe peu au malade; car le traitement doit être à peu près le même, que ce soit un chancre mou ou une simple balano-posthite. Le doute et l'ignorance ne sont donc point ici préjudiciables, puisque la médication, dans l'un ou dans l'autre cas, n'a rien de contradictoire.

Cependant il est des circonstances dans lesquelles le diagnostic exact est d'un intérêt majeur, en médecine légale, par exemple. La science est alors en possession de deux moyens dont l'emploi jettera le plus grand jour sur une question que l'examen immédiat n'avait pu éclairer. Ces deux moyens sont d'abord l'inoculation artificielle et, en second lieu, l'inspection de la femme qui a communiqué le mal.

Le muco-pus fourni par l'affection litigieuse sera inoculé à la cuisse ou au bras du malade. Or, selon qu'il émanera d'une érosion simplement inflammatoire ou d'un ulcère virulent, le résultat de l'opération sera négatif ou donnera lieu à un chancre semblable à celui dont il provient.

Ce procédé est à peu près certain, et il présente beaucoup plus de garantie que l'autre, c'est-à-dire l'examen de la femme, examen qu'il ne faut pas négliger, sans doute, toutes les fois qu'il est possible, mais qu'une foule de circonstances peuvent rendre illusoire.

L'inoculation est donc le meilleur et à peu près le seul moyen de distinguer le chancre mou de la balano-posthite, cachés l'un et l'autre sous un prépuce immobile ou trop étroit; mais il ne faut pas en abuser. Une simple curiosité ne saurait justifier l'emploi d'un tel procédé d'investigation. La piqûre expérimentale n'a pas seulement pour effet de créer un nouveau chancre, mais encore elle peut être elle-même le point de départ d'accidents sérieux. Je l'ai vue donner naissance à un érysipèle phlegmoneux de la cuisse, qui a mis le malade en danger de mort.

L'examen attentif de l'écoulement peut fournir encore quelques bonnes indications. S'il provient d'un chancre, il sera en général mal lié, sanieux et sanguinolent; s'il émane, au contraire, d'une balano-posthite, il sera épais, crémeux et jaunâtre. Toutefois, ces caractères ne sauraient donner une certitude absolue, le muco-pus de la blennorrhagie externe pouvant lui-même être teinté de sang par le fait d'érosions plus ou moins profondes.

En résumé, si les parties peuvent être mises à découvert, il est généralement facile de distinguer à première vue le chancre mou, ulcération presque toujours arrondie, à bords taillés à pic, à fond grisâtre, chagriné, vermoulu, des érosions larges, irrégulières, rouges et superficielles de la balano-posthite. Mais, s'il existe un phimosis, cette distinction, dans la plupart des cas, devient impossible sans le secours de l'inoculation. Mieux vaut alors rester dans le doute que de recourir à ce moyen dangereux, d'autant plus que le doute, je ne saurais trop le répéter, ne peut être, dans ce cas, préjudiciable au malade, puisque le même traitement convient à l'une ou l'autre de ces deux affections.

Mais s'il importe peu, en vue du traitement, de distinguer la balano-posthite du chancre mou, il n'en est plus de même, s'il s'agit d'un chancre infectant. Une distinction rigoureuse est ici nécessaire; le pronostic comme la thérapeutique y sont vivement intéressés. Il est toujours bien entendu que nous ne parlons ici que d'un diagnostic obscur, d'une lésion occulte. Il ne s'agit que des malades chez lesquels un phimosis organique ou accidentel ne permet pas l'appréciation immédiate et directe de l'altération pathologique.

L'inoculation n'a plus ici la même valeur, le chancre infectant ne s'inoculant que rarement et dans certains cas déterminés, ainsi que nous le verrons plus loin, sur l'individu qui le porte. Mais, à défaut de ce moyen, il en est d'autres qui permettent de trancher la difficulté et de porter un jugement exact. D'abord la constatation de l'induration, presque toujours si évidente, si perceptible, se présentant avec ses caractères particuliers d'élasticité et de résistance, condensée le plus souvent en un noyau isolé et nettement circonscrit à sa surface d'insertion. Ce seul signe, bien établi et rigoureusement reconnu, suffira pour lever le doute.

Cependant il peut arriver qu'une infiltration séreuse du prépuce, ou toute autre cause analogue, s'oppose à la détermination du tissu induré. Il faut alors chercher ailleurs les éléments de son diagnostic. On les trouvera au dehors, dans la région inguinale, où un engorgement ganglionnaire multiple coïncidera toujours avec l'existence d'un chancre induré. Cette pléiade, satellite infaillible, presque fatal de tout ulcère infectant, en est le signe par excellence, l'indice le plus certain. Bien des fois il nous est arrivé de diagnostiquer, par la seule exploration des ganglions inguinaux, des chancres infectants que nous ne pouvions ni voir ni toucher. L'apparition prochaine des symptômes généraux de la syphilis est toujours venue confirmer notre diagnostic.

Signalons encore certaines éruptions syphilitiques avec lesquelles la balano-posthite pourrait être quelquefois confondue : des papules, des exanthèmes, des plaques muqueuses, etc. Mais, outre que ces dermatoses diffèrent des érosions inflammatoires du gland et par la couleur, et par la forme et par la consistance, l'examen général du malade permettra toujours de les rattacher à leur véritable cause.

Une rougeur circonscrite, prurigineuse, sur laquelle s'élèvent bientôt plusieurs petites vésicules transparentes qui, en se rompant, laissent autant de petits ulcères arrondis, dont la cicatrisation s'opère d'elle-même en quelques jours, caractérise l'*herpes præputialis*, affection peu grave mais des plus communes, et dont les récidives, chez certains individus, sont pour ainsi dire interminables. La différence qui existe entre ces symptômes et ceux de la blennorrhagie externe ne permettra pas de s'y méprendre. Il suffit de la signaler pour éloigner la possibilité d'une pareille erreur.

Aucun médecin, en effet, ne confondra ces petits ulcères herpétiques groupés au nombre de cinq ou six, quelquefois plus, avec les érosions larges, superficielles et irrégulières de la balano-posthite.

Enfin, quand le gland est entièrement couvert par un prépuce trop long et trop étroit, dont le limbe enflammé et boursouflé s'écarte à peine pour laisser suinter un écoulement muco-purulent, on a encore à se demander s'il s'agit d'une balano-posthite ou d'une blennorrhagie uréthrale. Le méat urinaire est invisible, d'où vient le muco-pus? Vient-il de l'urèthre ou de la surface glando-préputiale? Question souvent embarrassante et assez difficile à résoudre. Disons cependant que malgré le concours de symptômes communs : douleur pendant l'érection, douleur pendant l'émission de l'urine, écoulement de muco-pus, qui tendent à établir la confusion, on parviendra toujours, avec un peu d'attention, à porter un diagnostic différentiel exact.

C'est qu'il importe de ne point se tromper. La maladie occupant des régions distinctes, il n'est pas indifférent de savoir quelles surfaces elle intéresse, si c'est l'urèthre ou seulement les muqueuses externes. La médication variera, en effet, du tout au tout avec la lésion, non-seulement en ce qui touche son lieu d'application, mais encore quant à sa nature. Ici c'est dans l'urèthre qu'il faudra porter les injections, là c'est entre le prépuce et le gland ; dans un cas on aura à donner du copahu, du cubèbe, à faire, en un mot, un traitement général qui, dans l'autre, ne sera nullement nécessaire. Comme on le voit, l'erreur serait des plus fâcheuses, et l'on doit s'efforcer de l'éviter par tous les moyens possibles.

L'odeur qu'exhale le muco-pus, odeur pénétrante, *sui generis*, du smegma sébacé, fera naître tout d'abord le soupçon d'une balano-posthite, le mucus uréthral étant tout à fait inodore. Il ne faut cependant pas accorder trop d'importance à ce caractère ; il n'a rien d'absolu et pourrait induire en erreur. L'écoulement qui provient d'une chaudepisse, bien que sans odeur de sa nature, peut acquérir une sorte de fétidité, par sa putréfaction et son séjour prolongé dans le pli glando-préputial où il s'accumule.

L'examen microscopique nous fournit encore un élément de diagnostic, les micrographes modernes ayant démontré l'existence d'un animalcule, le *vibrio lineola*, qui foisonne dans le liquide balanique, et que l'on ne rencontre jamais dans le muco-pus uréthral.

La douleur qui accompagne l'émission urinaire et l'érection est limitée, dans la balano-posthite, à l'extrémité de la verge, tout à fait au bord du limbe préputial ; elle est en quelque sorte extérieure ; dans l'uréthrite, au contraire, elle occupe toujours une portion plus ou moins étendue du canal. De plus, si l'on comprime légèrement la verge, en la saisissant entre les doigts au niveau de la couronne du gland, il en résulte une douleur qui, se produisant quand la pression est exercée dans le sens vertical, appartient à la chaudepisse, et, dans le sens latéral, à la balano-posthite. Ces sensations, que les malades savent parfaitement distinguer et qu'ils ne manquent pas d'indiquer quand on les interroge avec soin, ont ici la plus grande valeur pathognomonique ; guidé par elles, on parviendra avec certitude à établir le siége du mal. Il peut arriver cependant que l'inflammation blennorrhagique occupe à la fois l'urèthre et la surface glando-préputiale, qu'il y ait en même temps uréthrite et balano-posthite. Les symptômes que nous venons d'étudier seront alors réunis sur le même sujet, ce qui permettra de reconnaître l'existence simultanée des deux affections.

III

Pronostic de la balano-posthite. — Complications. — Gangrène. — Paraphimosis. — Lymphangite. — Végétations.— Adhérences morbides entre le prépuce et le gland. — Traitement.

La balano-posthite est la moins grave de toutes les maladies qui se contractent dans le commerce des femmes. Elle n'est qu'une affection locale dépourvue de toute virulence, de toute propriété infectante, et par conséquent sans aucune action générale sur l'économie. Elle a de plus une grande tendance à se guérir spontanément et il suffit, dans la plupart des cas, d'un léger traitement pour en triompher en peu de jours. Nous avons, en traçant son histoire, indiqué toutes ses complications; rappelons-les pourtant, en faisant observer que quelque graves qu'elles puissent paraître, elles se terminent généralement bien, et sans entraîner de trop fâcheux accidents.

La gangrène du prépuce, qui survient quelquefois chez les individus atteints de phimosis, se limite presque toujours au niveau de la couronne du gland, où elle opère comme une circoncision naturelle que le chirurgien régularise et achève quand l'inflammation a disparu. Il suffit pour cela d'exciser le bout du prépuce qui pend au-dessous du gland. Cet accident est donc beaucoup moins grave qu'on pourrait d'abord le supposer. La circoncision forcée qui en résulte devient même un avantage pour certains malades, qu'elle délivre ainsi d'une infirmité congéniale.

Le paraphimosis, que quelques médecins et surtout les malades redoutent encore, parce qu'ils considèrent comme indispensable le débridement du prépuce étranglé, nous semble sans danger et nous laisse sans crainte, ayant en notre possession un moyen de réduction, aussi doux que facile, et dont le résultat est à peu près infaillible : la dilatation du limbe préputial par la belladone et la compression simultanée du gland au moyen de bandelettes imbibées d'eau blanche. Il est rare, ainsi que je l'ai dit plus haut, qu'un paraphimosis résiste plus de deux ou trois jours à ce traitement.

La lymphangite est aussi sans gravité, mais à la condition, bien entendu, qu'on la combattra de bonne heure et qu'on arrivera assez à temps pour entraver la formation de l'œdème dur, dégénérescence à tout jamais irremédiable, qui, en dégradant l'organe, émousse sa sensibilité et nuit à ses fonctions.

Les végétations, conséquence possible de toute lésion muqueuse des organes génitaux, naissent souvent de la blennorrhagie externe. Elles se développent tantôt sur le gland, tantôt sur le prépuce, où elles affectent les formes les plus variées. Ces productions épigéniques sont purement accidentelles et ne dépendent, ainsi que nous le prouverons plus tard, d'aucune influence spécifique.

Enfin, dans quelques circonstances heureusement assez rares, lorsqu'il existe un phimosis inflammatoire, des adhérences morbides peuvent s'établir entre les surfaces contiguës et ulcérées du gland et du prépuce. Ces adhérences se forment le plus ordinairement en arrière, au niveau de la couronne du gland, mais quelquefois aussi elles naissent sur le corps même de cet organe, qu'elles unissent aux parties latérales du prépuce. Elles sont constituées soit par des brides, soit par de fausses membranes, soit par de véritables végétations qui, prenant à la fois racine sur le gland et sur le prépuce, se confondent, se soudent entre elles de manière à produire des espèces de colonnes charnues, vasculaires, qui maintiennent les surfaces attachées l'une à l'autre. Cet accident est sans contredit le plus fâcheux de tous ceux qui peuvent se développer dans le cours de la maladie qui nous occupe. En privant les parties de leur jeu naturel, il met obstacle au libre exercice des fonctions génésiques et il entretient les muqueuses dans un état permanent d'irritation. Une opération chirurgicale minutieuse et très-pénible, la dissection des tissus adhérents, peut seule en délivrer le malade.

Telles sont les conséquences morbides de la balano-posthite. Elle ne donne jamais lieu, comme l'uréthrite, ni à l'orchite, ni à l'ophthalmie, ni à l'arthrite blennorrhagiques, pour des raisons que nous aurons bientôt à exposer.

Le traitement de la balano-posthite est aussi simple que la maladie elle-même. Ainsi que nous venons de le dire, cette affection a la plus grande tendance à se guérir spontanément, et il suffit, dans un grand nombre de cas, de quelques précautions hygiéniques, de quelques soins de toilette pour la faire promptement disparaître. Quelques lotions d'eau acidulée ou seulement d'eau fraîche, et l'interposition d'un linge sec entre les surfaces phlogosées peuvent effacer en quelques jours toute trace d'inflammation. Toutefois, si ces simples moyens suffisent à eux seuls pour produire la guérison de la balano-posthite, cette guérison est beaucoup plus vite obtenue par l'emploi d'une légère solution d'azotate d'argent, douée ici d'une action vraiment spécifique et merveilleusement prompte. Cette solution doit être à dose assez faible pour n'être point caustique, mais seulement astringente :

Eau distillée.	100 gr.
Azotate d'argent.	30 à 40 centigr.

Trois ou quatre lotions faites chaque jour avec ce liquide, et l'application entre le gland et le prépuce d'un linge fin préalablement imbibé de la même solution, feront rapidement disparaître la rougeur, que remplacera une teinte blanchâtre de la muqueuse. En quatre ou cinq jours au plus l'écoulement sera supprimé, les érosions seront cicatrisées, et l'on aura obtenu la résolution complète de tous les phénomènes inflammatoires. J'ai vu des balano-posthites légères guéries par ce moyen dans l'espace d'un ou deux jours.

Cependant, si les érosions sont très-étendues et d'une profondeur insolite, si la suppuration est très-abondante, si, ce qui arrive quelquefois, les orifices folliculaires de la couronne du gland sont érodés de manière à simuler des chancres ; en un mot, si la maladie présente un certain degré d'intensité, il sera nécessaire de joindre au traitement qui précède la cautérisation superficielle des surfaces enflammées. Il convient alors de promener sur ces surfaces, une fois par jour et très-légèrement, le crayon d'azotate d'argent. Après cette cautérisation, on applique un linge fin et sec autour du gland, sur lequel on ramène ensuite le prépuce. Il est utile également de faire sur toute la verge des fomentations résolutives avec des compresses imbibées d'eau blanche. Deux ou trois cautérisations suffisent généralement pour éteindre l'inflammation. On achève ensuite la guérison avec la solution astringente à 30 ou 40 centigr. d'azotate d'argent pour 100 grammes d'eau distillée, employée suivant les règles que nous venons de prescrire.

Ces divers moyens ne sont praticables que chez les malades dont le gland peut être entièrement mis à nu. Mais, quand il y a phimosis, quand le prépuce ne peut être écarté du gland de manière à permettre l'application immédiate des topiques, on devra recourir aux injections, et l'on cherchera à suppléer par leur nombre à l'action directe et continue du médicament. On injectera huit ou dix fois par jour, entre le gland et le prépuce, la solution d'azotate d'argent à la dose précédemment indiquée. Si elle reste sans effet, on lui substituera d'autres liquides, soient, par exemple, du vin aromatique, des solutions d'alun, de tannin, de tartrate de fer et de potasse, de teinture d'iode, de perchlorure de fer, etc.

Si la nature de la lésion ne peut être exactement appréciée, en raison même des difficultés organiques ou accidentelles qui s'opposent à une investigation rigoureuse; si l'écoulement est entretenu, non plus par une simple phlegmasie de la muqueuse, par des érosions blennorrhagiques, mais par un ulcère chancreux, le même traitement, ainsi que nous l'avons dit plus haut, conviendra à merveille. La connaissance exacte de la nature du mal ne lui ferait subir aucun changement. L'important est que la solution injectée pénètre facilement dans l'espace compris entre le gland et le prépuce; il est essentiel que ces deux surfaces soient complétement baignées par le liquide astringent. C'est dans ce but que je conseille aux malades de se servir d'une petite seringue, dont la canule se termine par un renflement olivaire et aplati, percé à sa circonférence d'une multitude de petits trous. La canule étant introduite avec précaution entre le gland et le prépuce, jusqu'au fond du cul-de-sac formé par le repli de la muqueuse, le liquide, dès qu'on pousse le piston, s'échappe dans toutes les directions et se répand, comme une pluie d'arrosoir, sur toute la surface malade. Aucun point de cette surface ne peut donc, comme cela a lieu si souvent avec la seringue ordinaire, se soustraire à l'action du médicament.

Nous avons vu que, chez certains individus faisant habituellement excès de boissons alcooliques, l'inflammation balano-préputiale pouvait devenir suraiguë et se terminer par la gangrène. Le traitement doit être alors beaucoup plus rigoureux. Le malade gardera le repos et la diète, il entretiendra avec grand soin la liberté du ventre; en un mot, il se soumettra à toutes les prescriptions générales que nous avons précédemment exposées dans le traitement de certaines complications de l'uréthrite, en y joignant toutefois quelques moyens locaux, que réclame plus spécialement cet état accidentel. C'est ainsi que l'organe malade sera maintenu dans une position relevée, afin de faciliter sa circulation en retour ; il sera entouré de bandelettes de toile imbibées d'une décoction concentrée et opiacée de quinquina jaune (Décoction de quinquina jaune, 100 grammes; extrait gommeux d'opium, 1 gramme), avec laquelle on fera également, entre le gland et le prépuce, de nombreuses injections. Ce liquide m'a paru plus efficace qu'aucun autre pour conjurer l'imminence de la gangrène. Le malade prendra de plus, comme médication interne devant concourir au même but, deux, trois et jusqu'à quatre pilules par jour, contenant chacune 15 centigrammes de camphre et 3 centigrammes d'extrait gommeux d'opium.

Quelques médecins prescrivent des sangsues appliquées, non pas sur la verge, ce qui favoriserait le développement de la gangrène, mais dans les aines et au périnée. Elles me paraissent plus nuisibles qu'utiles. Une saignée générale, si le malade est pléthorique ou s'il est en proie à une trop vive excitation, est de beaucoup préférable. Rappelons-nous qu'un chancre, caché par le prépuce, peut exister au milieu des parties enflammées. Les piqûres de sangsues, en dépit de toutes les précautions prises, pourraient être, dans ce cas, consécutivement inoculées par la sécrétion virulente, et se transformer en autant de chancres. Pour la même raison, je condamne le débridement du prépuce, toutes les fois qu'on ne sera pas parfaitement édifié sur l'état des parties que cet organe recouvre.

Cependant si, malgré l'emploi de ces moyens, la gangrène devient de plus en plus imminente; si l'on voit se former ces taches livides, qui en sont les prochains avant-coureurs, on changera le traitement local; on substituera à la décoction de quinquina la liqueur de Labarraque, avec laquelle on fera de fréquentes injections et ablutions sur les organes malades :

Eau distillée.	300 gr.
Liqueur de Labarraque.	100 à 200 gr.

Cette solution désinfectera la plaie, limitera la gangrène et provoquera la chute des eschares. Dès que celles-ci seront éliminées, il suffira de panser les plaies consécutives avec de l'eau fraîche, du vin aromatique, ou avec une solution très-légère d'alun ou de tannin. Ici le rôle du médecin s'arrête, c'est au chirurgien à intervenir pour régulariser les tissus irrégulièrement découpés par la gangrène, et achever l'espèce de circoncision qu'elle avait commencée.

IV

DE LA BLENNORRHAGIE CHEZ LA FEMME

I

Siége de la blennorrhagie chez la femme. — Sa distinction en quatre variétés : vulvite, uréthrite, vaginite et blennorrhagie utérine. — Causes occasionnelles, causes prédisposantes. — Symptômes. — Vulvite. — Analogie de la vulvite avec la balano-posthite. — Complications.

La blennorrhagie peut occuper, chez la femme, toute la muqueuse génito-urinaire ; elle peut envahir à la fois la vulve, l'urèthre, le vagin et la muqueuse utérine ; mais il est bien rare qu'elle intéresse simultanément une aussi vaste surface. Le plus souvent elle se localise en l'une ou l'autre de ces régions. C'est ainsi qu'elle affecte isolément tantôt la vulve, tantôt l'urèthre, tantôt le vagin ou la muqueuse du col et du corps de l'utérus. De là quatre variétés de blennorrhagie bien distinctes, dépendantes de leur siége respectif : la vulvite, l'uréthrite, la vaginite et la blennorrhagie utérine.

S'il est rare, comme nous venons de le dire, que la blennorrhagie envahisse à la fois toute la muqueuse génito-urinaire, on voit très-communément plusieurs de ses formes se combiner entre elles. C'est ainsi qu'on observe assez fréquemment la vulvite avec la vaginite, la vulvite avec l'uréthrite, la vaginite avec l'uréthrite et la blennorrhagie utérine.

Les causes de la blennorrhagie chez la femme sont à peu près les mêmes que celles qui la déterminent chez l'homme : la contagion, les excès de coït, la masturbation, le viol, l'introduction dans le vagin de corps étrangers, en un mot toutes les causes d'irritation quelles qu'elles soient.

Comme causes prédisposantes, citons encore les diverses diathèses et certaines conditions particulières de la vie : la scrofule, la dartre, l'arthritis, la chlorose, une mauvaise hygiène, la débauche, l'excitation vénérienne trop vive et trop prolongée, les excès de boissons, l'usage presque exclusif ou du moins prédominant d'une alimentation épicée et échauffante, de la charcuterie, des salaisons.

Il est une autre cause à la fois prédisposante et occasionnelle que nous avons déjà signalée et que nous croyons devoir rappeler ici : c'est le travail de la seconde dentition, sous l'influence duquel on voit quelquefois se développer, chez des petites filles de sept à huit ans, des inflammations vulvo-vaginales très-aiguës, avec érosions et écoulement abondant de matière puriforme. Cet état morbide, dont les familles sont souvent très-alarmées, et qu'elles attribuent quelquefois à des tentatives criminelles, résulte uniquement, dans ce cas, d'un simple travail sympathique, d'une synergie morbide entre les muqueuses buccale et génito-urinaire. Nous n'insisterons pas davantage sur cette singularité pathologique, ayant déjà fait ressortir dans un chapitre précédent toute son importance au point de vue médico-légal.

Signalons enfin, comme cause dont la connaissance n'est pas moins nécessaire au médecin légiste, la présence dans le rectum d'ascarides vermiculaires. Ces petits vers, en se répandant sur la vulve, excitent de vives démangeaisons qui peuvent être suivies, chez les enfants, de l'inflammation de la muqueuse vulvo-vaginale.

Les symptômes de la blennorrhagie chez la femme varient selon le siége qu'elle occupe. Pour mettre de la clarté dans leur exposition, nous allons les étudier successivement dans chacune des variétés que forme cette affection, en suivant l'ordre que nous avons précédemment établi. Nous traiterons donc d'abord de la vulvite, puis de l'uréthrite, de la vaginite et enfin de la blennorrhagie utérine.

La vulvite est la moins grave des quatre variétés de la blennorrhagie chez la femme; sous ce rapport, comme sous beaucoup d'autres, ainsi que nous ne tarderons pas à le voir, elle présente la plus grande analogie avec la blennorrhagie externe de l'homme, avec la balano-posthite. Elle débute comme elle par de la démangeaison, par un prurit agréable qui excite l'appétit vénérien. Mais bientôt cette sensation plus ou moins voluptueuse se transforme et dégénère en une cuisson vive qui se manifeste surtout pendant l'émission de l'urine. Si l'on examine attentivement la vulve, on aperçoit, çà et là disséminées, des plaques plus ou moins larges, d'un rouge vif, qui s'étalent sur la face interne des grandes et des petites lèvres, à l'orifice vulvo-vaginal. Ces plaques, superficiellement ulcérées, irrégulières, à contours frangés, ressemblent exactement aux érosions de la balano-posthite.

Les nymphes deviennent quelquefois le siége d'une infiltration séreuse qui en accroît considérablement le volume. J'ai vu des cas où elles formaient des tumeurs transparentes de la grosseur d'une noix et même d'une petite pomme. Dans quelques circonstances, cette suffusion séreuse est tellement prononcée que les petites lèvres paraissent étranglées à leur base comme par une sorte de paraphimosis. Si on pratique sur elles de légères scarifications, il s'en écoule un liquide parfaitement limpide, incolore ou légèrement jaunâtre.

Le muco-pus que sécrète la vulve ainsi enflammée est épais, crémeux, jaune verdâtre; il exhale une odeur âcre et pénétrante, *sui generis ;* son action est des plus irritantes. Chez les femmes grasses, dont la partie interne et supérieure des cuisses est en contact avec elle-même, le muco-pus qui s'échappe de la vulve venant à baigner la peau, y produit des excoriations, à la façon des vésicants, constituant par là une espèce de blennorrhagie que l'on pourrait appeler extra vulvaire.

La vulvite abandonnée à elle-même peut, dans quelques circonstances, occasionner de plus grands désordres. L'inflammation, favorisée dans sa marche par la présence du tissu cellulaire abondant et lâche qui occupe ces régions, gagne en profondeur ; elle se propage aux organes sous-muqueux, envahit la glande de Bartholin, les follicules si nombreux situés à l'orifice vulvo-vaginal, et forme dans l'épaisseur des grandes ou des petites lèvres des abcès plus ou moins volumineux.

Ces foyers purulents s'ouvrent, se vident et se cicatrisent ordinairement assez vite; mais on les voit quelquefois passer, pour ainsi dire, à l'état chronique. Ils constituent alors de véritables fistules ou plutôt des kystes fistuleux à suppuration continue ou intermittente, et dont la guérison nécessite presque toujours des opérations chirurgicales assez délicates et très-pénibles pour les malades.

Mais à part ces accidents, assez exceptionnels d'ailleurs, la vulvite, qui est l'une des formes les moins communes de la blennorrhagie, ne présente aucune gravité et possède, comme la balano-posthite, une grande tendance à guérir vite et spontanément. Il est rare que sa durée dépasse huit ou quinze jours.

II

Suite de la blennorrhagie chez la femme. — Uréthrite. — Cette variété de la blennorrhagie est toujours, chez la femme, le résultat de la contagion. — Importance de ce fait en médecine légale. — Symptômes de l'uréthrite. — Elle est beaucoup moins fréquente que chez l'homme. — Complications.

L'uréthrite qui, chez l'homme, reconnaît tant de causes diverses, qui peut survenir même sans qu'il y ait eu coït, est, chez la femme, le résultat fatal de la contagion. La vulvite, la vaginite, la bennorrhagie utérine peuvent, à la rigueur, émaner d'une source étrangère à l'acte sexuel; elles peuvent dériver de cet ensemble d'influences morbifiques, locales ou constitutionnelles, qui sont l'origine commune de la plupart des phlegmasies simples, non spécifiques, des membranes muqueuses; mais l'uréthrite, chez la femme, ne peut naître ou du moins ne se produit jamais que comme conséquence de l'uréthrite.

Quand une femme a une chaude-pisse, on peut être sûr qu'elle l'a contractée d'un homme malade, qu'elle s'est livrée à un coït infectant. Ce fait est depuis longtemps acquis à la science; il est constant et sans exception. « La contagion, dit M. Cullerier, dont l'autorité en pareille matière ne saurait être contestée, est *absolument nécessaire* au développement de l'uréthrite chez la femme[1]. »

Ce caractère, on le comprend, n'est point indifférent à connaître; il a une importance majeure, sinon en pathologie ou en thérapeutique, du moins en médecine légale, où sa connaissance peut, dans certaines circonstances, servir à éclairer une expertise judiciaire. Qu'un homme, par exemple, soit accusé d'avoir fait violence à une femme et de lui avoir en même temps communiqué une uréthrite; sachant quelles sont les conditions inévitables qui président à la production de cette phlegmasie chez la femme, le médecin légiste pourra affirmer que l'inculpé n'est point l'auteur, ou du moins le seul auteur du crime, si, après examen, il l'a reconnu entièrement indemne de toute maladie semblable; si l'accusé, au contraire, est lui-même affecté d'une uréthrite, ce sera une charge de plus à l'appui de sa culpabilité.

L'uréthrite est donc chez la femme une affection essentiellement vénérienne, puisqu'elle ne peut pas prendre naissance en dehors du coït. Elle est beaucoup moins fré-

1. *Leçons sur les affections blennorrhagiques*, p. 200.

quente que chez l'homme ; elle est aussi la plus rare des quatre variétés blennorrhagiques dont la muqueuse génito-urinaire de la femme peut être affectée. Ces différences tiennent uniquement à la disposition anatomique du canal de l'urèthre, qui, chez la femme, est merveilleusement situé pour échapper à la contagion. Tandis que chez l'homme cet organe est le plus exposé, tandis qu'il fait partie de l'appareil externe de la génération, dont il subit les variations incessantes de longueur et de volume, il est protégé chez la femme par l'arcade du pubis, et tout à fait distinct de l'appareil génital. N'ayant rien à démêler avec lui, il ne participe ni à ses fonctions, ni, le plus souvent, à ses dangers.

L'uréthrite se révèle par un léger prurit du méat et du canal, sensation agréable d'abord, douloureuse bientôt. Une cuisson plus ou moins vive, une chaleur ardente, ne tardent pas à accompagner chaque émission d'urine. Le canal s'emplit d'un muco-pus qui subit toutes les transformations de consistance et de couleur par lesquelles nous l'avons vu passer dans la blennorrhagie uréthrale de l'homme.

Cet écoulement est d'une constatation sinon difficile, du moins assez délicate ; elle exige une certaine attention et quelques précautions particulières. Comment déterminer sans elles la source, le point de départ de ce flux purulent à travers cette sorte de labyrinthe muqueux, également maculé et souillé par des matières provenant de l'utérus et du vagin ?

Après avoir fait placer la femme au bord d'un lit ou

d'un divan, comme pour la passer au spéculum, on essuiera très-exactement toutes les surfaces imprégnées de muco-pus; puis, introduisant le doigt dans le vagin, on exercera une légère pression en haut et d'arrière en avant, de façon à comprimer le canal de l'urèthre dans sa plus grande étendue. Si c'est lui qui fournit l'écoulement blennorrhagique, on verra sortir du méat un muco-pus plus ou moins abondant, selon l'intensité de la phlegmasie.

A ces premiers symptômes se joignent des envies fréquentes et impérieuses d'uriner, du ténesme, un surcroît de douleur se produisant à la fin de la miction, en un mot, tous les signes pathognomoniques que nous avons vus se manifester dans l'inflammation des parties profondes de l'urèthre chez l'homme. C'est qu'en effet l'urèthre de la femme, à cause de son peu d'étendue, ne représente que la partie profonde de ce canal chez l'homme, c'est-à-dire la portion comprise entre le bulbe et la vessie. Il est donc tout naturel qu'en s'enflammant il devienne le siége de tous les phénomènes morbides inhérents à la partie de l'organe à laquelle il correspond.

La blennorrhagie uréthrale chez la femme se termine le plus souvent par résolution; le canal plus court, plus large, toujours immobile, soustrait par sa position anatomique à toutes les causes d'excitation vitales ou mécaniques qu'il subit chez l'homme, se guérit plus facilement. Néanmoins, cette uréthrite peut aussi, dans quelques circonstances, passer à l'état chronique et dégénérer en véritable blennorrhée. Mais le suintement habituel, la goutte militaire, ne sont pas ici d'une détermination facile. Outre que la malade ne peut se livrer sur elle-même à un examen attentif, le médecin ne parvient pas toujours à reconnaître cette goutte purulente, seul indice d'une phlegmasie occulte. Il faudrait en quelque sorte prendre sur le fait cet unique symptôme de la maladie. Or, cette goutte qui met toute une nuit à se former et qui, au matin, est entraînée par le premier jet d'urine, comment la retrouver dans le courant de la journée, où le canal est si souvent balayé par de fréquentes mictions? De là bien des blennorrhées, beaucoup d'écoulements méconnus, qui existent à l'insu de la malade, et qui par conséquent ne lui imposent aucune réserve. De là encore le fatal pouvoir qu'ont certaines femmes de communiquer la chaude-pisse à presque tous les hommes avec lesquels elles ont des rapports.

L'uréthrite chez la femme peut se compliquer de divers accidents, qui sont toutefois moins nombreux et moins graves que ceux que l'on voit survenir chez l'homme : tels sont l'adénite inguinale, la dysurie, l'hématurie et les végétations.

L'adénite inguinale se manifeste par une douleur dans l'aine, correspondant à un ganglion plus ou moins tuméfié. Elle est toujours légère et de courte durée; le repos seul suffit pour la faire promptement disparaître. Jamais elle ne suppure, à moins que, modifiant son caractère et sa marche, la scrofule ne la transforme en un bubon strumeux.

La dysurie est ordinairement provoquée par des spasmes du col vésical; plus rarement, elle est le résultat d'un gonflement inflammatoire des parties, assez intense pour s'opposer à l'accomplissement régulier de la miction. Quant à l'hématurie, elle se borne le plus souvent à une simple exhalation sanguine qui communique à l'urine une teinte rosée; quelquefois c'est un jet de sang pur qui s'échappe après l'émission des dernières gouttes.

Enfin, l'uréthrite peut donner naissance à des végétations qui se développent soit dans le canal, soit surtout à son orifice externe. Si ces productions acquièrent un certain volume, elles font obstacle à l'émission de l'urine; il est très-rare toutefois que l'occlusion du méat soit assez forte pour amener une rétention complète.

III

Vaginite. — Symptômes. — Anatomie pathologique. — Caractères du muco-pus vaginal. — Érosions, granulations. — État chronique.

La vaginite est la variété la plus commune de la blennorrhagie chez la femme. Sa fréquence se comprend aisément : le vagin n'est-il pas l'organe le plus en jeu dans l'acte génital? Nul plus que lui n'est exposé aux froissements, aux déchirures, à la contagion qui peuvent résulter de l'intromission du pénis.

La vaginite s'annonce par une douleur sourde, vague et profonde, qui s'irradie dans toute la région génito-pelvienne, douleur bientôt suivie d'une sensation de prurit et d'ardeur à l'orifice vulvo-vaginal. Tout l'appareil génito-urinaire paraît se ressentir de cet état ; il devient le siége d'un sentiment de plénitude, de turgescence, qui s'accroît encore pendant l'émission de l'urine et surtout pendant la défécation. L'exacerbation de la douleur dans cette dernière circonstance s'explique très-bien par la compression que les matières fécales, en traversant le rectum, exercent sur le vagin, dont elles ne sont séparées que par une mince cloison.

Un écoulement abondant, clair et limpide d'abord, mais bientôt jaunâtre, épais et crémeux, ne tarde pas à se produire. Ce muco-pus a des caractères chimiques très-dissemblables de ceux que présentent les autres sécrétions blennorrhagiques. Contrairement à tous les liquides morbides de cet ordre, qui sont alcalins, il est à réaction acide. L'examen microscopique y fait reconnaître la présence d'un animalcule filiforme, le *trichomonas vaginale*, découvert par M. Donné[1].

Si l'on explore le vagin soit par le toucher, soit au moyen du spéculum, examen qui n'est pas toujours possible, la sensibilité et la turgescence de l'organe s'opposant quelquefois à l'introduction de tout corps étranger, on trouve la muqueuse gonflée et injectée. Elle est d'un rouge ardent et présente çà et là des excoriations et quelquefois des plaques couvertes de granulations semblables à celles qui se développent sur la conjonctive dans l'ophthalmie purulente. Un médecin distingué, M. Deville, a prétendu que ces granulations ne se produisaient que chez les femmes enceintes. Il est vrai que ces dernières en sont plus souvent affectées ; mais on les observe également en dehors de l'état de grossesse.

Lorsqu'on peut suivre la vaginite et en étudier la mar-

[1] Tous les micrographes n'admettent pas l'existence de ce trichomonas. Acceptée par Scanzoni et Kölliker, elle a été niée par Lebert, Wagner et quelques autres. ÉVARISTE MICHEL.

che, depuis le moment de son invasion, on constate qu'elle commence presque toujours par la partie antérieure du vagin ; ce n'est que progressivement, ainsi que l'a parfaitement établi M. Cullerier, qu'elle gagne les parties profondes. S'étendant de proche en proche, elle pénètre ainsi jusqu'au cul-de-sac vaginal où quelquefois elle s'arrête. Dans d'autres circonstances, l'inflammation se réfléchit sur le col de l'utérus et envahit toute sa surface, donnant lieu par là à un commencement de blennorrhagie utérine.

Les lèvres de cet organe rougissent et se tuméfient, se couvrent de granulations et présentent, l'inférieure surtout, des érosions plus ou moins larges qui rappellent les exulcérations de la vulvite et de la balano-posthite. Ces érosions et ces granulations deviennent le siége d'un écoulement assez abondant. Aussi loin que l'œil peut pénétrer, on les voit s'étendre dans la cavité du col ; peut-être même, dans quelques cas, envahissent-elles la surface interne de l'utérus.

La vaginite s'accompagne souvent au début de malaise général et de fièvre; la malade est faible, courbaturée; elle accuse divers troubles fonctionnels, dont les plus communs sont la dyspepsie, une sorte de tympanite stomachale, la dysménorrhée, la céphalalgie, la pâleur, la chloro-anémie. Il arrive même assez souvent que des femmes vont consulter leur médecin pour ces accidents sympathiques, sans se préoccuper de leur blennorrhagie, qui, lorsqu'elle a pour siége les parties profondes du vagin, ne donne souvent lieu qu'à des symptômes locaux assez légers pour ne pas fixer leur attention.

La vaginite est une affection assez tenace; elle peut durer plusieurs semaines et même plusieurs mois. Elle peut encore, comme toutes les autres formes de la blennorrhagie, passer à l'état chronique. Elle n'est plus alors caractérisée que par un seul de ses symptômes, l'écoulement, qui, toujours très-abondant, est confondu avec toutes les autres pertes utéro-vaginales et généralement décoré, par les femmes, du nom un peu trop élastique de flueurs ou fleurs blanches. Cet écoulement, sans être intarissable, est néanmoins d'une durée toujours longue.

IV

Blennorrhagie utérine. — Symptômes. — Caractères de l'écoulement. — Anatomie pathologique. — Érosions et granulations du col utérin. — Complications. — Accidents généraux. — Ovarite. — Lésions des trompes utérines. — Diagnostic de la blennorrhagie chez la femme.

Nous arrivons à la dernière des quatre variétés de la blennorrhagie chez la femme, c'est-à-dire à l'inflammation du col et de la cavité du corps de l'utérus. On ne connaît d'une manière exacte que la blennorrhagie du col; quant à celle du corps, elle échappe à notre investigation directe, et nous n'avons sur elle que des notions conjecturales.

Il est rare que la blennorrhagie utérine se forme isolément et se manifeste d'emblée; elle résulte presque toujours de l'extension par continuité de tissu, de l'inflammation de la muqueuse vaginale au col et au corps de la matrice. On a peine à s'expliquer d'ailleurs comment le col de l'utérus deviendrait d'emblée le siége d'une inflammation blennorrhagique, à laquelle ne participeraient nullement les régions voisines.

Le liquide qui s'épanche de l'utérus enflammé diffère du muco-pus vaginal; il est très-consistant, épais, floconneux et gluant. Sa réaction est alcaline comme celle de toutes les autres sécrétions blennorrhagiques, à l'exception toutefois du muco-pus de la vaginite qui est toujours acide.

Les douleurs que provoque la blennorrhagie utérine sont générales, vagues et diffuses. Elles se font sentir plutôt dans le voisinage de l'utérus que dans cet organe lui-même. L'utérus, animé en grande partie par des nerfs du grand sympathique, ne possède, en effet, qu'une sensibilité fort obtuse ; on peut le cautériser, le mutiler même, sans faire éprouver la moindre souffrance à la malade. Ce n'est donc que dans les régions voisines, dans le petit bassin, dans les reins, à l'hypogastre, au pli inguinal, que les femmes affectées de blennorrhagie utérine ressentent quelque douleur.

Le toucher démontre la tuméfaction de l'organe ; l'examen au spéculum permet de constater sur les lèvres du col, l'existence d'érosions ou d'ulcérations à surface rouge, granuleuse, érosions et ulcérations qui, ainsi que nous l'avons dit, s'étendent plus ou moins loin dans l'intérieur du col et dans quelques cas, peut-être, pénètrent jusque dans la cavité même de l'utérus.

Tant que la blennorrhagie n'occupe que le col de la matrice, elle est d'une guérison encore assez facile ; mais il n'en est plus de même quand elle a envahi tout l'organe. Presque toujours alors elle passe à l'état chronique, et se transforme en un véritable catarrhe utérin, qu'il est impossible de distinguer de l'affection analogue produite par des déviations utérines, des accouchements laborieux, l'anémie, la scrofule ou toute autre cause locale ou constitutionnelle. Le blennorrhagie utérine devient, en ce cas, d'une ténacité extrême, surtout chez les femmes qui ont eu des enfants. On la voit persister, quoi qu'on fasse, pendant de longues années, donnant lieu à un écoulement intarissable de matière muco-purulente. La ménopause seule met quelquefois un terme à cette phlegmasie chronique; avec le flux menstruel disparaît alors la sécrétion morbide qui existait depuis si longtemps.

La blennorrhagie utérine peut donner lieu, comme la vaginite, a des symptômes de réaction générale. Au début de la maladie, les malades éprouvent de violentes coliques, de la fièvre, de la lassitude, du malaise, des troubles digestifs. Il n'est pas rare de voir survenir certains phénomènes nerveux, comme des bouffées de chaleur au visage, des étouffements, et même des accès hystériformes. Si la maladie se prolonge, la face ne tarde pas à pâlir, la cavité orbitaire s'entoure d'un cercle bleuâtre; la peau, les muqueuses et tous les autres tissus perdent leur coloris et leur fermeté. La malade tombe alors dans un état de faiblesse et d'anémie qui peut dégénérer en une véritable chlorose, résultat souvent inévitable de l'influence sympathique que l'utérus malade exerce sur toute l'économie.

Signalons enfin une pertubation plus ou moins grande dans la menstruation. Les règles sont plus abondandes ou plus rares que dans l'état normal ; leur époque n'a plus rien de fixe; tantôt elle est avancée, tantôt elle est retardée; quelquefois même il y a suppression complète du flux menstruel. Mais ce dernier cas n'est pas le plus commun. Généralement, au contraire, le flux menstruel est plus abondant et dure plus longtemps que de coutume ; assez souvent il est constitué par une sorte de sérosité sanguinolente qui lui donne une teinte pâle, rosée ou roussâtre.

La blennorrhagie utérine peut s'étendre par les trompes jusqu'aux ovaires et en déterminer l'inflammation. L'ovarite qui, chez la femme, est l'analogue de l'orchite chez l'homme, se traduit par de vives douleurs dans les deux fosses iliaques, ou, ce qui est plus ordinaire, dans l'une d'elles seulement. Ces douleurs sont continues, pulsatives et augmentent par la pression. Si la femme n'est pas trop grasse, on peut constater l'état de l'ovaire à travers les parois de l'abdomen, et apprécier l'accroissement de volume que l'inflammation lui a fait subir. Il est à remarquer, et c'est là un assez bon signe de diagnose, que la femme se couche presque toujours sur le côté malade. Dans cette position, l'utérus n'exerçant aucune traction sur l'ovaire, il en résulte un soulagement pour elle, tandis que le décubitus inverse ou une légère pression exercée avec le doigt dans le sens opposé au siége de l'inflammation, fait naître de vives douleurs dans la fosse iliaque correspondante.

Toutefois ce caractère est loin d'être pathognomonique, car on peut le rencontrer également dans la métrite ou dans l'inflammation des ligaments larges. Aussi le diagnostic de l'ovarite est-il généralement fort difficile. Hormis les cas assez rares où l'on peut sentir l'ovaire et constater son état de phogose à travers les parois abdominales, on soupçonne, on devine plutôt l'ovarite qu'on ne la reconnaît réellement.

« J'ai l'intime conviction, dit M. Cullerier, d'avoir rencontré beaucoup d'ovarites, sans pouvoir l'affirmer ni le démontrer nettement. Le diagnostic doit donc être, dans tous les cas, très-réservé, surtout quand on n'a pas pu sentir la tuméfaction de l'ovaire à travers les parois abdominales[1]. »

L'ovarite se termine presque toujours d'une manière favorable, c'est-à-dire par une résolution prompte et durable. Cependant cette affection peut devenir, chez quelques femmes prédisposées, le point de départ de maladies beaucoup plus graves. De même que chez l'homme nous voyons l'orchite amener le sarcocèle tuberculeux, le sarcocèle cancéreux, etc., l'ovarite peut être le coup de fouet donné à l'économie et produire, selon les idiosyncrasies spéciales, des altérations morbides de forme et de nature variables. Mais à part ces rares dégénérescences, l'ovarite, je le répète, a généralement une heureuse issue.

Nous n'en dirons pas davantage sur cette affection, au sujet de laquelle la science est encore peu avancée, et qui exigerait, pour être nettement appréciée, de nouveaux travaux et des observations plus nombreuses et plus exactes que celles que nous possédons actuellement.

Une autre conséquence fort intéressante de la blennorrhagie utérine et probablement aussi de l'ovarite, c'est l'obli-

[1] *Des affections blennorrhagiques*, 204.

tération totale ou partielle des trompes de Fallope, ainsi que la formation d'adhérences unissant les franges du pavillon, soit entre elles, soit avec l'ovaire. C'est Morgagni qui le premier a signalé ce fait d'anatomie pathologique. Il rapporte dans son Épître LXIX que, chez une femme qu'il regardait comme affectée d'une maladie vénérienne ancienne, il trouva l'une des trompes réduite à un cordon ligamenteux. Chez une autre femme, livrée à la débauche, et qui mourut d'un épanchement de sang dans le péricarde, il découvrit une oblitération et en même temps une adhérence d'un des pavillons avec l'ovaire correspondant (Ép. XXVI). Enfin, chez une fille publique, morte d'une pneumonie, chacune des trompes, quoique ayant son orifice libre, était soudée à l'ovaire voisin (Ép. LVIII). M. Mercier a publié en 1838 (*Gazette médicale*, page 577) une observation du même genre. Il s'agit d'une jeune fille de dix-neuf ans qui, affectée de blennorrhagie depuis quelques semaines, fut prise d'une fièvre typhoïde dont elle mourut au bout d'un mois. A l'autopsie, notre savant et distingué confrère, trouva une oblitération complète du pavillon gauche et une adhérence des franges du pavillon droit. M. Mercier considère ces lésions comme étant la conséquence de péritonites partielles dues au transport de l'inflammation blennorrhagique au péritoine par les trompes, dont la muqueuse, comme on le sait, communique directement avec cette membrane.

Je suis porté à croire, comme l'a avancé M. Mercier, que l'état chronique de phlogose et de congestion dans lequel se trouve généralement l'utérus, chez les femmes de mauvaise vie, est la cause principale de leur stérilité relative.

Il est à remarquer, en effet, que les prostituées, bien que placées dans des conditions toutes spéciales de fréquente fécondation, font beaucoup moins d'enfants que les femmes mariées. En général, elles conçoivent une seule fois, tout à fait au début de leur aventureuse carrière; puis elles deviennent comme impropres à la conception. Ce fait, reconnu et admis par tous les bons observateurs, ne peut guère avoir d'autre cause que des lésions morbides de l'utérus ou de l'appareil tubo-ovarien auxquelles ces femmes sont continuellement exposées.

. . . .

Le diagnostic différentiel des quatre variétés de la blennorrhagie chez la femme n'est point difficile à établir; il ressort de leur symptomatologie qu'il suffira de se rappeler pour caractériser chacune d'elles. Dans quelques cas, il est vrai, l'inflammation blennorrhagique, peut, ainsi que nous l'avons dit, occuper en même temps tout l'appareil génito-urinaire, c'est-à-dire la vulve, l'urèthre, le vagin et l'utérus, ou seulement deux ou trois de ces régions à la fois, la vulve et le vagin par exemple, le vagin et l'urèthre, etc. Mais cette circonstance, loin de créer une difficulté de diagnose, faciliterait plutôt l'appréciation du mal qu'elle ne la rendrait obscure.

On aura soin toutefois de déterminer, par une exploration attentive, si l'état pathologique des organes génitaux n'est point lié à la présence de chancres ou d'autres lésions syphilitiques. Il suffira, pour éclairer cette investigation, de suivre les règles que nous avons indiquées à propos du diagnostic différentiel du chancre et de la blennorrhagie chez l'homme. Nous ne reviendrons pas sur ces procédés qui sont, pour le cas dont il s'agit, d'une exacte similitude.

Il nous reste maintenant à nous occuper du traitement de la blennorrhagie chez la femme. Nous suivrons dans son étude l'ordre que nous avons adopté dans l'exposition des symptômes.

V

Traitement de la blennorrhagie chez la femme. — Traitement de la vulvite, de l'uréthrite et de la vaginite. — Moyens généraux. — Moyens locaux. — Les antiblennorrhagiques spéciaux, copahu et cubèbe, ne conviennent que dans l'uréthrite. — Traitement abortif. — Injections. — Cautérisation. — Soins hygiéniques.

La vulvite est, comme il résulte avec évidence de l'examen comparatif auquel nous venons de nous livrer, la forme la plus légère de la blennorrhagie chez la femme. Elle se rapproche encore par son traitement, de la balano-posthite, avec laquelle elle offre, par ses symptômes et sa prognose, une si étroite analogie. Le repos, quelques lotions astringentes, l'interposition de linges secs ou mieux encore imbibés d'une solution étendue d'azotate d'argent (eau distillée 100 grammes, azotate d'argent, 30 centigrammes) amèneront une prompte guérison. Ici, comme dans la blennorrhagie glando-préputiale, on touchera légèrement avec le crayon les exulcérations qui auraient pu se former sur la muqueuse vulvaire.

L'œdème des nymphes correspond à la lymphangite du prépuce, et comme elle, il est bientôt dissipé par quelques scarifications ou seulement par l'application de compresses imbibées d'eau blanche. Quant aux abcès qui, pendant le cours de cette affection, peuvent se développer dans l'épaisseur des grandes lèvres ou à l'orifice vulvo-vaginal, il importe d'y remédier au plus tôt, en donnant une issue au pus, afin de l'empêcher de fuser vers le rectum et d'amener consécutivement la formation de fistules recto-vulvaires, d'une guérison toujours si difficile. Autant que possible, ces abcès doivent être ouverts du côté de la muqueuse.

La médication qu'il convient d'opposer à l'urèthrite chez la femme est à peu près la même que celle dont on fait usage chez l'homme. Au début de la maladie, on obtiendra les meilleurs effets d'une cautérisation abortive, soit par des injections caustiques d'azotate d'argent, faites avec la seringue à jet récurrent, soit, comme le conseille M. Cullerier, au moyen du crayon introduit et promené lentement dans l'urèthre. Ce mode de traitement a toutefois l'inconvénient de provoquer de vives douleurs, et beaucoup de femmes refusent, pour cette raison, de s'y soumettre. Il faut alors avoir recours au traitement méthodique.

On prescrira d'abord des injections vaginales, quelques bains généraux, un peu d'eau de goudron édulcorée avec du sirop de Tolu, le repos et un régime doux. A la période de déclin, quand l'inflammation se sera en partie dissipée, on donnera du copahu et du cubèbe. S'il y a un peu de cystite du col, on la combattra par le camphre administré à l'intérieur sous forme de pilules, et à l'extérieur en frictions au périnée; dès cataplasmes saupoudrés avec cette substance, seront appliqués sur le bas-ventre.

Cette médication triomphe assez facilement de l'uréthrite qui, ainsi que nous l'avons déjà dit, est bien moins grave que son analogue chez l'homme. On obtiendrait un résultat encore plus favorable et plus prompt, si l'on pouvait y joindre l'emploi des injections dans l'urèthre avec les solutions astringentes dont nous avons indiqué plus haut les formules. Mais pour des raisons qu'il est facile de comprendre, il est rare que l'on puisse y avoir recours. Très-peu de femmes connaissent suffisamment la disposition de leurs organes pour pouvoir s'injecter elles-mêmes, et presque toutes refuseraient pour cet office une main étrangère. Dans les cas néanmoins où la chose serait possible, il faudrait employer la seringue à jet récurrent afin d'empêcher le liquide modificateur de passer dans la vessie.

La cautérisation pratiquée tout à fait au début de la vaginite peut, comme pour l'uréthrite, en arrêter brusquement le cours, en un mot, la faire avorter. Ce moyen expéditif n'est toutefois possible que quand la vaginite est limitée à une très-petite surface, qu'elle ne s'étend encore qu'à peu de distance au delà de l'orifice vulvo-vaginal. Mais si l'inflammation a envahi toute la muqueuse, si elle intéresse l'organe tout entier, depuis la vulve jusqu'au col utérin, la cautérisation est plus nuisible qu'utile. Non-seulement elle provoque alors d'excessives douleurs, de la fièvre et autres symptômes de réaction générale, mais encore loin d'apaiser le mal, elle en accroît la violence et peut donner lieu a de graves accidents locaux. Il faut donc, dans ce cas, avoir recours à un traitement plus doux et plus rationnel.

On combattra la période aiguë de la vaginite par les antiphlogistiques · les bains généraux, les boissons délayantes, le repos et un régime doux. On entretiendra en même temps la liberté du ventre par des lavements émollients ou de légers purgatifs. J'ai renoncé depuis longtemps aux sangsues, dont quelques médecins font encore usage dans le cas dont il s'agit. Outre que leur effet est ici fort contestable, leur emploi n'est pas absolument sans danger. Et d'abord, où les appliquer? Au périnée? mais, chez la femme, cette région est bien exiguë; et d'autre part, il y aurait à craindre que les piqûres faites par ces annélides, en s'imprégnant des âcres sécrétions qui découlent du vagin, ne vinssent à s'enflammer et à se transformer en abcès furonculeux ou en ulcères de mauvaise nature, ainsi qu'il est arrivé bien des fois. Les posera-t-on dans l'aine? Ce point est un peu éloigné du siége du mal; et d'ailleurs nous avons ici le même accident à redouter. Il se peut, en effet, que le pus vaginal vienne souiller leurs piqûres; de là encore des abcès, des ulcères furonculeux, et peut-être aussi de véritables chancres, si une lésion syphilitique primitive ou secondaire complique la vaginite, mêlant son virus à la sécrétion muco-purulente de la membrane enflammée. Ces considérations me semblent assez sérieuses pour faire condamner l'usage des saignées locales. Je les repousse donc, et avec d'autant moins de regret, qu'elles ne m'ont jamais paru, dans le cas qui nous occupe, d'une efficacité bien réelle.

Le mode d'action des antiblennorrhagiques spéciaux nous est trop connu maintenant pour que nous songions à administrer le copahu et le cubèbe dans le traitement de la vaginite. Ces médicaments n'agissant que comme topiques sur les muqueuses phlogosées, il serait tout à fait inutile de les prescrire à l'intérieur, à moins d'ordonner à la malade, à l'exemple de M. Hardy, des injections avec sa propre urine imprégnée de leurs principes volatils. Mais alors il nous paraît beaucoup plus simple de faire injecter directement notre eau distillée de copahu. Elle produira les mêmes effets, et l'on évitera ainsi à la malade le dégoût que doit lui inspirer un pareil traitement, et à l'économie l'inutile fatigue d'une élaboration physiologique.

Au traitement général que nous venons d'indiquer, se joignent quelques prescriptions locales qu'il importe de ne point négliger. Au début, des injections avec une décoction de feuilles de noyer ou de fleurs camomille; puis, quand l'acuïté des symptômes aura cédé, des injections astringentes avec de légères solutions d'alun, d'eau blanche, de sulfate de zinc ou de tannin. Cette dernière substance, ainsi que l'a démontré Becquerel, paraît jouir d'une action en quelque sorte spécifique dans le traitement de la blennorrhagie vaginale. Si le sulfate de zinc est le plus puissant modificateur de l'uréthrite, si l'azotate d'argent est le topique le plus efficace pour combattre la balano-posthite, le tannin joue le même rôle dans la vaginite.

On le donne en injections à la dose de 10 à 50 grammes dans un kilogramme d'eau, selon la plus ou moins grande intensité de la phlegmasie. La teinture de cachou produit aussi d'excellents résultats (T. de cachou, 10 à 20 grammes; eau, 1,000 grammes); on peut l'employer à défaut du tannin comme étant le meilleur de ses succédanés.

Toutefois, comme ces médicaments sont d'un prix pharmaceutique trop élevé pour certaines malades, comme aussi on peut se trouver dans une localité qui en soit dépourvue, on pourra, dans ces circonstances, y suppléer par une décoction concentrée d'écorce de chêne, qui contient, comme on le sait, une forte proportion d'acide tannique. Le cachou, la rose de Provins, le quinquina et une foule d'autres substances végétales, qui ont été préconisées dans le traitement de la vaginite, ne doivent également leurs propriétés curatives qu'à l'acide tannique qu'elles renferment en quantité plus ou moins grande.

Si l'administration de ces remèdes n'amène pas une guérison complète, on aura recours à des injections faites avec une solution de teinture d'iode qui, dans ce cas encore, produira de bons effets.

Eau distillée.	1,000 grammes.
Teinture d'iode.	20 à 40 —
Iodure de potassium [1].	Q. S.

L'écoulement vaginal exhale, chez quelques femmes, l'odeur la plus nauséabonde. On combattra cette fétidité par quelques injections chlorurées :

Eau distillée.	800 grammes.
Liqueur de Labarraque.	200 —

Ces diverses solutions seront poussées vers les parties profondes du vagin au moyen d'une seringue ou d'un clysopompe auquel on adapte une canule souple en caoutchouc, dont l'extrémité libre a la forme d'une olive percée en arrosoir. Si l'on n'a pas à ménager le liquide, la femme pourra faire ses injections étant accroupie; dans le cas

[1] L'iodure de potassium n'a ici pour but que d'empêcher la précipitation de l'iode en donnant à l'eau le pouvoir de le dissoudre.

contraire, elle se couchera sur le dos, en ayant soin de placer un coussin sous le siége, de manière que le liquide ne s'épanche pas aussitôt après son introduction dans le vagin, et qu'il puisse y être maintenu pendant quelques minutes.

On emploie avec succès, dans les cas rebelles, des tampons de charpie ou de coton, imbibés de ces diverses solutions médicamenteuses, et que l'on introduit dans le vagin, après y avoir attaché un fil qui permette de les retirer facilement. Ces topiques agissent à la fois et par les principes qu'ils renferment et surtout aussi par l'isolement des surfaces phlogosées, dont ils empêchent le contact mutuel, cause souvent unique de l'entretien de la phlegmasie.

Les ulcérations et les granulations du vagin seront légèrement touchées avec le crayon ; cette simple cautérisation suffira pour les guérir promptement. Il va sans dire qu'on fera suivre chaque cautérisation d'une injection d'eau fraîche, afin de dissoudre l'excès de caustique qui pourrait, sans cette précaution, opérer par superposition des cautérisations inutiles.

Si, malgré ce traitement, la vaginite passe à l'état chronique, on persistera dans l'usage des moyens topiques que nous venons d'indiquer. Lorsqu'on aura lieu de supposer que la maladie est entretenue par une influence diathésique, on cherchera à en déterminer la nature, afin d'appliquer au principe morbide sa médication spéciale. C'est ainsi que l'on combattra par l'arsenic et les sulfureux une disposition dartreuse prédominante ; par les toniques et par le fer, l'anémie ou la chlorose, cause si commune de la persistance de cette affection.

Dans tous les cas, et quel que soit l'élément idiosyncrasique qui perpétue la vaginite à l'état chronique, les bains de mer rendront de grands services dans son traitement. Bien souvent on les a vus réussir alors que tous les autres remèdes avaient échoué.

VI

Suite du traitement de la blennorrhagie chez la femme. — Blennorrhagie utérine. — Traitement de l'état aigu. — État chronique. — Cautérisation du col. — Injections intra-utérines; leurs dangers. — Traitement de l'ovarite.

La plupart des moyens employés pour combattre la vaginite s'appliquent au traitement de la blennorrhagie utérine. Ici encore on prescrira, au début, les antiphlogistiques généraux, les bains, le repos, l'abstention du coït, un régime doux. Si la phlegmasie passe à l'état chronique, ce qui arrive le plus souvent, on donnera les ferrugineux, les reconstituants, les toniques et les amers.

Quant à la médication locale à opposer à cette affection, elle est nécessairement très-limitée. Nous ne pouvons agir que sur le col, dont il faudra cautériser plusieurs fois les érosions et les granulations, si fréquentes dans la blennorrhagie de cet organe, avec le crayon ou avec un pinceau de charpie imbibé d'une solution concentrée d'azotate d'argent. Après cette opération, on verse dans le spéculum la moitié d'un verre d'eau, en ayant soin d'imprimer à l'instrument un petit mouvement d'élévation ; puis, quand les surfaces touchées par le caustique ont été exactement baignées, on incline le spéculum, afin que le liquide, glissant sur les valves de l'instrument comme dans une gouttière, retombe facilement dans le vase destiné à le recevoir.

La teinture d'iode, le nitrate acide de mercure ont, dans quelques cas, plus d'action que l'azotate d'argent; les mêmes précautions devront présider à leur emploi.

Nous insistons beaucoup sur ces immersions consécutives à chaque cautérisation, car, tout accessoires qu'elles paraissent, elles n'en ont pas moins une certaine importance. En les négligeant, on expose la malade à des cautérisations inutiles des parties profondes du vagin, et, dans quelques cas, à de très-vives douleurs, si le caustique en excès, dissous par les mucosités vaginales, descend jusqu'à la vulve.

Quand la blennorrhagie est limitée au col de l'utérus, la médication que nous venons de décrire en triomphe le plus souvent; mais, si les érosions s'engagent dans la cavité même de l'organe, si la muqueuse intra-utérine est malade, que faire?

Il y a quelques années, Vidal, et après lui M. Ricord, tentèrent d'injecter dans la cavité utérine des liquides astringents et même des solutions plus ou moins caustiques d'azotate d'argent, de nitrate acide de mercure et de teinture d'iode. Ces injections ont réussi, dans quelques cas, a tarir la source d'écoulements chroniques qui avaient jusque-là résisté à toute autre médication; mais on a dû y renoncer à cause des accidents qu'elles peuvent déterminer. Chose étrange! on peut impunément torturer le col de l'utérus, le broyer, le cautériser au fer rouge sans que la femme en ait pour ainsi dire conscience; tandis que la présence accidentelle d'un corps étranger, d'une simple goutte d'eau dans la cavité de cet organe, suffit quelquefois pour donner lieu à des troubles generaux d'une intensité redoutable. C'est ainsi, qu'à la suite de ces injections, on a vu des femmes être prises tout à coup de violentes attaques d'hystérie, de syncopes prolongées, de lipothymies, de hoquet et de vomissements. Chez d'autres, on a vu se produire de vives douleurs dans la région hypogastrique, de véritables coliques utérines accompagnées de météorisme, de fièvre, et d'une sensibilité telle de l'abdomen, qu'on a pu croire au développement instantané une métropéritonite aiguë.

De tels désordres, sans compter le danger toujours imminent de la pénétration du liquide dans la cavité péritonéale par les trompes, ne justifient que trop l'abandon dans lequel est aujourd'hui tombée la méthode des injections intra-utérines.

Ne pouvant agir directement sur la muqueuse même de l'utérus, nous en sommes réduits, pour traiter la blennorrhagie chronique de cet organe, aux injections vaginales, à la cautérisation du col et aux moyens généraux que nous avons précédemment indiqués. Cette médication longtemps prolongée réussit quelquefois; mais souvent aussi, il faut bien l'avouer, elle reste impuissante. Les malades sont alors condamnées à une leucorrhée continuelle, avec laquelle elles peuvent vivre, mais qui est pour elles une source de malaise, de troubles digestifs et d'affaiblissement, jusqu'à l'époque où la ménopause vient y mettre un terme.

La blennorrhagie utérine, avons-nous dit, peut s'étendre

par les trompes jusqu'aux ovaires, et donner lieu à l'inflammation de ces organes. Occupons-nous du traitement de cette complication.

La première indication à remplir, consiste à faire coucher la malade et à la condamner au repos le plus absolu, exigence à laquelle elle se prêtera d'autant plus volontiers, que tout mouvement est pour elle une cause de souffrance. Si elle a de la fièvre, on la mettra à la diète; on lui prescrira des lavements émollients, de légers purgatifs salins (eau de Sedlitz, citrate de magnésie), afin d'entretenir le ventre libre. On fera faire dans la fosse iliaque, siége de la douleur, des onctions avec l'onguent napolitain belladoné. On prescrira des bains, des cataplasmes et l'usage de boissons adoucissantes. Si les symptômes offrent beaucoup d'acuïté, on fera une application de sangsues ou même une saignée générale.

Une prompte et complète résolution de l'ovarite est le résultat ordinaire de ce traitement, auquel on pourrait joindre, si l'affection menaçait de se prolonger, des vésicatoires appliqués sur les régions iliaques, ou des frictions avec la pommade stibiée. Mais il est rare qu'on soit obligé d'avoir recours à l'emploi de ces derniers moyens.

V

BLENNORRHAGIES COMMUNES AUX DEUX SEXES

Prétendues blennorrhagies nasale, buccale et ombilicale. — Blennorrhagie anale. — Causes. — Symptômes. — Diagnostic. — Pronostic. — Traitement.

Quelques auteurs ont prétendu que l'inflammation blennorrhagique pouvait affecter, chez les deux sexes, le nez, la bouche et même le creux de l'ombilic ; de là les blennorrhagies nasale, buccale et ombilicale dont ils ont donné des descriptions. Théoriquement, ces blennorrhagies sont possibles ; mais si on les trouve dans les livres, jamais on ne les voit sur les malades. La seule blennorrhagie véritablement commune aux deux sexes est la blennorrhagie anale, dont nous allons maintenant nous occuper. Nous pourrions y joindre l'ophthalmie blennorrhagique ; mais l'étude de cette affection sera mieux placée à la suite de l'orchite et de l'arthrite blennorrhagiques, qui, comme elle, reconnaissent pour cause la blennorrhagie uréthrale.

La muqueuse de l'anus et de la partie inférieure du rectum est fréquemment le siége d'écoulements mucopurulents dont les hémorrhoïdes, le prurigo et surtout l'eczéma sont la cause la plus ordinaire. Mais la blennorrhagie proprement dite de l'anus est excessivement rare. Elle est presque toujours, chez l'homme, le résultat d'une contagion due à des rapports antiphysiques; chez la femme, elle peut encore se produire par suite du contact de la matière blennorrhagique, qui, de la vulve ou du vagin, se porte à l'anus en suivant le raphé périnéal.

Les symptômes de la blennorrhagie anale sont très-simples. Le malade éprouve d'abord de la démangeaison et une sensation de chaleur à l'anus, puis une douleur plus ou moins vive, qui s'exaspère pendant la défécation. La muqueuse se colore en rouge briqueté, et elle présente çà et là quelques érosions semblables à celles que l'on observe dans la balano-posthite et dans la vulvite. Le muco-pus est épais, jaune et quelquefois brunâtre, par suite de son mélange avec de la matière stercorale, dont il exhale constamment l'odeur.

Le diagnostic de la blennorrhagie anale exige quelques précautions. Il faut avoir soin, en effet, de ne pas confondre avec elle les suintements de l'anus, qui, ainsi que nous l'avons dit en commençant, accompagnent souvent les hémorrhoïdes, le prurigo et l'eczéma, affections très-communes dans cette région. L'inspection attentive de la partie malade suffira pour faire éviter cette méprise. Il en sera de même pour les écoulements blennorrhoïdes de l'anus qui auraient pour cause des chancres, des plaques muqueuses ou toute autre lésion de nature syphilitique. Ce que nous avons dit du diagnostic différentiel de ces lésions avec les autres variétés de la blennorrhagie trouvera nécessairement ici son application.

Quant au pronostic de la blennorrhagie de l'anus, il n'est jamais grave. Cette affection se guérit facilement et ne fait courir aucun danger sérieux. Disons cependant que, si l'inflammation prenait le caractère phlegmoneux, il pourrait en résulter des abcès qui, dans cette région, exposeraient le malade à des fistules. Mais cette complication, supposable en théorie, ne s'observe jamais ou presque jamais dans la pratique.

Le traitement de la blennorrhagie anale ne présente aucune difficulté. Au début et dans la période aiguë, on aura recours aux antiphlogistiques : repos, bains généraux ou de siége, boissons rafraîchissantes, lavements émollients. On évitera les purgations, qui en général échauffent plus ou moins la muqueuse anale. A plus forte raison devra-t-on s'abstenir des drastiques, tels que l'aloès, le jalap, la scammonée, qui ont pour effet de congestionner le rectum.

On pourrait, à cette période de la blennorrhagie anale, lui opposer avec avantage la méthode abortive, c'est-à-dire la cautérisation de toute la surface enflammée, soit avec le crayon d'azotate d'argent, soit avec un pinceau de charpie imbibé d'une forte solution de ce sel. Mais la muqueuse de l'anus est douée, comme on le sait, d'une sensibilité très-vive, qui rendrait cette opération excessivement douloureuse.

Lorsque, sous l'influence des antiphlogistiques, l'inflammation est à peu près calmée, on devra employer les astringents, et plus particulièrement le ratanhia, doué ici d'une action en quelque sorte spéciale. On prescrira donc des lavements ou plutôt des injections dans la partie inférieure du rectum, faites deux ou trois fois par jour avec le liquide suivant :

Eau distillée.	500 grammes.
Alcool.	10 —
Extrait de ratanhia	10 à 20 —
M.	

Dans l'intervalle des injections, on maintiendra sur la muqueuse anale des compresses ou de la charpie imbibées du même liquide. Il est rare que ce traitement n'amène pas une prompte guérison.

Après le ratanhia, la teinture d'iode très-étendue d'eau et employée de la même manière pourrait avoir aussi de bons effets. Quant au copahu et au cubèbe pris à l'intérieur, ils sont ici, comme dans toutes les blennorrhagies autres que celles de l'urèthre, complétement inutiles.

Ici se termine l'étude des affections blennorrhagiques que l'on pourrait appeler primitives, c'est-à-dire de celles qui se développent comme premier effet de la cause qui les produit. Les lésions qu'il nous reste encore à étudier pour compléter l'histoire générale de ces affections ne sont, à proprement parler, que de simples complications de l'uréthrite. A ce titre, nous aurions pu les comprendre dans l'examen auquel nous nous sommes déjà livré des accidents qui surviennent pendant le cours ou à la suite de cette maladie. Si nous avons négligé de le faire, ce n'était certes point pour les passer sous silence : bien au contraire, nous avons pensé, avec la plupart des auteurs, qu'en raison même de leur importance, il était utile de consacrer à chacune d'elles un chapitre spécial. Voilà pourquoi, au lieu de les confondre avec les complications de l'uréthrite, nous les avons réservées pour en faire l'objet d'une étude plus complète. Ces diverses lésions sont l'épididymite, l'orchite, l'arthrite et l'ophthalmie blennorrhagiques.

VI

ÉPIDIDYMITE ET ORCHITE BLENNORRHAGI

I

Épididymite blennorrhagique. — Cause déterminante, causes adjuvantes. — Prédisposition. — Mécanisme suivant lequel se produit l'extension de la phlegmasie blennorrhagique de l'urèthre à l'épididyme. — Époque d'apparition de l'épididymite relativement à la durée de l'uréthrite.

La blennorrhagie uréthrale peut déterminer consécutivement l'inflammation de l'épididyme et celle du testicule. Quand cette inflammation n'intéresse que l'épididyme, elle est désignée sous le nom d'*épididymite*; on l'appelle *orchite* quand elle n'affecte que le testicule, ou, ce qui arrive presque toujours, quand elle comprend à la fois l'épididyme et la glande séminale elle-même. Étudions d'abord l'épididymite, qui est de beaucoup la plus commune.

L'épididymite blennorrhagique a été connue de tout temps. On la trouve décrite par quelques auteurs sous le nom de *testicule vénérien*, dénomination vicieuse, qui ne convient, en réalité, qu'au sarcocèle syphilitique. Elle a été appelée par les Anglais *hernie humorale;* le vulgaire la désigne sous le nom de *chaude-pisse tombée dans les bourses.*

Cette dernière expression est vraiment heureuse; elle indique d'une manière aussi exacte que pittoresque le mécanisme suivant lequel l'épididymite se produit le plus souvent.

L'uréthrite est la cause unique de l'épididymite blennorrhagique. Je veux dire par là que, seule de toutes les blennorrhagies, la chaudepisse a le pouvoir de déterminer la phlegmasie de l'épididyme.

A côté de cette cause unique, nécessaire à la production de l'épididymite blennorrhagique, se placent diverses conditions ou circonstances accessoires qui en favorisent l'action. Telles sont les fatigues corporelles, la marche, l'équitation, la station prolongée, l'absence d'un bon suspensoir, les excès vénériens, la masturbation, le catéthérisme, le froissement ou toute autre violence exercée sur le testicule, la faiblesse organique du dartos ou du crémaster, l'excès de longueur du cordon, le varicocèle.

Mais de toutes ces causes adjuvantes, la plus puissante est encore ce *quid ignotum* qu'on appelle la prédisposition. Il est des malades qui ne peuvent avoir la plus légère chaudepisse sans qu'elle soit suivie d'épididymite, malgré toutes les précautions, tous les soins dont ils s'entourent pour l'éviter. D'autres, au contraire, qui se livrent à tous les excès, n'en sont jamais atteints.

Certains auteurs ont prétendu que le traitement abortif de l'uréthrite pouvait provoquer l'engorgement de l'épididyme. C'est une grave erreur, dont l'observation clinique a depuis longtemps fait justice. Loin de favoriser cette affection, le traitement abortif, lorsqu'il réussit, en est le meilleur préservatif. Tous les bons praticiens sont, en effet, d'accord pour reconnaître que la fréquence de l'épididymite est en raison directe de la durée de la chaudepisse. Or, plus sera prompte la guérison de l'uréthrite et plus on aura de chance d'échapper à cette complication.

Il est bien rare que l'épididymite survienne au commencement et dans la période aiguë de la blennorrhagie uréthrale, à moins toutefois que le malade n'ait eu déjà d'autres blennorrhagies des parties profondes de l'urèthre, qui auraient été mal guéries. Mais, à part cette exception, ce n'est ordinairement qu'au bout d'un mois, six semaines, deux mois après l'invasion de l'uréthrite, alors que les symptômes aigus ont disparu et que la maladie semble approcher de son terme, que le testicule participe à l'inflammation. Nous allons bientôt en voir les motifs.

Par quel mécanisme l'inflammation blennorrhagique se communique-t-elle de l'urèthre au testicule ? On a attribué à trois modes différents cette propagation morbide. On l'a rattachée à la métastase, à la sympathie et à l'extension de l'inflammation par continuité de tissus. Examinons chacun de ces trois modes.

Les partisans de la métastase ont soutenu que l'inflammation se déplaçait, qu'elle se transportait de l'urèthre sur l'épididyme ou sur le testicule, et qu'à ce moment même la chaudepisse disparaissait brusquement ; mais ils se sont trompés. Il faut en effet, pour qu'il y ait métastase, et selon la juste définition de Barthez, que le transport de l'inflammation s'opère entièrement d'une partie où elle était fixée sur une autre partie où elle se dépose. Tel n'est point ici le cas. Quand l'épididymite commence, l'écoulement, règle générale, dure encore. Quelquefois cependant, sous l'influence de l'inflammation violente dont l'épididyme est devenu le siége, une sorte de révulsion s'opère à l'égard de l'urèthre, et l'écoulement diminue considérablement; on pourrait même le croire tari. Mais, en bien examinant, on constate toujours dans le canal l'existence d'un léger suintement, qui peu à peu redevient aussi abondant qu'il l'était auparavant, alors que l'uréthrite, un moment suspendue, reprend son cours. C'est cette notable diminution de la sécrétion blennorrhagique qui a pu faire admettre à quelques observateurs peu attentifs un déplacement de l'inflammation. Mais ce n'est pas là une véritable métastase, et, pour mon compte, j'affirme ne l'avoir jamais vue. Presque toujours, au contraire, la blennorrhagie existe encore et se continue longtemps après que l'épididymite a disparu.

Il est rare, avons-nous dit, que l'épididymite se produise au début de l'uréthrite. Il faut, pour qu'elle se développe, que l'inflammation blennorrhagique ait envahi les parties profondes, c'est-à-dire la région prostatique de l'urèthre. Quelquefois alors, on voit l'épididyme s'enflammer tout à coup, sans que le canal déférent subisse la moindre atteinte. Si l'on excepte les orifices des canaux éjaculateurs, qui nécessairement participent à l'inflammation de la région de l'urèthre dans laquelle ils viennent s'ouvrir, on n'observe aucune altération morbide des voies spermatiques comprises entre l'urèthre et l'épididyme.

Ce mode de production de l'épididymite ne peut évidemment s'expliquer que par une influence sympathique exercée sur le testicule par les orifices enflammés des canaux éjaculateurs. C'est ainsi que l'on voit les ganglions lymphatiques participer à la phlogose d'un chancre sans que les vaisseaux intermédiaires soient eux-mêmes atteints.

L'économie nous présente de nombreux exemples de ces actions synergiques. Bien souvent, l'inflammation d'un organe entraîne celle d'un autre organe, sans intéresser les vaisseaux qui leur servent de lien. Une écorchure, une plaie du doigt, par exemple, produisent une engorgement des ganglions de l'aisselle, sans qu'il en résulte une lymphite de tout le bras. Dans la stomatite, une inflammation sympathique de la parotide peut se développer, le canal de Sténon demeurant tout à fait sain. En général, il suffit que l'orifice externe du canal excréteur d'une glande soit irrité pour que cette glande soit exposée à l'inflammation, bien que le canal lui-même reste intact. J'admets donc, avec la plupart des auteurs, que la sympathie peut, dans quelques cas, donner lieu à l'épididymite. Mais tel n'est point le mécanisme qui préside le plus ordinairement à sa production.

Dans l'immense majorité des cas, la propagation du mal se fait par continuité de tissus. L'inflammation, s'étendant de proche en proche, gagne les parties profondes de l'urèthre, et de là pénètre dans les voies spermatiques jusqu'à l'épididyme et quelquefois même jusqu'au testicule. On constate alors que le canal déférent est beaucoup plus gros, plus dur et plus sensible, ce qui indique la marche progressive et continue suivie par l'inflammation pour arriver de l'urèthre à l'épididyme.

L'épididymite n'affecte ordinairement qu'un seul testicule, le gauche un peu plus souvent que le droit. Quelquefois les deux épididymes se prennent en même temps; mais cela est fort rare. Quand ils s'enflamment l'un et l'autre, ce n'est que successivement, et non simultanément, du moins dans le plus grand nombre des cas.

La fréquence avec laquelle la phlegmasie frappe de préférence l'épididyme gauche n'est pas inexplicable : plusieurs causes concourent à la produire. Et d'abord, le cordon spermatique gauche est plus long que le droit, ce qui fait que le testicule de ce côté descend plus bas. Souvent aussi ce testicule est plus gros, plus lourd que l'autre; plus fréquemment il est atteint de varicocèle. A ces raisons anatomiques s'ajoute encore une cause purement mécanique, qui n'est pas sans importance. Par suite de l'habitude presque générale de porter le scrotum à gauche, le testicule correspondant est abandonné à son propre poids, tandis que le testicule droit est soutenu par la couture du pantalon, qui lui fait en quelque sorte office de suspensoir. Toutefois, et malgré ces diverses conditions, la prédominance de l'épididymite gauche n'est pas tellement grande qu'on n'observe encore assez souvent cette affection du côté du droit.

II

Symptômes de l'épididymite blennorrhagique. — Prodromes. — Symptômes généraux, symptômes locaux. — Épanchement dans la tunique vaginale — Inflammation phlegmoneuse du tissu cellulaire des bourses. — Modification dans la sécrétion spermatique. — Marche, durée et terminaison. — Indurations persistantes de l'épididyme.

L'épididymite est presque toujours précédée de symptômes qui annoncent l'extension de l'inflammation blennorrhagique aux parties profondes de l'urèthre. Les malades éprouvent ou ont éprouvé pendant un certain temps des envies fréquentes d'uriner, de la dysurie, une sensation de chaleur durant l'excrétion des dernières gouttes d'urine. Bientôt une douleur violente se fait sentir vers le testicule, le plus souvent en bas et en arrière de cet organe, c'est-à-dire à l'épididyme, d'où elle s'étend, en remontant le long du cordon, jusqu'au canal inguinal. Les malades se plaignent quelquefois de vives souffrances qu'ils ressentent dans la région lombaire; ils accusent surtout une sensation douloureuse de pesanteur et de malaise dans les aînes, le bas-ventre, la partie interne et supérieure des cuisses. Il n'est pas rare de voir alors la fièvre se déclarer et, avec elle, des signes d'embarras gastrique, tels que la céphalalgie, l'inappétence, des nausées et même des vomissements. Mais ces symptômes de réaction générale ne sont pas ordinairement de longue durée.

Si l'on examine la partie malade, on constate que l'épididyme forme une tumeur plus ou moins volumineuse, située en bas et en arrière du testicule, ou quelquefois en avant, par suite d'une variété anatomique relativement assez fréquente. Cette tumeur est ovoïde, dure, pesante, excessivement douloureuse à la pression; elle est également le siége de douleurs spontanées. Tantôt elle est aplatie latéralement, tantôt elle s'arrondit et se creuse en une sorte de cupule dont la concavité antérieure s'applique sur la glande séminale. Presque toujours, c'est aux dépens de la queue de l'épididyme que cette tumeur est formée; quelquefois cependant, la tête de l'organe participe au gonflement inflammatoire. On sent alors le testicule encadré en arrière dans une bordure en demi-lune de tissu résistant, comprenant l'épididyme tout entier.

Le canal déférent, ainsi que je l'ai dit, peut rester dans ses conditions normales; mais le plus souvent il est lui-même énormement tuméfié. Il se présente alors sous la forme d'un cordon dur lisse et inflexible de la grosseur d'un tuyau de plume, s'étendant en droite ligne de l'épididyme au canal inguinal, où il forme une tumeur légèrement apparente et sensible au toucher.

La peau du scrotum traduit généralement par un changement de couleur l'inflammation dont l'épididyme est le siége : elle se congestionne et prend une teinte rouge plus ou moins vive. Presque toujours aussi, un épanchement se forme dans la tunique vaginale. Cet épanchement peut se produire de deux manières. Tantôt, et c'est le cas le plus ordinaire, il est dû à une simple exhalation de sérosité limpide, provoquée par la gêne qu'apporte dans le système circulatoire de la tunique vaginale le gonflement de l'épididyme : c'est une hydropisie purement passive. Tantôt, au contraire, il est le résultat d'une véritable inflammation de la séreuse du testicule ; il est alors formé d'un liquide trouble, floconneux et purulent, tel qu'on le rencontre dans le péritoine, dans la plèvre, les synoviales et en général dans toutes les membranes séreuses enflammées.

Lorsque l'épanchement dans la tunique vaginale est considérable, le malade éprouve un surcroît de douleurs résultant de la compression que le liquide exerce sur le testicule. Ces douleurs ne se font pas seulement sentir dans la partie affectée, mais encore elles s'irradient et retentissent vivement dans les régions lombaire et inguinales. A cet état s'ajoute souvent un profond malaise, qui se traduit par des nausées, des vomissements et une tendance continuelle à la syncope.

Quelle que soit la cause qui pendant le cours d'une épididymite ait produit une accumulation de sérosité dans la tunique vaginale, que cette hydropisie soit passive ou résulte d'une inflammation de la séreuse, elle est généralement de courte durée. Dans la plupart des cas, le liquide s'en va comme il était venu, c'est-à-dire d'une manière brusque et rapide. Ce n'est que très-rarement que l'épanchement persiste à l'état chronique et dégénère en hydrocèle. Il n'y a donc le plus souvent rien à faire pour favoriser la résorption du liquide contenu dans la tunique vaginale. Cependant, si la douleur est par trop violente, il peut être nécessaire de pratiquer avec la pointe d'une lancette une légère ponction qui, en donnant issue au liquide, atténuera la compression exercée sur le testicule, et amènera par là un soulagement immédiat.

La phlegmasie de l'épididyme gagne quelquefois le

tissu cellulaire sous-scrotal. On voit alors la tumeur s'arrondir et augmenter considérablement de volume. La peau du scrotum, qui d'ordinaire se congestionne, mais s'enflamme rarement, devient d'un rouge sombre et ardent. Les bourses ne présentent plus qu'une masse énorme, dure et empâtée, à travers laquelle on ne peut plus rien distinguer. La phlogose a donné à ces parties l'aspect, les caractères d'un véritable phlegmon, dont la suppuration est la terminaison la plus commune. Bientôt, en effet, le tissu cellulaire sous-scrotal présente un ou plusieurs abcès formant autant de petites tumeurs molles et fluctuantes, recouvertes par une peau lisse et d'une teinte plus sombre que celle des parties environnantes. L'ouverture de ces petits abcès donne issue à un pus flegmoneux, jaune et épais. Dans quelques cas cependant, cet état inflammatoire du tissu cellulaire sous-scrotal compliquant l'épididymite, se termine par résolution.

La sécrétion spermatique est toujours plus ou moins modifiée pendant le cours d'une épididymite. Le plus ordinairement, elle est augmentée, ce qui occasionne de fréquentes pollutions qui ont lieu surtout pendant la nuit et s'accompagnent généralement de vives douleurs. Dans quelques cas plus rares, cette sécrétion est au contraire diminuée. Il arrive encore assez souvent que le sperme est sanguinolent ; on a même prétendu qu'il pouvait contenir du pus. Ce dernier fait est possible, mais il doit être néanmoins peu fréquent.

Après avoir duré environ quinze ou vingt jours, l'inflammation de l'épididyme se dissipe et l'organe reprend peu à peu ses conditions normales. Toutefois cette résolution franche et complète de l'épididymite est assez rare. Bien que la douleur n'ait disparu, que la rougeur du scrotum soit effacée, en un mot que toute phlegmasie soit éteinte, on voit le plus souvent persister une induration hypertrophique de l'épididyme, qui peut indéfiniment se perpétuer, comme aussi se résoudre après un temps plus ou moins long. Cette induration occupe ordinairement la queue de l'épididyme, où elle constitue, en bas et en arrière du testicule, un noyau plus ou moins volumieux, dont la persistance est une cause toujours menaçante de récidive des symptômes aigus de l'épididymite.

L'épididyme n'a par lui-même aucune tendance à suppurer. Quand cette terminaison a lieu, c'est dans le tissu cellulaire ambiant ou sous-scrotal que la suppuration s'établit; jamais elle ne se produit dans l'épididyme, à moins qu'il n'y ait des tubercules. Cet organe s'engorge, durcit, s'hypertrophie par l'inflammation, mais il ne suppure pas.

III

Diagnostic de l'épididymite blennorrhagique. — Inversion de l'épididyme. — Cas dans lesquels les testicules sont restés dans l'abdomen ou sont retenus dans le canal inguinal. — Pronostic. — Opinion de M. Gosselin sur la stérilité consécutive aux engorgements bilatéraux de l'épididyme. — Pronostic.

Le diagnostic de l'épididymite blennorrhagique est, en général, assez facile à établir. Avec un peu d'attention, il sera toujours possible de la distinguer de l'hydrocèle, de l'hématocèle, de la hernie étranglée, de l'érysipèle du scrotum, des sarcocèles tuburculeux, cancéreux, syphilitiques, en un mot, de toutes les autres tumeurs dont l'épididyme et le testicule peuvent être le siége. Il existe entre ces diverses lésions et l'épididymite blennorrhagique de telles dissemblances, qu'aucune confusion n'est vraiment à craindre. Je me dispenserai donc d'énumérer ici les caractères pathognomoniques de chacune de ces lésions, ce qui d'ailleurs exigerait de trop long développements.

Nous avons dit que, par suite d'une anomalie que l'on rencontre encore assez souvent, la tumeur formée par l'épididyme, au lieu d'être placée en arrière du testicule, pouvait se présenter en avant. M. Cullerier a beaucoup insisté sur cette particularité anatomique, qu'il considère, avec raison, comme un des points les plus importants du diagnostic de l'épididymite blennorrhagique. Voici les caractères qu'il indique comme pouvant servir à la reconnaître :

« L'aspect du scrotum, quand le testicule est inversé et enflammé, n'est pas le même que dans une épididymite ordinaire ; la tumeur testiculaire paraît ordinairement plus allongée et plus antérieure.

« Souvent, quand l'inflammation est un peu intense, il y a adhérence de la peau en avant, c'est-à-dire dans le point correspondant à l'épididyme. La tumeur est dure en avant, molle et même fluctuante en arrière, et, s'il y a de la transparence, c'est dans ce dernier point qu'on la trouve.

« Quand le cordon est peu engorgé, on sent bien nettement le canal déférent en avant des vaisseaux sanguins, à l'opposé de ce que l'on trouve normalement. Si tous les éléments du cordon sont réunis en une masse unique, la chose est moins facile à constater ; mais avec un peu d'attention, et pourvu que le canal spermatique ne soit pas très-dur, ainsi qu'on le rencontre quelquefois, on verra encore que la portion postérieure du cordon est plus molle (ce sont les vaisseaux spermatiques), et l'antérieure plus dure (c'est celle qui correspond au canal déférent).

« Tous ces signes n'existent pas constamment ensemble, mais il y en a toujours assez pour établir le diagnostic[1]. »

Signalons encore une autre condition anatomique dans laquelle le testicule peut se trouver exceptionnellement placé, et qu'il est très-important de connaître dans le cas qui nous occupe.

Certains hommes ont les testicules engagés dans l'abdomen ; chez d'autres, la glande séminale, au lieu de descendre dans les bourses, s'est arrêtée dans le canal inguinal. Bien que cette singularité anatomique la protége contre l'inflammation blennorrhagique, elle n'y échappe pas toujours. L'épididyme d'un testicule si anormalement situé peut devenir le siége d'une phlegmasie, qui dans le premier cas pourra simuler une péritonite, et dans le second cas présentera, extérieurement du moins, les caractères et l'apparence d'une adénite inguinale. Elle offrira l'aspect d'une tumeur rouge, douloureuse au toucher, dans laquelle un chirurgien inattentif pourrait plonger

[1] Cullerier, *Leçons sur les affections blennorhagiques*. Paris, 1861.

le bistouri, pensant qu'il s'agit d'un bubon suppuré. Il suffira, pour éviter une telle méprise, de connaître la possibilité de cette situation anormale des testicules, et de s'assurer, avant toute opération de ce genre, de la présence de ces deux organes dans le scrotum.

L'épididyme est susceptible de s'enflammer sous l'influence d'une cause traumatique. Un coup, une pression violente exercée sur cet organe, le cathétérisme peuvent amener ce résultat. L'absence de tout écoulement, de tout suintement uréthral, l'intégrité parfaite du canal au moment de l'accident, permettront de distinguer cette épididymite de celle qui est la conséquence d'une blennorrhagie. Quant aux symptômes et aux suites de la maladie, ils sont absolument semblables dans les deux cas, bien que l'épididymite traumatique soit généralement moins grave et moins tenace que celle qui procède d'une uréthrite. Le traitment est aussi le même, ce qui diminue beaucoup, au moins pour le malade, l'intérêt que pourrait offrir ce diagnostic différentiel.

Ajoutons que l'épididymite traumatique, exempte de toute influence blennorrhagique, ne s'observe que très-rarement. Presque toujours, c'est le corps même du testicule qui subit l'effet d'une violence extérieure.

Le pronostic de l'épididymite blennorrhagique, bien que n'étant pas en général très-alarmant, offre cependant une certaine gravité. Si, dans quelques cas heureux, la maladie se termine par une résolution franche et complète, le plus souvent, ainsi que nous l'avons dit, il reste après la guérison des indurations totales ou partielles de l'épididyme, qui durent pendant fort longtemps et quelquefois toujours.

Ces noyaux plus ou moins volumineux qui se forment dans le tissu même de l'organe, et qui sont histologiquement constitués par de la lymphe plastique coagulée, peuvent avoir de fâcheuses conséquences physiologiques. Il résulte, en effet, de savantes recherches dues à M. Gosselin, que ces indurations s'opposent à l'arrivée des spermatozoïdes dans leur réservoir naturel. Les conduits spermatiques étant oblitérés, la partie vivante du sperme que crée le testicule ne peut plus se mêler au liquide gluant et visqueux que sécrètent les vésicules séminales, et qui seul alors est émis dans l'éjaculation. Si l'hypertrophie est bilatérale, si elle occupe à la fois l'épididyme de l'un et de l'autre testicule, elle entraîne avec elle la stérilité du malade. Chose remarquable, l'individu ainsi affecté ne cesse pas d'être puissant ; il a les mêmes désirs et le même pouvoir d'y satisfaire ; son sperme n'offre aucun changement apparent dans sa consistance, sa couleur et son odeur; mais le microscope y démontre l'absence des spermatozoïdes, ce qui le rend entièrement impropre à la fécondation. Cet état peut persister indéfiniment, mais le plus souvent il n'est que temporaire; sous l'influence d'un traitement convenable, l'oblitération peut disparaître même après plusieurs mois de durée. « Au point où en est aujourd'hui la question, dit M. Gosselin, on peut concevoir cependant que certains individus, après avoir été stériles pendant les premiers mois qui suivent une épididymite double, puissent, au bout d'un certain temps, redevenir aptes à la fécondation[1]. » C'est, en effet, ce que l'observation a démontré. Chez quelques malades affectés d'épididymite double, les animalcules spermatiques, après avoir manqué pendant quelques mois, ont ensuite été retrouvés, et leur retour a coïncidé avec la disparition complète de l'une des indurations.

Une induration de l'épididyme d'un seul côté pourrait avoir les mêmes conséquences pour les fonctions génésiques, si l'autre testicule était arrêté dans le ventre ou dans le canal inguinal, cas dans lequel il ne fournit pas habituellement de spermatozoïdes.

L'épididymite présente encore un autre danger. Elle peut être la cause d'appel, le point de départ d'altérations plus ou moins graves chez quelques individus prédisposés. C'est ainsi qu'elle peut être suivie de cancer, de tubercules ou de sarcocèle vénérien, chez les malades atteints de diathèse cancéreuse, tuberculeuse ou syphilitique.

Quant à la durée des symptômes aigus de l'épididymite, il est assez difficile de la préciser. Elle est en général, ainsi que nous l'avons dit, de quinze à vingt jours. Mais, dans quelques cas, ces symptômes disparaissent en un temps plus court, comme aussi ils peuvent se prolonger pendant un mois, six semaines et plus. Quand l'inflammation ne porte que sur l'épididyme, que le cordon reste intact, elle cède ordinairement assez vite. L'engorgement du canal déférent est, au contraire, un obstacle à une prompte guérison.

[1] *Nouvelles études sur l'altération des voies spermatiques et sur la stérilité consécutive de l'épididymite bilatérale.* (*Arch. gén. de méd.*, sept. 1855.)

IV

Orchite. — Symptômes. — Marche, terminaison. — Fongus bénin du testicule. — Inflammation des vésicules séminales. — Diagnostic de l'orchite blennorrhagique. — Pronostic.

Nous venons d'étudier l'inflammation de l'épididyme, telle qu'elle se produit lorsque le testicule n'y participe point. Il nous reste, pour terminer l'étude des effets de la blennorrhagie uréthrale sur les organes de la sécrétion spermatique, à examiner maintenant les phénomènes auxquels donne lieu l'inflammation quand elle s'étend de l'épididyme à la glande séminale elle-même, constituant par là l'*orchite* proprement dite.

Des symptômes beaucoup plus graves se produisent alors. Le testicule, bridé et comprimé par son enveloppe fibreuse, la tunique albuginée, devient le siége de douleurs excessives, qui s'irradient en remontant le long du cordon jusqu'aux régions inguinales et jusqu'aux reins. Ces douleurs sont souvent telles que les malades ne peuvent supporter le poids des couvertures, des plus légers cataplasmes. Bientôt le testicule change de consistance; il devient plus dur, plus lourd, plus solide qu'à l'état normal; il perd complétement sa rénitence et son élasticité physiologiques. L'inflammation le fixe, le coagule en une masse pesante et volumineuse, dans laquelle il n'est plus possible de le distinguer de l'épididyme.

Le malade est en proie à une fièvre et à une agitation générale plus ou moins vives; souvent il est pris, à divers intervalles, de hoquets, de nausées, de vomissements, de défaillances syncopales. Toutefois ces symptômes généraux ne suffiraient pas, à eux seuls, pour caractériser l'orchite; car, ainsi que nous l'avons dit, on les observe quelquefois dans l'épididymite, lorsque la tunique vaginale devient le siége d'un épanchement séreux assez abondant pour comprimer fortement le testicule. Il est vrai que, dans ce cas, une simple ponction de la tumeur, en donnant issue au liquide, les fait instantanément cesser, ce qui ne peut avoir lieu quand ils dépendent de l'inflammation du testicule, à moins que le débridement ne porte sur la tunique albuginée.

L'orchite blennorrhagique peut, comme l'épididymite, se terminer par résolution. Mais quelquefois aussi la maladie poursuit fatalement sa marche et se termine par suppuration. La tunique albuginée qui enveloppe la glande séminale se distend, s'amincit et se perfore; le tissu cellulaire s'enflamme, puis le scrotum s'entr'ouvre et donne passage au parenchyme testiculaire, lequel s'engageant, en totalité ou en partie, à travers cette fissure béante, vient faire hernie au dehors. Il s'y présente alors sous l'aspect d'une masse filamenteuse d'un blanc jaunâtre, à laquelle les Anglais ont donné le nom de *hernia testis*, et que les Français ont appelée *fungus bénin du testicule*, pour la distinguer du cancer de cet organe.

M. Jarjavay, dans un remarquable mémoire publié en 1849 dans les *Archives générales de médecine*, a mis en lumière cette singulière affection, qui jusqu'alors était peu connue. Après lui, M. Gosselin s'en est également occupé. J'en ai moi-même, un peu plus tard, communiqué à la Société de chirurgie une observation prise sur un de mes malades. Voici, en quelques mots, la description de son état. Ce malade, homme de trente ans environ, était atteint depuis quelque temps d'une orchite grave, du côté droit, due à une uréthrite chronique, lorsqu'un abcès se dessina à la partie moyenne et antérieure du scrotum. Je plongeai la lancette dans le foyer, d'où s'écoula un pus abondant et épais. L'abcès vidé, tout se passa d'abord de manière à me laisser croire que le mal était seulement un simple phlegmon du scrotum. Mais, le lendemain, quel ne fut pas mon étonnement en voyant une masse blanchâtre et comme graisseuse, du volume d'une noix et ressemblant à un champignon, s'échapper de l'ouverture que j'avais pratiquée la veille. C'est alors que, soupçonnant la nature particulière de la lésion, je la fis voir à MM. Jarjavay et Gosselin, qui reconnurent, comme moi, un fongus bénin du testicule. Nous traitâmes ensemble le malade par la compression et des fomentations résolutives, à l'aide desquelles nous obtînmes une prompte guérison, mais sans avoir pu cependant nous opposer à la fonte purulente de l'organe.

Cette terminaison est, en effet, la conséquence inévitable de l'orchite arrivée à ce dernier état. Lorsque la glande, ayant ainsi brisé ses enveloppes, fait hernie à travers le scrotum, il est impossible d'obtenir la résolution du mal, d'empêcher la perte du testicule. Toutefois cette altération, quelle que soit sa gravité au point de vue physiologique, reste sans danger comme cause morbide générale; elle ne compromet point les jours du malade et, malgré l'opinion récemment émise par un médecin de Lyon, qui la considère comme un effet de la diathèse syphilitique, jamais elle ne cesse d'être une lésion purement locale.

Le fongus bénin du testicule appartient essentiellement à l'orchite blennorrhagique et nullement au sarcocèle syphilitique. Ce dernier, comme nous le verrons plus loin, peut amener l'atrophie, la dégénérescence fibreuse, cartilagineuse et même osseuse du testicule, mais jamais, lorsqu'il est exempt de toute complication étrangère, il n'en produit la fonte purulente. Le malade dont je viens de résumer l'observation n'avait eu antérieurement à son orchite, et n'a présenté depuis, aucun symptôme de syphilis.

Après l'élimination de la partie herniée du testicule, l'ouverture du scrotum se ferme très-vite par un travail de bourgeonnement à marche concentrique. La plaie cicatrisée, il ne reste plus dans le scrotum qu'un moignon formé par l'épididyme et par les débris de la tunique albuginée.

Tels sont les symptômes de l'orchite blennorrhagique. Cette maladie est nécessairement plus grave que l'épididymite, puisqu'elle peut déterminer la fonte purulente du testicule. Mais cette terminaison est heureusement fort rare; la résolution, lorsqu'elle est convenablement traitée, en est l'issue la plus commune. Comme l'épididymite, l'orchite blennorrhagique peut être le point de départ de diverses dégénérescences du testicule. Les sarcocèles tuberculeux, cancéreux et syphilitique en sont assez souvent le triste résultat. Mais ces affections, ainsi que nous l'avons dit, n'ont pas leur cause essentielle dans l'inflammation de la glande séminale; leur principe est dans l'organisme.

Elles ne sont que des manifestations d'états diathésiques dont l'orchite a été la cause d'appel sur le testicule.

En réfléchissant à la marche que doit suivre l'inflammation blennorrhagique pour s'étendre par continuité de tissus de la région profonde de l'urèthre à l'épididyme et au testicule, il est difficile de comprendre pourquoi les vésicules séminales ne participeraient pas, comme les canaux éjaculateurs et le canal déférent, à l'état inflammatoire du système d'organes dont elles font partie. Je suis porté à croire que cela arrive le plus souvent. Mais les symptômes qui caractérisent l'inflammation de ces réservoirs spermatiques étant fort obscurs et mal définis, ils échappent, dans la plupart des cas, à l'attention du médecin, qui les confond avec ceux qui appartiennent en propre à l'épididymite et à l'orchite. Ce sont des douleurs sourdes que le malade éprouve dans la région ano-périnéale, douleurs qui s'exaspèrent pendant la défécation. Ses organes génitaux sont dans un état de surexcitation continuelle qui donne lieu à de fréquentes pollutions, accompagnées de douleurs vives, déchirantes, qui se font sentir au moment de l'éjaculation. Souvent le sperme, ainsi que nous l'avons signalé plus haut, est teinté de sang, qui tantôt forme des stries, des filaments d'un rouge vif, disséminés au milieu du liquide éjaculé, tantôt, au contraire, est intimement combiné avec lui, de manière à lui donner l'aspect des crachats rouillés de la pneumonie. Ce symptôme, qui quelquefois persiste après la guérison apparente de l'épididymite ou de l'orchite, n'est pas toujours pathognomonique de l'inflammation des vésicules séminales; il peut être également la conséquence ou de l'inflammation du testicule lui-même ou d'une forte injection sanguine soit des canaux éjaculateurs, soit de la muqueuse uréthrale. Il est, en général, sans gravité ou, pour mieux dire, il n'ajoute rien à la gravité de la lésion qui en est la cause; mais il est pour les malades un sujet constant de vives inquiétudes.

L'inflammation des vésicules séminales peut encore être reconnue par le toucher rectal, à l'aide duquel il est souvent facile de constater, de chaque côté de la ligne médiane et au-dessus de la prostate, la turgescence et la sensibilité morbide de ces organes. Il faut prendre garde toutefois de ne pas confondre cette inflammation avec un engorgement ou un abcès prostatique : la méprise serait d'autant plus fâcheuse qu'elle pourrait engager le chirurgien à pratiquer une ponction inutile et dont les suites ne seraient pas sans danger. Il suffira, pour l'éviter, de se rappeler que les vésicules séminales sont placées plus haut que la prostate et à la dernière limite accessible au toucher; qu'elles sont situées latéralement et à une certaine distance de la ligne médiane, et séparées l'une de l'autre par un espace assez large, qui forme entre elles une sorte d'enfoncement facile à reconnaître lorsqu'elles sont toutes deux tuméfiées. En ayant présent à l'esprit ces rapports anatomiques, il sera impossible de commettre l'erreur de diagnostic que nous signalons.

La résolution est l'issue ordinaire de l'inflammation blennorrhagique des vésicules séminales; mais cette affection peut aussi se terminer par suppuration. M. Velpeau, dans ses leçons, a cité le cas d'un malade qui mourut d'une péritonite généralisée ayant eu pour point de départ une suppuration de ces organes. Ce malade était atteint d'une orchite blennorrhagique dont on a pu suivre la marche à travers les voies séminales. Les deux vésicules étaient suppurées, et c'est du cul-de-sac recto-vésical qu'était partie la péritonite. « Je ferai remarquer, dit M. Velpeau à cette occasion, que l'inflammation des vésicules séminales après la blennorrhagie n'est point une affection rare, et que c'est une maladie nouvelle à faire entrer dans le cadre nosologique [1]. » Nous n'en dirons pas davantage sur cette affection, dont nous n'avons parlé ici qu'incidemment, et uniquement pour appeler sur elle l'attention des praticiens.

Le diagnostic de l'orchite blennorrhagique n'est pas tout à fait aussi facile que celui de l'épididymite. S'il n'est guère possible de confondre cette dernière affection avec les sarcocèles tuberculeux, cancéreux et syphilitique, il n'en est pas de même pour l'orchite, surtout quand celle-ci se prolonge et passe à l'état chronique. Le diagnostic, dans ce cas, peut être d'une extrême difficulté. Les signes physiques sont quelquefois alors d'une obscurité telle qu'on en est réduit à chercher dans le mode d'invasion, de développement de la tumeur, dans sa marche, dans sa durée, dans l'état général du malade, et jusque dans les effets du traitement, les éléments du diagnostic. Ne pouvant entrer dans tous les détails nécessaires pour élucider cette question, nous renvoyons aux ouvrages spéciaux, et parti-

[1] *Gazette des Hôpitaux*, 1856, n° 122.

culièrement à celui de Curling, où sont traitées de main de maître toutes les maladies du testicule et de ses annexes.

Les symptômes que nous avons décrits permettront, dans presque tous les cas, de distinguer l'orchite de l'épididymite simple. L'excès de la douleur, l'augmentation de volume du testicule, sa résistance anormale, son extrême sensibilité à la pression, indiqueront suffisamment son état inflammatoire. Une circonstance qui pourrait embarrasser le diagnostic serait la présence d'un épanchement considérable dans la tunique vaginale. Mais, au moyen d'une simple ponction, il sera toujours possible de faire disparaître cette cause d'incertitude. Il n'en sera pas de même s'il s'agit d'un engorgement phlegmoneux du tissu cellulaire sous-scrotal. La tumeur ne forme plus alors qu'une masse globuleuse et compacte, à travers laquelle il est impossible de reconnaître si le testicule est ou non enflammé. Heureusement que le doute forcé dans lequel se trouve ici enfermé le praticien ne saurait être préjudiciable au malade, le traitement ne devant pas varier dans l'un ou dans l'autre cas.

La blennorrhagie n'est pas la seule cause qui puisse enflammer le testicule. L'orchite peut être également produite par une contusion résultant, par exemple, d'un coup de pied, d'un choc contre le pommeau de la selle, d'une pression exercée par le croisement des cuisses ou toute autre violence extérieure. Une vive excitation vénérienne non suivie de satisfaction peut encore la déterminer. Enfin on la voit quelquefois se développer spontanément pendant le cours d'un oreillon, par suite du transport métastatique de l'irritation parotidienne.

Cette orchite traumatique ou métastatique se distinguera facilement de l'orchite blennorrhagique, d'abord par l'évidence de la cause qui l'a produite, et ensuite par l'absence de tout écoulement uréthral chez l'individu qui en est affecté. Mais, indépendamment de ces circonstances, d'autres caractères peuvent encore servir à les différencier. L'orchite traumatique est généralement moins intense, et surtout moins tenace que l'orchite blennorrhagique; elle débute par le corps même du testicule, et ne s'étend que rarement à l'épididyme et au cordon spermatique. L'orchite blennorrhagique, au contraire, est toujours précédée de l'inflammation de l'épididyme et, le plus souvent, du canal déférent, qui restent durs et engorgés quand l'orchite elle-même a disparu. L'orchite blennorrhagique est plutôt une *didymo-épididymite* qu'une orchite proprement dite.

Le pronostic de l'orchite blennorrhagique est nécessairement plus grave que celui de l'épididymite simple. Néanmoins cette affection, convenablement traitée, se termine dans la plupart des cas par résolution. Quand elle suppure, le pronostic acquiert une gravité des plus redoutables, car il en résulte fatalement la fonte ou l'atrophie plus ou moins complète du testicule; mais cette terminaison est heureusement assez rare.

Comme l'épididymite, et plus souvent peut-être, l'orchite blennorrhagique peut devenir, chez les sujets prédisposés par une diathèse préexistante, l'occasion et le point de départ de dégénérescences tuberculeuses, cancéreuses ou syphilitiques du testicule. Cette circonstance, qu'il ne faut pas perdre de vue, ajoute, pour certains malades, un élément de plus à la gravité du pronostic.

V

Traitement de l'épididymite et de l'orchite blennorrhagiques.— Traitement prophylactique. — Traitement curatif. — Ce qu'il convient de faire relativement à l'uréthrite concomitante.

Le meilleur moyen de prévenir l'épididymite et l'orchite blennorrhagiques est de guérir le plus promptement possible l'uréthrite. L'inflammation ne gagnant l'épididyme qu'après avoir parcouru le canal dans toute sa longueur, cet accident n'est presque jamais à craindre dans la première phase de la blennorrhagie uréthrale, à moins que la maladie n'ait envahi d'emblée la région postérieure de l'urèthre, ce qui est l'exception. Si donc on parvient à empêcher l'inflammation de gagner cette région, on préservera de toute atteinte les organes de la sécrétion spermatique : *Sublata causa, tollitur effectus*.

Dans tous les cas, il sera nécessaire de prescrire aux malades affectés d'uréthrite toutes les précautions hygiéniques capables de hâter la guérison et de prévenir, dans une certaine mesure, l'extension du mal à l'épididyme et au testicule. C'est ainsi qu'on leur conseillera de porter un bon suspensoir, d'éviter avec soin toute fatigue, tout exercice violent, tels que les marches prolongées, l'équitation, le coït, le jeu de billard, et généralement toutes les causes qui pourraient amener le froissement ou la compression du testicule. S'il survient des symptômes qui indiquent la progression de l'inflammation et ses tendances à gagner les parties profondes de l'urèthre, on se hâtera de les combattre. On maintiendra une douce chaleur aux bourses en les enveloppant d'une feuille de ouate, qui à la fois garantira de la froidure et rendra la suspension plus exacte.

Mais si, malgré toutes ces précautions, l'inflammation testiculaire ne peut être conjurée, si la prophylaxie, ce qui n'arrive que trop souvent, est impuissante à entraver le développement de l'épididymite ou de l'orchite, quelle est la médication la plus sûre pour guérir promptement le mal?

Divers procédés de traitement abortif ont été préconisés. On a d'abord vanté les applications de glace sur le point malade. Mais, outre que ce topique ne produit pas les effets qu'on en attend, il exaspère le plus souvent la douleur et ne fait qu'augmenter la congestion. D'autres applications astringentes, l'eau blanche, le sulfate de fer, la teinture d'iode, la boue de meule en cataplasme, la compression ont été également conseillés. Tous ces remèdes sont sans aucune action abortive, et leur moindre inconvénient est de faire perdre un temps précieux.

Au début de ma pratique, je faisais fréquemment usage des sangsues appliquées au périnée et sur le trajet inguinal du cordon testiculaire. J'ai presque entièrement abandonné aujourd'hui ce mode de traitement, qui ne m'a pas paru hâter de beaucoup la guérison. Non-seulement il est inutile dans la plupart des cas, mais encore il présente quelquefois de sérieux inconvénients. Irritées par le contact mutuel des surfaces, par la présence des poils, par la sueur et autres excrétions plus ou moins âcres, les piqûres de sangsucs peuvent devenir, dans la région périnéale, le point de départ de fluxions érythémateuses, d'érysipèles ou d'éruptions furonculeuses toujours regrettables. Néanmoins, si dans quelques cas d'une intensité exceptionnelle ou chez des sujets pléthoriques, on croit nécessaire de recourir aux saignées locales, on aura soin de ne jamais les pratiquer sur le scrotum.

Il est trois régions du corps humain sur lesquelles les sangsues ne doivent jamais être appliquées : les paupières, le prépuce et le scrotum. La structure délicate de ces organes, la finesse de la peau qui les recouvre, la laxité du tissu cellulaire sous-jacent, sont autant de causes qui rendent les piqûres de ces annélides fort dangereuses dans ces régions, qu'elles exposent à des infiltrations séreuses, à des œdèmes considérables, et par suite à la production de phlegmons diffus, dont la gangrène peut être le résultat.

Voici, d'après mon expérience, la meilleure médication à employer pour combattre, à son début, l'épididymite ou l'orchite blennorrhagique. Cette médication est aussi simple que rationnelle.

Le malade garde le repos au lit. Je lui impose une diète plus ou moins sévère, selon l'acuité des symptômes. Il fait usage de boissons rafraîchissantes, tels que la tisane d'orge et de chiendent, le sirop de groseille ou d'orgeat étendu d'eau. Il prend régulièrement, tous les matins, un verre d'eau de Sedlitz ou de limonade magnésienne. J'attache beaucoup d'importance à cette dernière prescription ; ses effets sont bien plus sûrs et bien plus prompts que ceux qui résultent d'une application de sangsues. Les purgatifs salins, par l'abondance des selles molles et séreuses qu'ils provoquent, ont le double avantage de maintenir le ventre toujours libre et de déterminer sur l'intestin une dérivation qui tend à diminuer l'afflux du sang vers le point congestionné : ce sont de véritables *saignées intestinales*.

Le traitement local se compose d'onctions faites avec des pommades résolutives. La meilleure de toutes est l'onguent napolitain belladoné :

Onguent napolitain	20 grammes.
Extrait de belladone.	3 à 5 grammes.

On prescrit deux ou trois frictions par jour sur le testicule malade, que l'on recouvre ensuite d'un cataplasme de farine de lin ou de fécule, en ayant soin de maintenir les bourses relevées avec un mouchoir attaché derrière les reins, ou avec un coussinet placé entre les cuisses.

La belladone est un médicament dont l'administration exige une certaine prudence. Appliquée sur le scrotum, dont la peau mince et délicate est douée d'une grande vitalité, elle peut être absorbée et donner lieu à une intoxication qui, pour ne pas être délétère, vu ses faibles proportions, n'en est pas moins assez inquiétante. C'est ainsi que je l'ai vue, très-rarement il est vrai, causer du délire, des hallucinations, de la stupeur et des troubles dans la vision, dus à la dilatation des pupilles. On veillera soigneusement à ce qu'un pareil accident ne se produise point, en surveillant les effets du remède, et en supprimant l'emploi dès les premiers phénomènes d'intoxication. Mais, je le répète, ces phénomènes ne se manifestent que très-rarement dans le cas qui nous occupe. Si je les signale, c'est surtout en raison de l'intérêt qu'ils peuvent offrir au point de vue physiologique.

La pommade napolitaine peut, de son côté, déterminer sur la peau diverses éruptions, particulièrement l'érythème miliaire et l'eczéma, qui s'étendent quelquefois jusque sur le bas-ventre et la partie interne et supérieure des cuisses. Ces éruptions, que l'on observe assez fréquemment, sont en général très-vives, mais aussi très-fugaces ; elles disparaissent d'elles-mêmes, dès qu'on cesse d'appliquer la pommade. Souvent aussi le mercure que renferme cette pommade est absorbé à l'intérieur et va agir sur les gencives, où il produit la salivation et des stomatites plus ou moins graves qu'il importe d'éviter.

Pour faire cesser ces complications ou, mieux encore, pour les prévenir, on n'aura qu'à discontinuer l'usage de ce médicament, vers le quatrième ou cinquième jour, et à le remplacer par d'autres pommades résolutives, soit à l'iodure de plomb, soit à l'iodure de potassium.

Axonge fraîche.	20	grammes.
Iodure de plomb ou de potassium. . .	1	—
Extrait de ciguë.	3	—

On joindra à ce traitement l'emploi de bains généraux pris tous les jours, ou au moins tous les deux jours.

Nous avons dit qu'il se formait très-fréquemment, pendant le cours de l'épididymite, un épanchement séreux dans la tunique vaginale. Cet amas de liquide, par la compression qu'il exerce sur le testicule, provoque souvent de violentes douleurs. En ponctionnant la tunique avec la lancette, on obtiendra un soulagement instantané, mais rarement durable; car la sérosité épanchée se reproduit très-rapidement et neutralise en partie les effets de l'opération. Cependant, comme cette ponction est peu douloureuse et sans aucun danger, on devra y recourir toutes les fois que la violence des symptômes en indiquera la nécessité.

Sous l'influence des moyens que nous venons d'indiquer, l'état inflammatoire ne tarde pas à s'effacer. En cinq ou six jours, rarement plus, la douleur disparaît, puis on voit diminuer peu à peu la rougeur du scrotum et le gonflement des parties affectées. Mais, ainsi que nous l'avons dit, il est rare que la résolution se fasse d'une manière complète. Dans l'immense majorité des cas, l'épididyme reste hypertrophié et induré. La résorption de ces noyaux d'induration est toujours lente et difficile à se faire, quelquefois même impossible. Cependant il importe de chercher à l'obtenir, surtout si les deux testicules en sont atteints, afin d'éviter les fâcheuses conséquences physiologiques qui peuvent en résulter.

Le malade sera d'abord averti du danger qui le menace et de la ténacité probable des indurations plastiques qu'il s'agit de faire disparaître. C'est le seul moyen de lui donner le courage et la patience nécessaires pour supporter un traitement ordinairement fort long.

Aussitôt que l'état inflammatoire aigu aura cessé, on lui fera prendre de l'iodure de potassium à l'intérieur, à la dose de 1 gramme par jour en deux prises, et il continuera ses onctions résolutives avec une pommade fondante. L'onguent napolitain belladoné, les pommades à l'iodure de potassium et à l'iodure de plomb seront successivement employés. Puis on recouvrira le scrotum, ainsi frictionné, avec une feuille de ouate doublée d'un morceau de taffetas ciré, et on portera un suspensoir pour maintenir le pansement et supporter le poids des bourses.

Ce traitement est de beaucoup préférable à tous ceux qui ont été préconisés. La compression, tant vantée jadis, est d'une application difficile en cette région. Souvent aussi elle provoque de la douleur, exposant par là le malade au retour de l'état aigu. J'en dirai autant du badigeonnage du scrotum avec le collodion ou avec la teinture d'iode. Ce moyen, proposé par quelques médecins modernes, pour combattre les indurations persistantes de l'épididyme, ne m'a paru jouir d'aucune efficacité. Il a surtout le grave inconvénient d'irriter fortement la peau du scrotum, ce qui en rend l'usage intolérable pour la plupart des malades.

L'iodure de potassium et les pommades résolutives sont donc, en résumé, les seuls remèdes efficaces contre l'engorgement chronique de l'épididyme. Mais leur réussite exige une grande persévérance dans leur emploi : un mois, six semaines, deux mois et plus sont souvent nécessaires pour en obtenir un effet satisfaisant. Encore faut-il qu'ils soient administrés en temps opportun, c'est-à-dire le plus près possible du début de l'induration. Si l'on tarde trop, si l'on attend, pour les prescrire, que la matière plastique qui constitue d'abord les noyaux ait subi la transformation fibreuse, il ne faut guère compter sur leur action.

Le traitement que nous venons de tracer pour l'épididymite convient également à l'orchite : ici et là mêmes prescriptions, mêmes remèdes ; ce qui agit dans un cas agit aussi dans l'autre. Il nous suffira, pour terminer ce sujet, d'indiquer un dernier moyen plus spécialement applicable à la cure de l'orchite.

Les sensations douloureuses que cette affection fait naître tiennent, en grande partie, comme nous avons eu déjà occasion de le dire, aux compressions exercées sur l'organe malade par ses enveloppes enflammées. Il sera donc nécessaire de les débrider quand la douleur sera trop violente. Quelques mouchetures, çà et là pratiquées sur le scrotum, dans un sens parallèle à son grand axe, amèneront toujours un soulagement notable. Dans d'autres circonstances, c'est la tunique albuginée elle-même qu'il faudra inciser, pour obtenir un amendement à la douleur et la rémission des symptômes. Cette opération, mise en pratique par Vidal, est le meilleur moyen de prévenir la fonte purulente du testicule.

Mais, à part ces quelques manœuvres chirurgicales, la médication de l'orchite est, je le répète, identiquement la même que celle de l'épididymite. Si ce n'est pourtant que le danger étant plus grand, l'action devra être plus vive, plus énergique et les efforts pour le conjurer conduits avec plus de soins et plus de vigilance.

Quand à l'uréthrite, source première de l'engorgement de l'épididyme ou du testicule, quelle conduite le médecin doit-il tenir à son égard ? Nous l'avons vue diminuer un moment par la révulsion qui s'opérait dans son voisinage, puis bientôt reprendre, sinon son intensité première, du moins l'état dans lequel elle se trouvait lors de l'invasion de la phlegmasie testiculaire. Quelquefois même, contrariée par le traitement antiphlogistique que réclame l'épididymite ou l'orchite, elle prend un nouvel accroissement; l'écoulement qu'elle fournit est plus abondant, les sensations qu'elle cause un peu plus vives.

Dans tous les cas, j'abandonne l'uréthrite à elle-même pendant la première période de l'épididymite ou de l'orchite. Mais dès que l'état aigu du testicule ou de ses annexes est éteint, je cherche à tarir l'écoulement le plus vite possible; j'administre le copahu, le cubèbe; je prescris les injections; en un mot, j'emploie avec vigueur tous les moyens propres à combattre la phlegmasie uréthrale.

Que dire du conseil donné par quelques médecins de raviver l'uréthrite, de la ramener à l'état aigu en introduisant dans l'urèthre des sondes ou des bougies et même du muco-pus blennorrhagique pris sur d'autres malades? Cette pratique dangereuse, fondée sur l'idée fausse que la chaude-pisse tombait dans les bourses par suite d'une suppression brusque ou par métastase, est aujourd'hui complétement abandonnée. La raison et le bon sens indiquent que, loin de rappeler la phlegmasie blennorrhagique, il faut au contraire s'efforcer d'éteindre, par les moyens les plus prompts et les plus énergiques, ce foyer d'inflammation toujours prêt à s'étendre au testicule resté sain ou à occasionner des recrudescences dans celui qui déjà est affecté.

VII

DE L'ARTHRITE BLENNORRHAGIQUE

I

Historique et nomenclature. — Cause. — Prédispositions. — Hypothèses sur le mode de production de l'arthrite blennorrhagique. — Métastase, sympathie, etc. — Époque d'apparition relative à la durée de l'uréthrite.

Parmi les complications de l'uréthrite, il en est une assez singulière et dont la production n'est pas facile à expliquer : c'est l'*arthrite blennorrhagique*.

Méconnue par les anciens, vaguement indiquée par Guillaume Musgrave, en 1723, et plus tard par J. Hunter, cette affection n'a été bien décrite, pour la première fois, que par Swediaur, qui, ne la considérant que dans l'articulation tibio-fémorale, où elle siége le plus souvent, l'a désignée sous la dénomination trop restreinte de *gonocèle* ou *tumeur blennorrhagique du genou*. Depuis elle a reçu divers noms : on l'a successivement appelée *arthrocèle*, *arthropathie*, *tumeur blanche blennorrhagique*. Elle est aujourd'hui généralement connue sous la dénomination plus exacte d'*arthrite blennorrhagique*.

Parmi les auteurs modernes qui s'en sont occupés, nous citerons M. Velpeau, qui lui a consacré un article dans le *Dictionnaire de médecine*, Bonnet et Foucart, le Dr Brandes de Copenhague, M. Thiry de Bruxelles, et enfin M. Rollet de Lyon. Ce dernier, qui, à défaut du génie de l'invention, possède au plus haut degré l'art de rajeunir les idées anciennes et de leur donner, en les reproduisant, un tel air de fraîcheur et de nouveauté qu'on les croirait récemment écloses sous sa plume, a dernièrement publié sur l'arthrite blennorrhagique une monographie, dont la facture scientifique et la forme littéraire laissent peu à désirer, mais dans laquelle nous avons vainement cherché un aperçu original [1].

La blennorrhagie uréthrale est la cause essentielle, *sine qua non*, de l'arthrite blennorrhagique. Seule elle y donne lieu, et jusqu'ici cette affection n'a jamais été observée coïncidant soit avec la balano-posthite, soit avec la vaginite ou toute autre blennorrhagie étrangère à l'urèthre. A cette cause fondamentale viennent s'ajouter certaines conditions extrinsèques qui concourent à en favoriser l'action. Citons, en premier lieu, la constitution arthritique,

[1] Nous ne prétendons pas faire à M. Rollet un reproche de son manque d'originalité : n'est pas original ou inventeur qui veut. Plus que tout autre, au contraire, nous sommes disposé à reconnaître et à louer le courage et l'habileté qu'il déploie, dans un pur intérêt scientifique, à vulgariser les idées d'autrui. Personnellement nous ne pouvons que nous féliciter d'avoir trouvé en lui un partisan éclairé et un ardent défenseur de nos idées sur le mode de transmission des accidents secondaires de la syphilis, et nous ne saurions, sans injustice, méconnaître le talent et le zèle dont il a fait preuve pour les propager et en assurer le succès.

le jeune âge et le tempérament lymphatique. Il est d'observation générale que des chairs molles, une peau fine, des tissus lâches facilitent la production de l'arthrite blennorrhagique. Il en est de même des brusques variations de l'atmosphère, du froid et surtout du froid humide. La fatigue, les marches prolongées, la pression, les contusions exercées sur les articulations en sont encore autant de causes prédisposantes.

Nous venons de dire que le mécanisme par lequel se forme l'arthrite blennorrhagique est difficile à comprendre. Ce n'est pas cependant faute d'explications. Aucune question n'a été l'objet de discussions plus vives et plus nombreuses. Les uns ont invoqué la métastase, d'autres la sympathie comme devant être le mode producteur de cette affection, le lien qui la rattache à sa cause spéciale, l'uréthrite. Il en est qui ont cru voir dans cette affection un effet de l'intoxication vénérienne, ou bien encore le produit de la diathèse rhumatismale simplement mise en jeu par la blennorrhagie ou coïncidant avec elle. Examinons.

Quelle que soit la doctrine à laquelle on appartienne, la métastase est pour tous et dans tous les cas le déplacement complet et absolu de l'élément morbide. Déplacement de l'humeur morbifique pour les humoristes, de l'irritation pour les solidistes, qui entraîne, en même temps que l'apparition du mal sur de nouveaux organes, sa disparition soudaine et complète des régions qu'il occupait. Or, rien de pareil ne se produit dans l'arthrite blennorrhagique. J'ai toujours vu, au contraire, l'écoulement uréthral persister au moment où celle-ci se manifeste, et le plus souvent suivre son cours pendant toute la durée, et même après la disparition de l'engorgement articulaire. La théorie de l'arthrite blennorrhagique par métastase est donc inadmissible.

L'opinion de ceux qui ont admis la propagation du mal par voie sympathique ne nous paraît guère plus satisfaisante. Comment, en effet, concevoir une corrélation intime entre des organes si différents et si distants l'un de l'autre, entre la muqueuse de l'urèthre et les tissus composés d'une articulation? Qu'une uréthrite occupant la partie postérieure du canal produise l'engorgement de l'épididyme, sans intéresser les conduits intermédiaires; qu'un chancre ou même une simple écorchure du gland irrite et enflamme les ganglions de l'aîne, sans que les lymphatiques correspondants soient eux-mêmes affectés, cela se comprend à la rigueur; mais que la synoviale du genou ou d'une articulation phalangienne se mette à l'unisson pathologique de la muqueuse uréthrale, l'esprit se refuse à admettre ce genre de sympathie.

Pour les médecins qui considèrent la blennorrhagie comme appartenant à la syphilis, l'arthrite se trouve tout naturellement expliquée; elle est pour eux une manifestation de l'empoisonnement général. Mais depuis longtemps l'observation clinique a fait justice de cette opinion erronée, et la blennorrhagie est aujourd'hui, de l'assentiment de tous, une affection purement locale, entièrement distincte de la vérole et n'amenant en aucun cas l'infection de l'économie.

Métastase, sympathie, intoxication vénérienne, nous paraissent donc également impuissantes à expliquer le mécanisme étiologique de l'affection qui nous occupe. Or, plutôt que d'adopter une théorie incertaine, nous préférons avouer la complète ignorance à laquelle nous sommes réduit en cette matière, nous bornant à constater le fait sans prétendre aller au delà.

Quelques auteurs, et particulièrement M. Thiry, de Bruxelles, ont tranché la question en niant l'existence de cette maladie comme espèce morbide. Pour eux l'arthrite ne serait autre chose qu'une manifestation du rhumatisme ordinaire, entièrement indépendante de la blennorrhagie. Ces deux affections se trouveraient réunies par simple coïncidence, et il n'existerait entre elles aucune relation de cause à effet. C'est aller un peu trop loin, et je ne saurais admettre une pareille théorie, à laquelle d'ailleurs l'expérience donne le plus complet démenti. J'ai observé en effet, et tous les praticiens ont pu observer comme moi, des individus qui, en dehors de toute disposition rhumatismale, ne peuvent pas avoir d'uréthrite sans qu'aussitôt celle-ci se complique d'arthrite blennorrhagique, et qui, une fois guéris de leur chaude-pisse, n'éprouvent plus la moindre atteinte arthritique jusqu'au moment où une autre blennorrhagie vient de nouveau retentir sur leurs articulations. Cette répétition de l'arthrite à chaque nouvelle chaude-pisse n'est-elle pas la preuve certaine du rapport de causalité qui unit ces deux affections? D'ailleurs l'arthrite blennorrhagique, bien que se rapprochant beaucoup du rhumatisme ordinaire, s'en distingue néanmoins par quelques caractères spéciaux que nous allons bientôt étudier.

Un fait assez singulier et non moins inexplicable que le mode de formation de l'arthrite blennorrhagique, c est son époque d'apparition. Comme l'épididymite ou l'orchite, cette affection ne survient généralement que vers la fin de la blennorrhagie uréthrale. Il est très-rare, en effet, de l'observer à son début. Presque toujours, lorsqu'elle se déclare, les malades éprouvent ou ont éprouvé, depuis quelque temps, des symptômes de cystite du col, ils accusent des envies fréquentes et impérieuses d'uriner, une sensation de pesanteur au périnée. Ce fait-là, je le répète, échappe à toute interprétation, et il serait futile d'en rechercher la cause, à moins d'admettre, avec M. Rollet, « que l'uréthrite, quand elle affecte un certain siége encore inconnu, lorsqu'elle s'étend à certaines parties non encore déterminées du canal et dans des conditions encore mal appréciées, puisse, chez des sujets prédisposés, sans qu'aucune matière morbide soit absorbée et par le seul retentissement de la maladie d'un tissu sur un autre, donner naissance à d'autres actes morbides et amener la série des accidents rhumatismaux, etc..., » ce qui est parler pour ne rien dire, ou tout au moins reculer la question sans la résoudre.

II

Siége de l'arthrite blennorrhagique. — Articulations, gaînes tendineuses et bourses synoviales. — L'arthrite blennorrhagique est-elle exclusivement propre à l'homme? — Symptômes, marche, durée, terminaison.

Toutes les articulations grandes ou petites, les gaînes tendineuses et les bourses synoviales peuvent participer à l'inflammation blennorrhagique. L'articulation tibio-fémorale, sans être, comme le croyait Swediaur, le siége exclusif de cette maladie, est néanmoins celle qu'elle affecte le plus souvent. Après elle viennent, dans l'ordre de fréquence, les articulations tibio-tarsienne, huméro-cubitale, radio-carpienne, scapulo-humérale, coxo-fémorale, sacro-iliaque, sterno-claviculaire, la bourse synoviale du tendon d'Achille, et enfin les petites articulations phalangiennes. Toutefois, ainsi que le fait remarquer judicieusement M. Cullerier, quand l'inflammation envahit les petites articulations, c'est presque toujours consécutivement aux grandes et non pas d'emblée.

Quelques auteurs, et en dernier lieu M. Rollet, ont avancé que l'homme seul est exposé à l'arthrite blennorrhagique, et ont tiré de ce fait un signe distinctif entre cette affection et le rhumatisme vulgaire commun aux deux sexes. Ce jugement est trop absolu. Il est vrai de dire que l'arthrite s'observe bien plus rarement chez la femme que chez l'homme ; mais ce fait ne tient pas à une immunité propre au sexe féminin ; il dépend uniquement de ce que chez la femme l'uréthrite, cause nécessaire de l'arthrite, est beaucoup plus rare que chez l'homme. Ajoutons que beaucoup de femmes cherchent à dissimuler ce qu'elles éprouvent du côté de leurs organes génitaux, surtout quand la cause en est suspecte, et que chez elles la constatation d'une uréthrite chronique ou à son déclin n'est pas toujours chose facile, même pour un praticien exercé. D'où il résulte qu'une arthrite peut très-bien, chez la femme, être méconnue dans sa nature et considérée comme un simple rhumatisme, alors qu'elle dérive d'un écoulement uréthral.

La science a d'ailleurs enregistré plusieurs observations de ce genre. M. Rayer en a recueilli deux dans son service à l'hôpital de la Charité. « Pendant mon séjour à Lourcine, dit M. Cullerier, j'ai observé trois fois l'arthrite blennorrhagique chez la femme : dans un cas, c'était le genou qui était pris ; dans un autre, c'était le poignet ; dans le troisième, c'était l'articulation sterno-claviculaire. » M. Richet a traité, dans le même hôpital, une arthrite du genou qu'il n'hésita pas à rattacher à une blennorrhagie pour laquelle la malade se trouvait dans ses salles. M. le professeur Jules Cloquet, dans un travail sur cette maladie, a soutenu que, chez la femme, l'articulation coxo-fémorale était le plus souvent atteinte. L'observation clinique n'a pas justifié cette manière de voir. Dans l'un comme dans l'autre sexe, c'est le genou qui est le siége de prédilection de l'arthrite blennorrhagique.

Nous avons dit que non-seulement les articulations, mais encore les gaînes tendineuses et les bourses synoviales pouvaient participer à l'inflammation blennorrhagique. Quelques auteurs sont allés plus loin ; ils ont soutenu que la phlegmasie uréthrale pouvait retentir jusque sur les enveloppes du cœur, et donner lieu à des endocardites, à des péricardites blennorrhagiques. On a même avancé que les enveloppes du cerveau et de la moelle pouvaient se prendre sous les mêmes influences, et mettre ainsi en péril les jours du malade.

L'arthrite blennorrhagique offre généralement le type subaigu; sa marche est plutôt lente, semi-chronique que brusque et rapide. Elle s'annonce par de la gêne, par une douleur plus ou moins vive, qui rend de plus en plus pénibles et difficiles les mouvements de l'articulation affectée. Celle-ci se gonfle sans que les téguments qui la recouvrent participent à l'inflammation dont elle est atteinte; presque toujours la peau reste froide et conserve sa coloration normale. Dans les cas rares où la phlegmasie articulaire rayonne jusqu'à elle, elle ne s'y manifeste que par une rougeur peu intense.

De toutes les parties qui composent l'articulation malade, la synoviale est celle sur laquelle la phlogose porte de préférence et se fixe plus fortement. Dans tous les cas elle devient le siége d'une exhalation séreuse qui, en s'épanchant dans l'article, y produit une véritable hydarthrose. Toutes les articulations peuvent en être atteintes, mais c'est surtout dans celle du genou que cette sorte d'hydropisie est apparente. Elle y détermine un gonflement et une déformation considérables, soulève la rotule, qu'elle écarte de la surface articulaire du fémur, et à laquelle elle communique une mobilité fluctuante qui fournit au diagnostic de l'épanchement un excellent signe pathognomonique.

L'arthrite blennorrhagique est ordinairement monoarticulaire. Ce n'est que par exception qu'on la voit sévir à la fois ou successivement sur plusieurs articulations. Cette affection est loin, en effet, d'être aussi mobile que le rhumatisme vulgaire; elle a, au contraire, une assez grande fixité. Lors même qu'elle se déplace, ce n'est jamais que d'une manière incomplète et avec une certaine lenteur. Nous reviendrons bientôt sur ce sujet.

Nous avons dit que la marche de cette affection est toujours plus ou moins lente; ajoutons que sa durée est généralement assez longue. On la voit persister pendant un mois, six semaines, et quelquefois davantage. Le plus souvent elle se termine par résolution, mais il est rare que cette résolution soit immédiatement franche et complète. Bien que l'épanchement se soit résorbé, que le gonflement ait disparu, l'articulation reste comme empâtée et frappée d'inertie. Pendant longtemps encore les mouvements sont roides et plus ou moins pénibles. Peu à peu cependant ces derniers symptômes s'affaiblissent, la douleur et la gêne disparaissent à leur tour, et le malade reprend enfin l'usage de son membre, sans conserver de cet état aucune espèce d'altération.

Dans d'autres circonstances l'arthrite dégénère en hydarthrose chronique. Dans quelques cas aussi, et chez des sujets scrofuleux ou débilités, elle devient le point de départ d'une tumeur blanche. Mais ce sont là de rares exceptions. Par elle-même cette maladie a bien peu de tendance à la suppuration, et pour que telle soit son issue, il faut l'intervention d'une cause étrangère, d'une influence diathésique.

III

Diagnostic de l'arthrite blennorrhagique. — Caractères qui la distinguent du rhumatisme ordinaire et des douleurs rhumatoïdes de la syphilis secondaire. — Pronostic. — Traitement.

Le diagnostic de l'arthrite blennorrhagique n'est pas toujours facile à établir, alors surtout qu'on veut à tout prix distinguer cette affection du rhumatisme vulgaire, avec lequel elle a quelque ressemblance. Cependant, en étudiant comparativement et avec soin ces deux maladies, on parvient toujours à saisir entre elles des caractères ou, pour mieux dire, des nuances pathognomoniques qui permettent, dans le plus grand nombre de cas, de les différencier l'une de l'autre.

Il faut d'abord tenir compte de l'existence de l'uréthrite. La présence d'un écoulement qui dure depuis plusieurs semaines quand l'arthrite se déclare, et dont la source est dans les parties profondes de l'urèthre, doit au moins faire soupçonner la nature particulière du mal et inviter le médecin à un examen plus attentif de ses symptômes.

L'arthrite blennorrhagique n'affecte généralement qu'une seule articulation ; le rhumatisme en occupe souvent plusieurs, qu'il envahit d'emblée ou successivement. En un mot, l'arthrite blennorrhagique a peu de tendance à se généraliser, ce qui est le contraire pour le rhumatisme. Ce dernier s'accompagne toujours d'une fièvre intense; dans l'arthrite blennorrhagique la réaction générale est, le plus souvent, nulle ou à peine marquée. Tandis que dans l'arthrite la peau qui recouvre l'articulation reste ordinairement froide et conserve sa teinte normale, on la voit s'enflammer, rougir et se sillonner de veines variqueuses dans le rhumatisme. Ajoutons que dans la phlegmasie blennorrhagique, la synoviale est le siége particulier et constant du mal, ce qui ne s'observe pas dans le rhumatisme ordinaire, où cette membrane participe, il est vrai, à l'état morbide, mais n'en est pas le lieu spécial d'élection. Enfin le sang tiré de la veine, chez des malades atteints d'arthrite vénérienne, ne se couvre pas, comme celui des rhumatisants, d'une couenne épaisse, ce qui explique, jusqu'à un certain point, l'absence ou le peu d'intensité des phénomènes généraux que l'on observe dans cette maladie.

De l'ensemble de ces caractères ressort, avec évidence, l'individualité de l'arthrite blennorrhagique comme espèce, ou tout au moins comme variété distincte du rhumatisme ordinaire. Maintenant est-il possible de confondre les sensations qu'elle produit à son début avec les douleurs rhumatoïdes de la syphilis secondaire? Assurément, non. La distinction est ici des plus faciles. Dans la vérole, la douleur occupe surtout le voisinage des articulations; elle est vague, erratique, nocturne; la pression, le mouvement et le froid la diminuent ou la font cesser, tandis qu'elle s'exaspère par le repos et la chaleur du lit. Dans l'arthrite, au contraire, la douleur a pour siége l'espace intra-articulaire; elle est fixe, continue, augmente par la pression ou par le froid, et met obstacle au moindre mouvement.

Les différences, comme on le voit, sont aussi complètes que possible. Ajoutons que l'examen du malade, l'appréciation de ses antécédents morbides, la présence ou l'absence d'un chancre ou d'autres lésions syphilitiques, viendraient, s'il en était besoin, éclairer la question et dissiper tous les doutes.

L'arthrite blennorrhagique est généralement une maladie bénigne; elle se termine le plus souvent par résolution, laissant après soi, il est vrai, de la gêne et une certaine rigidité articulaire qui peuvent se prolonger pendant un certain temps, mais qui finissent toujours par disparaître. Ce n'est que lorsque, se liant à un mauvais état de la constitution ou à une prédisposition individuelle, elle dégénère en hydarthrose chronique ou en tumeur blanche, qu'elle acquiert une fâcheuse gravité. Mais cette terminaison est heureusement fort rare, et est plutôt le fait du tempérament du malade que de la phlegmasie blennorrhagique.

On voit quelquefois l'arthrite blennorrhagique coïncider ou alterner avec une ophthalmie particulière, dont le siége principal paraît être la membrane de Descemet, ou, pour mieux dire, la couche épithéliale qui tapisse la face antérieure de l'iris et la face postérieure de la cornée. Cette variété d'ophthalmie, qui, d'après la plupart des auteurs, se rattacherait à la blennorrhagie uréthrale au même titre que l'arthrite, ne s'observe cependant jamais isolément; elle est toujours accompagnée ou précédée d'une manifestation morbide articulaire. C'est une iritis séreuse ou superficielle, qui ne se distingue par aucun signe spécial, si ce n'est la concomitance de la blennorrhagie et de l'arthrite, de l'iritis de même nom due à d'autres causes. Bien que cette complication ait généralement une issue favorable, sa coïncidence avec l'arthrite, que l'on observerait, d'après un auteur moderne, au moins une fois sur dix, est un fait dont il faut nécessairement tenir compte dans le pronostic de l'affection qui nous occupe.

Le traitement de l'arthrite blennorrhagique est à peu près celui du rhumatisme vulgaire : la même médication, sauf de légères différences, convient à l'une et à l'autre. Les antiphlogistiques, les purgatifs, les sudorifiques et les révulsifs sont les agents thérapeutiques dont on devra faire usage.

Une application de sangsues autour de l'articulation malade, alors que la tumeur est en voie de formation, pourra, dans certains cas, en entraver ou tout au moins en atténuer le développement. On la fera suivre de fomentations émollientes et de quelques moyens généraux, tels que le repos, une diète modérée, et surtout l'administration de purgatifs salins (eau de Sedlitz, limonade magnésienne, etc.) On prescrira, pour boisson, l'eau de goudron édulcorée avec le sirop de Tolu, bien préférable aux tisannes diurétiques, telles que la décoction de chiendent, les infusions de graine de lin, de réglisse, de pariétaire, etc., que recommandent quelques auteurs. Ces boissons, qui peuvent être utiles dans le rhumatisme ordinaire, auraient ici le grave inconvénient de surexciter l'uréthrite et de raviver l'écoulement, source première et cause d'entretien de la maladie qu'il s'agit de combattre.

J'en dirai autant de quelques autres médicaments plus spécialement indiqués contre le rhumatisme, telles que l'azotate de potasse, la teinture de colchique, la vératrine et l'iodure de potassium. L'effet utile qu'ils pourraient avoir contre l'arthrite est annihilé par l'influence défavorable qu'ils exercent sur l'écoulement.

Mais le remède le plus puissant, l'agent par excellence et, pour ainsi dire, héroïque, lorsqu'il y a peu d'inflammation ou que celle-ci a été calmée par les moyens que nous venons d'indiquer, c'est l'application sur la tumeur d'un vésicatoire volant. S'il s'agit, par exemple, d'une arthrite fémoro-tibiale, on recouvrira toute la surface du genou d'un large emplâtre vésicant, que l'on aura soin de saupoudrer préalablement de camphre, afin de neutraliser l'action des cantharides sur le col de la vessie, action beaucoup plus marquée quand le vésicatoire est appliqué sur les membres inférieurs qu'en tout autre point, et qui d'ailleurs, dans le cas qui nous occupe, n'a que trop de tendance à se produire, en raison de l'uréthrite concomitante des parties profondes du canal. Un seul vésicatoire volant suffit quelquefois pour faire disparaître l'épanchement articulaire. Si ce résultat n'est pas immédiatement obtenu, on en applique un second et même un troisième, qui rarement alors manquent leur effet.

Cependant, si puissant que soit le vésicatoire contre l'arthrite blennorrhagique, il est des cas où celle-ci lui résiste et tend à passer à l'état chronique. Il faut alors recourir à d'autres moyens, moins énergiques peut-être, mais susceptibles d'un emploi plus longtemps soutenu. Tels sont les frictions avec la teinture d'iode, l'onguent mercuriel belladoné, et surtout la compression méthodique à l'aide d'un bandage approprié et réappliqué deux fois par jour. Nous citerons encore les bains de vapeur et l'hydrothérapie comme pouvant aussi, dans ces cas rebelles, rendre de grands services.

Quelquefois l'épanchement arthritique est entretenu par un mauvais état de la constitution. Il convient alors de joindre au traitement local les toniques, le fer, les boissons amères, l'huile de foie de morue, les bains sulfureux ou autres moyens propres à relever les forces d'un organisme débilité.

Quant à l'iritis séreuse qui, dans certains cas, accompagne l'arthrite blennorrhagique, il faut, dès le début, lui opposer un traitement énergique : émissions sanguines locales, purgatifs répétés, frictions autour de l'orbite avec l'onguent mercuriel belladoné, et calomel à l'intérieur à doses fractionnées, jusqu'à production d'un peu de salivation. Si la contraction pupillaire est considérable, on pourra instiller dans l'œil quelques gouttes d'un collyre au sulfate d'atropine; mais il faut, en général, être sobre de ce moyen et ne l'employer qu'avec les plus grandes précautions.

Les partisans de la métastase, invoquée comme cause de l'arthrite blennorrhagique, ont soutenu qu'il fallait, pour faire disparaître celle-ci, ramener l'uréthrite à l'état aigu. C'est là une pratique détestable, contre laquelle nous ne saurions trop nous élever. Loin de raviver l'écoulement, il faut, au contraire, chercher à en tarir la source le plus vite possible. On devra donc, indépendamment de la médication que nous venons d'indiquer contre l'arthrite, donner au malade le copahu, le cubèbe, et lui prescrire les moyens locaux les plus propres à faire disparaître complétement l'uréthrite. Il ne faut pas oublier que tant qu'il reste une goutte, un suintement, si faible qu'il soit, le malade demeure incessamment sous le coup de nouvelles atteintes de son affection articulaire.

VIII

DE L'OPHTHALMIE BLENNORRHAGIQUE

I

Définition de l'ophthalmie blennorrhagique. — Historique. — Mode de production. — Symptômes. — Marche et durée.

Nous abordons l'histoire de la plus redoutable des affections vénériennes, sans en excepter la syphilis elle-même et toutes les complications qui en découlent. Nous sommes en présence d'une maladie terrible qui, en quelques jours, que dis-je ? en quelques heures, peut priver de la vue celui qui en est atteint. Cette maladie est *l'ophthalmie blennorrhagique.*

Certains auteurs ont décrit, sous ce nom, l'espèce d'iritis séreuse que nous avons vu, chez quelques sujets, coïncider ou alterner avec l'arthrite blennorrhagique. Se fondant sur cette simultanéité morbide, ils ont cru devoir rattacher cette phlegmasie oculaire à la blennorrhagie, et ils en ont fait une variété d'ophthalmie vénérienne qu'ils ont appelée rhumatismale.

Je suis loin de nier l'existence de cette maladie, dont j'ai dit quelques mots en traitant de l'arthrite ; mais je ne saurais, en aucune façon, la considérer comme une variété de l'ophthalmie blennorrhagique proprement dite, c'est-à-dire de cette redoutable conjonctivite purulente occasionnée par le transport, dans l'œil, du muco-pus uréthral, et que nous allons actuellement décrire.

L'ophthalmie blennorrhagique a été pour la première fois étudiée et décrite en 1702, par Ch. de Saint-Yves, dans son *Traité des maladies des yeux*. Depuis cette époque, tous les auteurs d'ouvrages spéciaux, excepté cependant J. Hunter, qui a oublié d'en parler dans son livre, s'en sont occupés. Cette maladie a pris rang dans le cadre nosographique, et elle est aujourd'hui analysée, non-seulement dans les traités d'oculistique ou de syphiligraphie, mais encore dans tous les ouvrages de pathologie, où généralement, un chapitre particulier est consacré à son étude.

L'ophthalmie blennorrhagique a pour siége primitif la muqueuse oculaire et palpébrale, d'où elle rayonne ensuite vers les milieux de l'œil, qu'elle peut successivement envahir. Sa cause unique et nécessaire est, je le répète, le transport du muco-pus uréthral sur la conjonctive. Je dis du mucus uréthral, car, bien qu'il semble que tout écoulement blennorrhagique puisse la déterminer, jamais on ne l'a observée par suite d'une balano-posthite, d'une vaginite ou de toute autre blennorrhagie étrangère à l'urèthre. C'est ordinairement dans la période aiguë de la chaude-pisse, alors que l'écoulement est très-abondant et possède au plus haut degré son pouvoir irritant, que la maladie se manifeste, différant en cela de l'épididymite et de l'arthrite, qui, ainsi que nous l'avons vu, ne surviennent généralement que vers la fin ou dans la période de déclin de l'uréthrite. La contagion directe et immédiate, s'opérant soit sur le malade lui-même, soit, ce qui est plus rare, d'un individu à un autre, est donc, à notre avis, le seul mode de production possible de l'ophthalmie blennorrhagique.

C'est vainement qu'on a invoqué ici, comme pour l'épididymite et pour l'arthrite, la métastase et la sympathie. La métastase, aucun fait ne permet de l'admettre; et, sans nier la synergie morbide qui peut s'établir entre deux muqueuses qui, comme celle de l'urèthre et la conjonctive, ont entre elles autant de similitude, je ne crois pas à la production de cette maladie par sympathie. Si tel pouvait être son mode étiologique, l'ophthalmie blennorrhagique serait nécessairement une affection assez commune. Or elle est, au contraire, et fort heureusement, excessivement rare. Sur des milliers de chaude-pisses que j'ai pu observer, c'est à peine si je l'ai rencontrée deux fois, et encore l'un de ces cas m'a paru douteux. Le seul malade chez lequel elle existait bien réellement l'avait contractée en se lavant par mégarde le visage avec de l'eau qui lui avait déjà servi à lotionner sa verge.

Déjà très-rare chez l'homme, l'ophthalmie blennorhagique l'est beaucoup plus encore chez la femme, en raison sans doute de la rareté même de l'uréthrite, bien moins fréquente, comme on sait, chez elle que chez l'homme.

L'ophthalmie blennorrhagique n'affecte le plus souvent qu'un seul œil; quelquefois cependant elle les envahit tous les deux. Elle débute d'une manière foudroyante. Le malade éprouve d'abord une sensation douloureuse qui peut être comparée à celle que ferait naître, par sa présence, un corps étranger, par exemple, des grains de sable compris entre la paupière et le globe de l'œil. Bientôt après, et j'insiste sur ce signe d'une grande valeur pathognomonique dans l'affection qui nous occupe, la paupière supérieure rougit; elle devient œdémateuse, se gonfle, se boursoufle, s'allonge dans le sens vertical, et *tombe* sur la paupière inférieure, qu'elle recouvre presque entièrement, et sans pouvoir se relever d'elle-même, n'obéissant plus ni au jeu des muscles ni aux efforts de la volonté. Ce symptôme est tellement rapide qu'il se produit souvent en quelques heures.

Si, avec les doigts, on soulève cette paupière, on peut constater que la muqueuse oculaire est d'un rouge vif, écarlate; il s'en échappe un écoulement qui, séreux d'abord, ne tarde pas à devenir très-épais, jaune, verdâtre, purulent. Ce liquide est tellement âcre, qu'en se répandant sur les joues, il enflamme la peau et la corrode, comme le ferait un vésicant. Le tissu cellulaire sous-conjonctival s'infiltre de sérosité ou devient le siége d'une inflammation phlegmoneuse. Un chémosis se forme alors autour de la cornée transparente, qu'il encadre d'un bourrelet tantôt œdémateux, tantôt hématique, dur et comme charnu.

La douleur s'exaspère, devient de plus en plus intolérable; elle s'irradie de l'orbite, son siége primitif, aux régions temporales, au front et quelquefois jusqu'aux arcades dentaires. « Dans certains moments même, la tête tout entière est traversée par des élancements épouvantables, qui arrachent souvent des cris aux plus courageux[1]. »

Cependant la cornée transparente résiste encore; elle jette même un éclat plus lumineux, plus brillant que de coutume; on dirait qu'elle lutte et se débat pour échapper à l'incendie qui l'enveloppe. Mais bientôt elle se trouble: un nuage grisâtre, dû à une suffusion purulente interlamellaire, vient en voiler la transparence; puis elle se ramollit, s'ulcère ou se boursoufle en un staphylome plus ou moins proéminent. Quelquefois même, frappée de mort par l'étranglement inflammatoire, elle se détache et tombe d'une seule pièce, comme un verre de montre, entraînant avec soi le cristallin et les humeurs de l'œil, bientôt suivis de l'iris, dont le bord libre vient faire hernie à travers l'ouverture laissée par la cornée et subitement rétrécie par l'affaissement des membranes.

Un tel désordre local ne se produit pas sans donner lieu à une réaction générale des plus vives. Le malade a de la fièvre, une céphalalgie violente, de l'agitation, de l'insomnie; il est en proie à une vive anxiété que ne justifie que trop le danger qui le menace et dont il a le pressentiment. Quelquefois il est comme frappé de stupeur, et paraît être insensible à tout ce qui se passe autour de lui. Mais, le plus souvent, c'est le trouble et l'agitation qui dominent cet ensemble de symptômes généraux... Quant à la vision, si elle n'est pas complétement abolie, elle est, dans tous les cas, profondément altérée. Cette altération se

[1] Cullerier.

traduit, soit par une photophobie intense qui se manifeste chaque fois qu'on soulève la paupière supérieure, ou par d'incessants phénomènes de photopsie, donnant lieu à des sensations lumineuses au milieu de la plus profonde obscurité.

La marche de cette terrible maladie est, avons-nous dit, d'une effrayante rapidité. Une journée peut suffire à la production de tous les désordres que nous venons de décrire. Dans les cas ordinaires, la moyenne du temps nécessaire au développement complet de tous ses symptômes est de deux ou trois jours au plus. Quelquefois cependant sa marche est un peu plus lente au début, et on pourrait croire alors qu'il ne s'agit que d'une légère conjonctivite. Mais ce cas est tout à fait exceptionnel et il faut s'en défier; car tout à coup l'état phlegmoneux, un moment indécis, se manifeste avec sa violence accoutumée, et l'œil peut être détruit avant qu'on ait eu le temps d'intervenir.

II

Diagnostic de l'ophthalmie blennorrhagique. — Pronostic. — Traitement. — Nécessité d'une intervention prompte et énergique. — Moyens généraux, moyens locaux.

Le diagnostic de l'ophthalmie blennorrhagique n'est pas en général difficile à établir. Un malade affecté d'une uréthrite, ordinairement à l'état aigu, est pris *tout à coup* d'une violente phlegmasie oculaire ; sa paupière supérieure se gonfle *presque immédiatement;* en quelques heures elle devient rouge, luisante, tendue, et retombe sur l'inférieure, qu'elle recouvre plus ou moins, laissant déjà suinter sous son bord libre une certaine quantité de liquide clair, séreux ou jaunâtre... A ce caractère, sur lequel nous avons déjà insisté, on reconnaîtra sans peine l'ophthalmie blennorrhagique; et bien que cette maladie se rapproche par ses symptômes objectifs des autres ophthalmies purulentes, on l'en distinguera toujours, non-seulement par la concomitance de l'écoulement uréthral, sa cause nécessaire, mais encore par cette explosion foudroyante, par cette marche étonnamment rapide qui n'appartiennent qu'à elle seule.

M. Hairion de Louvain a prétendu que l'ophthalmie blennorrhagique s'accompagnait toujours du gonflement des ganglions préauriculaires, gonflement qui, d'après lui, serait un signe pathognomonique certain et infaillible de cette affection. Mais, outre que ce symptôme n'est pas constant, il se montre encore dans le cours d'autres ophthalmies, et l'on ne saurait par conséquent l'accepter comme un élément irrécusable de diagnostic différentiel.

Ainsi que nous l'avons dit en commençant, et comme on a pu s'en convaincre par l'exposé des symptômes, le pronostic de l'ophthalmie blennorrhagique est d'une extrême gravité. On peut dire néanmoins qu'il dépend en partie de l'énergie et de l'opportunité du traitement : de son énergie, car il doit être violent comme le mal lui-même; de son opportunité, car il faut avant tout qu'il soit appliqué à temps pour prévenir les irréparables désordres que la maladie peut causer. Qu'on le sache bien, jamais l'ophthalmie blennorrhagique, abandonnée à elle-même, ou traitée d'une manière timide, insuffisante ou trop tardive, ne se termine par résolution. Si on laisse marcher le mal, la cornée perd sa transparence ; elle se ramollit, se boursoufle, s'ulcère, ou même, comme nous l'avons vu, elle se détache et tombe d'une seule pièce, laissant une ouverture par laquelle l'œil se vide entièrement. Et de l'organe si profondément mutilé, c'est à peine s'il reste un moignon suffisant pour servir plus tard de point d'appui à un œil artificiel.

Dans les cas mêmes où l'intervention de l'art a été assez prompte pour arrêter les progrès du mal, il est bien rare cependant qu'elle prévienne toute altération de l'organe. Presque toujours il en reste quelque trace, et la terrible ophthalmie témoigne de son passage tantôt par des taches de la cornée qui gêneront la vision pour toujours, tantôt par des granulations de la conjonctive qui entretiendront, longtemps encore après elle, une irritation permanente du globe de l'œil et des paupières. Occupons-nous maintenant du traitement.

Dès qu'une ophthalmie blennorrhagique se déclare, il importe avant tout de ne pas perdre une minute ; pas d'hésitation, de tâtonnements, de demi-mesures : de la rapidité et de la vigueur de l'attaque dépend le succès du combat.

Le malade sera préalablement placé dans une chambre bien aérée, dont le jour sera affaibli et ménagé par d'épais rideaux. Sa tête sera soutenue et relevée par des oreillers, de façon à éviter, par cette différence de niveau avec le reste du corps, l'afflux du sang vers le cerveau, et par suite l'état congestif qu'il occasionne. La fièvre sera combattue par des saignées générales ou des applications de sangsues aux tempes et aux apophyses mastoïdes. La diète sera sévère et absolue ; une purgation saline sera quotidiennement prescrite, pour entretenir la liberté du ventre, en même temps que de fréquents pédiluves, pour favoriser une révulsion sanguine. Ces pédiluves seront aiguisés par du sel ou de la cendre de bois, qui n'ont pas comme la moutarde, l'inconvénient d'exposer l'œil à des émanations irritantes.

Mais, quelle que soit la rigueur de ce traitement général, ce n'est pas sur lui qu'il faut compter. Il ne faut le prescrire qu'à titre d'adjuvant du traitement local, qui seul peut donner l'espoir de sauver l'œil menacé.

Ce traitement, par lequel il faudra toujours débuter, consiste essentiellement en une ou plusieurs cautérisations de toute la conjonctive enflammée, soit avec la pierre infernale, soit avec un pinceau imbibé d'une solution très-concentrée d'azotate d'argent cristallisé.

On commence par relever la paupière supérieure en luxant le cartilage tarse, et l'on crayonne sa surface muqueuse jusqu'à ce qu'elle devienne entièrement blanche. Puis, après l'avoir lavée avec de l'eau fraîche, et essuyée avec un linge fin, on la rabat, pour en faire autant à la paupière inférieure. En même temps on touche avec la pierre tous les points de la muqueuse oculaire qu'on peut atteindre, en évitant avec grand soin de porter le caustique sur la cornée.

Cela fait, s'il existe un chémosis œdémateux, d'un volume trop considérable, il faut le saisir avec les mors d'une pince à dents de rat et en faire l'excision avec des ciseaux courbes sur le plat. Si le chémosis est de nature phlegmoneuse, s'il est dur, charnu, et qu'on ne puisse en faire l'excision, on se bornera à pratiquer des scarifications à sa surface, afin de diminuer l'étranglement de la cornée et d'obtenir un écoulement sanguin dont l'effet ne peut être que salutaire.

Ce n'est pas, on le comprend, sans produire d'excessives douleurs que de telles opérations sont pratiquées. Mais il s'agit de sauver l'œil d'une destruction imminente, et le chirurgien devra, dans cette circonstance, faire preuve d'une inexorable fermeté : le succès est à ce prix.

Immédiatement après la cautérisation, on applique sur l'œil une compresse de toile fine, imbibée d'eau fraîche, et on fait à de très-courts intervalles, toutes les heures, toutes les demi-heures même, des injections détersives, afin d'empêcher l'accumulation du pus entre les paupières. Peut-être serait-ce ici le cas d'employer les irrigations continues d'eau froide, conseillées par l'ingénieux chirurgien de Lariboisière, M. Chassaignac. Outre l'avantage de nettoyer incessamment la conjonctive et la cornée en enlevant la matière purulente au fur et à mesure qu'elle se forme, elles contribueraient par leur fraîcheur à calmer les douleurs du malade et à modérer la réaction.

Au bout de quelques heures on examine l'état de l'œil et, s'il en est besoin, on pratique de la même manière une autre cautérisation, que l'on renouvelle encore, s'il le faut, le lendemain et les jours suivants, jusqu'à ce que la maladie soit entrée en voie de résolution.

Ce résultat obtenu, on substitue à la cautérisation le collyre suivant :

Eau distillée.	100 gr.
Azotate d'argent.	20 centigr.

Trois ou quatre fois par jour on injecte ce collyre entre les paupières, et, pour hâter la résolution, on prescrit des frictions avec l'onguent napolitain belladoné, faites matin et soir, autour de l'orbite, sur les régions frontale et temporale. On peut encore, dans le même but, appliquer dans le voisinage de l'œil, derrière l'oreille ou à la nuque, des vésicatoires volants que l'on renouvellera dès qu'ils seront secs.

Tel doit être le traitement de l'ophthalmie blennorrhagique. Mais, quelles que soient l'opportunité et l'énergie de ce traitement, sa réussite n'est pas toujours certaine. Aussi est-il du devoir du médecin qui en est chargé de prévenir la famille de la possibilité d'une issue fatale. Même dans les cas heureux, rappelons-nous qu'il est bien rare que la phlegmasie oculaire se dissipe sans laisser quelque marque de son passage. C'est tantôt, avons-nous dit, la cornée qui conserve quelques taches, tantôt la conjonctive qui se couvre de granulations bourgeonnantes.

Pour détruire ces granulations, foyer permanent d'irritation consécutive pour les paupières et le globe de l'œil, il faut encore employer la cautérisation. Si elles sont volumineuses, on les touchera à plusieurs reprises avec le crayon d'azotate d'argent; si, au contraire, elles sont peu saillantes, le sulfate de cuivre suffira pour les faire disparaître au bout d'un certain temps. Quant aux symptômes inflammatoires de forme catarrhale qui les accompagnent, on les combattra avec des résolutifs astringents, particulièrement avec des collyres au sulfate d'alumine, au borate de soude ou au sulfate de zinc.

SECONDE PARTIE

MALADIES VÉNÉRIENNES VIRULENTES

I

DU VIRUS SYPHILITIQUE

I

La syphilis ne paraît pas avoir existé chez les peuples civilisés de l'antiquité. — Époque de son invasion en Europe. — Hypothèses sur son origine. — Histoire de la découverte du virus syphilitique et de ses propriétés. — Gaspard Torrella, J. de Vigo, N. Massa, Thierry de Héry, Fernel.

Les maladies vénériennes, virulentes ou syphilitiques, c'est-à-dire le *chancre* et la *syphilis* ou *vérole constitutionnelle*, reconnaissent pour cause un agent morbide spécial, nommé *virus vénérien* ou *syphilitique*.

D'où provient ce virus ? Est-il contemporain de l'apparition de l'homme sur la terre ? Est-il de création moderne ? En quel point du globe a-t-il pris naissance ? Vient-il de l'Afrique? Vient-il, comme on l'a dit récemment, de l'Asie orientale, cette terre classique de toutes les inventions dont l'origine se perd dans la nuit des temps? Est-ce, comme le voulait Astruc, un présent offert par le nouveau à l'ancien continent, transporté en Europe sur les vaisseaux de Christophe Colomb?... Autant de questions insolubles, sur lesquelles s'est en vain épuisée la patience des érudits.

Le seul fait qui nous paraisse certain, c'est que le virus syphilitique n'existait pas chez les peuples civilisés de l'antiquité. Ni les Juifs, ni les Grecs, ni les Romains ne l'ont connu, ou du moins, rien dans les écrits qu'ils nous ont laissés n'autorise à penser que la syphilis exerçait sur eux ses ravages. Les prétendues douleurs ostéocopes du roi David, les taches et les pustules vénériennes de César Auguste, la couronne de Vénus qui, dit-on, ornait le front de Tibère, sont autant de fictions plus propres à exciter le rire dans un jeune auditoire qu'à porter la conviction dans les esprits sérieux.

D'après l'opinion la plus généralement admise, ce serait seulement vers la fin du quinzième siècle, en 1494, époque des guerres de Charles VIII en Italie, que la syphilis aurait, pour la première fois, paru en Europe. Les médecins contemporains de son invasion, surpris de la nouveauté de ce mal étrange, ne surent d'abord à quelle cause le rattacher. Les suppositions les plus bizarres, dans lesquelles se reflète l'esprit crédule de ce temps, furent faites sur son origine. C'est ainsi qu'on l'attribua successivement à la maligne influence des astres, particulièrement aux conjonctions malfaisantes de Mars et de Vénus dans les signes de la Balance et du Scorpion, aux intempéries de l'air, à des inondations dans la campagne romaine, aux amours d'une courtisane avec un Français affecté de la lèpre, à l'usage de la chair humaine, de boissons empoisonnées dans les camps français et espagnols, enfin à des rapports de bestialité entre des hommes et des cavales atteintes de farcin.

Cette dernière conjecture ne fut proposée que beaucoup plus tard, par van Helmont, dans le deuxième chapitre de son livre intitulé *de Divinatione*. Il faut convenir qu'elle ne manque pas d'une certaine vraisemblance. Si l'on considère, en effet, que la plupart des maladies virulentes ou septiques, la rage, le cowpox, la morve, la pustule maligne, ont été transmises des animaux à l'homme, il est au moins permis de soupçonner, par analogie, que la syphilis pourrait bien également avoir pris sa source en dehors de l'humanité.

Cependant, quelle que fût la diversité de leurs sentiments touchant l'origine du mal vénérien, les médecins contemporains de son invasion en Europe ne tardèrent pas à reconnaître qu'il se contractait le plus souvent dans le commerce des femmes. Dès l'an 1500, Gaspard Torrella, médecin du pape Alexandre VI et de César Borgia, son fils, enseignait que cette maladie venait *ordinairement par voie de contagion*[1]. Jacques Catané, de Gênes, en 1505; Jean de Vigo, médecin du pape Jules II, en 1514; Nicolas Massa, de Venise, en 1532 ; Jérôme Fracastor, de Vérone,

[1] Gaspari Torrellæ, *De pudendagra tractatus unus.*

en 1546; Thierry de Héry, et beaucoup d'autres que nous pourrions citer encore, soutinrent une opinion semblable.

Déjà même ces premiers observateurs de la syphilis en avaient signalé la cause spéciale, qu'ils désignent dans leurs écrits sous les noms de *teinture vénérienne*, *venin* ou *vénéneux esprit*, *levain*, *virus vérolique*, etc. Mais alors ils ne connaissaient que d'une manière vague les propriétés de ce virus, qu'ils supposaient très-volatil et susceptible de se transmettre à distance par l'air, par l'eau, les aliments, etc.; témoin l'histoire si connue du cardinal Wolsey, accusé d'avoir voulu donner la vérole au roi d'Angleterre Henri VIII, en lui parlant à l'oreille ; et ce spirituel passage du livre de Fallope, où ce médecin se moque agréablement de ceux qui, pour défendre l'honneur de certaines femmes, disaient qu'elles avaient pris la vérole par le moyen de l'eau bénite : « Et quamvis quidam summæ auctoritatis voluerint « defendere castas matronas, dicentes eas fuisse aqua « benedicta infectas. Infectio illa habuit originem per « unum asperges.... scio ego. » (*Tractatus de morbo gallico*, cap. XIII.)

C'est à Fernel, médecin du roi de France Henri II, qu'appartient la gloire d'avoir, le premier, reconnu et défini d'une manière exacte le virus syphilitique, qu'il compare au virus de la rage ou au venin du scorpion. Voici ce qu'il dit au chapitre IV de son livre : *de Luis venereæ curatione perfectissima*, 1557; livre que l'on peut considérer à juste titre comme le plus remarquable ouvrage de tous ceux qui ont été écrits depuis sur la maladie vénérienne, sans en excepter même le livre de Hunter.

« De origine haud magna contentione decertem, sed de « illius causa, de vi et natura, ex qua curandi ratio omnis « ducenda. Primum autem occultam et venenatam illius « esse naturam, tum ex invasionis modo, tum ex iis quæ « mox tradentur, perspicuum fiet. Atque, *cum neminem « unquam hac lue labefactaverit inquinati aeris inspiratio*, « non debet ea inter epidemias recenseri. Quum *nec ali- « mentorum impuritate nec vitio unquam sit orta*, non nu- « merabitur in simpliciter venenatis. Restat igitur *ha- « beatur in contagiosis*. Veneni quidem ac perniciei « hujus vis tempore delitescit et tempore copiosis signis « et argumentis se prodit. Utque *rabidi canis* aut scor- « pionis, ita hujus venenum, ab ea sede quæ sit conta- « gione labefacta, sensim in omne corpus perreptat atque « sævit, ut plane contagiosorum morborum naturam imi- « tetur. »

Ainsi, pour la première fois depuis son apparition en Europe, la maladie vénérienne est exactement classée dans le cadre nosologique. C'est une maladie contagieuse qui ne se transmet ni par l'air ni par les aliments, et dont le principe est un virus particulier, analogue au virus de la rage. Mais là ne se borne pas la découverte de Fernel; nous allons voir avec quelle sagacité et quelle justesse merveilleuses, après avoir défini le virus syphilitique, ce grand observateur en décrit les propriétés.

La fixité du virus syphilitique ne lui permet pas, dit Fernel, de traverser l'épiderme ou l'épithélium pour infecter d'emblée l'économie. Ce virus ne peut agir qu'à la condition d'être déposé sur une partie dénudée et ouverte, par laquelle le mal prendra son commencement. C'est pourquoi la maladie vénérienne ne s'engendre pas spontanément, et ne peut se transmettre que par contact immédiat. « Hujus tamen veneni, quia vis est hebetior, *non-« nisi in apertam nudamque partem invadit.* » Et plus loin: « Qui jam inquinatus est, non alium halitu solo, sed *li-« quore* de se in alterius corporis partem *epidermide nu-« datam* ejecto contaminat, *e qua malum prorsus initium « sumit.* Itaque venerea lues contagiosus est morbus *non « sponte, intimoque corporis vitio*, sed *attactu solo* contra-« hendus. » (*Loc cit.*, cap. IV.)

Partout où l'on applique le pus virulent, il y a d'abord infection locale. C'est au point précis de l'insertion du virus que l'accident primitif se développe. Ainsi, ajoute Fernel, l'homme qui a commerce avec une femme infectée contracte la maladie par l'organe génital, ou par les lèvres dans un baiser impur; la nourrice qui allaite un enfant vérolé, prend la vérole par la mamelle, et réciproquement, le nourrisson par la bouche; enfin, l'accoucheuse qui porte secours à une femme en travail et atteinte de la même maladie, s'infecte par la main qui a servi à la délivrance: « Lues venerea est contagiosus affectus cum « ulcere aut immani cruciatu variis locis emergens. Effi-« ciens ejus causa venenata est atque perniciosa labes, « quæ, *in quacumque corporis parte primum insederit, eam « contaminat*... Qui venereo complexu jungitur cum in-« quinata, a pudendis luem contrahit; qui effusiore osculo « salivam exceperit, ab ore. Nutrix a qua pollutus in-« fans lac sugit, a mammis; infans, ore et faucibus, si « nutrix infecta. Obstetrix quæ infectæ parturienti opem

« tulisset, a manu, quæ tandem excidit[1]. » *Loc. cit.*, chap. IV.)

Le virus une fois inoculé en un point quelconque de la surface de l'organisme, que va-t-il produire ? C'est Fernel qui nous l'apprend encore : La matière virulente, dit-il, se fixe en ce point, y excite une pustule, puis y creuse un ulcère, qui peu à peu étend au loin ses racines ; et le mal, augmentant à mesure qu'il se propage des parties superficielles aux parties profondes, finit (si on ne lui oppose un remède efficace) par porter dans tout le corps le ravage et la dévastation : « Cuicumque particulæ lues primum « insederit, *illic* inhærens, *pustulam excitat*, interim et « *ulcusculum* inde longius prorepens radices figit ; sen- « simque partium continuatione adaucta, interiora subit, « et ad extremum (ni medicamentum adhibueris) furore « corpus universum vastat atque depopulatur. » (*Loc. cit.*, cap. IV.) Qui jamais exposa d'une manière plus exacte, et sut peindre dans un langage à la fois plus nerveux et plus pittoresque, l'action locale et les redoutables effets consécutifs du virus vénérien ?

Nous trouvons dans le chapitre suivant du même ouvrage un passage bien remarquable où Fernel donne le conseil, si souvent mis en pratique de nos jours, de re-

[1] Astruc a depuis soutenu le même principe avec non moins de force et de conviction : « On trouverait assurément, dit-il, bien des gens attaqués de la vérole, sans qu'aucune maladie locale eût précédé, si l'on voulait ajouter foi légèrement aux contes ridicules des personnes peu expérimentées, ou suivre leurs préventions. Il est clair et certain, par l'expérience, que le virus a été reçu par la partie qui est la première affectée, et qu'*il n'arrive jamais que la partie qui le reçoit ne soit aussi affectée la première.* » (*Traité des maladies vénériennes*, traduct. de Louis, 4e édit., t. II, p. 42 et 47.)

chercher l'accident primitif, c'est-à-dire le point de départ, la porte d'entrée du virus syphilitique, dans les cas où le diagnostic des accidents consécutifs est incertain : « Quum « autem ex dubiis signis de lue ambiguitur, ejus origo « altius est investiganda, *a qua parte initium habuerit.* « Etenim, quoniam non nisi attactu contrahi potest, ne- « cesse est labes aliqua in ea primum parte comparuerit, « *per quam insertum est virus.* » (*Loc. cit.*, cap. v.)

Mais voici un autre passage du même chapitre où se montre dans toute sa puissance le génie observateur de Fernel. Après avoir énuméré les symptômes primitifs et successifs de la maladie vénérienne, il ajoute, avec une profondeur de sens admirable, que ces symptômes, s'ils ne pénètrent pas plus avant dans l'organisme, *ne sont pas encore la vérole*, mais seulement le germe, et comme le signe imminent de l'empoisonnement général : « Emer- « gunt autem, in obscœnis partibus, pustulæ, ulcera mali- « gna, virulentaque gonorrhœa, inguinum bubones. Sed « hæc, nisi altius intro subeant, *nondum lues sunt venerea*, « sed rudimentum et veluti character ejus impendentis. » (*Loc. cit.*, cap. v.)

Enfin, Fernel proclame l'unité du virus syphilitique. Mais comme il a observé que les effets de ce virus ne sont pas les mêmes chez tous, qu'ils sont plus légers chez les uns, plus graves chez d'autres, il explique cette différence d'action par une double cause : *Variété dans les qualités du virus, diversité dans les tempéraments des individus qui le reçoivent.* « *Una tamen et eadem totius est essentia*, sed *va-* « *riis distincta ordinibus*, ut alia levior sit, alia gravior. « Est et corporum, in quæ illa incidit, *permagna varietas*,

« ac *utraque ex causa* fit, ut lues alia levioribus, alia gra-« vioribus symptomatis exerceat. » Ces lignes sont elles-mêmes précédées d'un passage non moins remarquable, où l'auteur, devinant pour ainsi dire les résultats de l'observation moderne sur la transmissibilité des accidents primitifs et généraux de la syphilis, soutient avec raison que deux individus atteints au même degré de la maladie vénérienne, peuvent sans danger avoir commerce ensemble, tandis que chacun d'eux peut communiquer son mal à des personnes saines ou infectées à un degré moindre : « Æque « impuros citra offensionem congredi licet, et uterque ta-« men puriorem alium congressu labefactat. » (*Loc. cit.*, cap. v.)

Avec regret nous fermons ici le livre de Fernel, livre où la vigueur de l'idée ne le dispute qu'à la force élégante du style, et dans lequel la pathogénie et l'évolution de la syphilis sont tracées avec une précision telle, qu'en le lisant, on ne sait ce qu'on doit le plus admirer, ou du profond génie de son auteur, ou de l'étonnante ressemblance qu'on y saisit, malgré soi, entre la doctrine du médecin de Henri II et quelques-uns des principes découverts, il y a vingt-cinq ans, par l'ancienne école du Midi.

Loin de nous, assurément, l'intention d'accuser de plagiat aucun auteur contemporain ; mais il est certain qu'au milieu du seizième siècle, la syphilis, telle que l'enseignait Fernel, était aussi bien connue qu'elle l'est aujourd'hui. Nous oserons même soutenir qu'elle était mieux connue ; car la science des maladies vénériennes n'était point encore entachée de cette foule d'erreurs et d'hypothèses qui, plus tard, devaient venir projeter leur ombre sur la vive lumière dont ce grand observateur l'avait primitivement éclairée. Heureux si, par les quelques citations qui précèdent, nous avons pu remettre en évidence une œuvre trop oubliée, et rattacher à leur vraie couronne les fleurons que le temps en avait déplacés. Mais revenons à notre sujet.

II

Propriétés du virus syphilitique. — Ce virus ne s'engendre pas spontanément; il est fatalement et exclusivement le produit de la maladie à laquelle il donne naissance. — Quelle est sa nature? — Hypothèses. — On ne peut reconnaître le virus syphilitique qu'à ses effets. — Ses divers véhicules. — Son mode de propagation. — Effets immédiats de l'inoculation du virus syphilitique. — CHANCRE. — *Chancre simple* ou syphilis locale, *chancre infectant* ou syphilis constitutionnelle.

Parmi les hypothèses plus ou moins bizarres invoquées par les anciens pour expliquer l'origine du virus syphilitique, la seule, avons-nous dit, qui nous paraisse offrir quelque probabilité, est celle de van Helmont, d'après laquelle ce virus, comme tant d'autres, aurait pris sa source en dehors de l'humanité. Mais ce n'est là, bien entendu, qu'une vue de l'esprit, une simple conjecture. Tout ce que nous savons de positif à cet égard, c'est que le virus vénérien ne s'engendre pas spontanément.

Si la blennorrhagie peut naître de rapports sexuels entre deux individus sains, sous l'influence de toutes les causes capables d'enflammer les muqueuses, il n'en est pas de même de la syphilis. Le virus vénérien en est la cause unique, nécessaire, et il est lui-même constamment et exclusivement le produit de la maladie à laquelle il donne naissance. Ce n'est qu'en passant d'un individu à un autre qu'il se régénère et se multiplie.

Quelle est la nature de ce virus? Quelles sont ses qualités distinctives, sa composition, son essence? Questions insolubles ou du moins cachant un mystère que nous n'avons pu jusqu'ici pénétrer. Nos connaissances à cet égard sont purement conjecturales, et les raisonnements auxquels nous pourrions nous livrer, les hypothèses que nous pourrions faire pour expliquer sa nature insaisissable, ne seraient ici que des témoignages de notre ignorance. La composition intime du virus vénérien a, jusqu'à présent, échappé à nos moyens d'investigation les plus rigoureux. L'analyse chimique, l'examen microscopique ne nous fournissent aucun indice, aucun signe qui nous permette de distinguer le pus syphilitique du pus ordinaire, de celui, par exemple, qui émane d'un simple phlegmon.

Du reste, ces moyens d'analyse ne sont pas moins impuissants à l'égard de tous les autres virus. Qu'il s'agisse du muco-pus de la morve, du pus variolique, etc., rien ne nous révèle la modification que ces liquides ont subie, ni la cause en vertu de laquelle cette modification va se transmettre aux matières vivantes avec lesquelles elles seront mises en contact. L'altération, la transformation que subit la bave du chien hydrophobe ne nous échappe-t-elle pas également? La salive de l'animal malade n'est-elle pas absolument semblable, sous le verre du microscope ou dans la capsule du laboratoire, à la salive normale de l'animal à l'état sain?

Le virus syphilitique, envisagé d'une manière abstraite,

est donc, comme tous les autres virus, un agent invisible, intangible, un agent, en un mot, qui ne tombe point sous nos sens. La meilleure idée que nous puissions nous en faire est de le considérer comme une force (le mot virus ne veut pas dire autre chose), inhérente à certains produits organiques, force morbigène qui, placée dans des conditions favorables à son action, développera une série de phénomènes déterminés, dont l'ensemble constitue la maladie syphilitique.

Cette force a été comparée à celle que possèdent les ferments. Mais cette comparaison, supposée exacte, ne jette qu'une bien faible lumière sur le sujet qui nous occupe. Ici encore nous en sommes réduit à constater et à décrire des faits que nous ne saurions expliquer.

Qui nous dira le principe qui préside aux actions chimiques des ferments, la cause qui produit leurs merveilleux effets? Que renferme la diastase qui lui donne la propriété de transformer en dextrine et en glucose des masses de fécule? Par quel pouvoir la levûre de bière décompose-t-elle le sucre en alcool et en acide carbonique?... Autant vaudrait demander de saisir et d'analyser la force en vertu de laquelle la graine confiée à la terre, après de longues années passées hors de son sein, germe, lève, se développe et fructifie!

Quelques médecins ont pensé, et moi-même je ne suis pas éloigné de croire, que les virus pourraient bien être de nature parasitaire. Il est certain qu'ils possèdent au plus haut degré l'attribut le plus général des êtres organisés, c'est-à-dire la faculté de se reproduire et de se multiplier. Mais c'est là le seul caractère qui les rapproche des parasites. Ces derniers présentent une organisation dont le microscope peut saisir et analyser la structure propre à chacun d'eux; ils vivent, et l'on peut suivre objectivement toutes les phases de leur existence. Or, personne, jusqu'à ce jour, n'a pu apercevoir dans les divers produits virulents la moindre trace d'organisation. Les vibrions découverts par M. Donné dans le pus syphilitique ne s'y rencontrent pas d'une manière constante et ne sauraient être, par conséquent, caractéristiques de ce pus, d'autant plus qu'on les rencontre non moins nombreux dans le muco-pus de la balanite et dans beaucoup d'autres matières purulentes étrangères à la syphilis[1].

En résumé, aucun caractère, aucun signe sensible ne décèle dans les produits organiques les principes virulents qu'ils renferment ou, pour mieux dire, cette force, cette activité d'où dépendent leurs propriétés infectieuses. C'est par leurs effets seuls que nous pouvons reconnaître et distinguer les uns des autres les divers virus. Qu'on place, par exemple, dans des tubes de verre parfaitement semblables, du virus variolique, du virus morveux, du virus syphilitique, etc., et qu'on mêle ces tubes, de façon à les confondre. Il faudra, pour découvrir chacun des principes qu'ils renferment, recourir à l'expérimentation, c'est-à-dire, si la chose était permise, les inoculer sur des sujets sains et attendre la manifestation de leurs effets morbides. Alors seulement on pourra mettre sur chaque tube l'étiquette qui lui convient : la pustule de variole indi-

[1] D'après des recherches récentes de M. Pasteur, ces vibrions ne seraient autre chose que des agents de putréfaction qui naissent et se multiplient partout où des matières organiques sont en voie de décomposition putride.

quera le virus variolique, les accidents de la morve, le virus morveux, etc. A l'œuvre seule on reconnaîtra l'artisan... Mais hâtons-nous de quitter ce sujet qui ne pourrait que nous entraîner dans des digressions complétement dépourvues, sinon d'intérêt philosophique, du moins d'utilité pratique.

Le virus vénérien ou syphilitique est toujours, avons-nous dit, le produit de la maladie elle-même à laquelle il donne naissance. C'est par sa propre activité qu'il se régénère et se multiplie, d'où il résulte que sa source unique est dans les sécrétions morbides, dont il provoque le développement. Son véhicule le plus commun est le pus que sécrètent les lésions primitives ou consécutives de la syphilis ; mais ce véhicule n'est pas le seul qui puisse lui servir de moyen de transport. De nombreuses expériences, faites dans ces derniers temps par Waller de Prague, par un médecin anonyme du Palatinat et par le docteur Pellizzari de Florence, ont démontré, de manière à ne laisser aucun doute, que le sang des sujets syphilitiques peut, dans certaines circonstances, transmettre la syphilis. En serait-il de même des sécrétions normales de l'économie, telles que la salive, le lait, la sueur, etc. ? Ce fait ne paraît pas impossible, disons même qu'il est probable, bien qu'aucune observation clinique, aucune expérience ne l'aient encore scientifiquement établi. On comprend toutefois qu'accidentellement, c'est-à-dire en se mélangeant avec le pus sécrété par une lésion syphilitique, ces liquides puissent devenir des véhicules pour la matière virulente. Ainsi la salive d'un individu affecté d'une lésion de la bouche; son urine, si la maladie est dans l'urèthre, peuvent communiquer la syphilis. Mais alors ces liquides n'agissent que comme intermédiaires et d'une manière passive. Dans l'état actuel de la science, rien ne prouve, je le répète, qu'ils possèdent par eux-mêmes une activité virulente.

Le virus syphilitique est fixe. On a cru jadis, ainsi que nous l'avons vu, qu'il était volatil et que sa transmission pouvait s'opérer par l'intermédiaire de l'air atmosphérique. C'était là fort heureusement une erreur, que Fernel a le premier signalée, et dont le temps a depuis fait justice. Pour que ce virus se transmette d'un individu à un autre, il faut non-seulement le contact immédiat, mais encore il est nécessaire que la partie qui le reçoit, peau ou muqueuse, soit récemment dénudée de son épiderme ou de son épithélium[1]. Une écorchure, une érosion, une plaie, en un mot, une solution de continuité quelconque sont, en effet, la condition ordinaire qui préside à son invasion. Dans quelques cas cependant le virus peut s'introduire par l'orifice béant d'un follicule muqueux, au fond duquel il agit alors comme sur une surface dénudée. C'est ce que l'on observe assez souvent pour les follicules situés au niveau et en arrière de la couronne du gland.

Remarquons en passant que cette barrière qu'opposent les surfaces externes à la pénétration du virus syphilitique est, au point de vue de l'art médical, une circonstance

[1] M. Cullerier a prouvé, par deux expériences mémorables, que du pus virulent peut être déposé sur une muqueuse intacte, et y être laissé pendant un certain temps, sans qu'il en résulte aucun effet pathologique. (Cullerier, *De quelques points relatifs à la contagion médiate de la syphilis.*)

fort heureuse. Seule elle permet au médecin d'éclairer son diagnostic par une palpation indispensable, que son intérêt personnel lui interdirait, s'il n'existait pas entre la lésion infectante et l'organe explorateur une membrane tutélaire.

Aucun point de la surface du corps, dans les conditions que nous venons d'indiquer, n'est inaccessible à l'action du virus syphilitique. Quelques auteurs ont prétendu que l'orgasme vénérien était indispensable à sa transmission: nouvelle erreur, à laquelle l'inoculation dont les effets s'accomplissent en dehors de l'acte génésique donne un complet démenti. On a dit encore que pour agir, le virus devait être récent, et, en quelque sorte, tout chaud, tout vivant. Cette assertion est entièrement dénuée de fondement. Les faits démontrent, au contraire, que le pus syphilitique peut se conserver, comme le virus variolique, dans des tubes ou entre des lames de verre, pendant un temps fort long, sans que sa composition soit altérée et ses propriétés sensiblement affaiblies. La clinique vient chaque jour confirmer cette vérité, et les médecins savent bien que tout est bon pour transmettre la vérole: le linge, les vêtements, les éponges, la vaisselle, les pipes, certains instruments professionnels, parmi lesquels nous citerons le tube des verriers et le chalumeau dont les chimistes et quelques mécaniciens font usage.

Ces préliminaires établis, étudions maintenant le mode d'action du virus syphilitique.

Supposons que nous inoculions à la lancette une gouttelette de pus syphilitique sous l'épiderme d'un individu sain. Voici ce que l'on observera généralement :

Dans les vingt-quatre heures qui suivront l'opération, la piqûre rougira et s'entourera d'une légère auréole inflammatoire. Bientôt on verra poindre une petite *papule* dont le sommet ne tardera pas à se soulever et à donner naissance à une *vésicule* remplie de sérosité. Vers le troisième ou quatrième jour, cette sérosité se troublera et deviendra purulente. La vésicule sera alors transformée en une *pustule* plus ou moins large, qui présentera à son centre une notable dépression. Arrivée à ce point de développement, la lésion consécutive à l'inoculation paraît s'arrêter dans sa marche ; le pus se dessèche sur place et forme une croûte brunâtre. Si l'on enlève cette croûte, on trouve au-dessous un *ulcère* arrondi, profond, occupant toute l'épaisseur de la peau, dont les bords sont nettement découpés et comme taillés à pic, le fond grisâtre et d'aspect chagriné. Cet ulcère est le siége d'une sécrétion abondante de pus virulent.

Tels sont les phénomènes ordinaires de l'inoculation syphilitique. Dans quelques cas que nous chercherons plus loin à déterminer, les choses se passent autrement. Le travail est plus lent et plus simple. Ce n'est qu'après plusieurs jours et quelquefois même après plusieurs semaines qu'une papule se manifeste au point inoculé, papule lenticulaire, d'un rouge sombre, indolente, dont le développement n'est accompagné que d'une inflammation à peine sensible. Peu à peu le sommet de cette papule *s'ulcère* et se met à suppurer, sécrétant comme tout à l'heure du pus virulent, sans avoir parcouru ses phases ordinaires de transformation, c'est-à-dire sans être successivement devenue vésicule et pustule.

Mais quelles que soient les différences de ces deux modes d'évolution de l'inoculation artificielle, il en résulte toujours, dans l'un comme dans l'autre cas, un ulcère spécifique, dont la propriété essentielle est de reproduire en le multipliant le virus syphilitique.

C'est cet ulcère que l'on désigne sous le nom générique de CHANCRE.

Le chancre, dans certaines circonstances, est la seule manifestation pathologique du virus syphilitique. Après un certain temps, il se limite, se cicatrise et disparaît sans laisser dans l'organisme la moindre trace de son passage. Toute influence morbide finit avec lui, et l'individu qui le portait demeure dans les conditions de santé générale où il était auparavant. Le chancre n'a été alors qu'un accident local, bornant son effet à la région sur laquelle il s'est développé, et résumant en lui seul toute la maladie. C'est le *chancre simple*, la *syphilis locale*.

Dans d'autres circonstances, le chancre est le point de départ d'une intoxication générale de l'économie, d'où résulte une affection constitutionnelle, une diathèse qui, un peu plus tard, se manifeste par une longue série de symptômes consécutifs pouvant avoir, tour à tour, pour siége tous les systèmes de l'organisme. C'est le *chancre infectant*, et avec lui *la syphilis constitutionnelle*.

III

De l'absorption générale du virus syphilitique. — Cette absorption est-elle instantanée? — Le chancre est-il la cause ou le premier effet de l'infection constitutionnelle? — Discussion. — Conclusions. — Le chancre est au début un accident local. — L'infection générale est la conséquence et non la cause du chancre.

Ici se présente une question sur laquelle nous devons nous arrêter un instant : le virus syphilitique, inoculé d'une façon quelconque, est-il, lorsqu'il doit infecter l'économie, immédiatement absorbé par l'organisme tout entier, avant l'apparition du chancre, ou bien l'absorption n'a-t-elle lieu qu'à la suite et comme conséquence de ce dernier? En d'autres termes, le chancre est-il la cause ou le premier effet de l'infection constitutionnelle?

Cette question, au sujet de laquelle se sont agités de nombreux débats, est loin d'être complétement jugée ; à l'heure présente, elle divise encore en deux camps les syphiligraphes les plus autorisés. Les uns, avec M. Ricord, M. Cullerier, le professeur Sigmund et Michaëlis de Vienne, soutiennent que le virus syphilitique borne primitivement sa sphère d'activité autour du point qui en a subi le contact, jusqu'à ce qu'il ait produit le chancre, lequel devient ensuite, s'il y a lieu, la source de l'infection générale ; les autres, avec MM. Baumès, Cazenave, Vidal et Baërensprung de Berlin pensent, au contraire, que le virus est absorbé presque aussitôt après son inoculation, et que le chancre n'est que la première manifestation de l'empoisonnement qu'aurait préalablement subi l'organisme tout entier.

Disons de suite que de ces deux opinions, la première est celle que nous adoptons comme étant, selon nous, la plus conforme aux résultats de l'observation clinique et expérimentale.

. . . .

Et d'abord, quel que soit le temps qui s'écoule entre l'inoculation du virus syphilitique et sa première manifestation, le chancre, aucun trouble, aucun phénomène morbide appréciable ne se produit dans l'économie ; le malade ne se doute de rien ; sa santé générale ne subit aucune altération ; ni douleur, ni fièvre, ni malaise qui vienne éveiller ses alarmes. En serait-il ainsi s'il y avait intoxication préalable? Ne verrions-nous pas alors se produire quelques symptômes généraux annonçant la diffusion du virus dans l'économie? Quoi! l'organisme tout entier va s'imprégner d'un poison qui peut-être rompra à tout jamais son équilibre, qui sera pour lui la source d'une série interminable de phénomènes morbides, et rien, rien n'indiquerait cette funeste invasion! Cela ne nous paraît pas possible.

Voyez en effet ce qui se passe à la suite ou pendant la durée du chancre infectant, alors qu'il n'y a plus de doute sur la pénétration du virus dans l'économie. Des symptômes généraux, avant-coureurs des lésions consécutives de la syphilis, ne manquent pas de surgir. C'est le sang qui s'altère en perdant une partie de ses globules; ce sont des douleurs vagues, nocturnes, qui tourmentent les malades, un affaiblissement du système musculaire, des palpitations, des bruits de souffle dans les carotides, etc.

Pourquoi donc ces symptômes ne se manifesteraient-ils pas immédiatement après l'inoculation du virus, et avant l'apparition du chancre, s'il était vrai que l'infection générale précédât ce dernier?

Il est d'observation constante que le chancre ne se développe jamais qu'au seul point où le virus a été inoculé. Or, si l'empoisonnement général s'établit le premier, si toute l'économie est préalablement imprégnée du virus syphilitique, pourquoi le chancre ne se produirait-il pas partout ailleurs, ainsi qu'il arrive pour les lésions constitutionnelles, qu'on voit naître et se répandre indistinctement sur toute la surface du corps?

Tout le monde sait qu'on peut détruire le chancre à son début, qu'il soit simple ou infectant, au moyen d'une cautérisation énergique, et qu'on le transforme alors en une plaie ordinaire dont la cicatrisation est facile et rapide. Parviendrait-on ainsi à l'anéantir s'il était le résultat d'une imprégnation virulente constitutionnelle, au lieu d'être l'effet d'un travail purement local? Assurément non, ou du moins on le verrait, sitôt détruit, reparaître de nouveau, comme on voit certaines lésions consécutives, les plaques muqueuses par exemple, détruites par les caustiques, revenir avec une désespérante ténacité.

Les partisans de l'idée contraire à celle que je défends ici s'appuient, pour soutenir leur opinion, sur l'analogie : comparant la syphilis à la variole et à la vaccine, ils ne voient dans le chancre, comme dans la pustule varioleuse ou vaccinale, qu'une manifestation d'un état général. Je ferai remarquer d'abord que si ce fait est vrai pour la variole spontanée, il est au moins douteux pour la variole inoculée ou vaccinale [1], et qu'à cet égard, les opinions sont divisées. D'ailleurs, si l'analogie est un procédé de raisonnement qui peut être utilement employé lorsqu'il ne s'agit que de généraliser ou de corroborer un fait démontré par l'observation clinique ou expérimentale, seule elle ne saurait suffire pour établir un principe scientifique. Or, il n'existe dans la science aucune expérience directe qui prouve l'instantanéité de l'absorption du virus syphilitique.

Nous pourrions, nous aussi, invoquer l'analogie à l'appui de notre opinion : la pustule maligne n'est-elle pas, de l'aveu de presque tous les auteurs, non-seulement le premier et quelquefois l'unique effet de l'inoculation du virus charbonneux, mais encore celui dont dépend le développement de tous les symptômes généraux ultérieurement produits par l'absorption de cet agent morbide ? Voici sur ce point l'opinion d'un praticien distingué, M. Bourgeois (d'Étampes), dont personne ne contestera la haute compétence en cette matière : « Le virus charbonneux, dit-il, a besoin d'une *élaboration sur place* avant d'être absorbé et de produire ses ravages au dedans de nous.

[1] M. le professeur Depaul a tout récemment cherché à établir, par des faits et des arguments qui nous paraissent très-probants, que le virus vaccin n'est autre chose que le virus variolique lui-même, affaibli ou modifié par son passage sur les espèces animales. Voici quelques-unes des conclusions du mémoire de M. Depaul, mémoire qui fera époque dans l'histoire de la médecine contemporaine :

1° Il n'existe pas de virus vaccin.

2° Le virus vaccin, qu'on considérait comme l'antagoniste, le neutralisant du virus variolique, n'est autre que le virus variolique lui-même.

3° La variole de l'homme s'inocule à la vache, au cheval et à plusieurs autres espèces.

4° D'une manière générale, on peut dire que la variole des animaux est plus discrète et moins grave que celle de l'espèce humaine.

(*Gazette des hôpitaux*, 3 décembre 1863.)

C'est dans le bouton (pustule maligne) que ce travail primitif se produit, ayant sous ce rapport une certaine analogie avec le virus syphilitique qui, lui aussi, semble avoir besoin de se condenser dans l'ulcération appelée *chancre*, avant toute action interne[1]. »

L'analogie est donc, dans la question qui nous occupe, une arme à deux tranchants et par conséquent sans aucune valeur démonstrative. En supposant même qu'il fût rigoureusement prouvé que tous les autres virus sont instantanément absorbés et immédiatement répandus dans tout l'organisme, cela n'établirait qu'une simple présomption, et nullement la certitude d'une action semblable de la part du virus syphilitique; car si la nature a donné aux différents groupes d'êtres ou d'objets qu'elle a créés des caractères communs qui les rapprochent, elle a aussi donné à chacun de ces êtres ou de ces objets des propriétés individuelles qui les distinguent, et qui ne permettent pas de les juger d'après la formule banale : *ab uno, disce omnes.* C'est ainsi, pour n'en citer qu'un exemple, que dans la famille des solanées, dans celle des ombellifères, nous trouvons, à côté de violents poisons, de nombreuses plantes alimentaires.

Quelques auteurs ont encore tiré un argument, en faveur de l'absorption préalable du virus syphilitique, de la difficulté de comprendre comment ce virus resterait isolé dans les tissus sans se mélanger au sang ni à la lymphe, pendant le temps qui sépare le moment de son inoculation de l'époque où le chancre apparaît. « Comment comprendre, dit l'un de ces auteurs, cet isolement des milieux ambiants ?

[1] *Gazette des hôpitaux*, 26 septembre 1863.

Par quel mécanisme organique l'expliquer? Pourquoi, au bout de vingt jours, ce virus, renfermé dans d'étroites limites, briserait-il les obstacles qui s'opposaient jusque-là à sa diffusion dans l'économie? Quelle serait la raison d'être, l'explication possible de cette longue incubation locale[1]? »

Je répondrai d'abord qu'il n'est pas rare de voir le chancre, même le chancre infectant, se développer immédiatement ou très-peu de temps après le contact virulent; souvent aussi, il est vrai, son apparition, ainsi que nous le verrons plus loin, est beaucoup plus tardive. Pour le moment, je veux bien admettre les vingt jours indiqués par l'auteur et même plus s'il le désire; je veux bien aussi reconnaître avec lui que cette prétendue incubation locale est difficile à expliquer. Mais qu'est-ce que cela prouve? Que de choses dans ce monde que nous ne pouvons expliquer, et qui n'en existent pas moins! Je comprendrais la portée de cet argument s'il s'agissait d'un poison ordinaire, par exemple, de la strychnine, de la morphine ou de l'acide prussique, dont les effets toxiques sont proportionnels à la dose employée; mais il s'agit ici d'un virus, c'est-à-dire d'un corps qui porte en soi un principe insaisissable, une force morbigène dont nous ne connaissons ni la nature, ni le mode intime d'activité, et qui diffère des poisons proprement dits par la faculté qu'il possède de se multiplier à l'infini et d'agir indépendamment de la dose primitivement inoculée. Une gouttelette imperceptible, insérée sous l'épiderme avec la pointe d'une aiguille, suffit pour en assurer l'effet. Or, à notre tour, nous demanderons comment cette

[1] Aimé Martin, *De l'accident primitif de la syphilis constitutionnelle.* Paris, 1863.

quantité de virus si petite, à peine sensible, irait soudainement se mélanger à toute la masse du sang et des humeurs, infecter du premier coup l'organisme tout entier, et cela, je le répète, sans que cet organisme manifestât par aucun symptôme la profonde atteinte qu'il aurait subie! Cette hypothèse est certainement plus difficile à comprendre que la première. N'est-il pas, en effet, plus simple, plus rationnel d'admettre qu'il y a d'abord une sorte d'*imprégnation* virulente du tissu inoculé, un premier travail d'élaboration locale, dont l'effet est de multiplier le virus au lieu même où il a été implanté, et de créer ainsi la source, le point de départ de sa diffusion ultérieure dans l'organisme? Mais laissons de côté ces considérations théoriques et rentrons dans le domaine des faits.

L'argument le plus sérieux que l'on ait avancé contre nous repose sur ce fait, qu'en détruisant par le caustique un chancre infectant peu de temps après son apparition, on n'empêche pas les accidents généraux de la syphilis de se manifester à leur époque ordinaire. Je reconnais la vérité de ce fait; mais est-il constant? Bien des fois j'ai cautérisé des chancres à leur début, et aucun accident ne s'est ensuite produit. On me dira qu'il s'agissait alors de chancres simples. Mais cette objection n'est en réalité qu'une pétition de principe, attendu qu'il est impossible, dans la plupart des cas, de distinguer, à leur début, le chancre simple du chancre infectant. Le fait dont il s'agit ne prouve donc qu'une seule chose, à savoir, que le virus syphilitique peut être absorbé à une époque assez rapprochée du début du chancre, et qu'il est impossible de préciser. J'accorderai même que cette absorption peut, dans quelques cas, lorsque le chancre ne se développe que lentement et qu'il commence par une papule, précéder l'ulcération de celle-ci, car déjà, dans cette papule, il y a un foyer virulent qui a pu étendre plus loin son action; mais cela ne démontre en aucune façon l'infection préalable et instantanée de tout l'organisme. Il faudrait, pour établir ce principe, inoculer sur un individu sain du virus de chancre infectant, et cautériser peu de temps après, *avant toute manifestation locale appréciable*, la piqûre d'inoculation. Si, malgré cette cautérisation, que je suppose profonde, destructive, le chancre ou tout au moins les symptômes généraux de la syphilis se produisaient, on aurait alors la preuve certaine de l'instantanéité de l'infection constitutionnelle.

A défaut d'une telle expérience, qui seule pourrait définitivement juger la question présente, en voici une d'un autre genre dont nous devons la communication à l'obligeance de M. Cullerier, qui le premier l'a fait connaître, dans son cours, et dont le résultat établit du moins une forte présomption en faveur de notre opinion :

OBSERVATION

Ad. François, 27 ans, journalier, entré à l'hôpital du Midi le 5 novembre 1861.

Ce malade, d'un tempérament lymphatico-scrofuleux, porte depuis plus d'une année une carie de la clavicule gauche. Il a eu successivement plusieurs abcès à marche lente. A son entrée, on constate un empâtement considérable de l'os et de l'articulation sterno-claviculaire ; il existe une fistule qui donne lieu à la sortie d'un liquide séro-purulent. Le malade est mis à l'usage de l'iodure de potassium, et on badigeonne la partie malade avec la teinture d'iode.

Le 29 janvier 1862, on inocule au malade sur la ligne blanche, près de l'ombilic, du pus d'un chancre induré, datant déjà de six semaines, chancre qui a été suivi de tous les symptômes d'une syphilis normale.

Le 19 février, comme il n'y a rien d'apparent au point inoculé, on considère l'inoculation comme négative, et avec le pus d'un chancre induré datant de vingt jours, on fait une piqûre un peu au-dessous du lieu de la première inoculation.

Depuis l'époque de la première inoculation, on avait suspendu le traitement par l'iodure de potassium.

Le 8 mars, c'est-à-dire trente-neuf jours après la première inoculation, et dix-sept jours après la seconde, on aperçoit sur les deux points inoculés deux *papules* reposant sur une base indurée, dont la première ne s'excorie qu'au bout de quelques jours, et dont la seconde offrait au sommet un point purulent. *Toutes deux* ont pris l'aspect et ont suivi la marche de deux chancres infectants, celui de la seconde inoculation beaucoup plus large et plus étendu que celui de la première.

Le 10 avril il y a une roséole générale.

Le malade, revu en mars 1863, par M. Puche, ne présente aucun symptôme syphilitique, et il est guéri de la carie de la clavicule.

Cette observation sera pour tous les esprits non prévenus un témoignage de plus en faveur de l'action primitivement locale du virus syphilitique. Si la première inoculation eût déterminé immédiatement l'infection générale, elle aurait, ou paralysé l'effet de la seconde, faite vingt et un jours après, ou changé la nature du chancre produit. Le premier chancre seul aurait eu les caractères du chancre infectant; l'autre aurait pris ceux du chancre simple, ainsi qu'il arrive généralement quand on inocule le virus syphilitique sur un organisme en plein travail de virulence. Or, rien de semblable n'a eu lieu ; les deux chancres, éclos le même jour, ont tous deux présenté cette base indurée qui est, ainsi que nous le verrons bientôt, le signe pathognomonique du chancre infectant.

Terminons cette longue discussion par une dernière considération. Si le chancre était, comme la pustule varioleuse, le résultat de l'infection générale, on le verrait, comme celle-ci, se reproduire et se multiplier sous la seule influence de cette infection. Les manifestations objectives de la syphilis constitutionnelle ne devraient se composer que d'éruptions chancreuses, comme se composent exclusivement d'éruptions varioleuses, rubéoliques et scarlatineuses les symptômes objectifs de la variole, de la roséole et de la scarlatine. Le chancre, au contraire, une fois cicatrisé, ne se reproduit plus comme effet de l'infection générale ; d'autres symptômes se manifestent, entièrement différents de forme et d'allure. Bien plus, c'est que si l'on veut obtenir de nouveaux chancres sur un individu diathésé, il faut de nouveau inoculer le virus, semer la graine syphilitique. On peut induire de ce fait que même en supposant l'infection générale, produite immédiatement après l'inoculation, sur un sujet sain, il n'en faudrait pas moins admettre, pour expliquer le développement du chancre, un travail local et, comme je l'ai dit, une sorte de germination sur place de la matière inoculée.

Ajoutons enfin que chez un individu qui a eu la syphilis constitutionnelle, il est impossible de reproduire par une nouvelle contamination les symptômes généraux de la maladie; ces symptômes ne récidivent jamais ou du moins presque jamais. Or, on peut, à volonté, en inoculant sur ce même individu du virus de chancre simple ou infectant, faire naître de nouveaux chancres ; ce qui évidemment n'aurait pas lieu si ceux-ci n'étaient que le résultat de l'infection générale ; cette infection, je le répète, ne pouvant pas récidiver.

Les partisans de l'absorption préalable ont si bien compris la portée de ce fait, qu'ils ont essayé de le nier. Ils ont osé dire que sur un individu diathésé, l'inoculation du virus de chancre infectant, restait constamment négative. C'était là assurément un moyen commode de sortir d'embarras. Malheureusement pour eux, leur assertion, ainsi que nous le démontrerons plus loin, est en contradiction flagrante avec les résultats de l'expérimentation et de l'observation clinique de chaque jour, qui prouvent que non-seulement le pus du chancre simple, mais encore celui du chancre infectant, s'inoculent avec succès sur des sujets syphilitiques.

Nous concluons donc des faits et des considérations qui précèdent :

1° Que le chancre, dans sa forme initiale ou élémentaire, ne peut-être considéré comme une lésion appartenant en propre à la syphilis constitutionnelle ;

2° Que le chancre est au début un accident local et, dans tous les cas, le produit immédiat et exclusif du virus primitivement inoculé;

3° Que l'infection générale est la conséquence et non la cause du chancre;

4° Que même sur un organisme déjà infecté, le chancre n'est et ne peut être que le résultat d'un travail local, pour la production duquel il est nécessaire qu'une nouvelle quantité de virus soit inoculée.

Ces conclusions ne s'appliquent qu'à la variété infectante de l'ulcère primitif. Quant à l'autre variété, le chancre simple, il est évident pour tous qu'il est et demeure pendant toute sa durée une lésion locale. Toutefois, comme ces deux variétés procèdent, ainsi que nous le prouverons bientôt, d'un seul et même virus, nous pourrions tirer de cette localisation permanente du chancre simple un argument de plus à l'appui de notre opinion. Mais, pour le moment, nous laissons de côté cet argument, ne voulant pas anticiper sur les développements dans lesquels nous devons entrer plus loin pour établir en toute évidence l'unicité du virus syphilitique, contestée par quelques syphiligraphes modernes.

Nous nous bornerons seulement à faire observer que le virus syphilitique n'est pas le seul qui nous offre l'exemple d'un poison morbide agissant sur l'économie tantôt localement, tantôt d'une manière générale. Si quelques virus ou autres agents de même ordre, tels que le virus de la rage, le venin des serpents, infectent d'emblée toute l'économie, il en est d'autres, au contraire, comme le virus charbonneux, le miasme anatomique, et même, dans quelques cas, le virus vaccin ou variolo-vaccinal, qui ne donnent primitivement lieu, au point inoculé, qu'à une lésion locale, laquelle peut être ou non suivie de l'infection constitutionnelle. Le virus syphilitique, par sa double action sur l'organisme, ne fait donc pas exception dans la pathologie des affections virulentes.

Ceci posé, jetons un coup d'œil rapide sur le développement et le mode de succession des symptômes généraux de la syphilis.

IV

Mode de développement et ordre de succession des symptômes généraux de la syphilis. — Induration spécifique du chancre et des ganglions lymphatiques correspondants. — Marche régulière et centripète de la syphilis. — Classifications. — Fernel, Astruc, J. Hunter. — Tableau de la classification générale des symptômes de la syphilis, adoptée par l'auteur.

L'infection générale, avons-nous dit, se fait à une époque ordinairement assez rapprochée du début du chancre, et que l'on a vainement cherché à préciser. Les quatre jours jadis fixés par M. Ricord ne m'inspirent qu'une médiocre confiance, et, à vrai dire, ne signifient absolument rien, puisqu'il s'agit de quatre jours *après la contagion*, et qu'alors le chancre n'est le plus souvent pas né. J'ai détruit des chancres deux jours après leur apparition, et la vérole ne s'en est pas moins montrée à leur suite ; d'un autre côté, j'ai vu, plus rarement il est vrai, des chancres ne donner lieu à l'infection générale que quinze et vingt jours après leur début. La résistance qu'oppose l'organisme à l'absorption virulente est donc essentiellement variable, et bien imprudent serait, dans l'état actuel de la science, celui qui oserait en fixer les limites.

Quoi qu'il en soit, dès que le virus est absorbé, un phénomène ne tarde pas à se produire qui annonce sa funeste invasion dans l'économie. Le chancre et après lui les premières voies lymphatiques par lesquelles le virus a pénétré *s'indurent*, et cette induration dont nous étudierons plus loin les caractères spécifiques est le signe certain, pathognomonique de l'empoisonnement constitutionnel. Jusque-là le chancre n'avait été en quelque sorte que le germe et, comme le disait Fernel, le présage menaçant de l'infection; dès qu'il est induré, il en devient le premier symptôme, l'irrécusable témoignage.

Cependant un laps de temps plus ou moins long, plusieurs semaines, deux, trois, quatre mois peuvent s'écouler après le chancre, sans que le virus manifeste par d'autres symptômes objectifs sa présence dans l'économie. Aucun signe apparent ne révèle son existence : il subit alors une véritable *incubation*. Est-ce à dire que pendant tout ce temps il sommeille dans l'organisme, qu'il y demeure complétement inactif? Assurément non. Bien au contraire, il se répand, se multiplie dans la masse du sang, dont il altère la composition, ce qu'attestent cet affaiblissement du système musculaire, cette lassitude générale, ces douleurs vagues, nocturnes et autres symptômes prodromiques qui rarement font défaut, et qui sont comme le prélude des accidents qui vont bientôt éclater et se succéder ensuite à des intervalles plus ou moins éloignés, peut-être, hélas! pendant toute la durée de l'existence.

Chose remarquable, ces accidents si nombreux, si variés, si capricieux dans leurs formes, qu'ils ont fait comparer la vérole à un nouveau Protée, vont suivre dans leur évolution une marche essentiellement régulière. C'est d'abord à la surface du corps qu'ils vont se manifester. La peau et ses annexes, tels que les cheveux, les poils et les ongles, les membranes muqueuses, le globe oculaire seront les premiers atteints ; ils seront le premier théâtre sur lequel va se produire la diathèse. Puis, après avoir promené pendant un certain temps ses ravages à la périphérie de l'organisme, la maladie syphilitique, pour nous servir d'une expression métaphorique, mais juste, s'enfonçant dans l'intérieur du corps, attaquera les tissus sous-jacents. Aucun organe, aucun système ne sera à l'abri de ses atteintes. Le tissu cellulaire sous-cutané, le tissu cellulaire interstitiel, le périoste, les os, les muscles, et jusqu'aux viscères les plus essentiels à la vie, le cerveau, le cœur, le foie, les poumons, etc., pourront successivement devenir le siége de lésions toujours graves, quelquefois mortelles.

Tel est le long et redoutable programme de la syphilis. Mais hâtons-nous de dire qu'il est rare, très-rare qu'elle le remplisse entièrement. Dans la grande majorité des cas, la maladie, enrayée dans sa marche par le traitement, ou trouvant dans la résistance de l'organisme un obstacle à son libre cours, se borne à ses premiers symptômes, à ceux qui ont pour siége la peau et les muqueuses. Après un an, quinze mois, deux ans au plus, elle disparaît pour toujours.

Quelquefois cependant cette disparition n'est que passagère, et, au bout d'un temps plus ou moins long, souvent même après plusieurs années pendant lesquelles le malade a pu se croire guéri, la diathèse qui couvait dans l'ombre se réveille, et la syphilis surgit de nouveau, affectant des formes d'autant plus graves et plus tenaces que son origine est plus ancienne.

Quoiqu'il en soit, cette marche régulière et, pour ainsi dire, centripète de la syphilis constitutionnelle, envisagée dans l'évolution de ses symptômes successifs, est constante et sans exception. Jamais on ne voit, par exemple, une exostose, une carie syphilitique se produire sans que la peau ou les muqueuses aient été antérieurement affectées. Bien plus, c'est que dans les différentes formes d'éruptions qui peuvent se manifester à la peau, on constate encore un ordre régulier de succession, en vertu duquel on voit ces éruptions être d'autant plus graves, entamer d'autant plus profondément le derme qu'elles appartiennent à une époque plus éloignée du début de la diathèse.

e toutes les affections diathésiques, la syphilis est donc la plus uniforme, la plus méthodique dans son développement. Telle est la régularité de sa marche, que chaque accident a pour ainsi dire son heure précise, son époque fixée d'avance, et qu'on peut non-seulement prédire la succession de ses divers symptômes, mais encore reconnaître à sa physionomie l'âge de chacun d'eux.

Ce fait a de tout temps frappé les médecins et a servi de base à toutes les classifications, anciennes et modernes, des symptômes de la syphilis. La première et la plus célèbre de ces classifications fut établie par Fernel, vers l'an 1550.

Ce grand observateur divisa d'abord les accidents de la syphilis en deux classes : dans la première sont les symptômes *locaux* ou *primitifs*, effet direct et immédiat du virus inoculé ; dans la seconde sont les symptômes *généraux* ou *consécutifs*, résultant de l'infection constitutionnelle, pour laquelle il distingue ensuite *quatre degrés*, comprenant chacun un groupe particulier de phénomènes morbides.

Dans le premier degré, le virus syphilitique, répandu en quelque sorte au-dessous de l'épiderme comme une vapeur légère, provoque la chute des cheveux, de la barbe et des poils. Dans le deuxième degré, le virus a pénétré plus profondément ; c'est au tissu même de la peau qu'il s'attaque. Au troisième degré ce sont les muqueuses qui deviennent le théâtre de l'action morbide ; de là, les diverses ulcérations de la gorge, du palais, des fosses nasales. Dans le quatrième degré enfin, le virus a envahi les profondeurs de l'organisme ; des accidents se déclarent du côté des os, des ligaments, des aponévroses, etc. Voici, d'ailleurs, le texte de Ferne :

« Omnium levissima est ea species, qua solum capitis et « barbæ pili sensim, citra aliam corporis offensionem, de-« fluunt. Ejus quippe virus in tenui quodam vapore con-« sistit, qui in corporis summa effunditur ad illarum ra-« dices, atque, ut ephemera febris a putrida, ita et hæc « species distat a cæteris. — Altera paulo deterior est, qua « cutis universa crebris maculis minime extuberantibus « conspergitur. — Tertia species gravior, ac rubræ aut « flavæ pustulæ primum quidem circa frontem ac tempora, « poneque aures, deinde in capite atque etiam toto corpore « erumpunt et extuberant. Partes quæ ad podicem, ad « nares, atque fauces sunt, quia tenellæ, omnium primæ

« exulcerari solent. — Quarta his species succedit, quum « jam invalescens lues, solidas partes, ossa, vincula, mem- « branas ac nervos adoritur. » (*Loc.*, *cit.*, cap, V.)

Cette classification fut adoptée par la plupart des médecins et fut suivie pendant près de deux siècles, c'est-à-dire jusqu'en 1740. A cette époque parut Astruc, qui en proposa une nouvelle, dont voici le résumé :

Astruc divise d'abord, comme Fernel, les symptômes de la syphilis en deux catégories ; les accidents *primitifs* et les accidents *consécutifs*, ces derniers constituant ce qu'il appelle la *vérole confirmée*.

Dans la *première catégorie* il fait entrer les accidents récents, ceux qui se développent sur les points immédiatement contaminés par le virus.

Dans la *seconde catégorie*, il range tous les accidents de la vérole confirmée, d'après une table d'affinité des diverses humeurs de l'économie pour le virus syphilitique. Il forme ainsi un certain nombre de groupes qui, bien que coordonnés à un autre point de vue, n'en reproduisent pas moins dans leur succession la marche concentrique ou centripète de l'infection syphilitique. Je ne m'étendrai pas davantage sur cette classification, que ne comprendraient que difficilement les personnes peu au courant des anciennes doctrines humorales, et qui d'ailleurs devait être bientôt remplacée par celle de J. Hunter, dont nous nous servons encore aujourd'hui.

J. Hunter, comme ses prédécesseurs, dut admettre une première classe d'accidents primitifs et une seconde classe comprenant les accidents généraux ou consécutifs, dont il désigna l'ensemble sous le nom de *vérole constitutionnelle*. Il divisa ensuite ces derniers accidents en deux groupes : ceux qui ont pour siége les parties superficielles du corps, la peau et les muqueuses, qu'il qualifie de parties du *premier ordre*, et ceux qui occupent les parties profondes qu'il appelle parties du *second ordre*.

« C'est la forme constitutionnelle de la syphilis, dit J. Hunter, qui nous donne la susceptibilité comparative des parties pour la disposition et pour l'action syphilitiques; car on doit admettre que toutes les parties sont exposées également et en même temps à l'influence du poison. Mais bien qu'il y ait divers degrés de susceptibilité, il suffit dans la pratique d'en admettre deux auxquels on peut en ajouter un intermédiaire. J'appellerai *parties du premier ordre*, celles qui appartiennent au premier degré, et *parties du second ordre*, celles dont la susceptibilité ne vient qu'en seconde ligne. » (*Traité de la maladie vénérienne*).

Ce degré intermédiaire que propose J. Hunter, se rapporterait aux adénites inflammatoires ou virulentes auxquelles peut donner lieu le chancre, et qu'il considérait comme formant en quelque sorte la transition entre les symptômes locaux ou primitifs et les symptômes constitutionnels. Mais il est préférable de classer ces lésions du système lympathique parmi les accidents primitifs, auxquels elles se rapportent et par leur époque d'apparition et par leur mode de développement.

Cette classification a été adoptée et est encore suivie par la plupart des syphiligraphes modernes. C'est elle que nous adoptons nous-même comme étant la plus simple et la plus naturelle; seulement, à l'exemple de M. Ricord, nous désignerons les accidents qui affectent les parties superficielles, celles que J. Hunter appelle du premier ordre, par le nom d'*accidents secondaires*, et par celui d'*accidents tertiaires*, ceux qui ont pour siége les parties profondes ou du second ordre. Ces expressions empruntées au langage des géologues sont plus nettes, plus faciles à retenir et représentent d'une manière plus rigoureuse et plus saisissante, la marche concentrique de la maladie.

Voici le tableau général de cette classification :

SYPHILIS PRIMITIVE Ayant pour siége les points inoculés par le virus, les vaisseaux et les ganglions lymphatiques correspondants.	Chancre.	Chancre simple. Chancre infectant.
	Adénite ou bubon.	Bubon simple. Bubon virulent. Bubon induré.
SYPHILIS SECONDAIRE Ayant pour siége la peau et ses annexes, les muqueuses et le globe oculaire.	Syphilides ou éruptions cutanées. Lésions des membranes muqueuses; érythème, plaques, ulcères, tubercules. Iritis.	
SYPHILIS TERTIAIRE Ayant pour siége le tissu cellulaire sous-cutané, le tissu cellulaire interstitiel, les muscles, le périoste, les os et les viscères.	Tumeurs gommeuses. Tumeurs fibro-plastiques. Sarcocèle syphilitique. Périostite, périostose. Ostéite, exostoses. Carie. Nécrose. Lésions viscérales.	

II

SYPHILIS PRIMITIVE. — DU CHANCRE EN GÉNÉRAL.

Du chancre en général. — Inoculation physiologique. — Du temps nécessaire au développement du chancre. — Y a-t-il incubation? — Les différences que l'on observe dans l'évolution du chancre dépendent de la manière dont le virus a été inoculé et des divers degrés d'activité de ce virus. — La virulence d'un chancre réside-t-elle seulement dans le pus qu'il secrète? — Transmissibilité de la syphilis primitive aux animaux.

Nous avons vu que le pus syphilitique inoculé expérimentalement sur la peau ou sur une muqueuse y développe soit une pustule, soit une papule qui, l'une et l'autre, aboutissent fatalement à un ulcère que nous avons appelé *chancre*, et dont le caractère essentiel est de sécréter un pus virulent, c'est-à-dire doué de la propriété de reproduire des ulcères semblables à celui dont il émane.

Telle n'est pas, cependant, dans l'ordre physiologique, l'évolution ordinaire du chancre. Dans l'acte de la génération, l'inoculation du pus se fait le plus souvent à la surface d'une écorchure, d'une érosion, d'une plaie, en un mot, d'une solution de continuité quelconque, sur laquelle se manifeste presque aussitôt l'ulcère vénérien, qui alors se forme et se développe d'emblée, sans résulter, comme dans l'inoculation artificielle, d'une papule ou d'une pustule préalable.

Il peut encore se faire, comme nous l'avons déjà dit, que le virus syphilitique pénétrant dans un follicule muqueux ou sébacé, ou venant encore à séjourner sur une surface muqueuse, y détermine une irritation assez intense pour produire une érosion qui sera la porte d'entrée de l'infection. Le chancre, dans ce cas, ne sera pas immédiat; il lui faudra un certain temps pour se produire, temps qu'exige l'accomplissement de ce travail d'érosion qui se passe à la surface des tissus sur lesquels le virus a été déposé.

C'est cet intervalle qui s'écoule entre l'application du virus syphilitique sur la partie contagionée et l'apparition du chancre, que certains auteurs ont appelé *incubation*, expression impropre qui trahit une fausse interprétation de l'action primitive du virus. Il n'y a pas là d'incubation. Le virus agit dès le moment de son implantation dans les tissus, et s'il semble, dans certains cas, conserver pendant quelque temps une neutralité qui a pu en imposer et faire croire à un point d'arrêt, à une suspension, à une stase, en quelque sorte, de son action, c'est qu'au début le travail d'ulcération se fait avec une extrême lenteur et ne se révèle par aucun caractère sensible qui nous permette de le saisir et de l'apprécier.

Le développement du chancre, indépendamment des circonstances purement physiques que nous venons d'indiquer, peut encore être plus rapide ou plus lent selon la qualité ou le degré d'activité du virus inoculé. Si le virus est pris sur un ulcère primitif vivement enflammé, chaud, douloureux, donnant lieu à une suppuration abondante, son effet sera plus prompt et plus énergique que s'il est puisé à la surface d'un ulcère peu enflammé, indolent, suppurant à peine. Si, sur un même individu, on multiplie un premier chancre par une série d'inoculations successives, en prenant chaque fois le pus dans le chancre inoculé le dernier, on voit, ainsi que l'a démontré M. Auzias-Turenne, le virus s'épuiser peu à peu et donner lieu à des effets locaux de plus en plus lents et de plus en plus faibles, jusqu'à ce qu'il cesse complétement d'agir. Ajoutons que la force du virus varie encore selon l'âge de la lésion dont il émane. Il est certain que le virus fourni par les lésions de la syphilis secondaire ou constitutionnelle est toujours moins actif, moins fort que celui que secrète l'accident primitif. Ce virus, ainsi que je l'ai dit et prouvé le premier, produit également le chancre; mais ce chancre présente alors une évolution plus tardive que celle qui appartient au chancre dérivant d'un accident semblable.

Toutefois, quel que soit le temps qui sépare l'inoculation du virus de la manifestation du chancre, on ne saurait y voir, je le répète, un phénomène d'incubation, du moins dans le sens ordinaire du mot, c'est-à-dire, résultant de l'absorption préalable du virus. Il n'y a là qu'une sorte de germination, une élaboration sur place du virus inoculé, complétement indépendante de toute généralisation du virus dans l'économie. La seule et véritable incubation que subisse le virus syphilitique, n'a lieu qu'après le développement du chancre, c'est-à-dire pendant le temps qui s'écoule entre la production de ce dernier et l'apparition des premiers symptômes généraux de la syphilis.

Comme nous l'avons déjà dit, le chancre est au début une affection toute locale, et cette évolution variable qu'il présente, selon la source où a été puisée le virus qui le produit, en est une preuve de plus à ajouter à celles que nous avons précédemment développées.

La virulence du chancre ne réside pas seulement dans sa sécrétion purulente; sa sphère d'activité est beaucoup plus étendue et se manifeste jusqu'à une certaine profondeur dans les tissus qu'elle a envahis, profondeur variable et subordonnée à l'âge du chancre. Très-superficielle d'abord, une légère cautérisation en triomphe aisément; mais devenue plus profonde à mesure que l'ulcère vieillit, elle exige, pour être détruite, une cautérisation plus large et plus pénétrante. La virulence n'est donc point la propriété exclusive du pus, elle appartient encore aux tissus sur lesquels l'ulcère se produit et aux dépens desquels il se forme.

Tantôt le chancre, ainsi que nous l'avons vu, parcourt toutes ses phases, se cicatrise et disparaît sans infecter l'économie, et dans ce cas il n'aura pas cessé d'être un accident purement local; tantôt, au contraire, il devient le point de départ d'une intoxication générale; son virus absorbé empoisonne l'organisme et donne infailliblement la vérole.

De là, deux variétés de chancre : le *chancre simple* et le *chancre infectant*, dont nous allons maintenant faire connaître les caractères.

Mais avant d'aborder cette étude, disons quelques mots d'une question qui, dans ces derniers temps, a vivement occupé les esprits.

Le virus syphilitique est-il inoculable aux animaux?

Des expériences multipliées, entreprises par J. Hunter, Turnbull, et répétées plus tard par M. Ricord, les avaient conduits à établir en principe que l'homme seul était capable de subir l'action de ce virus. La syphilis, disait M. Ricord, est une maladie exclusivement propre à l'espèce humaine.

Et chacun, sur la foi du maître, répétait et affirmait ce principe, lorsqu'en 1844, un jeune médecin, moins crédule et plus curieux que les autres, M. Auzias-Turenne, eut l'idée de reprendre ces expériences.

Il s'adressa d'abord à l'animal le plus voisin de l'homme, au singe, sur lequel, à l'étonnement de tous, il produisit des chancres. Quand je dis à l'étonnement de tous, je me trompe; car beaucoup de médecins ne voulurent pas alors reconnaître la nature syphilitique des ulcères que portaient les premiers singes inoculés. Cette opposition que rencontrait M. Auzias à ses premiers essais, ne doit pas nous surprendre; ce n'est pas en un jour qu'on parvient à déraciner une erreur aussi vieille et aussi répandue que celle à laquelle il s'attaquait.

Six années s'écoulèrent, pendant lesquelles la question resta indécise. Mais en 1850, un médecin allemand, M. Robert de Weltz, ayant eu le courage de s'inoculer sur le bras du pus pris à la surface d'un chancre que portait un singe récemment inoculé par M. Auzias, il en résulta un ulcère que M. Ricord, témoin de l'expérience, reconnut franchement et loyalement pour un chancre. Il n'y avait plus à en douter, le virus syphilitique était inoculable au singe, et produisait chez lui le même effet primitif que chez l'homme.

De tous côtés les expériences se multiplièrent, et bientôt il fut acquis à la science que non-seulement le singe, mais encore d'autres animaux, de classes et d'espèces très-différentes, tels que le chien, le chat, le mouton, le lapin, le cochon d'Inde, etc., étaient également susceptibles de subir l'action du virus syphilitique. De savants médecins, parmi lesquels nous sommes heureux de pouvoir citer MM. Diday et Melchior Robert, poussant jusqu'à l'héroïsme l'amour de la science, osèrent, comme l'avait fait M. Robert de Weltz, transporter sur eux-mêmes du pus provenant de chancres développés sur divers animaux. Le résultat de ces courageuses tentatives prouva de la manière la plus évidente, que l'aptitude à la syphilis, du moins à la syphilis primitive, n'est pas le privilége exclusif de l'humanité.

Mais s'il est certain que les animaux peuvent recevoir la syphilis primitive, c'est-à-dire le chancre, est-il également prouvé qu'ils soient capables d'être affectés de syphilis constitutionnelle? *A priori*, le fait paraît possible, probable même. M. Auzias et quelques autres l'affirment; mais jusqu'à présent du moins, aucune expérience suffisamment concluante ne l'a démontré.

En juin 1850, à l'époque où la transmission de la syphilis aux animaux était à l'ordre du jour, voulant juger par moi-même cette intéressante question, je m'étais procuré un singe que, de concert avec M. Auzias, j'inoculai à plusieurs reprises. Nous produisîmes très-facilement des chancres. L'un d'eux même parut s'indurer; mais dix mois après la cicatrisation de ces chancres, l'animal, que j'avais tenu pendant tout ce temps en observation, n'avait encore présenté aucun symptôme de syphilis constitutionnelle. Vers cette époque, je l'inoculai de nouveau, et j'obtins encore un chancre qui, pas plus que les premiers, ne donna lieu à l'infection générale. L'animal mourut l'année suivante de phthisie pulmonaire.

En résumé, il ressort des faits qui précèdent :

1° Que le virus syphilitique est inoculable à certains animaux [1].

2° Que les ulcérations spécifiques développées sous son influence fournissent un pus inoculable à l'homme.

3° Que si les animaux sont susceptibles d'être affectés de syphilis primitive, rien ne prouve jusqu'à présent qu'ils soient aptes à la syphilis secondaire ou constitutionnelle.

D'après quelques syphiligraphes modernes, le chancre simple et le chancre infectant, au lieu d'être, comme nous le prétendons, deux variétés d'un même principe, seraient deux *espèces* morbides distinctes, complétement étrangères l'une à l'autre et reconnaissant chacune un virus spécial. De plus, ces deux espèces, en mélangeant leurs virus, produiraient un troisième chancre qui a été désigné sous le nom de chancre *mixte*, mais qu'il serait plus convenable d'appeler *chancre mulet*, puisqu'il procéderait de deux espèces différentes. Ce n'est ici ni le lieu ni le moment d'examiner cette théorie. Nous y reviendrons avec tous les détails nécessaires, quand nous aurons fait connaître les caractères des deux variétés de l'ulcère primitif. Commençons par le chancre simple.

[1] L'inoculation syphilitique, essayée sur les oiseaux, a constamment donné des résultats négatifs.

III

SYPHILIS PRIMITIVE. — CHANCRE SIMPLE ET BUBON.

I

Chancre simple; ses caractères objectifs. — Forme-type; variétés. — Le chancre simple a toujours une assez longue durée. — Période de réparation. — Siéges d'élection du chancre simple. — Tentatives d'inoculation du pus de chancres simples sur les régions céphaliques. — Résultat de l'observation clinique à ce sujet.

Le chancre simple, que l'on désigne encore sous les noms de *chancre mou*, de *chancroïde* (Maratray), de *chancrelle* (Diday), est une ulcération généralement profonde, entamant toute l'épaisseur de la peau ou de la muqueuse qui en est le siége. Cette ulcération est arrondie et taillée dans les tissus, comme si l'on s'était servi, pour la creuser, d'un emporte-pièce; ses bords sont dentelés, irréguliers, quelquefois décollés; son étendue variable. Son fond est grisâtre et d'aspect chagriné, parsemé çà et là de petits points rouges qui deviennent parfois hémorrhagiques; il semble recouvert d'une matière lardacée, qui forme comme une sorte de fausse membrane très-adhérente, susceptible, lorsqu'on l'enlève, de se reproduire avec la plus grande facilité. Le chancre simple est toujours plus ou moins enflammé, souvent douloureux et entouré d'une auréole d'un rouge vif ou violacé. Sa base, et c'est là un de ses caractères les plus distinctifs, est généralement de la plus grande souplesse. Cependant on observe quelquefois dans le chancre mou, un léger empâtement phlegmoneux, qui pourrait faire croire à une induration spécifique, mais sur la nature duquel un praticien exercé ne se méprendra jamais.

Telle est la forme-type du chancre simple, mais à la condition qu'il se développe toujours dans des tissus homogènes; car il peut se faire que, gêné dans son évolution normale par l'irrégularité de la région sur laquelle il se manifeste, sa forme soit diversement modifiée. C'est ainsi qu'il deviendra ovale quand il sera situé dans la rainure glando-préputiale, qu'il simulera une rhagade dans les interstices des plis de l'anus, des caroncules myrtiformes, etc.

Le pus que le chancre simple secrète abondamment, est tantôt épais, crémeux, homogène, tantôt sanieux, rougeâtre et chargé de détritus organiques. Rien dans son aspect ne révèle son origine, et cependant il diffère essentiellement du pus ordinaire par le virus syphilitique qu'il recèle, qu'il porte en lui-même et qui, à défaut de caractères physiques ou chimiques distinctifs, possède des propriétés pathogéniques si différentes.

Il est impossible d'assigner au chancre simple une durée déterminée; généralement elle est assez longue. Sa marche est quelquefois des plus lentes; il paraît alors stationnaire et se maintient, quoi qu'on fasse, pendant plusieurs semaines dans une sorte de *statu quo*, durant lequel il conserve tous ses caractères spécifiques. Sortant enfin de cette période de stase, il achève son cours et se cicatrise. Mais il est rare que cette heureuse terminaison s'opère avant trois ou quatre semaines. Sa durée moyenne est d'environ quarante jours, sa durée extrême de trois ou quatre mois.

Arrivé au terme de son existence, le chancre simple devient le siége d'un travail particulier qu'on a appelé sa période réparatrice. L'ulcère qui, jusque-là, avait sécrété à flots du pus virulent, prend tout à coup une autre physionomie. Son fond se déterge et se ravive; de grisâtre qu'il était, il devient rosé, et çà et là apparaissent de petits bourgeons charnus semblables à ceux qui se produisent à la surface d'une plaie ordinaire en voie de cicatrisation. Sa base s'élève tandis que ses bords s'abaissent; l'auréole qui le circonscrivait change de couleur; peu à peu elle s'affaiblit, pâlit et s'efface. Bientôt intervient la cicatrisation : procédant invariablement de la périphérie au centre, elle commence par la soudure des bords et se termine par la formation d'une série de zones concentriques qui se juxtaposent en comblant ce qui restait de la dépression ulcérée.

Le chancre est alors guéri et, s'il siégeait sur une muqueuse, il pourra ne laisser aucune trace visible. Si, au contraire, il occupait la peau, une cicatrice indélébile, assez semblable à celle de la vaccine, restera en témoignage de son existence passée. Toutefois il ne faudrait pas croire, comme on l'a dit, qu'arrivé à sa période de réparation, le chancre simple cesse de sécréter du pus virulent : ce serait là une erreur dangereuse. De nombreuses expériences ont, au contraire, demontré que tant qu'il reste un point ulcéré, ce point, si petit qu'il soit, continue de fournir du pus spécifique. « Le chancre vit encore à côté de la cicatrice qui tend à le recouvrir, et ce n'est que dans le dernier instant de son existence qu'il perd enfin toute faculté virulente [1]. »

Le chancre simple peut être solitaire, mais souvent aussi il est multiple. Cette multiplicité est tantôt immédiate; tantôt, au contraire, elle résulte de l'inoculation du premier chancre sur les points voisins de son siége. Assez souvent encore plusieurs chancres se développent simultanément dans des follicules muqueux. On en voit quelquefois cinq, six, sept, huit, ou un plus grand nombre, groupés l'un contre l'autre et à peine larges comme un grain de millet, qui peu à peu s'étendent, se joignent et se confondent, de manière à ne former par leur réunion qu'un seul et même ulcère.

Comme nous l'avons déjà dit, aucun point de la surface du corps humain, cutanée ou muqueuse, n'est inaccessible au virus syphilitique. Partout, depuis la plante des pieds jusqu'au sinciput, le chancre peut naître et se propager. L'organisme entier est son domaine. Si les organes génitaux paraissent être son siége de prédilection, c'est moins encore par privilége électif qu'à cause des conditions favorables et fréquentes d'inoculation dans lesquelles ils se trouvent placés.

Il y a toutefois une restriction à faire à propos du chancre simple : jamais il n'a été observé sur la région

[1] Ricord, *Leçons sur le chancre.*

céphalique. Tous les syphiligraphes sont unanimes sur ce point; tous s'accordent à reconnaître que les chancres qu'ils ont pu constater sur les lèvres, le nez, la langue, les amygdales, le cuir chevelu, etc., appartenaient sans exception à la variété infectante.

De hardis expérimentateurs ont cherché à faire naître le chancre mou sur le visage. Et de nos jours, dans un but que l'amour de la science explique, mais qu'il ne saurait justifier, on a osé, à l'hôpital du Midi, porter du pus chancreux sur divers points de la face et du crâne de plusieurs individus. Croirait-on qu'après cette entreprise, aussi téméraire que dangereuse, on a négligé de suivre les malades pendant le temps nécessaire à la manifestation des accidents généraux de la syphilis! Quatorze individus inoculés de la sorte ont été renvoyés de l'hôpital après un ou deux mois au plus, et ont été ensuite perdus de vue! Comme si ce court espace de temps permettait de décider de cette grave question et de la juger en dernier ressort[1]!

La vérole constitutionnelle peut ne se produire et ne se produit souvent qu'après trois, quatre et même cinq mois à la suite du chancre. Or qui nous dit que ces malades n'en ont pas été consécutivement affectés? Rien ne le prouve assurément. Ces expériences ont donc été perdues pour la science au nom de laquelle elles avaient été tentées. On s'explique difficilement une aussi inconcevable légèreté, après une telle hardiesse.

Ces infructueux essais et quelques autres non moins in-

[1] La relation détaillée de ces faits se trouve dans la thèse de M. Nadau des Islets : *De l'inoculation du chancre mou à la région céphalique*, Paris, 1858

signifiants que nous pourrions citer encore, nous laissent par conséquent dans le doute, et nous obligent de recourir à l'observation clinique qui nous apprend, ainsi que nous l'avons déjà dit, que dans la pratique, c'est-à-dire dans les conditions de contagion ordinaire ou physiologique, le chancre simple ne s'observe jamais ou du moins presque jamais [1] sur la face.

Mais, à part cette exception, et bien qu'il puisse se développer sur tous les autres points du corps, il est des régions dans lesquelles le chancre simple se manifeste plus particulièrement : sur le frein, par exemple, chez l'homme, et sur la commissure postérieure des grandes lèvres, à la fourchette, chez la femme. On l'observe en nombre à peu près égal à celui du chancre infectant sur le gland et sur la face muqueuse du prépuce ; mais il est beaucoup plus rare sur la face cutanée de cet organe. Nous reviendrons d'ailleurs sur ce point en étudiant le chancre infectant.

II

Diagnostic du chancre simple. — Pronostic. — Chancre gangréneux. — Étiologie et symptômes. — Phagédénisme. — Description. — Durée. — Causes.

A l'aide des caractères que nous venons d'indiquer, le diagnostic du chancre simple ne présente pas de grandes

[1] Nous disons presque jamais, car nous avons trouvé dans le traité de M. Ricord quelques observations de chancres céphaliques qui semblent se rapporter au chancre simple. Nous devons ajouter toutefois que M. Ricord a depuis déclaré que durant sa longue carrière il n'en avait jamais vu. *Leçons sur le chancre*, p. 20.

difficultés, s'il ne s'agit que de reconnaître en lui un chancre, c'est-à-dire un ulcère vénérien primitif. Mais ces caractères seuls ne permettraient pas, dans la plupart des cas, de le distinguer avec certitude du chancre infectant ou, pour mieux dire, de décider si ce chancre a ou n'a pas infecté l'économie. Il faut pour juger cette question avoir recours à d'autres signes que nous exposerons plus loin.

Le chancre simple pourrait encore, dans quelques circonstances exceptionnelles, être confondu avec certaines érosions ou ulcérations non syphilitiques des muqueuses génito-urinaires, par exemple, avec certaines ulcérations herpétiques ou de nature blennorrhagique. Nous avons déjà, en traitant de la blennorrhagie, signalé ce point de diagnostic. Répétons qu'en cas de doute, il y a un moyen à peu près infaillible d'en sortir : c'est d'inoculer au malade même la sécrétion de la lésion suspecte. Mais il ne faut user de ce moyen qu'avec prudence et dans le cas d'absolue nécessité.

Le pronostic du chancre mou, relativement à ses effets sur l'organisme, n'est généralement pas grave. Toutefois le médecin prudent devra se tenir à cet égard dans une sage réserve ; car, ainsi que nous le verrons plus loin, il est des chancres mous que l'on pourrait regarder comme simples, et qui néanmoins infectent l'économie. Mais si la constitution est le plus souvent à l'abri de ses atteintes, l'organe sur lequel il siége est moins bien protégé; l'ulcère peut le mutiler, le déformer, le détruire même, en tout ou en partie, selon certaines complications qui viennent accroître son extension ou sa durée. Ajoutons qu'en dehors même de ces conditions spéciales, la gangrène et le phagédénisme, dont nous allons parler, le chancre mou, par sa persistance quelquefois si longue, par la facilité avec laquelle il se propage et se multiplie, n'est pas sans gravité comme plaie exclusivement locale.

On voit quelquefois le chancre simple, surtout quand il siége sur le prépuce ou les grandes lèvres, s'enflammer soudainement. Son auréole s'étend et gagne toute la surface de ces organes; les tissus ambiants s'œdématient et se gonflent; ils prennent une teinte livide et deviennent le siége d'un véritable érysipèle phlegmoneux. Plusieurs eschares se forment autour du chancre, qui sécrète alors un pus fétide, exhalant l'odeur particulière à la gangrène. Peu à peu ces eschares se détachent et tombent, laissant sur le prépuce ou sur les grandes lèvres, si l'ulcère occupait ces organes, une plaie parfaitement simple, qui ne tarde pas à se cicatriser. Le chancre a disparu; il a été détruit par la gangrène qui, agissant ici comme un violent caustique, l'a entièrement transformé en annihilant sa virulence.

Le *chancre gangréneux* est heureusement assez rare. Nous disons heureusement, car, bien qu'il ait la propriété de perdre promptement sa spécificité, il cause souvent d'irréparables ravages au détriment des tissus sur lesquels il était placé.

On s'est évertué à chercher la cause de cette fâcheuse complication. On a prétendu que les pays chauds, les climats intertropicaux y prédisposaient. C'est chose possible, mais n'ayant jamais eu occasion de m'en convaincre, je ne saurais l'affirmer. On a également invoqué une mauvaise hygiène, l'abus de boissons alcooliques, l'application de certaines pommades irritantes et plus particulièrement de celles qui renferment des préparations mercurielles. Ces diverses causes ne doivent pas être sans influence sur la production de la gangrène; mais je crois devoir insister plus spécialement sur l'habitude de l'ivrognerie qui, selon mon observation, serait la raison principale et la condition la plus fréquente de ce grave accident.

La marche du chancre gangréneux est des plus rapides, son issue des plus promptes. Telle n'est pas l'évolution du chancre phagédénique, le plus redoutable de tous les accidents locaux qui puissent dériver du virus syphilitique.

Le *chancre phagédénique* ou rongeur commence comme le chancre ordinaire. Comme lui, il produit aussi une ulcération, mais celle-ci, au lieu de se maintenir dans une certaine limite, s'étend tantôt en surface, tantôt en profondeur; de là deux formes distinctes de phagédénisme, la forme *serpigineuse* et la forme *térébrante*.

Le chancre serpigineux est des plus capricieux dans sa marche. Tantôt il se développe d'une manière régulière, présentant alors une surface ovale ou circulaire, tantôt, au contraire, il affecte la plus grande irrégularité dans sa forme; le plus ordinairement il est arrondi dans l'un de ses segments, tandis que le reste de son pourtour est bizarrement découpé. On le voit souvent se cicatriser d'un côté, tandis que de l'autre il s'étend et envahit sans cesse de nouveaux tissus. C'est ainsi que, parti de l'extrémité de la verge, il peut labourer en entier cet organe, détruire le prépuce, gagner de là le pubis, pour aller s'épanouir ensuite sur les parois abdominales, exerçant sur tout son parcours d'effroyables ravages dont témoigneront à jamais de hideuses et indélébiles cicatrices.

Le phagédénisme affecte-t-il la forme térébrante? Son action s'exerce alors dans l'épaisseur des tissus ; il gagne en profondeur et se creuse, en quelque sorte, une galerie qui, traversant, par exemple, les parois du canal de l'urèthre, détermine un trajet fistuleux, ou bien encore, comme je l'ai une fois observé, s'enfonçant sous le prépuce, le dissèque peu à peu et le sépare des corps caverneux. Chez la femme, un tel chancre peut détruire les cloisons qui séparent le vagin de la vessie et du rectum et produire des fistules irremédiables.

Le chancre phagédénique rappelle assez bien, par son aspect, les plaies envahies par la pourriture d'hôpital. Il est grisâtre, parsemé de points hémorrhagiques et recouvert çà et là d'eschares diphthéritiques. Ses bords, d'un rouge livide, sont tantôt épais, durs ou œdémateux, tantôt ils sont amincis, décollés et perforés en divers endroits. Souvent aussi ce chancre s'accompagne de douleurs très-vives, produites par des filets nerveux que l'ulcère a mis à nu.

La durée des chancres phagédéniques est illimitée. La science a pu enregistrer certains de ces ulcères qui ont eu jusqu'à sept ans d'existence. J'en ai observé moi-même qui remontaient à plus de trois ans.

Comme pour la gangrène compliquant le chancre, on a cherché à tracer l'étiologie du phagédénisme. On a successivement indiqué une hygiène insalubre, une nourriture insuffisante, une habitation malsaine, le froid humide, les excès de boissons spiritueuses, l'intervention de certaines substances âcres et irritantes sur la surface ulcérée, l'emploi de pommades mercurielles, la scrofule, la syphilis constitutionnelle, le scorbut, le vice herpétique, toutes les diathèses, en un mot, et mille autres causes aussi peu probantes les unes que les autres. Toutes ces explications ne sauraient satisfaire le praticien qui, chaque jour, peut constater qu'un grand nombre de malades, placés sous ces diverses influences, échappent au phagédénisme, tandis qu'il s'abat sur d'autres qui, par leur vigoureuse santé et le confortable dont ils s'entourent, devraient être à l'abri de ce fâcheux accident, si telles étaient ses causes nécessaires.

Sans nier absolument l'influence de ces diverses causes, il faut donc admettre, pour le phagédénisme, une prédisposition spéciale, individuelle, qui en favorise le développement, prédisposition dont le sens et la prévision nous échappent, comme dans tant de cas analogues en pathologie.

Quoi qu'il en soit, le phagédénisme est un épiphénomène, une complication du chancre, complétement indépendante du virus qui l'a produit. L'observation et l'expérimentation prouvent, en effet, qu'un chancre ordinaire, réduit à ses plus petites dimensions, peut, en se transmettant d'un individu à un autre, engendrer un chancre phagédénique et réciproquement. Que de fois n'a-t-on pas vu des chancres simples de la verge, petits et de courte durée, donner lieu à des bubons phagédéniques des plus graves et des plus longs à guérir?

III

Action du chancre simple sur les ganglions lymphatiques voisins. — Adénite ou bubon. — Bubon simple ou d'irritation. — Bubon virulent ou d'absorption. — Symptômes. — Diagnostic.

Le chancre simple peut, sans infecter l'économie, exercer une influence morbide sur certains organes placés dans son voisinage. Il peut étendre son action jusqu'aux ganglions lymphatiques de la région qu'il occupe et en déterminer l'inflammation. Toutefois cette action du chancre simple sur les ganglions lymphatiques n'a rien de fatal; elle n'est pas nécessaire, et le plus souvent même elle ne se produit pas. C'est à peine si un tiers des chancres simples donne lieu à ce retentissement pathologique.

Tous les auteurs reconnaissent et admettent deux espèces d'adénites ou de bubons, produits par le chancre mou : le *bubon simple* ou d'*irritation* et le *bubon virulent* ou d'*absorption*. Le chancre recèle en effet ces deux éléments : l'élément inflammatoire et l'élément virulent. Son action sur les ganglions peut tenir exclusivement à l'un ou à l'autre de ces deux principes.

Si le bubon est dû à l'élément imflammatoire, il sera dépourvu de toute virulence; il ne sera qu'un effet purement sympathique, analogue, par exemple, à ces engorgements des ganglions de l'aisselle consécutifs à une écorchure du doigt, ou bien encore à ces tuméfactions des glandes sous-maxillaires qui souvent accompagnent la stomatite la plus bénigne, inflammations simples qui se transmettent aux ganglions par l'intermédiaire des vaisseaux lymphatiques.

Dans le bubon d'absorption, le pus du chancre, absorbé et charrié en substance par ces mêmes vaisseaux, est transporté dans un ganglion où il s'inocule et se multiplie. Et quand ce ganglion suppure, ce qui, dans ce cas, arrive fatalement, le pus, au lieu d'être simplement phlegmoneux, comme dans le cas précédent, est virulent; transporté sur des tissus sains, il y donnera lieu à la production d'un chancre.

Le bubon, quels que soient son caractère et sa nature, est toujours en rapport anatomique avec le siége du chancre. Ainsi une adénite vénérienne sous-axillaire indiquera un chancre des doigts ou de la mamelle ; une adénite sous-maxillaire, un chancre des lèvres ou de la langue; une adénite sous-inguinale ou fémorale, un chancre occupant un point du membre inférieur, etc. Si le bubon à son lieu d'élection dans les régions inguinales, c'est que le chancre à pour siége habituel les organes génitaux. Encore faut-il faire ici une distinction importante. Les ganglions superficiels de l'aine qui forment, comme on sait, un chapelet étendu depuis le pubis jusqu'à l'épine iliaque, ne reçoivent pas tous exclusivement leurs lympathiques des parties génitales : ceux qui occupent la partie externe et supérieure de l'aine sont plus particulièrement en communication avec les lympathiques de la région fessière et coccygienne; ceux qui avoisinent le pubis, avec les lymphatiques de la région ano-périnéale. Il n'y a que les ganglions de la partie moyenne de l'aine qui reçoivent directement leurs lymphatiques des organes externes de la génération, surtout chez l'homme. Voilà pourquoi les bubons produits par des chancres du pénis occupent presque toujours cette région; s'ils procèdent de chancres situés à la partie postérieure de l'anus, c'est dans la région supérieure et externe de l'aine qu'ils se développent; ils se montrent au contraire dans le voisinage du pubis, quand les chancres sont au périnée ou au segment antérieur de l'anus. On peut donc, en général, diagnostiquer le siége précis d'un chancre de ces régions par la seule connaissance de la position qu'occupe dans l'aine le bubon correspondant.

Il peut arriver cependant qu'un chancre placé au côté droit de la verge détermine un bubon dans l'aine gauche. Cette exception apparente à la proposition que nous venons d'émettre tient, ainsi que l'anatomie le démontre, à l'entre croisement assez fréquent de quelques vaisseaux lymphatiques sur la ligne médiane.

Un fait fort remarquable, c'est que le bubon symptomatique du chancre simple ne se produit jamais que dans le premier groupe de ganglions qui se trouve en rapport direct avec le chancre, c'est-à-dire dans les *ganglions superficiels* où viennent aboutir les lymphatiques de la surface ulcérée. Jamais on ne voit le bubon se propager aux ganglions profonds par les lympathiques intermédiaires ou interganglionnaires. Ce fait, signalé pour la première fois par J. Hunter, n'a pas encore reçu d'explication satisfaisante.

L'adénite inguinale est beaucoup plus fréquente chez

l'homme que chez la femme, bien que cette dernière paraisse, à première vue, devoir y être beaucoup plus prédisposée, en raison de la mollesse plus grande de ses tissus et de sa constitution plus ordinairement lympathique.

Cette différence tient uniquement au siége respectif du chancre simple dans les deux sexes. Chez l'homme, le chancre simple le plus fréquent et qui le plus souvent donne lieu au bubon, est celui du frein, région très-irritable et très-riche en vaisseaux lympathiques. Chez la femme le chancre correspondant, c'est-à-dire du clitoris, est au contraire le plus rare. Chez elle, c'est au segment postérieur de l'orifice vulvo-vaginal, à la fourchette, que s'observe le plus ordinairement le chancre simple. Or, dans cette région la sensibilité est moins vive, et les lympathiques sont moins nombreux, double circonstance qui rend l'absorption virulente moins facile. Nul doute que si les chancres du clitoris étaient aussi communs que ceux du frein chez l'homme, les bubons ne fussent chez la femme tout aussi fréquents et peut-être plus que chez ce dernier.

Le bubon, quelle que soit sa nature, qu'il soit le produit de l'irritation inflammatoire ou le résultat de l'absorption du virus chancreux, n'a pas d'époque fixe de développement relativement à l'âge du chancre qui en est la cause déterminante. Le plus souvent il se montre peu de temps après le début du chancre; mais il peut aussi se manifester beaucoup plus tard. J'ai vu des bubons virulents n'apparaître qu'au moment ou le chancre était sur le point de se cicatriser. Un malade affecté de chancre simple est donc pendant toute la durée de ce chancre sous la menace de cet accident.

Le bubon se manifeste par un sentiment de gêne très-prononcé qui précède et accompagne le gonflement d'un ganglion, dont la tuméfaction ne tarde pas à faire de rapides progrès. Bientôt le malade éprouve une vive douleur qui s'exaspère par la pression. Si le bubon est purement inflammatoire, il cédera, en général, au bout de quelques jours à l'influence du repos et à l'emploi de quelques antiphlogistiques très-simples ; la douleur et l'engorgement disparaîtront peu à peu, et tout se terminera par résolution.

Mais telle n'est pas toujours l'issue de l'adénite simple. D'autres fois, la douleur, au lieu de s'affaiblir, augmente et devient pulsative ; l'engorgement s'accroît, et le ganglion devenu plus volumineux, forme une tumeur oblongue, dont le grand diamètre suit la direction du pli inguinal. Le tissu cellulaire s'enflamme à son tour, et soude le ganglion avec la peau, qui cesse ainsi d'être mobile sur les parties sous-jacentes. Peu à peu celle-ci s'amincit et prend une teinte de plus en plus rouge et enflammée. Il se forme là un abcès que la fluctuation la plus évidente permet d'apprécier ; abcès qui, abandonné à lui-même, s'ouvrira spontanément, et donnera passage à du pus simple, phlegmoneux, dont l'inoculation, je le répète, ne sera suivie d'aucun résultat. L'abcès une fois vidé, les bords de l'ouverture se rapprocheront bientôt pour se souder par première intention, et le malade sera guéri, à moins qu'une influence étrangère, telle que la scrofule ou une constitution par trop lymphatique ne vienne modifier la nature du bubon et en prolonger la durée.

Le bubon d'absorption nous présente, au début, les mêmes symptômes que ceux fournis par le bubon simple ou d'irritation; même gêne, même douleur, même tension, même gonflement de part et d'autre. Mais tandis que l'adénite simple se termine le plus souvent par résolution, le bubon d'absorption, lui, *suppure fatalement*. Rien ne pourra entraver sa marche, provoquer son avortement. Le ganglion affecté ira toujours se développant, pour aboutir à la formation d'un abcès. Jusque-là, rien ne distingue encore cette adénopathie de celle que nous venons de décrire, et que nous avons vue quelquefois aussi se terminer par suppuration. Mais l'abcès une fois ouvert, si l'on porte la pointe d'une lancette chargée du pus que fournit le ganglion sur une région quelconque, on ne tardera pas à constater l'apparition d'un chancre à l'endroit inoculé. Point n'est besoin, du reste, de recourir à cette expérience artificielle, car la nature va bientôt y suppléer. Les bords de la plaie qui a donné passage au pus, s'imprégnant du virus qu'il recèle, vont, au lieu de se réunir comme dans le cas précédent par première intention, se transformer, avec la plaie elle-même, en un véritable ulcère chancreux.

On ne pourra donc, dans ce dernier état, confondre ces deux bubons. Le premier a toujours une terminaison simple et rapide, tandis que le second se modifie, s'altère et se change en un chancre analogue de tout point à celui dont il provient, et qui pourra, comme ce dernier, rester longtemps stationnaire, ou bien s'étendre en surface et en profondeur et subir, ce qui arrive même assez souvent, la déviation phagédénique.

Mais s'il est facile de distinguer, après qu'ils sont ouverts, le bubon simplement inflammatoire du bubon d'absorption, il n'en est pas de même quand ils ne sont encore qu'en voie de développement. Un malade, porteur d'un chancre, se présente avec un engorgement ganglionnaire dans la région inguinale. Quelle est la nature de cette tumeur? Est-elle simple? Est-elle virulente? On aurait le plus grand intérêt à le savoir, puisqu'on peut, en agissant dans le premier cas, obtenir une résorption qu'on ne saurait espérer dans le second. Malheureusement nos moyens d'investigation sont à cet égard insuffisants. Aucun signe ne nous permet de décider la question avant la maturation du ganglion et sa fonte purulente. Tant que le bubon n'a pas atteint cette période extrême de son existence, le diagnostic différentiel est impossible.

Telle est l'action que le chancre simple exerce sur les ganglions voisins de son siége. Remarquons toutefois que le bubon simplement inflammatoire ou d'irritation ne lui appartient pas en propre; car ce bubon peut être le résultat de toute autre cause : une écorchure, une érosion herpétique, une plaie quelconque, la blennorrhagie, peuvent y donner lieu; il peut même se produire d'emblée, sans aucune cause appréciable. Le bubon vraiment caractéristique et pathognomonique du chancre simple est le bubon virulent ou d'absorption. Seul le chancre simple à la faculté de le produire.

En présence d'un chancre mou de forme et d'aspect quelconque, il n'est que trop souvent permis d'hésiter, et de se demander si le malade aura ou n'aura pas la vérole; mais si un bubon virulent se manifeste, toute incertitude est à l'instant levée; le chancre est simple et ne sera suivi d'aucun accident constitutionnel. Ce fait remarquable n'avait pas échappé à la sagacité de Thierry de Héry. Voici ce qu'il écrivait en 1552, dans son livre intitulé : *La Méthode curatoire de la maladie vénérienne* : « Comme souvent appert en plusieurs ayant ulcères cacoeths et malings, qui seront rebelles à curer, pour ce que nature s'efforce d'évacuer ledit venin par icelles parties ; et s'il survient un bubon, autrement dit poulain, qui reçoive ladicte fluxion, en brief l'ulcère sera curé et guary, et *sera le patient exempt de la vérolle.*»

Trois siècles d'observation clinique ont confirmé et sanctionné cette loi, qui a pris place dans la science moderne parmi les vérités reconnues et incontestées.

IV

SYPHILIS PRIMITIVE. — CHANCRE INFECTANT ET BUBON.

I

Chancre infectant. — Formes variables au début. — Évolution, siége. — Induration spécifique. — Historique. — J. de Vigo. — Thierry de Héry. — Ambroise Paré. — Caractères tactiles et formes diverses de l'induration. — L'induration est le premier symptôme de la syphilis constitutionnelle; elle est l'effet et non la cause de l'intoxication vénérienne. — Anatomie pathologique. — Influence du siége et du sexe sur le développement de l'induration.

Le chancre infectant peut se confondre au début avec le chancre simple. Il peut ne présenter, dans la première de ses phases, aucune différence sensible qui permette de l'en distinguer. A la suite d'une inoculation artificielle, on le voit quelquefois se révéler presque aussitôt par une pustule qui, en se rompant, découvre une ulcération. Comme le chancre simple, le chancre infectant peut également se produire d'emblée, quand le virus, mis en contact avec une érosion ou une écorchure, se trouve ainsi déposé sur une surface dépouillée de sa membrane protectrice.

Le chancre infectant se présente alors sous la forme d'une ulcération arrondie, à bords taillés à pic, à fond grisâtre, chagriné, vermoulu, offrant, en un mot, cette série de caractères que nous avons décrits au sujet du chancre simple.

Mais souvent aussi le chancre infectant se développe d'une manière beaucoup plus lente. Au lieu de débuter par une pustule, il commence par une papule ou seulement par une simple rougeur, légèrement prurigineuse, qui peu à peu s'ulcère et se transforme en une érosion superficielle, rouge ou grisâtre, finement granulée et dont les bords, peu accusés, vont se confondre, sans démarcation bien sensible, avec les tissus sains. Dans ce cas, l'apparition du chancre est ordinairement assez tardive; plusieurs jours et même plusieurs semaines peuvent la séparer du moment où s'est faite la contamination virulente, ce qui tient non pas, comme on l'a dit, à une incubation propre au chancre infectant, mais à une évolution, ou, si l'on veut, à une germination plus lente du virus inoculé.

Si le chancre infectant était soumis à une véritable incubation, sa manifestation n'aurait lieu qu'après un temps déterminé et à peu près le même dans tous les cas. Or, il y a des chancres infectants qui se développent immédiatement après l'inoculation; j'en ai vu, et beaucoup, se produire d'emblée, ou seulement deux, trois, quatre jours après le coït. Melchior Robert, dont la science déplore la perte récente et qui, parmi les syphiligraphes modernes, nous paraissait un des mieux organisés pour voir la syphilis telle qu'elle est, a noté les mêmes faits[1]. M. Ricord les a également signalés[2]. Dans d'autres cas, il

[1] Melchior Robert, *Nouveau Traité des maladies vénériennes*, Paris, 1861, pages 350 et suivantes.

[2] Ricord, *Leçons sur le chancre*, p. 80.

est vrai, le chancre infectant ne se montre qu'au bout de huit, dix, quinze jours après la contamination, et quelquefois, je le répète, après un mois et même cinq et six semaines, ce qui est néanmoins beaucoup plus rare.

Ces différences peuvent dépendre, comme nous l'avons dit, de plusieurs causes : d'abord, de l'activité plus ou moins grande du virus, ou, ce qui revient au même, de la source à laquelle il a été puisé ; ensuite du mode suivant lequel la contamination s'est effectuée ; enfin du plus ou moins de vitalité des tissus inoculés. Mais, quelle que soit leur explication, elle réduit à néant la prétendue incubation du chancre infectant, admise pour le besoin d'une fausse théorie, par quelques auteurs modernes. Nous reviendrons plus loin sur ce sujet.

Le chancre infectant peut se développer sur tous les points de la surface du corps. Il est certaines régions cependant où il semble se produire plus ou moins facilement, et où il est relativement plus fréquent ou plus rare que le chancre simple. Ainsi nous avons déjà vu qu'à la région céphalique (lèvres, langue, nez, paupières, front, etc.) on n'observe *jamais* que le chancre infectant. Malgré les recherches les plus minutieuses et les plus actives, la science ne possède encore aucun exemple authentique de chancre simple développé par contagion physiologique sur ces différentes régions. Toujours, et comme fatalement, le chancre céphalique est accompagné et suivi des symptômes constitutionnels de la vérole. Sur la face cutanée du prépuce, depuis le limbe de cet organe jusqu'au pubis, sur le scrotum, dans le sillon péno-scrotal, au méat urinaire et dans l'urèthre, c'est presque toujours aussi le chancre infectant que l'on observe. Sur cent quarante-sept chancres[1] notés pendant une année dans le service de M. Ricord, à l'hôpital du Midi, et occupant ces diverses régions, cent vingt étaient infectants, vingt-sept seulement étaient simples, proportion qui paraîtra plus grande encore que ne l'indique son chiffre, si l'on considère que le chancre simple est en général la plus commune des deux variétés de l'ulcère primitif.

Sur le frein, sur la partie moyenne du gland, sur les petites lèvres, à l'entrée du vagin, et, d'après M. Alphonse Guérin, sur le col de l'utérus, les chancres simples sont, au contraire, beaucoup plus fréquents que l'autre variété. Je ne crains pas d'avancer que sur dix chancres du frein il y en a au moins sept qui n'infectent pas. Ce n'est guère que dans le sillon glando-préputial et sur la face muqueuse du prépuce et des grandes lèvres que l'on observe les deux chancres en nombre à peu près égal.

Le chancre infectant peut parcourir toutes ses phases, se cicatriser et disparaître sans avoir cessé un seul instant de ressembler au chancre simple et par son aspect et par tous ses autres caractères physiques. Mais le plus souvent il prend, après quelques jours, une physionomie particulière qui le sépare complétement de l'ulcération avec laquelle il avait eu jusque-là une si grande analogie.

Son caractère par excellence est l'*induration spécifique*. Tandis que le chancre simple conserve une base toujours molle et toujours souple, le chancre infectant s'entoure

[1] Ricord, *Leçons sur le chancre*, 1re édition, p. 252.

le plus ordinairement d'une sorte de capsule ou de noyau résistant et dur, première expression de la diathèse syphilitique.

La découverte de l'induration spécifique est généralement attribuée à J. Hunter. Cet auteur a si fidèlement saisi et décrit les caractères du chancre induré, qu'on a donné à cette variété de l'ulcère primitif le nom de chancre *Huntérien*, qu'il porte encore aujourd'hui. Ce n'est cependant pas au chirurgien anglais que revient le mérite de cette découverte; l'induration spécifique avait été signalée et décrite longtemps avant lui par des hommes qui déjà la considéraient comme la fatale expression de l'infection vénérienne. On la trouve parfaitement indiquée dans l'ouvrage de Jean de Vigo, médecin du pape Jules II, publié à Rome en 1514. Voici ce qu'il dit en parlant de la nature et de l'origine de la maladie vénérienne: « Fuit præterea, et adhuc est, morbus contagiosus, præsertim per coïtum, sive conjunctionem mulieris fœdæ cum viro, et e converso. Nam ejus origo in partibus genitalibus, videlicet in vulva in mulieribus et in virga in hominibus, semper fere fuit cum *pustulis parvis*, interdum lividi coloris, aliquando nigri, nonnumquam subalbidi, *cum callositate eas circumdante* [1]. »

Thierry de Héry donne également une description très-exacte de l'induration spécifique. Cet habile observateur en avait déjà reconnu l'importance, car il la regarde comme *le plus certain signe de la vérole.* « Tous praticiens méthodiques, dit-il, témoigneront que le plus certain signe en

[1] Joannis de Vigo *de Morbo gallico tractatus*, ex quinto libro practicæ chirurgicæ excerptus. *Aphrodisiacus*, p. 450.

toutes pustules et ulcères, est une *dureté* en la racine, de sorte que les ayant curieusement disséquées, on les trouvera farcies d'une matière gypseuse et blanche [1]. »

Nous trouvons également l'induration indiquée comme signe de la vérole dans Ambroise Paré, article *grosse vérole* de ses œuvres chirurgicales : « Les signes les plus certains sont quand le malade a quelque ulcère maling aux parties honteuses, *calleux*, *dur* et difficile ; et encore que les ulcères soient consolidés, et qu'il y reste certaine *dureté*, cela *dénonce vérole à curer.* » Et plus loin : « S'il y a ulcère à la verge, s'il demeure *dureté* au lieu, telle chose *infailliblement* montre le malade avoir la vérole. »

L'induration spécifique, bien que constituant par excellence le signe pathognomonique du chancre infectant, ou, pour mieux dire, du chancre qui a infecté l'économie, n'est cependant pas un caractère qui appartienne en propre à ce chancre ; elle en est au contraire tout à fait indépendante. Ce qui le prouve, c'est qu'il y a des chancres qui donnent la vérole, et qui en sont tout à fait dépourvus. Cette particularité que présente le plus souvent, néanmoins, l'ulcère qui doit être suivi des accidents généraux de la syphilis, n'est seulement que le signe de la pénétration du virus dans l'économie : *L'induration est le premier symptôme constitutionnel.* Le chancre s'indure parce que l'économie est infectée, mais ce n'est point l'induration qui réagit sur l'organisme et l'empoisonne. En un mot, l'induration est l'effet et non la cause de l'intoxication vé-

[1] Thierry de Héry, *la Méthode curatoire de la maladie vénérienne, vulgairement appelée grosse vérole*, Paris, 1552, p. 23.

nérienne. C'est là un fait hors de doute, et sur lequel tous les médecins sont aujourd'hui d'accord.

Lorsqu'on saisit entre les doigts un chancre induré et qu'on exerce sur lui une légère pression, on éprouve une sensation de résistance particulière, *sui generis*. On perçoit une sorte de noyau qui entoure l'ulcère, qui l'enveloppe et lui sert comme de couronne et de lit. Cette dureté est rénitente, chondroïde, élastique ; la sensation qu'elle fait naître est entièrement différente de celle qu'accuse au toucher le tissu cicatriciel ou l'œdème dur dont s'accompagnent certaines inflammations phlegmoneuses. L'induration spécifique a, en un mot, quelque chose de tout à fait caractéristique, dont le langage est impuissant à donner l'idée, mais qui permettra toujours à une main un peu expérimentée de la distinguer et de la reconnaître.

Tandis que l'engorgement inflammatoire est disséminé, diffus, inégal et souvent douloureux, l'induration syphilitique est, au contraire, nettement limitée, brusquement séparée des tissus ambiants et parfaitement indolente ; elle simule assez bien un noyau de cerise implanté dans le derme. Sa forme la plus ordinaire est celle d'une demi-sphère. B. Bell l'a comparée à la moitié d'un poids sec. Toutefois l'induration n'affecte cette forme régulière et pour ainsi dire classique que quand elle est placée dans des tissus homogènes, dont la parfaite régularité ne gêne en rien son développement périphérique. Mais si elle est située dans une région irrégulière ou anfractueuse, sa forme s'en ressentira et, au lieu d'être géométriquement arrondie, l'induration pourra devenir plus ou moins elliptique, prendre l'aspect d'une crête, d'un croissant, d'un segment d'anneau, etc.

Se fondant sur ces bizarreries de structure, certains auteurs ont voulu voir des variétés distinctes là où il n'existait en réalité que de simples accidents de forme, dépendant exclusivement du siége occupé par le chancre. C'est ainsi que Wallace a appelé du nom de *syphilis annulaire* un chancre dont l'induration n'entourait que les bords en respectant la base, formant, comme une sorte de bourrelet, un véritable anneau limité à la circonférence de l'ulcère.

M. Ricord a donné encore le nom de *parcheminée* à une induration très-superficielle qui double en quelque sorte d'une couche légère certaines ulcérations spécifiques d'une étendue généralement assez grande. Cette induration existe sans aucun doute, mais on en a singulièrement abusé. Se fondant sur ce qu'elle serait, dit-on, difficile à constater, susceptible d'échapper à des « doigts inhabiles ou peu attentifs, » on a soutenu, pour défendre certaine doctrine, qu'elle avait dû exister dans tous les cas observés de chancres mous suivis de vérole. L'argument, comme on le voit, était ici en parfaite situation; on ne pouvait le choisir plus mince ni plus élastique.

Enfin l'induration prend dans quelques cas un développement excessif. Je l'ai vue, s'étendant en surface et en profondeur, occuper toute la portion libre du prépuce, envahir la couronne du gland tout entière, ou bien encore transformer le méat et une partie du bout antérieur de l'urèthre en une espèce de cylindre, dur, épais et comme ligneux. Quelquefois l'induration s'élève et fait saillie bien au-dessus du niveau des parties saines, soulevant avec elle le chancre qui fait comme hernie et simule alors une petite tumeur. Cet accident purement fortuit, et uniquement occasionné par la trop grande exubérance de tissu néoplastique, a reçu le nom *d'ulcus elevatum*. J'ai observé, il y a peu de temps un ulcère de ce genre qui formait à la surface de la lèvre supérieure une tumeur saillante grosse comme la moitié d'une forte noisette.

L'induration spécifique occupe ordinairement toute l'épaisseur de la peau ou de la muqueuse sur laquelle elle se manifeste. A moins qu'elle ne prenne la forme parcheminée que nous venons de décrire, elle s'étend de là au tissu cellulaire sous-cutané ou sous-muqueux ; mais elle exerce plus particulièrement son action sur le réseau lymphatique capillaire, dans lequel se produit le dépôt plastique qui la constitue essentiellement. Ce serait, d'après M. Ricord, une sorte de lymphangite capillaire avec débordement périphérique [1].

Mais quelle est la nature intime de cette induration? A quel signe, à quel caractère sensible, chimique ou microscopique peut-on reconnaître sa spécificité, son origine syphilitique?

Nos moyens d'investigation sont à cet égard aussi impuis-

[1] Voici, d'après M. Ch. Robin, de quels éléments se compose l'induration spécifique :

1° D'une trame de *fibres de tissu cellulaire* dans laquelle se retrouvent quelquefois des *fibres élastiques cutanés ;*

2° D'une assez grande quantité de *matière amorphe* interposée à ces fibres, matière d'autant plus abondante que l'induration est plus transparente ;

3° De *noyaux libres fibro-plastiques*, formant une partie considérable de la masse, et toujours accompagnée d'une portion au moins égale de *cytoblastions ;*

4° D'une certaine quantité de *corps fusiformes fibro-plastiques*.

sants qu'ils l'ont été à nous faire connaître la composition essentielle du pus virulent. L'examen microscopique, l'analyse chimique, les dissections les plus fines et les plus habiles ne nous apprennent rien de particulier sur ce tissu fibro-plastique, lequel a tous les caractères physiques du même tissu développé dans d'autres circonstances et sous les influences les plus diverses. Et cependant il en diffère essentiellement, puisqu'il est la première expression de la syphilis, et qu'à ce titre il porte en lui le principe d'une maladie spéciale, diathésique, éminemment contagieuse. Mais cette différence est pour nous insaisissable, et il n'est pas plus possible de distinguer sous le microscope les éléments fibro-plastiques syphilitiques des éléments fibro-plastiques ordinaires, qu'il ne l'est de distinguer le pus virulent de celui qui est dépourvu de cette propriété.

L'induration, avons-nous dit, bien que spécialisant en apparence le chancre infectant, ne lui appartient pas en propre. Elle n'est qu'un épiphénomène, une déviation de l'ulcère primitif produite par l'infection syphilitique. Aussi l'induration ne précède-t-elle jamais l'ulcération chancreuse. Si quelques auteurs ont avancé le contraire, c'est qu'ils ont confondu avec l'induration la papule initiale de certains chancres infectants, laquelle n'est autre chose qu'un phénomène local de fluxion ou de congestion sanguine précédant et préparant le travail ulcératif.

C'est ordinairement dans le premier septénaire qui suit l'apparition de l'ulcère que l'induration se manifeste. Dans quelques cas elle est plus tardive et n'apparaît que quinze jours, trois semaines, et même un mois après le début du chancre. Peu prononcée d'abord, elle croît ensuite lentement et d'une manière progressive jusque vers l'époque où la surface chancreuse commence à se cicatriser. C'est à cette époque qu'elle atteint, en général, son maximum de développement. Quelquefois cependant elle prend tout à coup un accroissement considérable et se maintient ensuite dans une sorte de *statu quo* pendant toute la durée du chancre. Mais quels que soient son volume et son mode de développement, il est très-rare qu'elle disparaisse avant la cicatrisation de l'ulcère primitif. Le plus souvent, comme nous le dirons bientôt, ce n'est que longtemps après ce dernier qu'elle-même s'efface à son tour.

Si le chancre infectant peut, comme nous l'avons vu, se développer sur tous les points de la surface du corps, il n'en est pas de même de l'induration qui l'accompagne. Il est certaines régions sur lesquelles cet épiphénomène se produit avec la plus grande exubérance et d'une manière constante; il en est d'autres, au contraire, où il se dessine mal, ou peut même faire complétement défaut.

Disons d'abord que chez la femme l'induration se formule, en général, beaucoup moins bien que chez l'homme. Même dans les régions où elle se manifeste le mieux, telles que les grandes et les petites lèvres, le clitoris, le méat uréthral; elle est toujours plus obscure, plus difficilement appréciable que dans l'autre sexe. Presque tous les auteurs sont d'accord pour reconnaître que chez la femme, très-souvent le chancre infecte l'économie sans offrir la moindre dureté spécifique.

Chez l'homme, le siége d'élection par excellence de l'induration est la muqueuse du prépuce, la couronne du gland et surtout le sillon glando-préputial ; tous les chancres infectants s'y indurent sans exception. Mais il n'en est pas de même de la partie moyenne du gland et de la muqueuse anale, où beaucoup de chancres conservent leur mollesse, bien qu'ils soient suivis plus tard des symptômes généraux de la syphilis. J'ai observé chez un de mes malades un chancre infectant dont une moitié occupait la partie moyenne du gland, et l'autre la couronne. La première moitié est restée complétement molle, tandis que la seconde s'est fortement indurée.

Il convient cependant de faire une restriction à ce que nous venons de dire de l'induration comparée chez l'homme chez la femme. Dans les deux sexes le chancre labial s'indure avec la même constance et la même facilité. Quant à la cause des différences que présente l'induration dans les deux sexes ou chez un même individu, elle paraît principalement tenir à des conditions anatomiques. Il est d'observation que l'induration se produit d'autant plus facilement et avec plus d'ampleur que les tissus qu'occupe le chancre présentent plus de fermeté ou qu'ils sont plus riches en lacis lymphatiques.

II

Symptômes du chancre infectant. — Durée. — Période de réparation. — Le chancre peut-il récidiver? — Transformation du chancre infectant en plaque muqueuse. — Phagédénisme. — Résumé des différentes formes du chancre infectant. — Pronostic. — Rapport entre la gravité du chancre infectant et celle de la syphilis consécutive.

Le chancre induré est ordinairement solitaire. Sans doute un même individu peut en avoir plusieurs à la fois ;

mais la chose n'est pas commune, et dans ce cas leur développement se fait le plus souvent à peu près à la même époque. Il est beaucoup plus rare de les voir se multiplier par inoculations successives. C'est probablement à cause de cette rareté qu'on a nié ce mode de propagation, que l'on observe cependant quelquefois. Mais il est plus commun de voir le chancre induré donner lieu, en se multipliant sur le même sujet, à des chancres dépourvus d'induration.

La réaction inflammatoire que produit le chancre induré est généralement peu intense; elle est beaucoup moins vive que celle dont s'accompagne le chancre simple. Sa suppuration est moins abondante, son action moins destructive. L'induration oppose comme une barrière à l'extension en profondeur de l'ulcération chancreuse. Le chancre induré est peu douloureux, souvent même il est tout à fait indolent.

La durée du chancre infectant est également moindre que celle du chancre simple. Il est rare qu'elle se prolonge au delà de quatre à cinq semaines. Ce chancre a une grande tendance à se guérir vite et spontanément. Sa période de réparation est identique à celle du chancre mou. La dépression ulcérée se recouvre peu à peu d'une pellicule cicatricielle qui la comble, et le chancre disparaît. Mais tout ne disparaît pas avec lui, et, dans l'immense majorité des cas, l'induration survit à l'ulcération. Elle persiste souvent pendant plusieurs semaines et même plusieurs mois, puis elle s'efface à son tour, par résorption progressive de ses éléments anatomiques. Ce travail de résorption s'annonce toujours par un changement de consistance de la matière plastique, qui peu à peu se ramollit et devient gélatiniforme. Enfin les tissus reprennent leur souplesse normale, et généralement il ne reste alors aucune trace visible du chancre, si c'est une muqueuse qui en a été le siége. Mais quand le chancre induré s'est développé sur la peau, celle-ci conserve presque toujours une petite macule brunâtre ou bronzée. Cette macule dépend de la syphilis, et souvent elle permet, pour les besoins du diagnostic, de constater l'existence antérieure d'une ulcération infectante dont elle est le dernier vestige. Elle n'est pas cependant indélébile ; avec le temps elle pâlit et prend une teinte blanchâtre qui finit par s'effacer elle-même, si le chancre n'a entamé la peau qu'assez superficiellement pour ne pas laisser de cicatrice.

La présence de cette petite macule ne pourra jamais donner le change au praticien exercé ; elle appartient essentiellement au chancre infectant, et on ne saurait l'attribuer au chancre simple, dont la cicatrice ne laisse jamais après elle une semblable coloration.

L'ancienne école du Midi professait que le chancre ne peut pas récidiver. C'est là une erreur. Le chancre mou, il est vrai, ne reparaît plus après sa guérison ; mais le chancre infectant peut très-bien se reproduire après avoir été cicatrisé. Dans quelques cas on le voit renaître une seconde et même une troisième fois de l'induration qu'il a laissée après lui. La cicatrice se rouvre sans cause appréciable, et il se forme une nouvelle ulcération superficielle tout à fait semblable à la première et qui suppure comme par le passé. Ces récidives s'observent particulièrement quand le chancre a laissé une induration saillante, siégeant sur des parties qui sont ordinairement recouvertes et soumises à des frottements, telles, par exemple, que la couronne du gland, le méat uréthral, le bord libre du prépuce, la face interne des grandes et des petites lèvres. J'ai vu un accident semblable se produire chez un de mes malades, qui a infecté sa maîtresse, croyant qu'il ne s'agissait que d'une simple écorchure.

Subissant l'influence de la diathèse syphilitique qu'il a créée, le chancre infectant, arrivé à sa période terminale, peut devenir le prétexte, la cause d'appel d'une manifestation de cette diathèse, et se transformer sur place en une lésion constitutionnelle. Son aspect se modifie et il prend peu à peu les caractères et la nature d'une plaque muqueuse; d'accident primitif qu'il était il devient accident secondaire. Cette transformation est beaucoup plus fréquente chez la femme que chez l'homme. C'est de ce fait mal observé que procède sans doute l'erreur dans laquelle sont tombés quelques auteurs, en avançant que la plaque muqueuse pouvait être, au même titre que le chancre, l'accident initial de la syphilis.

Comme le chancre simple, mais beaucoup plus rarement, le chancre infectant peut devenir phagédénique. Toutefois, cet accident si redoutable dans l'évolution du chancre mou, est ici bien moins grave; il est généralement beaucoup plus limité, moins extensif et moins tenace. L'induration sert en quelque sorte d'aliment et de barrière au phagédénisme.

C'est une gangrène moléculaire et interstitielle qui s'empare du dépôt plastique et le détruit peu à peu, mais en respectant les tissus sains. Aussi voit-on des chancres indurés phagédéniques ne laisser souvent après eux qu'une cicatrice peu apparente et nullement en rapport avec l'étendue en surface et en profondeur de l'ulcération. Quelquefois cependant le phagédénisme, après avoir dévoré l'induration, s'étend aux tissus voisins qu'il entame et laboure de manière à occasionner des pertes de substance considérables. Mais ces cas sont tout à fait exceptionnels.

Du reste, pour le chancre induré comme pour le chancre mou, le phagédénisme n'est qu'une complication accidentelle, une déviation de la marche régulière et normale de l'ulcération chancreuse, soumise à l'influence des mêmes causes locales ou constitutionnelles. Si le phagédénisme est moins grave avec le chancre induré, c'est uniquement parce qu'il trouve dans la matière plastique qui entoure cette variété de l'ulcère primitif un obstacle à sa marche envahissante et destructive.

Quelquefois il arrive que le chancre infectant, au lieu de se limiter à une petite surface, s'étend outre mesure, mais en restant tout à fait superficiel; on voit alors l'érosion qui le constitue envahir au loin la muqueuse environnante et prendre une forme irrégulière, bien différente de la forme classique du chancre. Cette érosion qui, chez l'homme par exemple, peut occuper une grande partie de la surface du gland ou de la muqueuse du prépuce, est ordinairement d'un rouge vif et paraît n'intéresser que l'épithélium. Froissée entre les doigts, elle donne la sensation d'une lame résistante, mince et parcheminée. Quand cette variété du chancre infectant, que l'on pourrait appeler chancre *phagédénique épithélial*, a pour siége le gland ou la surface interne du prépuce, elle simule assez bien la balano-posthite blennorrhagique, et pourrait donner facilement lieu à une confusion contre laquelle on ne saurait trop se mettre en garde. C'est cette similitude qui a fait croire à certains auteurs que la balano-posthite était de nature syphilitique, ayant pris pour cette affection de véritables chancres compliqués de ce genre peu connu de phagédénisme.

En récapitulant les différentes formes sous lesquelles peut se présenter le chancre infectant, nous trouvons :

1° Des chancres infectants qui, pendant toute leur durée, ressemblent exactement à des chancres simples ; fond grisâtre, chagriné, vermoulu ; bords taillés à pic, suppuration abondante ; absence d'induration ;

2° Des chancres infectants conservant l'aspect de chancres simples pendant deux, trois ou quatre semaines, et qui, ensuite, s'indurent spécifiquement ;

3° Des chancres infectants qui, au début, ressemblent encore à des chancres simples ; mais qui, au bout de cinq ou six jours seulement, s'indurent plus ou moins fortement, et prennent alors les caractères classiques du chancre dit huntérien ;

4° Des chancres infectants se développant d'une manière lente et tardive ; commençant par une papule ou une simple rougeur qui devient le siége d'une *érosion superficielle*, indolente, suppurant peu, à surface rouge plus ou moins large et mal circonscrite; érosion quelquefois fortement indurée, mais le plus souvent parcheminée. Cette variété de chancre infectant est celle qu'engendre le plus souvent l'inoculation du virus provenant des lésions secondaires de la syphilis;

5° Des chancres infectants atteints de phagédénisme ordinaire, s'étendant en surface et en profondeur;

6° Des chancres infectants atteints de phagédénisme superficiel ou épithélial.

Le pronostic du chancre infectant, considéré uniquement comme lésion locale, est moins grave que celui du chancre simple. Le plus souvent, comme nous l'avons dit, il est solitaire; sa multiplication par inoculation successive est beaucoup plus rare.

Il est, en général, moins enflammé, moins douloureux, et il offre plus de tendance à se limiter et à se cicatriser promptement. Le phagédénisme dont il se complique quelquefois est une véritable exception, et encore n'est-il jamais, comme nous l'avons dit, ni aussi extensif ni aussi tenace que celui qui affecte l'autre variété de l'ulcère primitif. Tout en un mot concourt à rendre le pronostic *local* du chancre infectant plus favorable que celui du chancre simple.

Mais envisagé au point de vue de ses effets sur l'organisme, le chancre infectant présente une haute gravité, car il est le signe constant, l'indice infaillible d'un empoisonnement général. Pour le chancre simple, la maladie tout entière est dans l'ulcération; pour le chancre infectant, l'ulcération n'est rien. Le mal véritable, celui dont il faut avant tout se préoccuper, ce n'est pas le chancre, c'est la vérole.

Or, ici se présente une question de pronostic de la plus haute importance. Peut-on prévoir par l'inspection du chancre si la vérole qui va le suivre sera légère ou grave ? En d'autres termes y a-t-il un rapport constant et nécessaire entre la forme de l'accident primitif et les manifestations consécutives de la syphilis ? Je réponds sans hésiter, oui.

Avec M. Bassereau, qui, le premier, a établi ce principe; avec M. Diday, qui, tout récemment, l'a développé de la manière la plus heureuse dans ses leçons sur l'*histoire naturelle de la syphilis*, je considère le chancre « comme la pierre de touche de la constitution. Par l'action qu'il exerce sur les tissus, il est permis de prévoir la marche des accidents consécutifs soit prochains, soit éloignés, qui pourront se manifester. La bénignité du chancre annoncera des symptômes constitutionnels peu graves ; sa malignité permettra, au contraire, de prévoir des symptômes consécutifs d'une plus grande gravité. »

Je suis porté à croire que ces variations dans l'intensité de l'accident primitif et des symptômes consécutifs de la syphilis dépendent moins de la constitution ou du tempérament des individus qui en sont atteints que de la *qualité* du virus inoculé. S'il en était ainsi, peut-être trouverait-on dans cette corrélation un élément pour la solution du grand problème de la *vaccination syphilitique*. Il existe, en effet, certaines formes très-légères de la syphilis qui guérissent très-vite et spontanément, formes que l'on pourrait appeler des *syphiloïdes*, tant leurs symptômes sont atténués. Or, s'il était démontré que ces formes sont sous la dépendance exclusive du virus qui les produit, ce que je soupçonne, une voie nouvelle serait ouverte qui peut-être, je le répète, conduirait au but que nous signalons. Les recherches récentes de M. Depaul sur la nature du prétendu virus vaccin, qui n'est autre que le virus variolique lui-même, affaibli ou modifié, viennent, jusqu'à un certain point, légitimer ces espérances.

III

Action du chancre infectant sur les ganglions. — Bubon ou adénopathie spécifique. — Ses caractères distinctifs. — Lymphite.

Nous avons vu le chancre simple exercer une influence morbigène sur les ganglions lymphatiques avec lesquels il se trouve en rapport anatomique. Le chancre infectant étend, comme lui, sa sphère d'action sur ces mêmes ganglions; mais, tandis que le chancre simple peut le plus souvent naître, se développer et se guérir sans déterminer l'engorgement de ces organes, le chancre infectant, quelle que soit la région qu'il occupe, rend cet engorgement, sinon inévitable et fatal, comme on l'a dit, du moins à peu près constant. Est-il situé sur les organes génitaux, au périnée ou à l'anus? Les ganglions inguinaux se tuméfient. Se manifeste-t-il à la lèvre, aux doigts, au petit doigt? les ganglions sous-maxillaires, axillaires ou épitrochléen deviendront le siége du retentissement spécifique.

Les ganglions ne sont pas affectés de la même façon par les deux variétés de l'ulcère primitif. L'adénite du chancre simple est invariablement *monoganglionnaire*. Le chancre infectant, au contraire, donne toujours naissance à l'induration d'une *série* de ganglions dont la réunion, désignée sous le nom de *pléiade*, est le signe le plus certain de l'infection syphilitique. Ces adénites multiples sont dures, résistantes, élastiques, et rappellent exactement la sensation que donne au doigt l'induration chancreuse elle-même. Et tandis que la pression la plus légère éveille constamment dans l'adénite enflammée du chancre simple, un vif sentiment de douleur, l'adénopathie symptomatique du chancre infectant, est presque toujours indolente.

Ajoutons que l'adénite propre au chancre simple, n'a pas d'époque fixe pour son développement, qu'elle peut être précoce ou tardive, se montrer au début ou vers la fin du chancre qui la produit; tandis que le bubon symptomatique du chancre infectant se manifeste ordinairement dans la première quinzaine qui suit l'apparition de l'ulcère, rarement plus tard. En général il accompagne ou suit de très-près l'induration chancreuse.

La pléiade occupe plus particulièrement le côté du corps qui est en rapport direct avec le chancre. Assez souvent cependant, elle se manifeste des deux côtés à la fois. Mais il faut ajouter que, dans ce cas, elle est toujours moins prononcée dans le côté opposé au siége du chancre, où l'apport virulent d'un plus petit nombre de vaisseaux lymphatiques vient concourir à sa formation.

L'adénite du chancre infectant ne suppure jamais, à moins qu'elle ne soit modifiée par de profondes influences, tout à fait étrangères à la syphilis. La scrofule lui imprime cette marche. Elle seule peut s'opposer à la terminaison par résolution, vers laquelle elle a naturellement la plus grande tendance. Aussi, quand la constitution des malades y autorise, peut-on les rassurer pleinement sur les craintes mal fondées d'une suppuration sinon impossible, du moins très-rare.

Et encore devons-nous ajouter que dans les cas exceptionnels où cette adénite s'enflamme et suppure, jamais le pus qu'elle fournit n'est virulent; jamais on ne le voit, comme dans l'adénite symptomatique du chancre simple, ulcérer les bords de la plaie qui lui a donné issue, et transformer celle-ci en un ulcère chancreux.

En examinant attentivement la série des ganglions engorgés qui composent l'adénopathie multiple du chancre infectant, on en trouve toujours un qui est plus volumineux que les autres. Il occupe en général le point central de la pléiade, dont les ganglions périphériques forment autour de lui comme autant de satellites. Ce ganglion doit son excès de développement à ses rapports anatomiques. C'est lui qui correspond directement au chancre par les lymphatiques qui viennent y aboutir. Exposé le premier à l'action du virus, il doit nécessairement s'engorger plus que les autres, sur lesquels cette action ne s'exerce que par les lymphatiques intermédiaires.

Si l'adénopathie symptomatique du chancre infectant ne suppure jamais, elle est en revanche excessivement tenace. Dans l'immense majorité des cas elle survit au chancre et même à l'induration qui accompagnait ce dernier. Souvent cet engorgement ganglionnaire persiste encore plusieurs mois et quelquefois plusieurs années, après que toute trace de l'ulcère primitif a disparu, circonstance qui peut être utilisée dans la pratique pour découvrir l'origine inconnue ou cachée d'une syphilis constitutionnelle déjà ancienne.

La transmission virulente qui s'opère par les vaisseaux lymphatiques n'est pas toujours sans danger pour eux. Avec le chancre simple, on voit quelquefois ces vaisseaux s'enflammer et donner naissance à une lymphite qui, comme le bubon propre à ce chancre, a une grande tendance à suppurer. De petits abcès se forment alors sur le trajet de ces vaisseaux, abcès dont le pus peut être simple, mais qui le plus souvent est virulent. Dans ce dernier cas, la plaie qui succède à l'ouverture du foyer purulent subit fatalement la déviation chancreuse et se transforme en un véritable ulcère spécifique.

Avec le chancre infectant, les lymphatiques peuvent également s'engorger, mais ici, au lieu d'une inflammation phlegmoneuse, à marche aiguë et à tendance suppurative, c'est au contraire une tuméfaction indolente et plastique que l'on observe. Le vaisseau s'épaissit peu à peu, et forme sous la peau un cordon mobile, dur, noueux, donnant au toucher cette même sensation de résistance et d'élasticité qui caractérise l'adénopathie multiple que nous venons de décrire.

En résumé, avec le chancre simple comme avec le chancre infectant, les vaisseaux lymphatiques peuvent subir la même action pathogénique que chacun de ces chancres exerce sur les ganglions. Dans le premier cas, c'est une lymphite aiguë, douloureuse, simple, ou plus souvent virulente; dans le second, c'est une lymphite plastique, froide, indolente, à marche essentiellement chronique. Mais, dans l'un comme dans l'autre cas, cette lymphite est toujours un accident beaucoup plus rare que l'adénite, ce qui tient probablement à ce que le transport de la matière virulente du chancre aux ganglions s'effectue avec une rapidité qui ne permet que rarement aux vaisseaux d'en ressentir l'influence.

IV

Diagnostic différentiel du chancre infectant et du chancre simple. Importance de ce diagnostic.—Conduite à tenir dans les cas douteux.

De tous les accidents qui peuvent se produire à la suite des rapports sexuels impurs, le chancre est celui dont le diagnostic offre l'intérêt le plus vif, le plus pressant, et qui exige du praticien le plus d'attention, de sagacité et de prudence. Ce n'est pas qu'il soit, en général, difficile de reconnaître à première vue l'ulcère vénérien primitif; mais ce n'est là que le premier élément de la question. L'importance est de savoir quelle est la qualité de cet ulcère, à quelle variété il appartient, en un mot, s'il est simple ou infectant.

Voilà le problème en face duquel se trouve chaque jour placé le praticien, et dont il faut à tout prix qu'il trouve la solution, puisqu'elle seule pourra le diriger dans sa thérapeutique.

Un malade se présente à vous avec un chancre simple; rien ne nécessitera pour lui un traitement général. Mais que vous fassiez erreur de diagnostic, que vous preniez ce chancre simple pour un chancre infectant, et voilà votre client condamné à une longue et rigoureuse médication. Pendant plusieurs mois, vous le saturez de mercure et d'iodure de potassium ; vous lui imposez un régime inutile ; et, ce qui est plus grave encore, vous empoisonnez son existence par des craintes qu'il n'a aucun sujet de concevoir, et qui peut-être, s'il a un cerveau débile, seront pour lui la source d'une hypochondrie incurable.

Par une erreur contraire, prenez un chancre infectant pour un chancre simple, et vous vous croisez les bras devant l'ennemi. Votre malade, trompé par l'assurance que vous lui en avez donnée, délivré de toute inquiétude, restera dans une dangereuse sécurité. Les premières manifestations de la vérole pourront passer pour lui inaperçues, et quand il en fera la tardive découverte, vous aurez à combattre uue maladie d'autant plus grave qu'elle sera plus avancée; tandis qu'un diagnostic exact vous aurait permis, sinon d'entraver sa marche, du moins d'atténuer son intensité. Un traitement opportun aurait prévenu le mal dont vous chercherez peut-être vainement alors à réprimer les ravages.

La pratique proprement dite, l'art clinique sont pour le cas qui nous occupe, aussi bien que pour toutes les autres maladies, la première condition d'un prompt et judicieux diagnostic. Mais l'expérience, le tact médical ne s'acquièrent qu'avec le temps. Aussi devons-nous, pour ceux qui commencent, tracer ici quelques règles, à l'aide desquelles ils pourront, le plus souvent, distinguer l'une de l'autre ces deux variétés de l'ulcère vénérien primitif.

Qu'ils n'oublient pas toutefois que ce problème n'est pas toujours aussi facile à résoudre que pourrait le faire supposer la lecture de certains auteurs modernes, qui pensent avoir tout fait en inscrivant sur deux colonnes synoptiques les caractères objectifs et opposés du chancre simple et du chancre infectant. Tout cela est peut-être fort beau dans les livres, mais ne saurait suffire dans la pratique. Sans doute, il est des cas où les signes nettement accusés ne laissent dans l'esprit aucune incertitude ; mais il en est d'autres aussi, et ils ne sont pas rares, à l'égard desquels le praticien prudent et expérimenté doit suspendre son jugement et se tenir dans une sage réserve, sous peine de commettre une erreur, qui serait à la fois préjudiciable et à sa réputation et à la santé de son client.

. . . .

Lorsque prenant entre vos doigts un chancre soumis à votre observation, vous avez constaté la souplesse de sa base, ne vous hâtez pas de dire que ce chancre est simple parce qu'il est mou. Les chancres de l'anus, ceux qui occupent la partie moyenne du gland, les chancres de l'orifice vulvo-vaginal, des caroncules myrtiformes, du vagin, du col de l'utérus ne s'indurent presque jamais, et cependant ils sont souvent infectants. Examinez, avant de vous prononcer, les ganglions inguinaux; et, si vous ne trouvez rien dans les deux aines, il est *probable* que l'ulcère ne cessera pas d'être simple. Je dis il est probable, et non il est certain, parce que le développement de la pléiade, qui est le signe infaillible de l'infection générale, n'est peut-être que retardé, et qu'on pourra le voir se manifester dans un terme prochain. Mais, je le répète, il existe dans ce cas de grandes probabilités en faveur d'un chancre simple.

La région inguinale présente-t-elle au contraire une adénite monoganglionnaire rouge, enflammée, douloureuse et déjà fluctuante ; il est *à peu près certain* que le malade n'aura pas la vérole. Cette certitude devient absolue, si le bubon une fois ouvert, on voit les bords de l'ouverture s'ulcérer et la plaie, au lieu de se cicatriser, s'élargir et se transformer en un ulcère chancreux.

Mais si, malgré la mollesse du chancre, vous constatez la présence dans l'aine d'un engorgement multiple, d'une pléiade dure, chondroïde, élastique, soyez entièrement convaincus que ce chancre, malgré son insidieuse apparence, est éminemment infectant.

De ce qu'un chancre est induré, ne vous hâtez pas de conclure qu'il est infectant. Cette induration peut n'être, en effet, qu'une complication accidentelle d'un chancre simple. Elle peut résulter de l'application de certaines substances astringentes ou caustiques, et simuler avec la plus grande exactitude l'induration spécifique. Ne vous pressez donc pas de porter un jugement et suspendez votre diagnostic. Cette induration peut d'ailleurs, ainsi que j'en ai observé quelques exemples et ainsi que l'a parfaitement établi M. Diday, être spécifique, elle peut être le produit de la syphilis constitutionnelle, dont elle restera toutefois l'unique expression, sans que l'infection vénérienne étende ailleurs ses manifestations.

Si la dureté du chancre est due à l'action d'un astringent ou d'un caustique, elle ne tardera pas à disparaître ; si, au contraire, elle se produit en vertu du principe syphilitique, elle persistera, et, loin de s'effacer, elle ne fera qu'augmenter de volume. Bientôt aussi l'apparition de la pléiade caractéristique viendra dissiper vos doutes et vous fera sortir de la sage réserve que vous vous étiez imposée.

Il sera prudent, dans ce cas, d'avertir le malade du développement prochain et successif des divers symptômes dont il est menacé. Vous le mettrez par là en garde contre l'effroi qu'une éruption confluente, une céphalée nocturne ou des douleurs rhumatoïdes trop vives pourraient lui causer. Il comprendra et sentira mieux aussi la nécessité de se soumettre à un traitement rigoureux, et de s'armer de patience en présence d'une maladie nécessairement longue. Et bientôt, quand, vos prévisions se réalisant, il verra les accidents annoncés se produire, au lieu d'accuser le traitement d'impuissance, ce qu'il n'aurait pas manqué de faire si vous ne l'aviez prévenu, il n'en aura que plus de confiance en vous et ne sera que mieux disposé à écouter et à suivre vos conseils.

Toutes les fois donc qu'une induration spécifique nettement formulée et accompagnée d'une pléiade ganglionnaire non moins caractéristique ne vous laissera aucun doute sur la nature infectante d'un chancre, soyez francs avec vos malades. Dites-leur, avec toute la douceur et tous les ménagements nécessaires en pareille circonstance, ce qu'ils ont à craindre et à espérer. Et vous agirez ainsi dans leur intérêt et dans le vôtre.

Enfin, il vous arrivera, dans certains cas, et malgré l'observation la plus attentive, l'exploration la plus délicate, de ne pouvoir vous prononcer. C'est alors qu'il faudra savoir douter, et ne pas inutilement exposer votre malade aux hasards d'un traitement toujours long et difficile. Attendez avant d'agir ; la lumière ne manquera pas de se faire. Si la pléiade ganglionnaire, si l'induration du chancre ne vous paraissent pas suffisamment accentuées pour porter un diagnostic certain, laissez au temps le soin de vous instruire et tenez-vous dans une sage expectation. L'apparition des symptômes généraux viendra bientôt dissiper tous vos doutes et trancher la difficulté qui vous arrêtait. Prévenez toutefois le malade de l'incertitude où vous êtes, afin qu'il s'observe attentivement et qu'il ne néglige pas de revenir vous demander secours, dès que le danger qui le menaçait se révélera par des signes évidents.

Quelques syphiligraphes modernes ont proposé, dans ces cas douteux, de recourir à l'inoculation. C'est un moyen toujours dangereux et le plus souvent illusoire. Dangereux, puisqu'il peut avoir pour résultat de donner au malade un nouveau chancre qui peut être suivi d'un bubon, se compliquer de phagédénisme, etc.; illusoire, en ce sens que le chancre infectant, ainsi que nous le verrons bientôt, pouvant, dans quelques cas, s'inoculer comme le chancre simple sur l'individu qui le porte, le résultat positif de l'inoculation ne saurait lever complétement le doute. En supposant même le résultat négatif, on aurait encore à se demander s'il ne tient pas à quelque circonstance accidentelle indépendante de la qualité du pus inoculé. Pour ces motifs et pour d'autres que je pourrais encore invoquer, si ceux-ci ne paraissaient pas suffisants, je proscris, comme moyen de diagnostic, ce procédé barbare dont on a tant abusé de nos jours, et qui a doté la science de plus d'erreurs que de vérités.

V

DE L'UNICITÉ DU VIRUS SYPHILITIQUE.

I

Doctrine ancienne; Fernel, Hunter, B. Bell, Swediaur, Cullerier.. — Hypothèses modernes sur la dualité du virus vénérien.— Dualisme de M. Bassereau. — Chancroïde de M. Maratray. — Pseudo-dualisme de M Clerc. — Chancrelle, chancre et chancre induroïde de M. Diday. — Chancre mulet, dit chancre mixte, de M. Rollet — Trinitisme. — Chaos syphiligraphique moderne.

Les anciens nous avaient appris que le virus syphilitique est un, et que la diversité de ses manifestations dépend soit des constitutions individuelles, soit aussi des différences dans le mode d'activité de ce virus. « *Una tamen et eadem totius est essentia*, disait Fernel, *sed variis distincta ordinibus, ut alia levior sit, alia gravior. Est et corporum in quæ illa incidit permagna varietas, ac utraque ex causa fit, ut lues alia levioribus, alia gravioribus symptomatis exerceat.*» (J. Fernel. *Loc. cit.*, cap. V, 1557.)

Quelques syphilidéologues modernes ont pensé que cette notion, si simple et si vraie, que cette doctrine édifiée sur trois siècles d'observation, qu'avaient professée Astruc, Hunter, B. Bell, Swediaur, Cullerier et tant d'autres praticiens célèbres, n'était plus suffisante pour expliquer comment le même virus tantôt se borne à des effets locaux, tantôt infecte l'économie tout entière. De là l'édification d'une nouvelle théorie, fondée sur l'hypothèse de deux virus distincts, l'un pour le chancre simple, l'autre pour le chancre infectant.

C'est à M. Bassereau que revient l'honneur — si honneur il y a — de cette invention. Exposée avec talent, dans un livre qu'il fit paraître en 1852, et dont le titre modeste était loin de faire soupçonner l'idée révolutionnaire qu'il renfermait[1], l'hypothèse des deux virus obtint d'abord un certain succès, dont elle jouit encore. Il faut convenir qu'elle est séduisante. Quoi de plus simple? Chaque chancre a son virus. Tout dépend de la graine qu'on a semée; le terrain n'a aucune influence sur la qualité des produits. Dis-moi qui tu hantes, je te dirai quel est ton chancre!

Malheureusement, les médecins qui se lancèrent à la suite de M. Bassereau ne le firent que sous bénéfice d'inventaire, et avec la ferme résolution de modifier ou de compléter son idée, qu'ils trouvaient par trop simple. Chacun d'eux voulut apporter sa petite pierre, ornée de son nom, à la construction du nouvel édifice. Si bien que cette partie de la syphilis, autrefois si claire, si judicieusement comprise par nos devanciers, est tombée aujourd'hui, comme nous allons le voir, dans une confusion dont elle aura, je le crains, grand'peine à sortir.

Pour M. Bassereau, les deux chancres étaient deux *espèces*

[1] *Traité des affections de la peau symptomatiques de la syphilis*, 1 vol. in-8, Paris, 1852.

bien distinctes, sans aucun lien, sans aucune parenté les rattachant l'une à l'autre. L'antiquité n'a connu que le chancre simple ; le seizième siècle a vu naître le chancre infectant. M. le docteur Maratray n'a pas été de cet avis. Pour lui, le chancre simple, qu'il appelle *chancroïde*[1], n'est qu'un dérivé du chancre infectant, le produit du virus syphilitique inoculé sur un individu diathésé.

M. Maratray, avec beaucoup de raison, avait accordé à son chancroïde le pouvoir de reproduire le chancre infectant. Mais bientôt un autre syphiligraphe, M. le docteur Clerc, bien qu'adoptant le nom et l'étiologie imposés au chancre simple par M. Maratray, prétendit, contrairement à l'opinion de ce dernier, que le chancroïde, une fois développé, se transmet indéfiniment dans sa variété, sans jamais reprendre ses caractères originels. L'histoire à la main, M. Clerc prouva à M. Bassereau que le chancre simple, le même que celui-ci, également l'histoire à la main, croyait connu de toute antiquité, est au contraire postérieur à l'avénement en ce monde du chancre infectant[2].

Cependant des observations sont bientôt publiées, qui démontrent que le chancroïde de M. Maratray peut, conformément à l'opinion de ce médecin, engendrer le chancre infectant[3]. Grand embarras pour la doctrine !... C'est alors que M. Diday vient à son secours, et prétend tout concilier en établissant une distinction entre le vrai chancre simple

[1] L. Maratray, *De la syphilis primitive ou locale, et de l'unité du virus syphilitique*. Paris, avril 1854.

[2] F. F. Clerc, *Du chancroïde syphilitique*. Paris, octobre 1854.

[3] Ricord, *Leçons sur le chancre*. — Cullerier, *Bulletin de la Société de chirurgie*.

qu'il propose d'appeler la *chancrelle* et le chancroïde qui désormais se nommera le chancre *induroïde*[1]. Il est vrai qu'aucun caractère symptomatique ne permet de différencier ces deux chancres, mais peu importe; il faut bien sauver la doctrine!

Ce n'est pas tout : le chancroïde de M. Maratray ou induroïde de M. Diday produit aussi le chancre simple[2], et même ne devrait produire que cela, si la théorie de M. Clerc était vraie. Quelle sera la nature de ce nouveau chancre simple? Sera-t-il identique avec la chancrelle ou chancre antique de M. Bassereau, ou bien d'une espèce différente? Dans ce dernier cas, on pourrait le nommer chancre simple chancroïdien ou *chancrelle chancroïdienne*. La science attend avec anxiété de nouveaux éclaircissements sur ce point.

Mais voici qui est bien plus grave encore. Des observations et de nouvelles expériences prouvent que le chancre infectant peut engendrer le chancre simple, même sur des individus non syphilitiques[3]. C'en est fait, direz-vous, de la doctrine dualiste... Rassurez-vous. Un nouveau chancre va venir tout exprès de Lyon, pour la sauver encore une fois : c'est le CHANCRE MULET, dit *chancre mixte*, de M. Rollet. Son passe-port, il est vrai, ne porte pas de signalement, et pour cause; mais son acte de naissance est en règle. Les registres de l'Antiquaille, où il a vu le jour, le déclarent fils légitime du chancre infectant et de la chancrelle. Grâce à lui tout s'explique, et la doctrine dualiste, montée sur ce

[1] Diday, *Exposition des nouvelles doctrines sur la syphilis.*
[2] Ricord, *Leçons sur le chancre.*
[3] Melchior Robert, *Nouveau traité des maladies vénériennes.*

complaisant métis, n'a désormais plus rien à craindre; elle peut charger à fond et terrasser tous ses adversaires. Un chancre infectant a-t-il communiqué un chancre simple? chancre mulet âgé d'un à quinze jours! Un chancre simple a-t-il transmis un chancre infectant? chancre mulet âgé de plus de trente jours! Un chancre d'abord simple s'est-il tardivement induré et transformé en chancre infectant? chancre mulet issu d'un mulet âgé de quinze à trente jours! Le pus d'un chancre infectant s'est-il inoculé sur un individu syphilitique? toujours le chancre mulet!!

Heureux mulet! plus heureux cent fois que ses pareils, généralement inféconds, puisqu'il peut à volonté, et selon les besoins de la doctrine, reproduire soit son père, le chancre infectant, soit sa mère, la chancrelle, et, ce qui est bien plus fort, se reproduire lui-même[1]!!!

« Rien n'est plus curieux et plus utile à connaître, dit l'auteur du chancre mulet, que ces formes mixtes qui sont pour ainsi dire le trait d'union des divers maladies vénériennes; rien aussi n'est plus aisé à se produire que cette coexistence morbide qui n'est le plus souvent qu'un

[1] Voici ce que nous lisons dans la *Gazette médicale de Lyon*, numéro du 1er juillet 1865, page 298 :

« Un sujet sain atteint de chancre mixte pourra transmettre à un individu sain :

1° Pendant les deux ou trois premiers septenaires, UN CHANCRE SIMPLE;

2° Après les deux ou trois premiers septenaires, UN CHANCRE MIXTE;

3° A partir du vingtième ou trentième jour, UN CHANCRE INFECTANT.

Un jeune médecin, M. L. Nodet, élève de M. Rollet, et nécessairement partisan enthousiaste du chancre mulet, après avoir reproduit cette note dans sa thèse inaugurale, ajoute :

« Ainsi, non-seulement le chancre mixte se reproduit dans son espèce, mais il peut encore transmettre l'un ou l'autre des deux chancres qui le constituent. » *Études cliniques et expérimentales sur le chancre mixte*, p. 111. Montpellier, 1865.

échange équitable, un acte de simple réciprocité entre deux malades[1]. »

Ami en toutes choses de la justice et d'une égale réciprocité, nous voudrions pouvoir, comme notre confrère lyonnais, nous réjouir de cet *échange équitable* entre le chancre et la chancrelle. Une petite difficulté nous empêche malheureusement de nous donner cette satisfaction. C'est que la nature n'a pas permis ici l'exercice du libre échange dans le sens où l'entend M. Rollet. Le chancre mulet, nous le verrons bientôt, n'existe pas, à Paris du moins. Ce n'est qu'un mythe, un *mulet doctrinal*, comme dirait M. Ricord.

Ceux de nos lecteurs qui ne sont pas tout à fait au courant du gâchis syphiligraphique actuel, croiront peut-être que nous venons de tracer ici un tableau de fantaisie. Ce n'est, hélas! que la reproduction trop fidèle des élucubrations de nos modernes législateurs de la syphilis.

En résumé, la science et l'humanité sont bel et bien, de par la loi nouvelle, en possession de cinq chancres :

1° Le CHANCRE SIMPLE, chancre antique de M. Bassereau, ou *chancrelle* de M. Diday.

2° Le CHANCRE INFECTANT, ou chancre de la Renaissance.

3° Le CHANCROÏDE de M. Maratray, ou *induroïde* de M. Diday, considéré par M. Clerc comme le père de la chancrelle.

4° Le CHANCRE SIMPLE CHANCROÏDIEN, ou *chancrelle chancroïdienne*, issu du précédent.

5° Le CHANCRE MIXTE, ou *chancre mulet* de M. Rollet.

[1] Rollet, *Recherches cliniques et expérimentales sur la syphilis*, page 39. Lyon, 1861.

Nous devons dire cependant que, pour M. Rollet, ces cinq chancres se réduisent à trois, puisque, selon lui, son chancre mulet, le chancroïde et le chancre simple chancroïdien ne font qu'une seule et même espèce. Nous désignerons donc sous le nom de *trinitisme* la nouvelle doctrine de l'Antiquaille, fondée sur la trinité chancreuse suivante :

1° Le CHANCRE SIMPLE ou chancre antique.
2° Le CHANCRE INFECTANT ou chancre de la Renaissance.
3° Le CHANCRE MULET ou chancre du dix-neuvième siècle.

!!!... Nous voilà bien loin de la doctrine de M. Bassereau, et au lieu de deux virus, ce qui était déjà trop, c'est trois ou quatre qu'il faudrait pour expliquer clairement, et au gré de chaque inventeur, cette filiation fantastique de chancres, de chancroïdes et de chancrelles. Mais rassurons-nous : un seul suffit, ainsi que nous allons le démontrer, sans employer d'autres arguments que ceux que vont nous fournir la clinique, l'expérimentation et le sens commun. Heureux si nous parvenons à débrouiller quelque peu le chaos sous lequel étouffe et se débat actuellement notre pauvre syphiligraphie !

II

Preuves de l'unicité du virus syphilitique. — Preuves rationnelles. — Preuves cliniques et expérimentales. — Examen et réfutation des propositions ou assertions émises par les dualistes.

La nature, fidèle en toutes choses à l'ordre et à l'harmonie qui règnent dans son œuvre, a voulu distinguer, par des signes sensibles et immuables, chacune des espèces qu'elle a créées. Depuis le minéral le plus simple, depuis la plante ou l'animal le plus infime jusqu'à l'homme, elle a donné à chaque être des caractères propres qui constituent son individualité et ne permettent pas de le confondre avec aucun autre. Cette loi suprême, en dehors de laquelle il n'y aurait en ce monde que désordre et chaos, la nature l'a étendue jusqu'aux phénomènes et aux produits les plus complexes de l'organisation, non-seulement dans ses conditions normales, mais encore dans ses états pathologiques.

Sans prétendre ici que chaque maladie forme un être à part, une entité morbide, comme on disait autrefois, on ne saurait cependant méconnaître que chacune des diverses manifestations de l'organisme souffrant ne se distingue par un groupe de phénomènes ou de symptômes particuliers, qui permettent le plus souvent d'en reconnaître, sinon la nature intime, du moins le siége et l'identité. Ce principe, sur lequel repose tout entier l'art du diagnostic, et dont personne ne contestera la vérité, même en se plaçant au point de vue le plus général, s'applique d'une manière bien plus évidente encore aux maladies qui, comme la variole, la scarlatine, la rougeole, la pustule maligne, etc., dérivent d'une cause virulente ou spécifique. Chacune d'elles forme véritablement une *espèce* nosologique distincte, ayant sa physionomie propre, son cachet individuel, se multipliant par elle-même, et tout à fait comparable, sous ce double rapport, aux espèces végétales ou animales.

Or, si le chancre simple et le chancre infectant sont, comme le prétendent les dualistes, deux espèces nosologiques différentes, chacun d'eux devra se séparer de l'autre par des caractères nets et tranchés, à l'aide desquels on pourra toujours et dans tous les cas en reconnaître immédiatement l'individualité.

C'est là, en effet, ce que soutiennent les partisans de l'hypothèse dualiste. Examinons donc si leurs prétentions sont fondées.

Et d'abord fermons les livres et transportons-nous à l'hôpital, au dispensaire ou dans le cabinet du spécialiste. Voilà une série de malades qui se présentent avec des ulcères primitifs : à leur forme arrondie, à leur fond grisâtre, chagriné ; à leurs bords plus ou moins nettement découpés, à l'auréole d'un rouge sombre qui les entoure, vous reconnaissez facilement que ce sont des chancres. Mais quels sont-ils ? sont-ils simples ou infectants ? ce malade aura-t-il la vérole ? cet autre en sera-t-il exempt ?

Si le chancre simple et le chancre infectant sont bien réellement deux espèces distinctes, étrangères l'une à l'autre, sans doute, je le répète, vous allez *de visu* vous prononcer. Sans hésitation aucune, et aussi facilement que vous distinguez, par exemple, une éruption scarlatineuse d'une variole, vous allez dire : ce chancre est simple, cet autre est infectant...

Eh bien ! j'en appelle ici à tous mes confrères, aussi bien en médecine générale qu'en syphiligraphie ; à tous ceux qui observent sans idée préconçue, l'esprit libre de toute préoccupation doctrinale. Qu'ils me disent s'il n'est pas vrai que bien souvent, trop souvent hélas ! dans la pratique, en présence d'un malade porteur d'un chancre, d'un chancre que nous tenons sous l'œil et entre les doigts, nous n'en sommes pas réduits à admirer la sagesse de Bacon, nous enseignant qu'il faut savoir douter où il faut, suspendre son jugement et attendre ? Que de fois même l'apparition soudaine d'une pléiade inguinale, d'une roséole ou de tout autre symptôme constitutionnel, n'est-elle pas le premier signe qui vienne mettre un terme à notre incertitude et fixer notre thérapeutique jusque-là hésitante ! Heureux encore quand elle ne nous met pas dans la nécessité de modifier complétement un diagnostic trop hâtivement porté !

« Le diagnostic du chancre, dit M. Ricord, présente souvent assez de difficultés pour tenir en échec le jugement des praticiens les plus exercés[1]. »

Or, je le demande, en serait-t-il ainsi si les deux variétés de l'ulcère primitif étaient, comme l'affirment les dualistes, le produit de deux virus distincts ? Quoi ! voilà deux lésions externes, visibles, tangibles, que vous pouvez observer, examiner, étudier tout à votre aise ; ces deux lésions sont,

[1] *Leçons sur le chancre*, page 211.

dites-vous, d'essence, de nature absolument différente, et, cependant, rien dans leurs signes objectifs, dans leurs caractères sensibles ne vous permettrait de les distinguer l'une de l'autre ? Eh bien ! je vous le dis, ou votre théorie est fausse, ou la nature est ici en pleine contradiction avec les lois qu'elle a elle-même établies. Choisissez.

Cependant il est des cas où cette distinction est possible, facile même. Souvent, je vous l'accorde, en présence de tel ulcère primitif, nous pouvons dire sans hésiter : ce chancre est infectant. Mais sur quels signes basons-nous alors notre diagnostic? Est-ce sur des caractères appartenant en propre à l'ulcération chancreuse? Est-ce d'après sa forme, ses dimensions, sa couleur, etc. ? Non. Nous reconnaissons que ce chancre est infectant parce qu'il est induré ou, à défaut de ce signe, parce qu'il s'accompagne de la pléiade ganglionnaire caractéristique de l'infection. Mais l'induration n'est pas le chancre, c'est un produit étranger, un élément nouveau que lui a apporté la diathèse déjà établie.

Supprimez cette induration, ce que la nature fait quelquefois elle-même, que vous reste-t-il? Un chancre mou. Et alors pour savoir si ce chancre mou a ou n'a pas infecté l'économie, ce n'est plus lui que vous interrogerez ; vous irez le demander aux ganglions voisins. Et si vous ne trouvez rien d'anormal dans ces ganglions, vous restez forcément dans le doute, quels que soient les caractères visibles de l'ulcération chancreuse.

Ainsi, pour diagnostiquer la nature infectante d'un chancre, ce n'est pas dans l'ulcère, mais dans les tissus qui l'entourent, ou dans les ganglions qui lui correspondent que nous allons en chercher les signes. En d'autres termes, nous ne jugeons et ne pouvons juger *qu'un chancre est infectant que quand il a infecté !*

Ce fait seul est la condamnation capitale du dualisme. Pour tout esprit sensé, il démontre jusqu'à l'évidence la fausseté de cette doctrine. Je pourrais donc m'en tenir là, et clore la discussion. Mais je tiens à ne laisser sans réponse aucun des arguments derrière lesquels s'abritent nos adversaires. Je vais donc les reprendre un à un, et faire voir ce qu'ils pèsent (les arguments) dans la balance de l'observation et de la logique.

Voici, d'après les dualistes purs ou orthodoxes[1], sur quels faits et considérations reposerait la distinction des deux chancres en deux *espèces* différentes, c'est-à-dire ayant chacune son virus propre :

1° Le chancre simple et le chancre infectant ont chacun une origine spéciale : le premier provient de la contagion d'un chancre simple ou d'un bubon chancreux ; le second résulte de la contagion d'un chancre infectant ou d'un accident secondaire ;

2° Le chancre simple se développe immédiatement après l'inoculation ; le chancre infectant ne se produit qu'après une incubation dont la durée moyenne peut être fixée à environ quinze ou vingt jours.

3° Le chancre simple peut s'inoculer à l'infini sur le su-

[1] Le dualisme, malgré son origine récente, compte déjà deux sectes hétérodoxes :

1° Le *dualisme-unitiste* ou *pseudo-dualisme*, imaginé par M. Clerc ;

2° Le *dualisme-trinitiste* ou *superdualisme* fondé par M. Rollet, créateur du chancre mulet dit chancre mixte.

jet qui le porte ; le chancre infectant n'est pas inoculable au sujet qui le porte ni à aucun autre individu atteint de syphilis constitutionnelle.

4° Le chancre simple existait dès la plus haute antiquité; le chancre infectant n'a paru que vers la fin du quinzième siècle.

5° Le chancre simple, commence par une vésico-pustule, se présente, à la période dite d'état, sous la forme d'une ulcération profonde, à bords déchiquetés, taillés à pic, et ne s'accompagne jamais d'induration spécifique ; le chancre infectant débute par une papule, se présente ensuite sous la forme d'une ulcération superficielle à bords peu sensibles, inclinés vers le fond, et s'accompagne toujours d'une induration spécifique.

6° Le chancre simple donne souvent lieu à des adénites ou lymphites aiguës, phlegmoneuses, suppurant le plus ordinairement et fournissant dans quelques cas un pus inoculable ; le chancre infectant s'accompagne toujours d'une adénite multiple, indolente, dure, élastique, et n'ayant aucune tendance à la suppuration.

Tels sont les caractères différentiels que nous trouvons invariablement inscrits sur deux colonnes, et alignés en regard l'un de l'autre dans les livres des dualistes. Reprenons successivement chacune de ces six propositions, et voyons si la nature se prête aussi facilement que la typographie à ces distinctions dogmatiques.

PREMIÈRE PROPOSITION DUALISTE. — *Le chancre simple et le chancre infectant ont chacun une origine spéciale : le pre-*

mier provient de la contagion d'un chancre simple ou d'un bubon chancreux; le second résulte de la contagion d'un chancre infectant ou d'un accident secondaire.

Bien que les observations sur lesquelles s'appuient les dualistes pour affirmer cette proposition, laissent, pour le plus grand nombre, beaucoup à désirer ; bien qu'elles aient été la plupart, ainsi que je l'ai prouvé dans mes précédents travaux sur ce sujet[1], recueillies et rédigées avec un sans-façon et une légèreté vraiment incroyables, je veux bien cependant reconnaître :

Que le chancre simple peut dériver et dérive souvent d'un chancre simple.

Que le chancre infectant peut dériver et dérive le plus souvent, soit d'un chancre infectant, soit, ainsi que je l'ai le premier découvert et démontré, de la contagion d'un accident secondaire.

Ces deux faits n'ont rien d'extraordinaire et qui ne soit conforme aux données de la pathologie générale. Il est tout naturel qu'un agent morbide infectieux se modifie et présente des degrés variables d'activité selon la forme ou l'état plus ou moins grave de la maladie dont il procède. Ne voyons-nous pas, dans une épidémie de variole, des varioloïdes et même des varicelles se produire et se transmettre dans leur variété ? Le virus vaccin lui-même, qui n'est qu'une modification du virus variolique, n'engendre-t-il pas presque toujours la vaccine ?

[1] *Examen des nouvelles doctrines sur la syphilis. Moniteur des Hôpitaux*, année 1858. — *De l'Unicité du virus vénérien, ibid.*, 1861 et 1862.

Eh bien ! qu'y a-t-il d'étonnant que le virus syphilitique puisse, selon la source d'où il émane, transmettre soit un chancre simple, soit un chancre infectant ?

Mais pour être en droit de généraliser ce fait, et de l'élever à la hauteur d'une loi pathologique, il faudrait qu'il fût constant, invariable; il faudrait que la filiation du chancre dans sa forme, molle ou indurée, simple ou infectante, s'observât toujours, sans aucune exception. Or, il n'en est rien.

En regard des observations dont nous venons de parler, observations la plupart insignifiantes, je le répète, la science est actuellement en mesure de dresser un faisceau compact et imposant d'observations et d'expériences, démontrant la transmission du chancre de l'une de ses formes dans l'autre, et réciproquement.

Commençons par une observation qui a d'autant plus de valeur qu'elle nous est fournie par un partisan des deux virus, partisan douteux et doutant, comme tant d'autres, il est vrai, mais que M. Bassereau peut cependant revendiquer pour un des siens. Nous la copions textuellement dans le mémoire de M. Clerc, sur le *chancroïde syphilitique.*

OBSERVATION I.

Un ouvrier typographe, âgé de vingt et un ans, s'est présenté il y a quatre mois à notre dispensaire pour y être traité de chancres multiples non indurés du prépuce et du gland et de papules muqueuses de l'isthme du gosier et de l'anus, consécutives à un chancre unique et infectant, contracté six mois avant cette époque, et dont il portait la cicatrice.

Pendant la durée du traitement de ces chancres simples, ce malade eut des rapports sexuels avec une jeune fille, et lui communiqua des chancres. Celle-ci ayant ensuite cohabité avec un ami de notre malade, ce nouveau venu, dans ses trop faciles faveurs, a partagé le sort commun. Il nous a été amené atteint de sept chancres du prépuce et du gland, chancres non indurés, non infectants.

Ce malade, ouvrier typographe aussi, garçon intelligent et curieux, nous entendant parler, à propos de ces ulcérations, de cette migration du chancre d'un malade à un autre dans sa variété, nous avoua que, malgré son état de santé, il avait eu des rapports avec une jeune fille, et que le résultat de ce rapprochement avait nécessité l'entrée de sa victime à l'hôpital de Lourcine. Nous annonçâmes à nos élèves que, très-probablement, nous trouverions sur cette femme des chancres de même variété que ceux de notre malade.

M. Cullerier, dans le service duquel se trouvait cette jeune fille, avec une obligeance extrême, dont nous sommes heureux de le remercier publiquement, examina devant nous cette malade. Elle portait cinq chancres, disposés en croissant à l'entrée du vagin ; chancres non indurés et déjà notés tels par M. Henry, interne du service.

Ainsi, s'empresse d'ajouter M. Clerc, le chancre simple se transmet dans sa variété. Il se propage d'un malade à un autre en conservant ses caractères symptomatiques et ses propriétés, dont la plus importante est celle de rester une affection locale, c'est-à-dire de ne pas donner lieu à l'infection constitutionnelle. (*Loc. cit.*, page 15.)

Or, quelque temps après, M. Cullerier avait l'*obligeance extrême*, dont M. Clerc n'a pas cru cette fois devoir le remercier publiquement, d'adresser la lettre suivante à l'*Union médicale* :

« *A M. le Rédacteur en chef de l'*Union médicale.

« Très-honoré confrère,

« M. le docteur Clerc vient de publier, dans les n°s 151 et 152 de votre journal, un mémoire sur ce qu'il appelle le chancroïde syphilitique. Le but de cè travail est d'établir qu'il existe deux variétés de chancres syphilitiques, dont l'une est le chancre induré et infectant, et l'autre le chancre non induré, non infectant, ou chancre simple. A l'appui de sa théorie, M. Clerc cite treize faits dont le dernier a trait à une malade qu'il est venu voir dans mon service à l'hôpital de Lourcine, et dont il avait soigné l'amant infecté de chancres simples non indurés.

« Je ne puis ni ne veux discuter actuellement la théorie, mais je dois à la vérité de faire connaître l'observation entière de cette malade. La voici telle qu'elle a été rédigée par M. Henry, interne du service :

« La nommée Élise P..., dix-huit ans, couturière, entrée à l'hôpital de Lourcine, salle Saint-Louis, n° 5, le 3 août 1854. A son entrée on constate, à la partie postérieure de la vulve, cinq ulcérations rangées en forme de croissant. Elles siégent sur de petites élevures mamelonnées; elles ont un fond grisâtre, sanieux, déprimé en godet et des bords taillés à pic. Le vagin est le siége d'une inflammation intense avec sécrétion muco-purulente; le col utérin est intact.

« Les ganglions inguinaux des deux côtés sont légèrement engorgés, indolents; ils forment une pléiade manifeste, surtout dans les plus internes. Traitement : pansement simple, bains entiers, injections vaginales avec l'eau aluminée, quatre portions.

« M. le docteur Clerc, qui vient visiter la malade, nous dit que cette jeune fille a été infectée par un jeune homme atteint de plusieurs chancres au prépuce, non indurés et n'ayant pas déterminé d'accidents secondaires, et qu'ensuite elle a eu commerce avec un individu sain auquel elle a, à son tour, communiqué des chancres simples. M. Clerc pense, d'après cela, que notre malade n'aura pas de symptômes secondaires.

« Le 21 août, aucun traitement spécifique n'ayant été fait, les chancres existent toujours, les ganglions inguinaux sont dans le même état d'engorgement indolent, la malade se plaint de perdre ses cheveux ; cependant on ne voit rien dans le cuir chevelu.

« Le 28, les chancres tendent vers la cicatrisation ; il y a sur les grandes lèvres quelques ulcérations blanchâtres. On constate sur toute l'étendue de la peau du ventre et sur celle de la poitrine des taches de roséole. La chute des cheveux persiste, et l'on sent distinctement plusieurs ganglions occipitaux et cervicaux. La malade est mise en traitement par la liqueur de Van Swieten.

« Le 4 septembre, les chancres sont presque entièrement cicatrisés. Quelques condylomes, dont l'un ulcéré, existent à l'anus.

« Le 8, cicatrisation complète des chancres, même état général.

« Le 18, rougeur vive du pharynx, mais sans ulcérations. La roséole disparaît, les cheveux continuent à tomber ; même traitement mercuriel. De plus, le vagin est touché deux fois par semaine avec la solution d'azotate d'argent.

« Le 1er octobre, tout a disparu à peu près ; mais le traitement mercuriel est considéré comme insuffisant, puisqu'il n'a été commencé que longtemps après l'entrée de la malade à l'hôpital, lorsque les symptômes constitutionnels se sont manifestés.

« Le 30, sortie dans un état parfait de guérison.

« Telle est, monsieur le rédacteur en chef, l'observation dont le commencement seulement a été publié par M. Clerc ; il est fâcheux que cet honorable confrère n'ait pas pu la compléter, car elle prouve précisément le contraire de ce qu'il avance, puisque des chancres simples, considérés comme non infectants, contractés avec un homme ayant le même symptôme, puis communiqués, sous la même forme, à un autre homme, ont été suivis chez cette femme de roséole, d'alopécie, d'engorgements cervicaux, de condylomes à l'anus, symptômes qui ont nécessité un traitement mercuriel de deux mois et un séjour de quatre-vingt-huit jours à l'hôpital.

« Agréez, etc.

« CULLERIER. »

Cette observation n'a pas besoin de commentaires. Elle nous montre de la façon la plus nette et la plus saisissante la théorie dualiste surprise en flagrant délit de contradiction avec elle même. Aussi est-elle restée et restera-t-elle dans la science comme l'une des meilleures preuves de l'unicité du virus syphilitique.

OBSERVATION II.

Un jeune homme est affecté de chancre induré, puis de symptômes constitutionnels. Un traitement rationnel est suivi régulièrement, et tout disparaît. Au bout de quelques années, cet homme gagne un nouveau chancre qui reste à l'état simple, sans retentissement dans l'économie. Le malade, fort éclairé d'ailleurs, mais ayant mal compris la portée de ce qu'il avait entendu dire, qu'on n'avait pas deux fois la vérole, n'attacha aucune importance à l'ulcération dont il était affecté, et n'hésita pas à se marier sans prendre aucun conseil médical. La jeune femme, comme on peut le croire, fut bientôt elle-même affectée d'un chancre. Mais celui-ci s'indura, se compliqua d'engorgements ganglionnaires, puis fut suivi, dans l'espace de temps habituel, d'une syphilide papulo-tuberculeuse générale, d'alopécie, d'impétigo du cuir chevelu, et plus tard d'accidents tertiaires. (Cullerier. *Bulletin de la Société de chirurgie*, année 1857, p. 142.)

OBSERVATION III.

En novembre 1853, une femme vint me consulter pour un chancre induré. Deux mois après, elle avait des plaques muqueuses à la vulve, une roséole et des ulcérations à la gorge. Au mois d'octobre 1854, elle contracta un nouveau chancre qui, cette fois, ne s'indura pas. Ce devait être, par conséquent, un chancroïde ou chancre simple non infectant. Un jeune homme qui, à cette époque, eut des relations avec elle, prit un chancre induré, lequel a été suivi de tous les accidents ordinaires de la syphilis constitutionnelle.

OBSERVATION IV.

Au mois de mai 1854, un jeune homme vint me consulter pour un chancre induré siégeant sur la couronne du gland. Quelques jours plus tard, il m'amena la femme qui lui avait communiqué son mal. Je trouvai à l'orifice externe du canal de l'urèthre un chancre simple, sans trace d'induration. Le jeune homme a eu depuis diverses manifestations de syphilis généralisée. La femme, qui n'a pas subi de traitement, n'a présenté aucun symptôme de syphilis constitutionnelle, maladie qu'elle n'a jamais eue antérieurement.

OBSERVATION V.

Vers le mois de septembre 1852, un de mes amis, sous le coup d'une diathèse syphilitique, me consulta pour savoir à quoi s'en tenir sur certain ulcère qu'il portait vers le frein, et qu'il imputait à un coït datant d'une dizaine de jours. Il me fut facile, à première vue, de reconnaître un ulcère spécifique à tendance phagédénique. Il m'apprit alors qu'un autre jeune homme, qui avait eu le même jour des rapports avec la même femme, portait aussi, presque au même endroit, un ulcère moins étendu et moins douloureux, qu'après examen je reconnus manifestement pour un chancre induré ; je trouvai d'ailleurs parfaitement caractérisée la pléiade ganglionnaire, l'un des signes les plus certains d'infection constitutionnelle. Je demandai, si cela était possible, à voir la femme cause présumée de la contagion. Effrayée par ce mot terrible : *Vérole!* elle consentit à se laisser examiner. Mon attention se porta tout d'abord vers la fourchette, ce siége de prédilection des chancres chez la femme. Je ne tardai pas à découvrir un ulcère spécifique en voie de réparation, réunissant tous les caractères du chancre induré. La pléiade ganglionnaire, quoique plus difficile à constater, était cependant sensible par la comparaison des ganglions affectés avec ceux du côté sain. Toutes mes autres recherches furent infructueuses, et, malgré tous mes soins, je ne pus découvrir ni sur d'autres parties des grandes et des petites lèvres, ni sur les parois du vagin et du col de l'utérus, aucune autre ulcération qui pût me donner raison de la naissance du chancre phagédénique.

Comme les bonnes conditions hygiéniques dans lesquelles se trouvait le premier malade compensaient en quelque sorte la mauvaise influence de sa syphilis généralisée, un pansement bien conduit, à l'aide du vin aromatique, amena une assez prompte guérison. Quant aux deux chancres indurés, nous l'avons déjà dit, la cicatrisation commençait et ne tarda pas à être complète. Tenu au courant de cette observation, j'appris que des accidents secondaires s'étaient montrés chez l'homme et chez la femme, malgré un traitement mercuriel de quelque temps. (L. Maratray, *De la syphilis primitive ou locale, et de l'unité du virus syphilitique.* Thèse, Paris, avril 1854 [1]).

OBSERVATION VI.

Une inoculation avait été pratiquée sur chacun des avant-bras d'un interne de l'hôpital du Midi. Un des chancres produits s'indura et détermina l'engorgement des ganglions axillaires; puis, dans les quatre mois qui suivirent, survinrent des accidents secondaires parfaitement caractérisés, tels que céphalée nocturne, alopécie, éruptions croûteuses du cuir chevelu, plaques muqueuses du voile du palais, etc. Cependant, le pus d'inoculation avait été emprunté à un malade présentant des accidents caractéristiques et incontestables de vérole constitutionnelle. Les ulcères qui avaient fourni la matière virulente étaient croûteux, étendus, à marche croissante, en un mot,

[1] C'est dans cette thèse, très-remaquable sous beaucoup d'autres rapports, que M. Maratray a le premier posé et développé avec talent la doctrine du *chancroïde syphilitique*.

présentaient l'aspect de chancres phagédéniques serpigineux, et point du tout celui de chancres indurés. (Maratray, *ibid.*)

OBSERVATION VII.

Une dame R... fut atteinte, à la suite de rapports antiphysiques, de sept chancres siégeant autour de l'anus. Ces chancres étaient larges, à fond grisâtre, à bords découpés et décollés, entourés d'une auréole inflammatoire; ils présentaient tous les symptômes des chancres phagédéniques serpigineux. Des lotions avec la liqueur de Labarraque, des pansements faits avec de la charpie imbibée de cette liqueur étendue, et l'administration du tartrate ferrico-potassique, triomphèrent en un mois et quelques jours de cette affection. Madame R... n'avait jamais eu la vérole constitutionnelle, et n'en a présenté depuis aucun symptôme.

M. R... n'ignorait pas qu'il était malade lorsqu'il se laisse aller aux rapports honteux dont sa femme portait les traces; mais il ne pensait pas qu'un simple contact, et un contact passager, effectué dans un moment d'entraînement, pût avoir de si fâcheuses conséquences. Il avait un chancre induré avec une adénite inguinale double, lequel fut promptement suivi de douleurs rhumatoïdes et d'un impétigo confluent à la tête. Malgré le traitement, il eut successivement plusieurs des accidents graves de la syphilis, entre autres une éruption ecthymateuse très-rebelle au bas des jambes, et des syphilides cornées à la paume des mains. (Melchior Robert, *Faits et considérations à l'appui de l'unicité du virus chancreux*, broch. in-8, Marseille, 1857.)

OBSERVATION VIII.

Un jeune homme, D..., âgé de dix-huit ans, ayant eu des rapports avec une femme suspecte, fut affecté, dans les premiers jours de septembre 1855, de plusieurs chancres siégeant sur le bord du prépuce, ayant la forme de gerçures, et accompagnés d'un engorgement adénique subaigu à l'aine gauche.

La femme qui lui avait communiqué son mal était alors atteinte, à la face interne des grandes lèvres et de chaque côté, d'une ulcération assez large, à surface bombée, et à base légèrement engorgée ; les ganglions inguinaux étaient à peine sensibles, c'est-à-dire très-peu engorgés. Le torse était envahi par une syphilide exanthématique; elle se plaignait, en outre, de violentes céphalalgies nocturnes et d'une lassitude générale. Une éruption palmaire et des croûtes impétigineuses se développèrent ensuite, malgré le traitement.

Les chancres de M. D... ne se cicatrisèrent que très-lentement; pendant qu'ils étaient dans leur période de *statu quo*, période qui dura environ six semaines, ce jeune homme eut des rapports avec une autre femme. Il lui communiqua un chancre induré aux parties génitales, lequel fut suivi d'une syphilis constitutionnelle caractérisée par des ulcérations au gosier et aux lèvres, par des plaques muqueuses confluentes à l'anus et à la vulve, par une roséole et des engorgements ganglionnaires nombreux à la région cervicale postérieure.

M. D..., qui, avant de contracter ses chancres, n'avait eu qu'une simple blennorrhagie, n'a jamais présenté depuis aucun symptôme d'infection syphilitique. (Melchior Robert, *ibid.*)

OBSERVATION IX.

M. R... fut atteint d'un chancre ayant son siége sur le frein; l'ulcération, en apparence très-bénigne, fut traitée par des pansements et des lotions au vin aromatique. Nullement gêné par sa maladie, M. R... continua à monter à cheval; mais bientôt il ressentit à la région inguinale droite une gêne qui le força à garder le lit. L'aine devint alors le siége d'une adénite aiguë, qui, au bout de quelques jours, présenta des signes de suppuration. Une incision donna issue à une certaine quantité de pus bien lié. Peu de temps après, l'ulcération de la verge était cicatrisée sans induration; mais la plaie inguinale avait pris les caractères propres au chancre ganglionnaire. Des cautérisations répétées, de fréquentes lotions aromatiques en amenèrent la cicatrisation dans l'espace d'un mois.

Durant ce traitement, la lèvre supérieure du malade, inoculée accidentellement par le pus de son chancre ou de son bubon, devint le siége d'une petite ulcération arrondie, à surface pultacée, qui fut cautérisée tous les jours avec le nitrate d'argent. Mais cette ulcération, loin de se terminer simplement comme le chancre du frein, et le bubon qui l'avaient précédée, s'entours d'un bourrelet très-dur, avec engorgement du ganglion sous-maxillaire gauche. Un mois après, M. R.., fut en proie à une roséole syphilitique accompagnée d'alopécie, etc. Plus tard se développèrent des plaques muqueuses, surtout à la bouche, et d'autres accidents caractéristiques qui persistèrent longtemps. (Melchior Robert, *Ibid.*)

OBSERVATION X.

Deux jeunes gens de dix-sept à dix-huit ans, bien déterminés à éliminer l'inconnue qui tourmente cet âge, s'adressèrent à une jeune personne dès longtemps préparée à ce genre de problèmes. Mais, dans le combat, les deux vainqueurs furent blessés.

Douze ou quinze jours après l'action, j'étais appelé à constater *de visu* les dégâts survenus dans les rangs des parties belligérantes.

Le premier blessé qui se présenta dans mon cabinet portait sur le prépuce un chancre induré unique, accompagné de la pléiade indolente consacrée. Informé par ce malade des circonstances qui avaient donné lieu aux accidents pour lesquels j'étais consulté, je pris la résolution d'en faire une analyse approfondie et d'attendre les événements.

Un point surtout avait considérablement excité ma curiosité. Le deuxième blessé, au dire de son compagnon d'infortune, portait sur le prépuce deux petites plaies en suppuration et douloureuses. L'une des aines commençait à se tuméfier et à gêner les mouvements du membre pelvien correspondant. Je demandai à le voir, et je constatai quatre chancres en pleine activité, avec une mono-adénite inflammatoire.

Je prescrivis des pansements avec le vin aromatique au premier malade, et quelques jours plus tard tout avait disparu; au second, des lotions émollientes, sangsues et cataplasmes dans la région inguinale : les chancres s'amendèrent peu à peu, le bubon fut ouvert, et la guérison des accidents locaux ne tarda pas à être obtenue.

Il me restait à visiter l'arme empoisonnée qui avait causé tout ce ravage.

La détentrice fit d'abord quelque résistance et finit par s'exécuter. Je reconnus alors un magnifique chancre induré de la fourchette, avec une double adénite indolente multiple; et, malgré mes investigations minutieuses et réitérées, il me fut impossible de rien reconnaître de plus dans aucun des points de l'organe soumis à mon examen le plus attentif.

Un chancre induré sur l'un de mes deux malades et *quatre chancres mous* sur l'autre, tels avaient été les résultats de la journée.

Ces accidents émanaient d'une même source, le chancre induré de la fourchette. Les uns et les autres étaient apostillés par les signes adénopathiques distinctifs.

Plus tard, les événements attendus se manifestèrent : chez la jeune fille, objet de ce débat, une roséole; chez le premier blessé, des ganglions céphaliques, puis des plaques muqueuses à la gorge. Quant au deuxième blessé, après six mois et demi, rien de semblable ne s'est encore montré. (M. Rey (de Grenoble), *Annuaire de la Syphilis*, Lyon 1859, p. 83.)

OBSERVATION XI.

M. P..., qui, antérieurement n'avait jamais eu de maladie vénérienne, vint me consulter, au mois de juillet 1859, pour un chancre dont il était affecté depuis quelques jours, sur la face interne et au côté gauche du prépuce. Ce chancre, de forme ovale et d'une étendue peu considérable, ne présentait aucune induration, et n'a donné lieu à aucun engorgement ganglionnaire. Après un mois environ d'un traitement local, consistant en applications de liquides astringents (vin aromatique, solutions d'alun, de tannin, etc.), il guérit sans laisser de traces. M. P..., que j'ai revu depuis pour deux blennorrhagies qu'il contracta à quelques mois d'intervalle, n'a jamais présenté de symptômes de syphilis constitutionnelle.

M. P... m'ayant prié d'examiner la femme qui lui avait communiqué son chancre (il n'en avait pas vu d'autres depuis plus de deux mois), je trouvai sur elle divers symptômes d une syphilis constitutionnelle, dont l'origine paraissait remonter à cinq ou six mois. Sur la face interne des grandes lèvres et au pourtour de l'anus siégeait un groupe de plaques muqueuses, parmi lesquelles je cherchai vainement la trace d'un chancre. Le vagin, le col utérin et les autres parties de la vulve étaient sains, sauf quelques petites végétations pédiculées répandues autour du clitoris et au méat uréthral. Les ganglions inguinaux n'étaient point engorgés. Sur les amygdales, on voyait çà et là des plaques opalines ; sur le cuir chevelu, plusieurs papules croûteuses, avec tuméfaction dure et indolente des ganglions occipitaux.

Cette femme eut plus tard des relations avec un autre individu, à qui elle communiqua un chancre infectant. Quant à M. P..., il n'a eu, je le répète, qu'un *chancre simple*, qui m'a paru manifestement dériver des plaques muqueuses dont sa maîtresse était affectée au moment de ses rapports avec lui.

OBSERVATION XII.

La fille L..., âgée de dix-sept ans, fut affectée, en juin 1858, d'un chancre induré, s'accompagnant d'adénite inguinale à ganglions multiples, durs et indolents. Elle ne suivit que pendant quelques semaines le traitement mercuriel. En septembre, une roséole confluente lui couvrit le corps, les cheveux commencèrent à tomber, et une double adénite cervicale se manifesta. L'infection n'était donc pas douteuse de ce côté.

Or, dans les derniers jours de juin, l'un de mes malades que j'avais traité, en 1842, pour un chancre infectant suivi d'accidents constitutionnels, eut des rapports avec la fille L... et contracta un double chancre de la verge, l'un sur le frein, l'autre sur le prépuce. Ces deux chancres restèrent absolument dépourvus d'induration; leur base demeura souple. Les ganglions inguinaux ne furent point infectés, et en l'absence de toute médication spécifique, aucun accident constitutionnel ne se manifesta. (Ricord, *Leçons sur le chancre*, 1858.)

Cette observation est suivie, dans le même livre, d'une autre tout à fait semblable.

Je pourrais, si je ne craignais de fatiguer l'attention de mes lecteurs, allonger de beaucoup cette liste d'observations. Dans mon mémoire déjà cité sur l'*Unicité du virus vénérien*[1], j'en ai rapporté dix-huit autres, dont trois tirées du livre même de M. Bassereau, qui toutes prouvent que si le chancre simple et le chancre infectant peuvent, comme la variole et la varioloïde, se transmettre dans leur variété, ils peuvent aussi, comme ces dernières et selon certaines aptitudes idiosyncrasiques, s'engendrer l'un par l'autre, de manière à démontrer en toute évidence qu'ils dérivent d'un même principe[2].

Mais si l'observation clinique ne suffisait pas pour convaincre certains esprits de la communauté d'origine des

[1] *Moniteur des Hopitaux*, décembre 1861 et janvier 1862.

[2] M. Diday, à l'époque où il était encore uniciste, a rapporté (*Gazette médicale*, 1853, p. 810) une observation d'après laquelle un mari atteint de *chancre simple*, avait communiqué à sa femme un *chancre infectant*.

deux variétés de l'ulcère vénérien primitif, voici des expériences qui achèveront de la démontrer. Ces expériences, que messieurs les dualistes connaissent tous, mais dont ils évitent avec le plus grand soin de parler dans leurs livres, ont été faites publiquement et en très-grand nombre, à l'Hôtel-Dieu de Marseille, par Melchior Robert. Voici en quels termes cet éminent syphiligraphe en a formulé les résultats :

« L'inoculation directe du virus de chancre induré à un malade indemne de vérole, *peut ne développer que le chancre mou;* j'ai plusieurs observations d'individus inoculés dans ces conditions, qui non-seulement n'ont eu que le chancre mou, mais qui, après un délai de six mois, et sans aucun traitement, *n'ont éprouvé aucun des phénomènes propres à l'infection constitutionnelle.*

« Le virus du chancre infectant peut développer, chez l'individu exempt d'infection, une ulcération molle, c'est-à-dire sans induration, sans adénites multiples, sans infection constitutionnelle.

« L'inoculation simultanée du pus de chancre simple et du pus de chancre induré chez un individu exempt de syphilis, engendre deux pustules qui, presque toujours, affectent une forme et une marche tellement identiques, qu'il est impossible de distinguer laquelle de ces deux pustules provient du chancre induré ou du chancre simple.

« Le chancre infectant ne vient pas nécessairement du chancre infectant... Nous pourrions citer, d'un côté, des observations très-détaillées de chancres mous communiqués par des personnes atteintes plus tard de syphilis constitutionnelle, et, de l'autre, des observations de chancres indurés venant de personnes chez lesquelles l'examen le plus attentif n'a laissé découvrir aucune trace de chancre induré, et qui n'ont eu, dans ce délai de six mois, aucun symptôme de vérole constitutionnelle. » (Melchior Robert, *Nouveau traité*, page 359.)

La première proposition des dualistes, c'est-à-dire la filiation supposée constante et invariable du chancre dans son espèce, est donc à la fois contraire aux résultats de l'observation clinique et de l'expérimentation. Cette proposition, hardiment formulée et érigée en loi pathologique par M. Bassereau, a été le point de départ et forme encore la base de la théorie des deux virus. Les propositions qu'il nous reste maintenant à examiner n'ont été produites que subsidiairement, et pour compléter l'œuvre hypothétique qui fait l'objet de cette discussion.

Deuxième proposition dualiste. — *Le chancre simple se développe immédiatement après l'inoculation; le chancre infectant ne se produit qu'après une incubation dont la durée moyenne peut être fixée à environ quinze ou vingt jours.*

En étudiant précédemment les caractères des deux variétés de l'ulcère primitif, nous avons vu que l'évolution du chancre simple ou infectant est soumise à de nombreuses variations résultant de diverses circonstances accidentelles que nous avons cherché à déterminer.

Mais, en dehors de ces circonstances, existe-t-il entre le développement des deux chancres des différences de temps suffisantes pour justifier la distinction radicale établie par les dualistes?

Si nous interrogeons la clinique, nous voyons d'une part des chancres simples n'apparaître que quatre, cinq, six, huit jours après le coït, et d'autre part des chancres infectants se montrer au bout de deux ou trois jours seulement. Je donne en ce moment des soins à un jeune homme sur le prépuce duquel trois énormes chancres infectants se sont produits vingt-quatre heures après le contact virulent. Quelquefois même l'ulcération chancreuse simple ou infectante se forme d'emblée. C'est ce qui arrive généralement lorsque, dans l'acte sexuel, du pus virulent se dépose à la surface d'une plaie, d'une écorchure ou d'une érosion quelconque, préexistante ou accidentelle. La solution de continuité devient immédiatement le siége d'un travail spécifique qui bientôt la transforme en un ulcère vénérien. M. Buzenet rapporte dans sa thèse inaugurale l'observation d'un malade qui, ayant reçu à la lèvre inférieure un coup d'ongle, vit la petite plaie produite par cette blessure se changer en un chancre infectant quarante-huit heures après l'avoir exposée à une contagion directe. (Buzenet, *du Chancre de la bouche*, page 29.)

Nous trouvons dans le livre de Melchior Robert l'observation d'un chancre infectant de la lèvre inférieure, développé trois jours après la contamination. Ce chancre s'accompagna d'une adénopathie maxillaire et fut suivi, après trente-cinq jours, des manifestations secondaires de la syphilis. (Melchior Robert, *Nouveau traité*, page 354.)

Plusieurs faits semblables sont relatés dans l'Iconographie de M. Ricord :

Planche 14. Trois chancres indurés *deux jours* après le coït; suivis de syphilis.

Pl. 16. Chancre infectant *trois jours* après le coït; plus tard, éruption secondaire vésiculo-pustuleuse.

Pl. 17. Chancre infectant *six jours* après le coït; plus tard, syphilis.

Pl. 17 *bis*. Chancre fortement induré, siégeant dans le voisinage du frein, et dont le malade s'aperçut *dès le lendemain* des rapports.

Pl. 20. *Deux ou trois jours* après un coït suspect, sensation de cuisson à la nymphe gauche; deux jours après, ulcération chancreuse; plus tard, syphilis.

« Deux fois, dit M. Bassereau, le chancre infectant et la blennorrhagie (contractés dans un même coït) se sont manifestés en même temps, *cinq ou six jours* après le coït; le chancre, dans trois cas, a paru avant la blennorrhagie, *du troisième au cinquième jour* après les rapports contagieux. » (Bassereau, *loc. cit.* page 129.)

Si, de l'observation clinique nous passons aux résultats de l'expérimentation, c'est en vain que nous y cherchons encore la preuve d'une différence caractéristique dans l'évolution des deux chancres.

Le 1er novembre 1849, Vidal (de Cassis), dans une expérience devenue célèbre, inocule M. Boudeville, interne en pharmacie, avec du pus emprunté à une pustule d'ecthyma syphilitique. Le *lendemain*, commencement d'inflammation. Le 3, formation d'une légère papule; le 5, la papule s'est élargie, elle s'ulcère et se couvre d'une croûte sous laquelle séjourne un pus blanc grisâtre, de consistance épaisse... Plus tard, syphilis constitutionnelle.

Voici, d'après M. Bassereau, quels sont les phénomènes locaux produits par l'inoculation du pus de chancre infectant : « Une auréole inflammatoire commence ordinairement à se manifester autour de la piqûre au bout de vingt-quatre ou trente-six heures. Le troisième ou le quatrième jour, quelquefois même, vers la fin du deuxième, la piqûre est surmontée d'une vésicule qui enchâsse, ou non, une petite croûte. Si vous déchirez la vésicule et que vous absergiez sa base, alors vous découvrez une petite ulcération... » (*Loc. cit.* page 135.)

« Lorsqu'on insère sur un individu sain du virus de chancre infectant, dit Melchior Robert, l'inoculation suit une marche identique à celle que l'on observe dans les inoculations du virus de chancre mou. Dans aucun cas, nous n'avons noté le phénomène de l'incubation indiqué par les auteurs... Tout s'est passé dans nos expériences comme pour le chancre simple, et, lorsque par comparaison nous avons inoculé chez le même individu le pus de chancre simple et le pus de chancre infectant, nous n'avons noté aucune différence appréciable dans le début des deux accidents.

« La pustule développée expérimentalement par l'inoculation du virus de chancre induré n'est précédée d'aucune incubation et suit les mêmes phases que celle qui résulte du virus de chancre simple. » (*Loc. cit.* pages 308 et 355.)

M. Ricord, en parlant du chancre en général, s'exprime ainsi : « Le travail morbide s'établit du moment où la cause spécifique est mise en contact avec les tissus... » Et plus loin, en parlant du chancre infectant : « L'expérimentation directe démontre surabondamment que l'incubation n'existe pas, dans la véritable acception du mot. Les phénomènes produits par l'insertion du virus sont, en effet, presque immédiats... Les formes que prend au début le chancre induré sont les mêmes que celles du chancre simple. Tantôt c'est une pustule qui précède l'ulcération; tantôt cette dernière s'établit d'emblée. » (*Leçons sur le chancre*, pages 27, 80 et 81.)

La science, il est vrai, possède quelques faits d'inoculation expérimentale, dans lesquels le chancre infectant n'a paru se développer qu'après un temps assez long. Dans la pratique, nous rencontrons des malades qui font remonter l'origine de leurs chancres à un coït éloigné de dix, quinze, vingt et même trente jours. Nous ne prétendons pas nier ces faits; mais n'oublions pas que, dans presque toutes les expériences dont il s'agit, c'est avec du pus d'accidents secondaires, dont on voulait prouver le pouvoir contagieux, que les inoculations ont été pratiquées. Or, s'il est incontestable que ces accidents secondaires de la syphilis soient contagieux, il n'est pas moins vrai qu'ils le sont à un degré moindre que l'accident primitif, le chancre, ce qui tient et ne peut évidemment tenir qu'à un affaiblissement du virus fourni par ces accidents. Ce fait, que j'ai un des premiers signalé[1], a été reconnu depuis par tous les bons observateurs, et en particulier par M. Diday, qui en a tiré des conséquences pratiques d'un haut intérêt[2].

[1] *Du chancre produit par la contagion des accidents secondaires*, 2e édit., p. 67.

[2] Diday, *Histoire naturelle de la syphilis.*

Il est donc tout naturel que si, au lieu d'un virus fort, actif comme celui d'un chancre à son début, on inocule le virus affaibli d'une lésion secondaire ou même d'un chancre à son déclin, le travail local soit plus lent, et, par suite, l'apparition du chancre plus tardive à se produire. Quand nous semons plusieurs grains d'une même plante, toutes ne lèvent pas le même jour; dit-on pour cela qu'elles sont d'espèces différentes?

En résumé, rien dans les phénomènes qui précèdent ou accompagnent le développement du chancre ne justifie la différence que les dualistes ont cru voir, sous ce rapport, entre le chancre infectant et le chancre simple. Il n'y a pas plus d'incubation pour l'un que pour l'autre. Pour tous deux, le virus agit dès le moment de son insertion dans les tissus. Si, dans quelques cas, l'évolution de certains chancres est plus lente à se faire, cela tient, ainsi que je l'ai dit plus haut, ou à la manière dont l'inoculation s'est effectuée, ou, plus souvent peut-être, à un défaut d'énergie du principe virulent.

Troisième proposition dualiste. — *Le chancre simple peut s'inoculer à l'infini sur le sujet qui le porte; le chancre infectant n'est pas inoculable au sujet qui le porte, ni à aucun autre individu atteint de syphilis constitutionnelle.*

Cette proposition n'est pas plus vraie que les deux précédentes. Il y a longtemps déjà que M. Auzias-Turenne, et après lui tous les syphilisateurs, ont démontré qu'en inoculant un grand nombre de fois le même individu avec du pus de chancre simple, il arrive un moment où ce pus, même le plus fort, ne produit plus le moindre effet. Que cette immunité soit temporaire ou permanente, peu importe ; elle existe, et cela suffit pour infirmer la première partie de la susdite proposition.

Maintenant, admettons que la seconde partie de cette proposition soit exacte ; que le chancre infectant ne soit pas inoculable au sujet qui le porte ou à tout autre individu affecté de syphilis constitutionnelle. En quoi, je le demande, cela prouverait-il qu'il y a deux virus ? N'est-il pas tout simple, et d'ailleurs entièrement conforme aux lois qui régissent les maladies virulentes, qu'un organisme actuellement imprégné d'un virus quelconque soit réfractaire à une nouvelle atteinte de ce même virus ?

Mais, chose remarquable, et qui prouve bien que le chancre est une lésion toute locale, indépendante de l'infection constitutionnelle, dont elle peut être la cause, mais jamais l'expression diathésique, c'est que le virus du chancre infectant peut encore s'inoculer sur l'individu qui le porte, ou sur tout autre sujet syphilitique, plus difficilement sans doute, cela se conçoit, que le virus du chancre simple, mais assez fréquemment néanmoins pour que, même sous ce rapport, il ne soit pas possible d'établir une distinction radicale entre les deux variétés de l'ulcère primitif.

Quelques dualistes orthodoxes en conviennent, et je suis heureux de rencontrer, sur ce terrain de la vérité, mon honorable et savant confrère M. Diday, en qui se personnifie actuellement le côté sérieux et vraiment scientifique de l'école lyonnaise. M. Diday admet l'inoculabilité du chancre induré, à son début, sur l'individu qui le porte, et ne paraît pas éloigné de croire à l'inoculabilité de ce même chancre, à toute époque de sa durée, sur un autre sujet syphilitique[1].

Mais, ouvrons de nouveau le livre de Melchior Robert, dont la lancette hardie a jeté tant de lumière sur ce sujet controversé :

« Le pus de chancre induré, dit cet habile expérimentateur, est inoculable au malade même. De ce que l'inoculation a échoué une, deux et même trois fois, il n'est pas à dire que le malade soit complétement réfractaire à son propre pus; car une troisième, une quatrième fois, on obtient la pustule caractéristique.

« On peut développer successivement plusieurs pustules avec le pus de chancre infectant sur le malade même. A ces pustules succèdent assez souvent des ulcérations très-larges, douloureuses et enflammées, le plus souvent engorgées à la base, et en tout semblables à l'ulcère contagieux des anciens (chancre simple), ne lui cédant en rien en durée et en gravité.

« Le virus de chancre infectant peut être inoculé avec succès du malade à un autre individu atteint actuellement de syphilis. Nous l'avons même, dans plus d'un cas, transplanté successivement sur plusieurs individus vérolés, et par plusieurs piqûres, avec un plein succès. Il est même à remarquer, dans quelques-unes de nos recherches, que ce virus, qui, aux premières inoculations, n'avait donné que des vésico-pustules, suivies d'ulcérations bénignes, a développé en passant chez d'autres malades éga-

[1] Diday, *Histoire naturelle de la syphilis*. Paris, 1863, p. 238.

lement infectés, et, à mesure qu'il s'éloignait de sa source, des pustules très-enflammées, suivies d'ulcérations très-larges, à suppuration abondante et d'une très-longue durée.

« Lorsque le chancre induré se complique de phagédénisme, la sécrétion peut être inoculable au malade même pendant plusieurs mois; nous l'avons inoculée avec succès au malade, après six mois, et pendant une explosion générale de symptômes secondaires.

« Le pus de chancre induré, resté sans action sur le malade ou sur un autre individu atteint de syphilis constitutionnelle, peut, en passant par un organisme exempt de la diathèse syphilitique, se régénérer et s'inoculer ensuite sur les tissus qui, d'abord, étaient réfractaires à son action. » (Melchior Robert, *loc. cit.* p. 506.)

Voici maintenant le résultat de deux expériences très-curieuses récemment faites en Angleterre. Deux malades reçus à l'hôpital de Lock en juillet et août 1862, et affectés, le premier d'un chancre induré et le second de deux chancres également indurés, furent inoculés sur divers points de la cuisse, par M. H. Lee, avec leur propre pus. Ces inoculations ayant donné un résultat négatif, M. H. Lee eut l'idée d'appliquer sur les ulcères un petit vésicatoire et de les panser ensuite avec de la pommade à la sabine. Sous l'influence de cette vive excitation, la surface des chancres devint le siége d'une abondante sécrétion puriforme qui, inoculée comme précédemment, donna lieu, cette fois, à des pustules chancreuses dont on put même réinoculer la sécrétion avec succès[1].

Dans une brochure nouvellement publiée à Christiania

[1] Henry Lee, *the Lancet*, 13 septembre 1862.

par M. le Dr Bidenkap, et dans laquelle ce médecin rend compte des résultats de la syphilisation employée à l'hôpital de cette ville par M. le professeur Boeck, comme traitement de la syphilis constitutionnelle, nous lisons ce qui suit :

« La matière employée aux inoculations fut prise les premières années indistinctement des chancres infectants et non infectants et des bubons suppurants. Dans les dernières années, après que les doctrines dualistes ont commencé à s'introduire parmi les syphilidéologues, la matière employée a été prise des chancres infectants. Cette matière s'est montrée *tout aussi inoculable* que la matière prise des chancres non infectants, et elle parcourt autant de générations ; peut-être même est-elle plus régulière dans ses effets. »

Voici d'ailleurs les idées émises à ce sujet par M. Boeck lui-même, dans son dernier ouvrage sur la syphilis. Les nombreuses inoculations qu'il a pratiquées, soit comme moyen de diagnostic, soit comme moyen curatif, donnent sans contredit à son opinion une valeur considérable :

« Les différents chancres sont tous le produit du même virus ; mais l'intensité de ce virus étant on ne peut plus différente, il provoque, suivant cet observateur, les différentes formes de chancres et la durée différente de leur évolution. Il arrive assez souvent, dit-il, en citant des exemples à l'appui, que les femmes contractent la syphilis constitutionnelle à la suite d'un chancre mou. D'un autre côté, M. Boeck a vu plusieurs exemples d'individus ayant eu un chancre manifestement induré et qui sont restés plus d'une année sans être affectés de syphilis constitutionnelle. »

Le syphiligraphe de Christiania explique ensuite les résultats contradictoires des expériences à cet égard :

« En suivant exactement, dit-il, depuis le premier stade la marche d'un certain nombre de chancres, on découvrira qu'au début ils sont assez identiques et présentent des ulcères à suppuration abondante. Si pendant ce stade on fait une inoculation, elle réussira presque toujours. Mais peu à peu quelques-uns des ulcères (en général le plus petit nombre) commencent à s'indurer, et à mesure des progrès de l'induration, la suppuration diminue, la sécrétion de l'ulcère devenant de plus en plus séreuse. Les inoculations faites pendant ce stade donneront, dans beaucoup et peut-être dans la plupart des cas, un résultat négatif, et plus l'induration a fait de progrès, plus on réussira rarement à provoquer des pustules avec la lancette, jusqu'à ce qu'il arrive une époque où toute inoculation sera sans effet. En couvrant alors le chancre de charpie qu'on ne renouvelle pas, au bout de vingt-quatre heures ou plus tôt, on trouvera une abondante sécrétion de matière plus épaisse et purulente, dont l'inoculation, dans la plupart des cas, donnera des résultats positifs, même lorsque l'induration est arrivée à un grand degré de développement[1]. »

Nous trouvons encore dans l'Iconographie de M. Ricord les indications suivantes :

Planche 1. Chancres indurés, à induration persistante. *Inoculation positive.*

Pl. 14. Trois chancres indurés suivis de syphilis. *Inoculation positive.*

[1] Extrait de la *Gazette des hôpitaux*, 16 janvier 1864.

Pl. 24. Chancre uréthral induré; adénite indolente et syphilis. *Inoculation positive.*

M. Bassereau, en parlant des chancres qui ont précédé l'érythème syphilitique, s'exprime ainsi : « On se demandera comment j'ai pu acquérir la certitude que des ulcérations du pouce, de la langue, des lèvres, de la cuisse, de l'anus étaient de véritables chancres... Le plus important peut-être de ces caractères, la propriété contagieuse, peut être constatée par l'*inoculation* du pus de l'ulcère suspect au malade qui porte cet ulcère. Dans plusieurs cas, M. Ricord et moi nous avons eu recours à ce moyen de diagnostic. » (Page 133.)

L'observation clinique, de son côté, nous offre aussi de nombreux exemples d'inoculation du pus de chancres infectants sur les malades eux-mêmes. Ces cas s'observent tous les jours dans la pratique, et je pourrais ici en produire des centaines d'observations. En voici cinq, que j'ai recueillies dans le seul mois d'août de cette année.

OBSERVATION I.

M. X..., officier d'artillerie, 25 ans. 20 juillet 1863, deux chancres sur la couronne du gland, pris pour des chancres simples, et traités comme tels par un des syphiligraphes les plus éminents de Paris. 10 août, induration et légère adénite multiple qui forcent mon honorable confrère à rectifier son diagnostic et à prescrire le traitement mercuriel. Du 20 au 25 août, et sans que le malade se soit exposé à aucune autre contagion, apparaissent successivement trois nouveaux chancres, deux sur le gland et le troisième au frein. Tous les trois restent mous et suppurent abondamment. Le 4 septembre, les deux chancres indurés se cicatrisent; les trois autres persistent et conservent leur mollesse. 20 septembre, roséole, alopécie, douleurs rhumatoïdes; les chancres mous sont en voie de cicatrisation. 2 octobre, les chancres mous sont cicatrisés. Celui du frein a été le dernier à se fermer, et a donné lieu dans l'aine gauche à une tension ganglionnaire assez douloureuse pour empêcher pendant plusieurs jours le malade de monter à cheval.

OBSERVATION II.

M. ***, employé, 23 ans. 3 août, chancre induré, datant de dix jours, sur la couronne du gland; adénopathie multiple. 9 août, apparition de quatre autres chancres, deux sur la face muqueuse du prépuce, un sur la partie moyenne du gland, et le quatrième en dehors et à droite du méat de l'urèthre; ces quatre chancres sont mous. Le malade m'affirme qu'il n'a pas vu de femmes depuis l'apparition de son chancre induré. 24 août, cicatrisation du chancre induré. 4 septembre, cicatrisation des chancres mous. 15 septembre, roséole.

OBSERVATION III.

M. ***, étudiant en droit, 20 ans. 12 août, chancre induré large et volumineux en arrière et à gauche de la couronne du gland. 28 août, apparition, à peu de distance du premier, d'un deuxième chancre qui s'indure également. 10 septembre, nouveau chancre à la partie inférieure du gland, à droite et un peu au-dessous du méat; ce chancre reste mou. 29 septembre, les deux premiers chancres sont cicatrisés et ont laissé chacun une induration volumineuse. Le chancre mou suppure encore, mais paraît entrer dans sa période de réparation. Adénopathie multiple bi-inguinale.

OBSERVATION IV.

M. ***, employé, 24 ans. 18 août, chancre au frein, mou, douloureux, suppurant beaucoup, à bords taillés à pic, etc., type de chancre simple. 28 août, deux nouveaux chancres, un à gauche sur le gland, l'autre à droite sur la muqueuse du prépuce. 7 septembre, le chancre du frein s'est fortement induré et s'accompagne d'une double pléiade inguinale ; un quatrième chancre s'est encore développé sur le reflet du prépuce à gauche. Tous les chancres, à l'exception du premier, sont parfaitement mous. 19 septembre, les deux premiers chancres mous sont cicatrisés ; le chancre induré du frein et le chancre mou paru le dernier suppurent encore. 30 septembre, cicatrisation du dernier chancre mou; le chancre induré est en voie de réparation. Douleurs rhumathoïdes, faiblesse générale, quelques légères papules rosées sur les parties latérales de l'abdomen.

OBSERVATION V.

M. ***, 30 ans. 20 juillet, chancre fortement induré sur la couronne du gland à gauche, adénopathie multiple et indolente du même côté. 30 juillet, chancre A sur le limbe du prépuce. 9 août, deux autres chancres B et C sur la muqueuse formant le reflet du prépuce; chancre D sur la couronne du gland à droite et en regard du premier chancre. 12 août, un sixième chancre E apparaît sur le gland, à un centimètre au-dessous du premier chancre. Les chancres B et D se sont indurés; les trois autres A, C, E sont restés mous. 28 septembre, tous les chancres sont cicatrisés; papules croûteuses sur le cuir chevelu; engorgement des ganglions mastoïdiens; plaques blanchâtres sur les amygdales.

Dans toutes ces observations, il m'a paru évident que tous les chancres, développés postérieurement aux premiers, ont été la conséquence d'inoculations successives de la matière sécrétée par les chancres antérieurement formés. Les malades m'ont tous affirmé qu'ils s'étaient abstenus de tout rapport sexuel depuis l'apparition de leurs premiers chancres, et la chose m'a paru d'autant moins douteuse que l'exercice du coït eût été pour eux, sinon impossible, du moins excessivement pénible. Faut-il croire que ces chancres ont été produits par le même coït? Mais alors, comment se ferait-il que les chancres mous qui, au dire des dualistes, auraient dû se montrer les premiers, se soient, au contraire, manifestés les derniers, et dans quelques cas (Obs. I et V), à une époque fort éloignée de la première contagion? Cela n'est pas possible. Mais voici une observation où la concordance de siége entre un premier chancre et un second ne peut laisser aucun doute sur la réinoculation spontanée comme cause productrice de ce dernier.

OBSERVATION VI.

En novembre 1862, un malade se présente à mon dispensaire avec un chancre induré siégeant sur la face interne du prépuce. Quelques jours plus tard, au moment où ce malade découvrait le gland pour me montrer son chancre, j'aperçois sur cet organe une ulcération arrondie, de la largueur d'une lentille, située précisément au point de contact du chancre induré, lorsque le prépuce est rabattu. Les jours suivants, cette ulcération se creuse et prend tous les caractères d'un chancre mou. Ce chancre ne s'est pas induré et s'est cicatrisé à peu près à la même époque que le premier. Le malade a eu depuis des accidents syphilitiques constitutionnels pour lesquels j'ai dû le traiter pendant plusieurs mois.

M. Diday a rapporté dans son dernier ouvrage deux faits tout à fait semblables, dont l'un lui a été communiqué par M. Cullerier, et l'autre lui appartient. Il convient lui-même que ces faits, ainsi que je l'ai dit précédemment, sont très-communs et *abondent* dans la pratique[1].

[1] Diday, *Histoire naturelle de la syphilis*, p. 239.

L'iconographie de M. Ricord nous en montre également un exemple : la planche 10 représente un ulcère suivi de syphilis constitutionnelle et ayant donné lieu à plusieurs autres chancres par inoculations spontanées sur les parties voisines.

Ici encore, comme on le voit, l'expérimentation et l'observation clinique réduisent à néant la prétendue distinction établie par les dualistes entre le chancre simple et le chancre infectant, touchant leur inoculabilité respective, soit sur les malades qui en sont atteints, soit sur des sujets syphilitiques. L'un et l'autre s'inoculent; le chancre infectant d'une manière moins constante, moins régulière peut-être que le chancre simple, mais assez fréquente toutefois pour qu'il soit impossible, je le répète, d'y trouver une différence d'origine et de nature entre ces deux lésions.

Nous venons de voir que le pus du chancre infectant, inoculé sur le malade même ou sur tout autre individu syphilitique, produit le plus souvent, lorsqu'elle réussit, un ulcère à base molle, entièrement analogue d'aspect et de forme au chancre simple. Supposons maintenant qu'on inocule le pus fourni par cet ulcère à un individu sain, quel sera le résultat?

L'expérience a prononcé : dans quelques cas, l'inoculation ne produira qu'un chancre simple; dans d'autres cas, ainsi que le prouvent plusieurs des observations que nous avons rapportées plus haut, un chancre infectant en sera la conséquence.

Ce fait, fort gênant pour la doctrine des deux virus, a été dans ces derniers temps l'objet de vives discussions parmi les dualistes. Disons de suite que, si nous avions besoin d'une nouvelle preuve du peu de valeur de cette doctrine, nous la trouverions dans la faiblesse des explications proposées par ces derniers pour concilier ce fait avec leur théorie.

Quelques-uns ont d'abord prétendu que, si le chancre à base molle des sujets syphilitiques transmet à des sujets sains un chancre infectant, cela tient à ce qu'il provient lui-même d'un chancre infectant. Malheureusement pour cette explication, imaginée par M. Ricord, dans aucun des faits interprétés de cette façon, l'existence du premier chancre infectant, supposé l'auteur du chancre mou chez le syphilitique, n'a été constatée ; ce n'est donc là qu'une pure hypothèse, d'autant moins admissible qu'elle est en contradiction formelle avec les principes les plus vulgaires de la pathogénie des affections virulentes. Ajoutons qu'en créant cette hypothèse, M. Ricord, trop récemment converti au dualisme pour en comprendre encore toutes les exigences, ne s'était pas aperçu qu'elle était la négation de l'une des propositions fondamentales de la nouvelle doctrine, puisqu'elle impliquait la possibilité d'inoculer avec succès le pus de chancre infectant sur un individu diathésé, ce que les vrais dualistes ne sauraient admettre.

L'explication de M. Ricord fut donc vivement attaquée par ces derniers, et remplacée par la suivante :

Partant de leur principe, que tout individu syphilitique doit être réfractaire au pus du chancre infectant, ils ont d'abord soutenu que, dans tous les cas où ce principe paraissait être en défaut; le chancre qui avait fourni le pus n'était pas un chancre syphilitique pur, mais bien un chancre mixte, sorte d'hybride ou de mulet, résultant du mélange des deux virus. Première hypothèse, dont nous prouverons plus loin la fausseté.

En second lieu, le chancre mou produit par l'inoculation de ce prétendu chancre mulet ne devrait engendrer à son tour, lorsqu'on transporte son pus sur des sujets sains, que des chancres de même espèce; ainsi le veut la doctrine. Comment donc peut-il se faire que, dans certains cas, il donne naissance à des chancres infectants? Rien n'est plus simple suivant les dualistes : c'est que le sang du syphilitique s'est inoculé en même temps que la sécrétion chancreuse!...

Bornons-nous à faire remarquer que, pour admettre cette dernière hypothèse, il faudrait supposer :

1° Que, dans tous les cas dont il s'agit, les chancres mous des sujets syphilitiques ont saigné au moment du contact infectieux;

2° Que, dans tous les cas, l'inoculation du sang a constamment donné un résultat positif, alors qu'il est prouvé, par de nombreuses expériences (Waller, Pellizzari, Thiry, etc.), qu'elle réussit à peine une fois sur dix!

Nous accusera-t-on d'un excès d'exigence, si nous prions les dualistes de vouloir bien nous donner une autre interprétation plus satisfaisante? N'est-ce pas vraiment, comme le dit avec toute raison M. Gonnard dans son excellente thèse [1], demander un peu trop à l'infection par le sang et à la docilité des lecteurs?

[1] *Essai critique sur l'institution de la dualité chancreuse*. Paris, 1863.

QUATRIÈME PROPOSITION DUALISTE. — *Le chancre simple existait dès la plus haute antiquité; le chancre infectant n'a paru que vers la fin du quinzième siècle.*

A l'exemple de quelques auteurs, nous pourrions ici, et à peu de frais, faire un pompeux étalage d'érudition grecque et latine, voire même chinoise. Nous pourrions, discutant les textes, faire voir que les divers passages des livres anciens, dans lesquels on a prétendu reconnaître le chancre simple, ne renferment que de vagues indications, sur lesquelles il est absolument impossible d'asseoir un diagnostic positif. Il nous serait facile de prouver qu'il n'est aucune de ces citations qui ne s'applique tout aussi bien, soit à l'herpès, soit à la balanite de forme ulcérative ou gangréneuse, soit aux bubons inflammatoires, aux bubons strumeux, en un mot, à toutes les maladies étrangères à la syphilis, dont les organes génitaux ont dû être de tout temps accidentellement affectés. Mes lecteurs me sauront gré, je l'espère, de m'abstenir de ce travail inutile.

Qu'il nous suffise d'opposer l'un à l'autre deux champions du dualisme, M. Bassereau et M. Clerc.

Le premier, partisan du dualisme pur et orthodoxe, dont il est le père, ne voulant admettre aucune parenté entre le chancre simple et le chancre infectant, cherche à établir entre leurs origines une différence chronologique. Il interroge le passé, compulse avec une patience de bénédictin les in-folio grecs, latins ou arabes, et en exhume le chancre simple. Quant au chancre infectant, il attendra la fin du quinzième siècle pour paraître en ce monde[1].

[1] *Traité des affections de la peau symptomatiques de la syphilis*, page 18.

Le second, partisan du dualisme unitéiste ou chancroïdien, dont il est également le père, a besoin, pour soutenir sa théorie, de prouver que le chancre simple est le fils ou au moins le petit-fils du chancre infectant. Comme M. Bassereau, M. Clerc remonte le cours des siècles, et revient de cette savante et laborieuse excursion avec de nombreux témoignages historiques établissant que, non-seulement le chancre simple n'existait pas dans l'antiquité, mais encore qu'il est d'origine postérieure à celle du chancre infectant, et qu'il ne s'est montré pour la première fois qu'en l'an de grâce 1533 [1] !

Je laisse à mes lecteurs le soin de décider lequel des deux a raison. Je me bornerai seulement à faire remarquer que le témoignage historique ne peut être d'aucune valeur dans la question qui nous occupe. Depuis trois siècles on discute pour savoir si la syphilis est d'origine ancienne ou récente en Europe. Les partisans de l'une ou de l'autre opinion invoquent également l'histoire, et pourtant les avis sont toujours partagés. Or, s'il est impossible de s'entendre sur la syphilis elle-même, à plus forte raison le sera-t-il de décider historiquement si l'une des formes seulement de cette maladie, le chancre simple, était ou non connu dans l'antiquité.

La théorie dualiste aurait pu d'ailleurs se dispenser de ce luxe d'érudition. Car, en supposant même que la coexistence dans le temps du chancre simple et du chancre infectant fût rigoureusement établie, il n'en résulterait pas

[1] *Du chancroïde syphilitique*, page 22.

la preuve de leur communauté de nature et d'origine, pas plus, par exemple, ainsi que le fait remarquer M. Gonnard, que la coexistence de la rougeole et de la scarlatine dans la suite des âges n'impliquerait la confusion de ces deux maladies.

Cinquième proposition dualiste. — *Le chancre simple commence par une vésico-pustule, se présente, à la période dite d'état, sous la forme d'une ulcération profonde, à bords déchiquetés, taillés à pic, et ne s'accompagne jamais d'induration spécifique; le chancre infectant débute par une papule, se présente ensuite sous la forme d'une ulcération superficielle, à bords peu sensibles, inclinés vers le fond, et s'accompagne toujours d'une induration spécifique.*

Les dualistes seraient en droit de compter sur la reconnaissance des praticiens, si la nature voulait bien, réalisant leurs hypothèses, justifier cette proposition, en donnant aux deux variétés de l'ulcère primitif ces caractères nets et tranchés qui permettraient, dans tous les cas, de les différencier sur les malades aussi facilement que dans leurs livres. Malheureusement il n'en est rien. Que de fois, ainsi que je l'ai dit plus haut, ne sommes-nous pas, en présence d'un chancre, réduits à douter et à attendre pour savoir si l'individu qui le porte aura ou n'aura pas la vérole! Que de fois, après avoir cru d'abord reconnaître que tel chancre est simple, ne sommes-nous pas forcés, quelques jours plus tard, de modifier notre jugement, alors que se manifestent, contrairement à notre espoir, les symptômes avant-coureurs de l'infection syphilitique!

Voici, parmi plusieurs exemples de ce genre que nous

pourrions rapporter ici, un fait bien propre à donner une idée des erreurs auxquelles on s'expose en accordant une valeur diagnostique trop absolue aux caractères objectifs du chancre.

Un jeune homme, voyageant en Écosse pour son instruction, reçoit un chancre comme gage de l'hospitalité traditionnelle en ce pays. Justement effrayé, il revient aussitôt à Paris, et se place dans une maison de santé, où va le visiter, chaque matin, un éminent syphiligraphe. Le chancre écossais paraît tellement simple, que notre honorable confrère se refuse énergiquement à donner du mercure au malade, qui, peu au courant des doctrines dualistes, et se croyant menacé de la vérole, le lui demandait avec instance. Vin aromatique et sirop de perchlorure de fer sont les seuls moyens employés. Au bout d'un mois e chancre est cicatrisé, et le malade quitte la maison de santé... Quinze jours après se déclarent une roséole et une angine syphilitique. Le malade retourne alors chez son médecin, qui, ne le reconnaissant pas, lui reproche vivement d'avoir attendu trop longtemps pour venir le consulter !

Quant à l'induration spécifique, je dirai, avec M. Ricord, qu'elle n'a de valeur et d'importance réelle dans le diagnostic que lorsqu'elle existe ; car des chancres privés de ce caractère n'en conservent pas moins toutes leurs propriétés, tant sous le rapport de la contagion que sous celui de la production des accidents consécutifs.

« Je crois, dit M. Cullerier, que le chancre le plus simple, le plus exempt d'induration locale, peut être suivi d'accidents constitutionnels. Tous les jours je suis témoin de faits semblables chez mes malades de Lourcine ; et ici je fais appel à tous ceux de nos collègues de la Société de chirurgie qui ont passé par cet hôpital, afin qu'ils disent s'ils n'ont pas vu, comme moi, de ces exemples en grand nombre[1]. »

M. Alphonse Guérin, ancien chirurgien de Lourcine, a émis la même opinion, dans l'excellent livre qu'il vient de publier sur les maladies des organes génitaux de la femme. Cette opinion a pour nous d'autant plus de valeur, que l'auteur a des tendances marquées vers le dualisme. La voici textuellement : « Le chancre infectant est parfois tout aussi nettement accusé chez la femme que chez l'homme ; mais souvent aussi il a des bords d'une consistance qui ne suffit pas pour établir un diagnostic précis... Les chancres indurés sont plus rares chez la femme que chez l'homme. A Lourcine, avec la plus scrupuleuse attention, nous n'en voyons pas une trentaine par an... L'induration ne s'observe presque jamais à la base des chancres du col de l'utérus[2]. »

Comme M. Cullerier, j'ai vu, et je pourrais ici en produire de nombreuses observations, des cas de syphilis constitutionnelle qui ont eu pour point de départ des chancres sur lesquels je n'ai pu constater la moindre trace d'induration, aussi bien chez l'homme que chez la femme.

Mais, admettons que tous les chancres infectants soient

[1] *Rapport fait à la Société de chirurgie sur le livre de M. Bassereau et sur le Mémoire de M. Clerc relatif au chancroïde de M. Maratray.* 1855.

[2] Alphonse Guérin, *Maladies des organes génitaux externes de la femme.* Paris, 1864.

indurés; cela ne prouverait rien en faveur du dualisme, puisque l'induration spécifique ne se développe autour du chancre qu'à titre de symptôme propre à la syphilis constitutionnelle. Il n'est pas rare de voir des chancres ne s'indurer que dix, quinze et même vingt jours après leur début. Il y a plus, c'est que l'induration peut être le seul et unique symptôme de la vérole; je veux dire que certains chancres spécifiquement indurés peuvent n'être suivis d'aucun accident syphilitique. Bien que ce fait soit peu fréquent, j'en ai cependant observé plusieurs exemples. Melchior Robert en a rapporté dans son livre une observation très-concluante; M. Diday, dans son mémoire sur *la réinfection syphilitique*, en a également produit trois observations qui ne laissent aucun doute sur sa réalité.

En résumé, et j'insiste sur ce fait très-utile à connaître dans la pratique, le chancre simple et le chancre infectant ne se distinguent par aucun caractère anatomique suffisant pour permettre, dans tous les cas, de porter un diagnostic certain. Ce n'est, je le répète, que lorsqu'il a infecté, et par des signes appartenant, non pas à l'ulcération chancreuse, mais à l'infection elle-même, que l'on peut reconnaître qu'un chancre est infectant. Tant qu'un chancre conserve sa mollesse, et qu'aucun phénomène morbide ne se produit dans les ganglions voisins, il y a présomption, mais non certitude que ce chancre est simple et restera tel. Rien ne prouve qu'au dernier moment il ne puisse s'indurer et avec lui les ganglions qui lui correspondent. Ceci nous amène à examiner la sixième et dernière proposition des dualistes.

SIXIÈME PROPOSITION DUALISTE. — *Le chancre simple donne souvent lieu à des adénites ou lymphites aiguës, phlegmoneuses, suppurant le plus ordinairement et fournissant dans quelques cas du pus inoculable; le chancre infectant s'accompagne toujours d'une adénite multiple, indolente, dure, élastique et n'ayant aucune tendance à suppurer.*

Cette proposition, bien que formulée ici en des termes trop absolus, est généralement vraie; mais elle est plutôt la condamnation que la confirmation du dualisme. Il est certain qu'en présence d'un chancre, dont nous voulons connaître l'action sur l'économie, c'est dans les ganglions correspondants que nous allons chercher et que nous trouvons le principal élément de notre diagnostic. Dualistes ou unicistes, tous, praticiens que nous sommes, nous portons instinctivement nos doigts sur les régions inguinales, si le chancre est aux organes génitaux; sous la mâchoire, s'il est aux lèvres ou à la langue, etc. Et, si nous y constatons un engorgement multiple, dur, chondroïde, indolent ou peu douloureux, en un mot, la pléiade caractéristique, aussitôt, et sans hésiter, nous affirmons que le malade a la vérole, quels que soient la forme et l'aspect du chancre, qu'il soit mou ou induré, petit ou grand, superficiel ou profond, etc. Mais, tant que nous n'avons pas trouvé cette pléiade, indice précieux de l'infection générale, nous restons dans le doute; car elle peut ne se produire que tardivement, ou même faire complétement défaut, bien que le chancre ait infecté l'organisme. Sur 432 cas de syphilis constitutionnelle rapportés dans le livre de M. Bassereau, l'adénite spécifique a manqué 45 fois, soit environ une fois sur dix.

Comme l'induration, l'adénite symptomatique du chancre infectant n'a donc de valeur pour le diagnostic que lorsqu'elle existe. Ajoutons que la nécessité de recourir à ce symptôme, pour diagnostiquer la syphilis, est une des plus graves objections que l'on puisse faire aux dualistes, car, ainsi que je l'ai dit, si les deux chancres constituaient, comme l'affirme leur théorie, deux espèces nosologiques distinctes, nous trouverions dans leur physionomie propre, dans leurs caractères intrinsèques, des signes suffisants pour les reconnaître, et nous ne serions pas obligés d'aller chercher dans des organes éloignés les éléments de notre diagnostic. Pour distinguer le persil de la ciguë, ai-je besoin d'étudier leurs effets sur l'organisme? J'examine leurs tiges, leurs feuilles, leurs fleurs, et cela me suffit.

Ainsi tombent et disparaissent devant les résultats de l'observation clinique et de l'expérimentation les distinctions hypothétiques admises par la théorie dualiste. Mais, avant de quitter ce domaine de la fantaisie, où trop longtemps peut-être nous avons tenu nos lecteurs, arrêtons-nous un instant devant une nouvelle théorie, ou plutôt devant un nouveau chancre récemment éclos sous la lancette inoculatrice d'un médecin lyonnais. Nous voulons parler du chancre *mulet*, dit chancre *mixte*, que son créateur, M. Rollet, a jeté naguère comme un brandon de discorde dans le camp déjà fort agité des dualistes.

III

Chancre mulet, dit chancre mixte, de M. Rollet. — Trinitisme et polychancrisme. — Naissance du chancre mulet à l'hospice de l'Antiquaille de Lyon, en l'an de grâce 1858. — Enthousiasme qu'excite à son apparition cette nouvelle espèce chancreuse. — Ses conditions étiologiques. — Nouvelle et curieuse pratique du libre échange. — Discussion. — Évanouissement du chancre mulet.

Les faits cliniques, les expériences que nous venons de rapporter, avaient sapé par la base la doctrine dualiste. Le fragile édifice allait s'écrouler, quand un secours inattendu vint un moment retarder sa chute.

Si deux chancres ne peuvent faire ce que fait un seul, se dit un jour M. Rollet, qui sait si, avec l'aide d'un troisième, ils ne pourraient pas le réaliser? Carmichaël avait bien quatre virus; pourquoi n'en aurions-nous pas au moins trois? Ce serait encore de la modération. Le dualisme pur, dites-vous, a fait son temps? Eh bien! soit. Mais qui nous empêche, montant d'un degré de plus sur l'échelle de la syphilidéologie transcendante, de nous élever au *trinitisme?* La science et la morale ne pourront qu'y gagner.

Supposons, en effet, pensait toujours M. Rollet, un chancre produit par le mélange ou la combinaison des deux virus de M. Bassereau; un chancre fils du chancre mou et du chancre induré, pouvant se multiplier par lui-même et se transmettre comme espèce distincte, bien que participant de la nature et de la qualité des deux autres, comme le mulet participe de l'âne et du cheval. Supposons encore que ce chancre, que j'appellerai *mixte*, puisse, non-seulement donner la vérole en conservant l'aspect du chancre mou, mais encore s'inoculer sur l'individu qui le porte, bien qu'ayant les caractères du chancre induré... Quel argument contre les unicistes! Quelle réponse victorieuse à toutes leurs objections!

Ainsi fut décidée la création du chancre mulet. Son programme tracé d'avance, il n'y avait plus qu'à transformer en fait expérimental sa conception imaginaire. Voici comment on procéda.

En l'an de grâce 1858, sur la surface d'un vieux chancre induré que portait un malade couché dans une des salles de l'Antiquaille de Lyon, on déposa publiquement du pus provenant d'un chancre simple... O merveille! au bout de quelques jours, on vit ce vieux chancre induré reprendre une certaine allure de jeunesse; on le vit s'enflammer de nouveau et fournir une suppuration un peu plus copieuse qu'auparavant... Victoire! s'écria-t-on, le chancre mulet est trouvé! Le voilà bien sous les deux espèces du mou et du dur, et néanmoins ne formant lui-même qu'une seule espèce... L'expérience, déclarée inoffensive, fut répétée un grand nombre de fois; on la fit à Paris, à Marseille, en Angleterre, en Allemagne; car chacun, nous dit-on, voulait « toucher du doigt et voir de ses yeux[1] » ce magnifique phénomène.

Cependant on savait depuis longtemps qu'en versant dans un bol de punch près de s'éteindre une certaine quantité

[1] Louis Nodet, *Du chancre mixte*, thèse inaugurale, Montpellier, 1865, p. 92.

d'alcool, on donne à la flamme une activité nouvelle. On savait aussi qu'en appliquant sur la surface d'un chancre infectant une pommade ou une poudre irritante, on augmente son état inflammatoire et sa sécrétion purulente, laquelle devient même réinoculable au malade, alors qu'elle avait cessé de l'être, ainsi que le prouvent les expériences de M. H. Lee, citées plus haut.

Malgré cela, on persista à voir dans la susdite expérience la création d'une nouvelle entité morbide. Le chancre mulet prit place, dans les écrits des adeptes du trinitisme, à côté des deux autres, comme lésion distincte et susceptible de se transmettre dans son espèce : « Depuis que mes observations sur le chancre mixte se sont complétées, dit M. Rollet, j'ai acquis la preuve que, par le fait de son développement accidentel, mais répété d'âge en âge, ce chancre avait fini par exister comme espèce distincte, c'est-à-dire comme chancre naissant d'un autre chancre semblable à lui[1]. »

Plus une idée est singulière, paradoxale, et plus vite elle trouve des gens pour y souscrire et l'admirer. Aussi l'enthousiasme pour la prétendue découverte du médecin de Lyon ne connût-il bientôt plus de bornes ; on le vit même, parmi les élèves de l'Antiquaille, s'élever jusqu'au lyrisme. M. Rollet fut mis au rang des plus grands hommes de l'antiquité et des temps modernes. « Si le nom de Galien, écrit l'un d'eux, est resté depuis Carmichaël attaché au chancre simple, le nom de Hunter au chancre induré, le nom de Rollet restera, avec plus de raison, attaché au

[1] Rollet, *loc. cit.*, p. 38.

chancre mixte. Notre Maître, comme on l'a dit, en est à la fois le père et le parrain[1]. »

Nous regrettons beaucoup de venir troubler un si beau concert de louanges. Mais la vérité a des exigences auxquelles nous devons nous soumettre. Que les amis du médecin de Lyon veuillent donc nous pardonner, si le chancre mulet, froidement examiné, va dans un instant disparaître avec la fumée de l'encens que ses jeunes admirateurs brûlent devant lui.

Pour les unicistes, le résultat de l'expérience en question s'explique très-bien par la comparaison du bol de punch : sur un chancre déjà vieux, à marche lente, subaiguë, vous appliquez une nouvelle quantité de virus frais ; qu'y a-t-il d'étonnant que ce chancre se ranime, et que l'inflammation dont il est le siége redevienne plus intense?

Pour les dualistes, l'expérience a un peu plus de valeur : elle prouve la possibilité d'inoculer le chancre simple sur un chancre infectant, et, par conséquent, la coexistence facultative des deux virus en un même point de l'économie.

Si M. Rollet s'était contenté de la démonstration expérimentale de ce fait, dont l'idée première, disons-le, appartient à M. Alfred Fournier[2], la doctrine dualiste aurait pu, je ne dis pas le comparer à Galien et à Hunter, mais au moins lui en savoir quelque gré. Elle eût trouvé dans cette

[1] Louis Nodet, *loc. cit.*, p. 92.

[2] « Il se peut, dit M. A. Fournier dans une note ajoutée aux *Leçons sur le chancre* de M. Ricord, (première édition, 1858, page 118) qu'un chancre infectant soit *souillé*, à une époque variable de son existence, par *du pus de chancre simple ;* et que l'ulcération prenne alors les caractères du chancre simple.

expérience une interprétation plausible à beaucoup de faits qui l'embarrassent, et le moyen de prolonger quelque temps encore son existence. Mais, comment résister à la tentation d'enrichir la science d'une nouvelle entité morbide, et d'y attacher à jamais son nom? L'existence du chancre mulet fut donc immédiatement décrétée; on en fixa l'étiologie; on décrivit ses symptômes, sa marche, sa durée, son diagnostic, voire même son pronostic et son traitement. Arrêtons-nous un instant sur son étiologie.

Voici, suivant la doctrine du trinitisme, telle que nous la trouvons exposée dans la thèse de M. Nodet, dans quelles circonstances se produirait physiologiquement le chancre mulet.

Premier cas. — *Un homme ayant un chancre induré cohabite avec une femme affectée d'un chancre simple, ou réciproquement.*

Il y a dans ce cas, et suivant l'expression de M. Rollet, un « *échange équitable,* » un acte de simple réciprocité entre les deux malades. Le chancre induré se *simplifie* au contact du chancre simple, et celui-ci s'*indure* au contact du premier. Les deux chancres deviennent donc, en vertu de ce double et équitable contact, deux chancres mulets, que d'autres contacts, moins équitables, pourront ensuite multiplier à l'infini.

Examinons cette nouvelle et curieuse pratique du libre échange.

Sans doute, l'expérience le prouve, le chancre induré pourra se *simplifier*, ou, comme dirait M. Diday, se *chan-*

crelliser en se frottant contre le chancre simple. Le malade pourra voir, pour prix de sa mauvaise action, son chancre acquérir, quelques jours plus tard, un surcroît d'inflammation, devenir plus douloureux, et durer plus longtemps. Mais en sera-t-il de même pour le chancre simple? La *chancrelle* pourra-t-elle se *chancrer*, comme dirait encore M. Diday? En d'autres termes, le chancre simple pourra-t-il devenir infectant? Que ce soit toute justice, je le veux bien; mais on ne fait pas de la science avec du sentiment, et je demanderai aux nouveaux adeptes du trinitisme, si, pour affirmer ce fait, ils ont des expériences ou au moins des observations cliniques en nombre suffisant.

Expériences et observations, ils n'en ont aucune. Mais que leur importe; n'ont-ils pas la parole du maître? « Ne suffit-il pas, dit M. Rollet, que deux individus se mettent en rapport, ayant, celui-ci une maladie vénérienne, celui-là une autre, pour que les deux maladies que chacun portait séparément se trouvent réunies et à l'état de coexistence chez tous deux? — tous deux pouvant ensuite transmettre à d'autres, et du même coup, le double fléau [1]. »

Il est possible que cela suffise, mais, comme nous ne sommes plus au temps des prophètes, nous serions bien aise de voir la chose.

Or, l'expérience établit précisément le contraire. Elle prouve l'impossibilité de transformer un chancre simple en chancre infectant en déposant à sa surface du virus provenant d'un chancre induré. « Si nous avons réussi, dit Melchior Robert, à inoculer sur le chancre induré

[1] Rollet, *loc. cit.*, p. 40.

du pus de chancre simple, il n'en a pas été de même lorsque nous avons voulu inoculer sur le chancre simple le pus du chancre infectant. Ces expériences, faites dans un but tout thérapeutique, ont constamment échoué[1]. »

Ce résultat est excessivement remarquable et constitue l'une des meilleures preuves en faveur de l'unicité du virus syphilitique. Il est, d'ailleurs, entièrement conforme à l'observation clinique. Qui jamais a vu un chancre simple devenir infectant à la suite de rapports avec un individu affecté d'un chancre induré ou d'une lésion syphilitique secondaire? Personne, assurément. Pour mon compte, je déclare n'avoir jamais observé un fait semblable, dans une pratique de plus de quinze ans. Cependant ces faits, s'ils existaient, devraient être très-communs. M. Louis Nodet, après bien des recherches, a cru en trouver trois exemples; mais les observations qui s'y rapportent, et qu'il a reproduites dans sa thèse, sont tellement insignifiantes qu'elles ne méritent même pas d'être discutées[2].

La nature n'a donc pas permis cet « échange équitable » qui plairait tant à M. Rollet. De deux chancres, l'un simple, l'autre infectant, se frottant l'un contre l'autre, ce dernier seul portera la peine du double méfait. A la vérité, n'est-il pas le plus coupable? Je soumets cette réflexion à l'esprit de justice qui anime notre honorable confrère. Puisse-t-il y trouver une consolation aux regrets qu'il doit éprouver en voyant sa théorie sentimentale mise à néant par l'implacable vérité!

[1] Melchior Robert, *Quelques considérations sur le chancre dit mixte*, Marseille, 1861, p. 17.

[2] Louis Nodet, *loc. cit*, p. 103.

Passons maintenant au second et dernier mode étiologique de ce fabuleux chancre mulet.

Second cas. — *Un homme sain coïte avec une femme ayant les deux chancres sur une même région ou sur une même surface, ou bien ayant des accidents secondaires et un chancre simple.*

On suppose dans ce cas que les deux virus, broyés et intimement mélangés pendant l'acte sexuel, s'inoculent en un même point de l'organe qui a imprudemment opéré le dangereux mélange, et donnent ensuite naissance à un chancre mulet.

Ici encore, absence complète de preuves expérimentales ou cliniques : La parole du maître, et rien de plus. « Dans ce second cas, dit M. Rollet, l'évolution des deux maladies s'opère comme dans le cas précédent. Le chancroïde (chancre simple) se développant sans incubation, c'est lui qui se montre en premier lieu sous forme d'ulcération à fond grisâtre, à bords taillés à pic, à base molle, etc.; puis, lorsqu'après son temps normal d'incubation, le chancre syphilitique se montre à son tour, la base du chancre s'indure, les ganglions voisins s'affectent aussi spécifiquement; en un mot, le chancre *mixte* se complète et apparaît avec les symptômes signalés plus haut[1]. »

Sans doute, pour affirmer de telles choses, et pour parler sur ce ton hautement magistral, M. Rollet a vu, beaucoup vu. Probablement il possède de nombreuses et irré-

[1] Rollet, *loc. cit.*, p. 38.

prochables observations, où il a pu constater, par de sévères confrontations, d'abord la double source d'infection, puis le mélange des deux virus, et enfin l'éclosion du chancre mulet... Pourquoi donc est-il si avare des lumières qu'il possède, et demande-t-il à être cru sur parole, alors qu'il pourrait, ouvrant ses cartons, nous montrer le fait pris sur nature?

Mais telle est sur ce point son inconcevable réserve, qu'il refuse même à ses élèves les plus dévoués la communication de ces faits, que lui seul a vus jusqu'à présent. Un de ces derniers, M. Louis Nodet, qui en avait besoin pour sa thèse, a dû en chercher ailleurs, et n'est parvenu qu'à grand'peine à en trouver deux, qui ne signifient absolument rien. Dans le premier il s'agit d'un chancre du filet, que l'on qualifie de mixte, et dont l'origine est attribuée à une infection double et simultanée. « La confrontation n'a pu être faite, ajoute-t-on naïvement; mais la femme, source unique de l'infection, *devait nécessairement rentrer dans le cas qui nous occupe.....* » Passons. — Dans le second fait, il s'agit encore d'un chancre mulet, également attribué à une double infection. Cette fois la confrontation a pu être faite, et voici ce qu'on a trouvé; nous copions textuellement : « Agée de vingt-sept ans, F. Na.... porte, au moment où nous la visitons, une petite cicatrice située à la face interne de la grande lèvre droite. Non loin de cette cicatrice, dont je ne peux apprécier la nature, il existe une ulcération ou plutôt une érosion très-superficielle, arrondie, de la dimension d'une pièce de cinquante centimes, non indurée. En même temps, il n'existe rien de suspect à la gorge ni sur le cuir chevelu; je trouve cependant, dans l'une et l'autre aine, une pléïade ganglionnaire bien caractéristique, et trois volumineux ganglions indurés dans la région occipito-cervicale. Sur ces données, je diagnostiquai sûrement la vérole, et je ne me suis pas trompé; car un mois plus tard je revis notre malade avec des plaques muqueuses aux organes sexuels, à l'anus et sur les piliers du voile du palais[1]. »

Convenons qu'il ne faut pas être difficile pour trouver dans ce fait un exemple de double infection. Personne à coup sûr, excepté l'auteur, n'y verra autre chose qu'un chancre infectant, non induré, — ce qui arrive le plus souvent chez la femme, — ayant communiqué un chancre infectant. Nous ne comprenons pas, en vérité, comment M. Rollet laisse publier sous son patronage de semblables faits, qui prouvent précisément le contraire de ce qu'il avance.

Nous pourrions nous en tenir là et clore ici la discussion. Ce que nous avons dit suffit largement pour faire voir en toute évidence que le chancre mulet, dit chancre mixte, n'est qu'une pure hypothèse, « un jeu d'esprit imaginé pour le besoin d'une mauvaise cause. » Mais, au risque d'encourir le reproche de vouloir enfoncer une porte ouverte, nous désirons faire valoir une dernière considération, qui, je l'espère, achèvera de dissiper tous les doutes.

Supposons, comme le prétend M. Rollet, que, « de l'échange équitable » entre deux malades ayant l'un un chancre simple, l'autre un chancre infectant, ces deux chancres se métamorphosent l'un et l'autre en chancres

[1] Louis Nodet, *loc. cit.*, p. 98.

mulets, susceptibles, comme l'affirme encore cet auteur, de se transmettre indéfiniment dans leur espèce.

Ces échanges équitables ne sont pas chose rare, surtout dans certaines classes de la société, où, même sans être mus par aucun motif d'équité, beaucoup d'individus ne se gênent pas pour mettre le plus possible en commun les dons qu'ils ont reçus de Vénus. Or, depuis bientôt quatre cents ans que la vérole règne en Europe, le chancre mulet, s'il existait, se serait trouvé bien des fois en contact équitable, non-seulement avec ses congénères, mais encore avec les deux autres chancres, ses premiers parents. De ces mélanges incestueux auraient dû forcément naître une foule de nouvelles formes ou espèces chancreuses, dont le nombre échappe à toute mesure.

Le trinitisme de M. Rollet serait donc devenu un effroyable *polychancrisme*, et à l'heure présente, nous n'aurions certainement plus, ou à peu près, que des chancres mulets à tous les degrés imaginables d'hybridité, — ainsi qu'il serait arrivé pour les espèces vivantes animales ou végétales, si la nature, plus prévoyante que M. Rollet, n'avait mis une barrière à ce polymorphisme sans frein, en frappant les métis d'infécondité. — D'où vient donc qu'à l'exception du syphiligraphe lyonnais, qui s'obstine à garder pour lui seul ses observations, personne jusqu'à ce jour n'a vu un seul chancre de cette espèce [1] ?

[1] Un élève de M. Rollet a prétendu, il est vrai, d'après une opinion récemment émise par M. le docteur Aimé Martin, que le chancre mulet peut, *suivant son âge*, transmettre soit un chancre simple, soit un chancre infectant, soit enfin un chancre de son espèce, ce qui expliquerait, selon lui, la rareté de ce chancre. Nos lecteurs nous sauront gré, je l'espère, de ne pas discuter devant eux cette opinion, produite sans aucune preuve à l'appui,

Je sais bien qu'on observe des chancres mous, qui s'indurent tardivement, ou des chancres indurés qui s'inoculent sur les malades qui les portent ; mais dire que ces chancres sont des mulets, c'est émettre une assertion toute gratuite, et, qui pis est, faire ce qu'on nomme en bonne logique une pétition de principe.

Si le chancre mulet, à quelque degré d'hybridité qu'on le suppose, avait une existence réelle, et dans ce cas, je le répète, il serait beaucoup plus fréquent que les deux autres, voici ce que nous observerions dans la pratique, non pas une fois par hasard, exceptionnellement, mais tous les jours et d'une manière constante.

Nous verrions des chancres mous, restant tels ou s'indurant, peu importe, donner d'abord naissance à un bubon virulent, dont l'ouverture ne tarderait pas à se convertir en un véritable chancre ganglionnaire ; puis, quelques jours ou quelques semaines après, se manifesteraient les symptômes de la syphilis constitutionnelle. Et en confrontant les malades infectés l'un par l'autre, nous trouverions, comme cause de ces chancres, ou un chancre mulet ou une double infection.

Or, nous ne voyons rien de semblable. Toutes les fois, au contraire, qu'un chancre donne lieu à un bubon virulent, il est de règle que le malade échappe à la syphilis constitutionnelle ; l'infection générale ne se produit pas. Ce fait, constaté pour la première fois, il y a plus de trois siècles, par Thierry de Héry, ne souffre que de très-rares

et dont l'étrangeté, pour ne pas dire plus, l'eût rendue digne de figurer au rang de ces questions de haute scolastique qui plaisaient tant aux médecins du temps de Molière.

exceptions, si même il en présente. Sur un relevé de trente-deux observations recueillies et publiées par M. Ricord [1], et dans lesquelles nous voyons des chancres suivis de bubons virulents dont le pus, inoculé au malade même, a produit la pustule caractéristique, une seul fois la syphilis générale est indiquée, comme ayant été la conséquence d'un de ces chancres; et encore l'observation qui s'y rapporte nous laisse-t-elle dans le doute, l'auteur ayant négligé de nous faire connaître les antécédents du malade.

Pour mon compte, je déclare que sur des milliers de chancres que j'ai pu observer, je n'en ai jamais vu un seul, parmi ceux qui ont été suivis de bubons virulents, c'est-à-dire de bubons dont l'ouverture s'est transformée en ulcère chancreux, donner lieu à l'infection syphilitique générale. M. Cullerier que j'interrogeais dernièrement sur ce point, n'a pu trouver dans le souvenir de sa longue pratique qu'un seul fait où la vérole constitutionnelle aurait été la suite d'un chancre à bubon spécifiquement suppuré.

Comme on le voit, le fait de chancres suivis de bubons virulents et produisant la syphilis constitutionnelle est au moins excessivement rare, si tant est qu'il existe.

Le contraire aurait évidemment lieu si le chancre mulet était une réalité: comme chancre simple, il donnerait naissance à des bubons virulents; comme chancre infectant, il produirait la vérole. Nous verrions donc et nous verrions

[1] Ricord, *Traité pratique des maladies vénériennes*, p. 351 et suiv., Paris, 1838.

très-souvent, je le répète encore, se dérouler devant nous la succession pathologique suivante : chancre, bubon virulent, syphilis constitutionnelle. Or, c'est précisément l'inverse que l'on observe : toutes les fois qu'un chancre infecte l'économie, les ganglions lymphatiques, loin de s'enflammer et de suppurer, s'indurent et restent indolents.

Donc le chancre mulet dit chancre mixte est une chimère, un mythe, et rien de plus. Et avec lui disparaissent le dualisme, le trinitisme et le polychancrisme, comme ont disparu, devant le dogme de Fernel, de Hunter, disons mieux, devant la saine et rigoureuse observation, devant la logique et le sens commun, l'électrisation de Bru, les quatre virus de Carmichaël, les négations de Broussais, et tant d'autres théories et hypothèses, idées excentriques et opinions bizarres qui, tour à tour, ont passé et se sont éteintes comme autant de feux de paille, dont la flamme éphémère n'a servi qu'à éclairer plus vivement la vérité !

CONCLUSIONS GÉNÉRALES

I. Il n'existe qu'un seul virus vénérien ou syphilitique.

II. Ce virus, suivant les organismes ou les régions sur lesquels il se développe, suivant l'âge ou la nature des lésions qui le sécrètent, peut se modifier et présenter des degrés différents d'intensité ; mais il conserve toujours son individualité, c'est-à-dire, son essence propre, une et identique.

III. De même que le virus variolique produit la variole, la vaccine, la varioloïde et la varicelle ; le virus morveux, la morve et le farcin ; le virus charbonneux, la pustule maligne, l'anthrax malin et la fièvre charbonneuse ;.... de même le virus vénérien ou syphilitique peut produire, soit le chancre simple, compliqué ou non de phagédénisme, soit le chancre infectant et la syphilis constitutionnelle. Il y a analogie complète ; sous ce rapport, entre ce dernier virus et la plupart des autres agents morbides de cet ordre : *unité dans la cause, variété dans les effets.*

IV. Les divers états pathologiques créés par les virus variolique, morveux, etc., se transmettent le plus souvent dans leur variété ; de même aussi se transmettent le plus souvent dans leur variété le chancre simple et le chancre infectant. Mais cette transmission n'est pas constante : l'une de ces variétés peut engendrer l'autre et réciproquement, ce qui démontre leur communauté d'origine et de nature.

V. Le chancre simple et le chancre infectant ne sont donc autre chose que des manifestations morbides d'un même principe, dont les effets variés dépendent, soit de conditions organiques, constitutionnelles ou locales, soit de propriétés inhérentes au virus lui-même.

VI

SYPHILIS PRIMITIVE. — TRAITEMENT DES CHANCRES ET DES BUBONS

I

Prophylaxie individuelle. — Expériences de Luna Calderon. — Procédé de l'auteur. — Résumé historique des divers moyens préservatifs du chancre et de la syphilis.

En 1812, un médecin nommé Luna Calderon, fit publiquement à l'hôpital des vénériens de Paris, des expériences d'inoculation dans le but de démontrer l'efficacité d'un préservatif qu'il avait inventé pour neutraliser l'action du virus syphilitique.

Ces expériences eurent un plein succès. Malheureusement, au lieu d'inspirer de la reconnaissance pour son auteur, cette découverte n'excita que le murmure. Certaines gens trouvèrent impie qu'on cherchât à prévenir un mal qu'ils considéraient comme une juste punition du libertinage. Luna Calderon jugea donc prudent de ne pas pousser plus loin ses recherches, et il mourut en emportant dans la tombe le secret de son préservatif.

Depuis cette époque, beaucoup d'expériences de ce genre ont été tentées, mais inutilement.

M. Ricord, après avoir essayé une foule de substances, fut conduit à déclarer que la *cautérisation seule* pouvait empêcher le développement du chancre primitif, et que l'on ne pouvait compter sur les autres moyens prophylactiques que pour détruire le pus virulent qui n'aurait encore été que déposé sur une surface *restée saine*[1].

Malgré cette opinion, je pensai, dès le début de ma pratique spéciale, que le règne organique, si riche en matières, qui, sans être caustiques, ont cependant une action puissante sur l'économie, devait fournir des substances capables d'annihiler les effets du virus syphilitique implanté dans nos tissus.

Ma prévision s'est réalisée.

Après quelques tentatives infructueuses, je fis, au commencement de l'année 1851, avec un liquide dont je donne plus bas la formule, plusieurs expériences qui me réussirent. J'étais à peu près convaincu du succès de ma découverte, lorsqu'un de mes élèves, M. R..., à qui j'en parlai, me proposa de se soumettre à une épreuve décisive.

Le lundi 14 juillet de la même année, je pris du pus, à la surface d'un chancre phagédénique, à base indurée, et je l'inoculai aussitôt sur la cuisse gauche de M. R...; puis, trempant de nouveau ma lancette dans le même pus, je *ratissai* la cuisse droite, de manière à enlever, sur une petite étendue, l'épiderme et une partie de la surface du derme. Cela fait, voulant, pour assurer ma conviction, mettre contre mon procédé toutes les chances défavorables, je trempai une seconde fois, et à plusieurs reprises, ma

[1] Ricord, *Traité des maladies vénériennes*, p. 180.

lancette dans le pus virulent, que je déposai ainsi tout chaud, tout vivant, pour ainsi dire, et couche par couche, dans la plaie que j'avais faite. J'attendis ensuite cinq à six minutes, et j'appliquai mon préservatif.

Le lendemain, le pus inoculé à la cuisse gauche avait produit son effet habituel : une papule enflammée, surmontée déjà d'une petite vésicule, se montrait au point piqué; tandis que la cuisse droite inoculée, je le répète, avec les circonstances les plus favorables à l'action du virus, ne présentait rien, si ce n'est une petite croûte sèche recouvrant la plaie que j'avais faite.

Je conduisis aussitôt M. R... chez M. le docteur Cullerier, qui constata le résultat obtenu. Cet habile et excellent confrère m'autorisa même à invoquer son témoignage dans le compte rendu que je ferais de cette observation.

Le surlendemain, mercredi 16 juillet, le pus inoculé à la cuisse gauche avait fait de nouveaux progrès; la vésicule était devenue une pustule entourée d'une auréole très-enflammée; à la cuisse droite, c'était toujours la même croûte sèche et inerte. Je conduisis M. R... chez M. Ricord, qui constata, comme M. Cullerier l'avait fait la veille, le résultat de mon expérience. Après quoi, jugeant qu'il était prudent d'arrêter cette évolution dangereuse, je cautérisai fortement la pustule avec de l'acide azotique monohydraté.

Cette épreuve m'avait donné une telle confiance dans l'efficacité de mon procédé, que je n'hésitai pas à en faire une expérience publique.

Le vendredi 18 juillet, à une des séances de mon

cours, je me *ratissai* le bras gauche avec une lancette trempée dans le même pus, et dont j'avais la veille essayé la virulence en inoculant un singe, sur lequel se produisit bientôt un chancre parfaitement développé. Je fis immédiatement la même opération à deux de mes élèves, MM. Albanel et Moreau, qui me le demandèrent spontanément. Après six minutes, j'appliquai mon préservatif, et rien ne parut les jours suivants, si ce n'est la petite croûte sèche recouvrant les écorchures. Depuis ce temps, nul symptôme local ou constitutionnel ne s'est produit sur aucun de nous.

Voici la formule du liquide qui a servi à ces expériences :

Alcool rectifié à 40 degrés Cartier ou 95 Gay-Lussac.	40	grammes.
Savon mou de potasse avec excès de base.	40	—

Faites dissoudre et filtrez ;

Puis, ajoutez :

Huile essentielle de citron rectifiée.	20	grammes.

J'ai depuis, et après de nouveaux essais, modifié cette formule de la manière suivante :

Alcool ordinaire.	30	grammes.
Savon mou de potasse avec excès de base. . .	20	—
Essence de citron rectifiée.	15	—

Ce liquide n'est nullement caustique ; déposé en grande quantité sur la muqueuse des organes génitaux, il détermine seulement une légère sensation de chaleur. Son application doit durer une minute environ, puis on lave la partie avec de l'eau fraîche.

J'ajouterai ici deux remarques importantes :

La première est relative au procédé opératoire que j'ai suivi dans mes inoculations. On a dû observer que j'ai inoculé en *ratissant* la surface de la peau, et cela pour imiter jusqu'à un certain point le mode suivant lequel se fait le plus ordinairement l'inoculation normale dans les rapports sexuels, et aussi pour faciliter la pénétration du liquide neutralisant. C'est, d'ailleurs, le procédé que suivait Luna Calderon dans ses expériences.

La seconde remarque est relative au temps qui doit s'écouler entre le moment de l'inoculation et celui où j'applique mon préservatif. J'ai réussi avec six minutes (minimum du temps nécessaire pour faire une ablution préservative après un contact suspect) ; mais je n'ai pas essayé après un temps plus long. Cependant tout me porte à croire que j'aurais pu réussir en attendant beaucoup plus.

Si maintenant on cherche à comprendre de quelle manière se produit l'effet prophylactique de ce liquide, on reconnaît aisément qu'il est là conséquence d'une double action. D'une part, l'alcool et l'essence de citron, étant des substances très-volatiles, pénètrent rapidement dans les tissus et neutralisent, par leur activité spéciale, le virus syphilitique qui a pu s'y introduire ; d'autre part, le savon qui entre en grande proportion dans le mélange permet un lavage aussi complet et aussi *entraînant* que possible de tous les points où ce même virus n'aurait été que superficiellement déposé. J'ajouterai que la consistance oléagineuse du liquide facilite singulièrement son application. Quelques gouttes versées sur les parties qui viennent de subir un contact suspect, et étendues ensuite au moyen de frictions faites avec les doigts, suffisent à son emploi. Une minute après, je le répète, on effectue le lavage avec de l'eau simple.

Depuis l'invasion de la syphilis en Europe, c'est-à-dire depuis la fin du quinzième siècle, presque tous les médecins qui se sont occupés spécialement de cette maladie ont cherché les moyens de la prévenir. Dans l'ignorance où l'on fut d'abord de son véritable mode de contagion, et dans l'opinion généralement répandue qu'elle pouvait se transmettre à distance et se propager, à la manière des maladies épidémiques, par l'air, par l'eau, les aliments, etc., personne ne dut songer à des préservatifs particuliers. Des édits, des règlements d'une police barbare, ordonnant la séquestration des vérolés et même prescrivant contre eux des châtiments corporels, furent les premiers moyens qu'on employa pour s'opposer à l'extension du fléau. Les riches étaient contraints de s'emprisonner dans leurs demeures ; les pauvres étaient chassés et menacés de mort, abandonnés même des médecins, qui se voyaient impuissants à combattre leur mal : « Pauperes hoc malo laborantes expellebantur ab hominum conversatione, tanquam *purulentum cadaver* ; derelicti a medicis (qui se nolebant intromittere in curam) habitabant in arcis et silvis. » (Laur. Phrisius, *de Morbo gallico*.)

Mais dès qu'on sut que la syphilis ne se communiquait que par le coït, ou par tout autre contact *immédiat*, dès qu'on en connut la cause spéciale, et que les propriétés du virus syphilitique furent nettement définies, on s'occupa de découvrir des agents directs de préservation, c'est-à-dire des substances capables de neutraliser le poison vénérien inoculé pendant le coït.

Le vin blanc et le vinaigre furent les premiers liquides dont on prescrivit l'usage. Nicolas Massa les recommande particulièrement au chapitre VI de son livre *de Morbo gallico* : « Quod si forte quis cum muliere infecta coiverit, « laventur partes illæ post coitum cum vino albo, vel « cum aceto, quod magis placet, ut fiat confortatio membri « et prohibitio corruptionis ad illam malam qualitatem, « et sic est in suo robore membrum confirmatum. » Et plus loin : « Si vero quis cum infecta muliere coire vo« luerit, quod fatuum est, lavetur vulva cum vino aut « aceto, et membrum virile cum aceto ; quoniam non « sinit imprimere malam illam qualitatem, et non mo« retur in coitu. Et post lavetur membrum virile ut « supra. Et contra, si mulier cum viro infecto coiverit, « lavet viri membrum et vulvam, et non morentur in « coitu. »

Déjà, en 1290, Lanfranc ordonnait de laver la verge avec de l'eau vinaigrée, non pour se préserver de la syphilis, qui, à cette époque, n'existait probablement pas encore en Europe, mais comme moyen prophylactique contre les affections non virulentes des organes génitaux, qui, de tout temps, ont pris naissance à la suite de rapports avec des femmes malpropres ou malsaines : « Si quis vult membrum ab « omni corruptione servare, cum recedit a muliere quam « habet suspectam de immunditia, lavet illud cum aqua « aceto mixta. »

Le jus de citron a également joui d'une grande faveur.

Fracastor, dans son beau poëme sur la syphilis, l'a célébré par les vers suivants :

> Sed neque carminibus neglecta silebere nostris
> Hesperidum decus, et medarum gloria Citre
> Sylvarum. . . . .
>
> . . . .
> Ergo ubi nitendum est cæcis te opponere morbi
> Seminibus, *vi mira arbor cithereia præstat.*

Gabriel Fallope, qui attachait une telle importance à la prophylaxie de la syphilis, qu'il aurait cru, disait-il, n'avoir rien fait s'il n'avait appris aux hommes les moyens de se garantir de la vérole, vanta diverses lotions faites sur le gland avec des liquides vulnéraires tirés du mercure et du gaïac, ainsi qu'une enveloppe de linge séché après avoir été préalablement imbibé d'une décoction de plantes aromatiques et astringentes. Il affirme avoir fait l'épreuve de ces moyens préservatifs sur plusieurs centaines d'individus, et il prend Dieu à témoin qu'il a toujours réussi : « Ego « feci experimentum in centum et mille hominibus, et « Deum testor immortalem nullum eorum infectum. » (*De Morbo gallico tractatus*, cap. LXXXIX.)

Pierre Agathus (1564) a beaucoup loué les décoctions aromatiques ; Petronius, les lotions d'urine et d'eau-de-vie camphrée. En 1690, Ettmuller, professeur à Leipzig, conseilla de se laver avec de l'essence de térébenthine mêlée au vin. Palmarius crut à l'efficacité d'une décoction vineuse de gaïac. De Mahon (1770) recommanda les lavages avec une solution d'alun. Un an plus tard, le docteur anglais Warren donna des préceptes minutieux qui consistaient, *ante coitum*, en des onctions préalables avec une pommade astringente, *post coitum*, en des lotions et injections avec une lessive alcaline.

Gardanne (1772) préconisa un préservatif composé d'un mélange d'eau distillée, d'eau de chaux, d'alcool et de sublimé corrosif. Ce liquide, perfectionné par Cezan, qui y ajouta une forte décoction de vulnéraire, acquit une telle réputation qu'on l'achetait jusqu'à un louis le flacon. Guilbert de Préval le vanta comme une panacée, sous le titre pompeux d'*eau phagédénique admirable*, ce qui lui valut toutes sortes d'humiliations. Voulant faire des expériences pour prouver son efficacité, il s'adressa au Parlement, qui, pour des raisons de moralité, lui refusa son autorisation. La Faculté de médecine le raya de la liste de ses docteurs régents, le traitant d'*homme sans mœurs et sans probité*, de *fripon* et d'*infâme*. La docte compagnie, qui, à cette époque, ne possédait encore qu'à une très-faible dose cette suprême raison dont Voltaire venait d'illuminer son siècle, profita de l'occasion pour flétrir tous les moyens analogues « comme ouvrant la porte au libertinage, et produisant un déréglement dont devaient souffrir la population, le bon sens et la pureté des mœurs ! »

En 1774, Peyrilhe proposa l'ammoniaque étendue d'eau. Hunter, Fordyce, Mederer, à l'imitation de Warren, recommandèrent les lotions et injections avec une solution légère de potasse caustique. Déjà ce dernier liquide était connu en France sous le nom de *lotion antivénérienne*. Hunter prescrivit encore, comme propre à empêcher l'infection vénérienne, l'eau de chaux et une solution de subimé corrosif à la dose de 2 grains pour 8 onces d'eau.

Nous avons vu qu'en 1812, Luna Calderon avait découvert un préservatif dont l'efficacité fut mise hors de doute par des expériences publiques faites à l'hôpital des Vénériens de Paris. Mais sa tentative ayant été mal accueillie, il mourut en emportant son secret. Ce sont ces expériences qui, ainsi qu'on l'a vu, m'ont suggéré l'idée de me livrer moi-même aux recherches dont j'ai parlé plus haut.

Un peu plus tard, le docteur Malapert conseilla l'emploi déjà indiqué par Hunter, d'une solution de bichlorure de mercure. En 1828, Coster, pensant que le chlore avait la propriété de détruire le virus syphilitique en lui enlevant son hydrogène, fit des essais sur l'homme et sur les animaux avec les chlorures de soude et de chaux. Ces essais eurent, dit-on, un plein succès. Des lotions et des injections chlorurées furent prescrites à plusieurs individus qui s'exposaient fréquemment avec des femmes infectées, et pas un seul ne contracta la maladie vénérienne.

M. Ricord a également recommandé les lotions chlorurées (de l'eau contenant un cinquième de liqueur Labarraque). Les acides et les alcalis étendus d'eau de manière à n'être pas caustiques, l'alcool, le vin, la solution de sulfate de zinc et d'acétate de plomb lui ont aussi paru offrir quelque utilité. Toutefois, d'après ce médecin, l'efficacité de ces diverses substances se bornerait à neutraliser le virus qui n'aurait encore été que déposé sur une surface restée saine. Quand le pus virulent a pénétré dans les tissus, aucun moyen, si ce n'est la cautérisation des parties, à une profondeur qui dépasse celle des points contagionnés, ne peut en empêcher les effets. — On a vu que les expériences de Luna Calderon et les miennes ont prouvé le contraire.

Tels sont les principaux moyens prophylactiques qui ont été successivement proposés avant nous contre le chancre[1]. Il me reste, pour compléter cette énumération, à dire quelques mots d'un liquide préservatif inventé dans ces derniers temps par un médecin de Lyon, M. Rodet.

Ce liquide a pour formule :

Eau distillée.	32	grammes.
Perchlorure de fer sec.	4	—
Acide chlorhydrique.	4	—
Acide citrique.	4	—

Des expériences publiques faites à l'Antiquaille ont démontré qu'en appliquant et en maintenant pendant une heure, sur une piqûre d'inoculation, un plumasseau de charpie ou un linge préalablement imbibé de cette solution, on empêche le développement du chancre. — Voilà qui est bien, et j'y crois facilement.

Mais, malgré le succès de ces expériences, ce n'est pas là, n'en déplaise à notre confrère lyonnais, ce qu'on peut appeler un liquide préservatif. Il est trop irritant et demande trop de temps pour agir. — Imaginez un galant homme, après un coït suspect, s'enveloppant toute la verge, le pubis et la moitié antérieure du scrotum, en un mot,

[1] J'ai emprunté quelques-uns des détails historiques qui précèdent à l'excellente thèse de M. le docteur Ch. Davila, un de mes anciens élèves, aujourd'hui médecin très-distingué et professeur à l'École de médecine de Bukharest. Cette thèse a pour titre : *de la Prophylaxie de la syphilis*, Paris, 1853.

toutes les parties qui peuvent avoir été contaminées, avec une couche épaisse de charpie, ou avec un linge en plusieurs doubles fortement imbibé d'une telle préparation! et dans cette triste situation, attendant une heure, immobile, pour ne pas déranger le pansement! Certes, si galant qu'on le suppose, je doute fort que notre homme retourne jamais auprès du beau sexe avec la perspective de renouveler une semblable expérience. La première d'ailleurs aura suffi pour le mettre hors d'état de recommencer de sitôt. — Ajoutons que ce liquide, fût-il susceptible d'une application réelle, aurait encore le grave inconvénient de tacher horriblement le linge, et de laisser ainsi sur les vêtements des marques dont on serait peu flatté, en général, de faire connaître l'origine.

Ce qu'il faut surtout rechercher dans un liquide préservatif, c'est, après son pouvoir neutralisant, la facilité et la rapidité de son emploi. Sous ce double rapport, celui que nous avons composé l'emporte de beaucoup sur tous les autres, puisque, d'après l'expérience que j'en ai faite à mes risques et périls, une minute suffit pour assurer la préservation. Il n'a pas l'inconvénient de salir le linge, et de plus, par l'alcool, l'essence de citron et le savon qu'il renferme, il constitue, non pas une drogue pharmaceutique repoussante, mais plutôt un cosmétique d'une odeur agréable, et d'un usage en tout approprié aux délicates exigences du moment.

Je n'ai pas la prétention de soutenir que ce liquide soit un préservatif infaillible, mais je puis affirmer, d'après mes observations, qu'il empêche la contagion dans l'immense majorité des cas.

II

Traitement du chancre en général. — Traitement abortif. — Historique. — Traitement du chancre simple.

Soit que l'on ait fait usage des moyens préservatifs, soit, ce qui arrive le plus souvent, qu'on ait négligé de s'en servir, il faut toujours, après un coït suspect, s'observer attentivement pendant les quinze ou vingt jours qui suivent, et, dès qu'on s'aperçoit de la plus petite solution de continuité, d'une érosion, d'une éraillure, d'une vésicule, d'une pustule, en un mot, d'une lésion quelconque d'apparence douteuse, la *cautériser immédiatement*.

Il faut faire pour le chancre ce qu'on fait pour la pustule maligne, ce qu'on fait pour la morsure du chien hydrophobe, pour la piqûre d'un reptile venimeux, etc : il faut le détruire complétement dès son apparition.

Ce précepte n'est pas nouveau. Il a été pour la première fois donné en 1512 par Jean de Vigo, dans son livre sur la maladie vénérienne : « In primis veniendo ad originem morbi, videlicet ad pustulas quæ solent accidere in virga, *sine aliqua temporis intermissione*, protinus *medicamine acuto* malignitatem earum interficiente, *sunt delendæ*, ut exinde earumdem malitia per totum corpus non extendatur. » (J. de Vigo, *de Morbo gallico tractatus*.)

Depuis lors, de nombreux auteurs ont également recommandé la destruction abortive des chancres. Hunter, Cullerier, M. Ricord et bien d'autres ont reconnu l'urgence d'une destruction immédiate de toute érosion suspecte.

Mais il ne s'agit pas ici d'une cautérisation légère. Le crayon d'azotate d'argent, banalement promené sur l'ulcération douteuse, comme on le fait trop généralement, ne préserverait en aucune sorte de l'infection, ou du moins, resterait le plus souvent inefficace.

L'agent le plus énergique et le plus sûr dont il faudrait, de préférence à tout autre, se servir dans ce cas, serait le fer rougi à blanc. Mais les malades, que ce moyen violent effraye, se refusent presque toujours à son emploi. Il faut donc avoir recours à des substances qui détruisent le virus par leur action chimique. Nous citerons au nombre de celles qui sont le plus usitées : la potasse caustique, la pâte de Vienne (mélange de potasse caustique et de chaux vive delayées dans un peu d'alcool), et la pâte de Canquoin (chlorure de zinc, 1 partie ; farine de froment, 2 parties).

Certains médecins emploient encore le chlorure d'antimoine et une pâte carbo-sulfurique (mélange de charbon en poudre et d'acide sulfurique) qu'ils déposent sur l'érosion chancreuse. Toutes ces substances sont excellentes, mais elles présentent l'inconvénient de prolonger trop longtemps la douleur. C'st pourquoi je leur préfère l'acide azotique monohydraté, qui, de tous les caustiques, est celui qui remplace le mieux le fer rouge. Sans doute son application donne lieu à une douleur des plus vives; mais cette douleur ne dure que l'instant très-court pendant lequel s'opère la destruction profonde et complète de l'ulcère.

Pour s'en servir, on trempe dans le liquide l'extrémité d'une allumette en bois, dont on a enlevé le phosphore, et on la porte ainsi imbibée sur l'ulcération. A ce contact, les tissus jaunissent et une eschare se forme instantanément. Trois ou quatre jours après, cette eschare, dont le diamètre doit dépasser du double celui de la surface ulcérée, se détache, et laisse une plaie simple qui ne tarde pas à se cicatriser. Quelquefois le travail de réparation se fait sous l'eschare même qui, en tombant, laisse alors une surface parfaitement sèche. Un autre avantage de ce procédé, c'est que si une première cautérisation est insuffisante, on peut la renouveler autant de fois qu'on le juge nécessaire.

Hunter a proposé, comme moyen abortif, l'excision du chancre. Mais l'emploi de ce moyen n'est pas toujours possible. Car si l'on peut, à la rigueur, s'en servir quand l'ulcération a son siége à l'extrémité du prépuce, sur le bord des nymphes ou des grandes lèvres, on est obligé d'y renoncer quand elle est située dans d'autres régions. Ajoutons que ce procédé barbare est rarement accepté par les malades qui, la plupart, ont horreur de l'instrument tranchant. La difficulté que présente son exécution, la violente douleur dont elle s'accompagne ne sont pas d'ailleurs les seuls inconvénients de cette pratique, aujourd'hui tout à fait tombée en désuétude. Soit que l'excision n'embrasse pas toute l'épaisseur de l'ulcère, soit encore qu'une goutte de pus se répande sur la plaie, on voit souvent celle-ci se transformer elle-même en un chancre beaucoup plus vaste que celui qu'on a vainement essayé d'enlever.

Le traitement abortif, appliqué dans tous les cas où il serait nécessaire, et selon les règles que nous venons d'indiquer, aurait, je n'en doute pas, pour effet de diminuer dans une proportion considérable le nombre des chancres. Malheureusement on le néglige beaucoup trop. Le chancre, à son début, passe bien des fois inaperçu par le malade; et ce n'est le plus souvent que lorsque il a acquis déjà un certain développement, alors que son existence remonte à plusieurs jours de date, que le médecin est consulté.

Qu'y a-t-il à faire dans ce cas-là ?

La première indication à remplir consiste en un bon diagnostic. Il est urgent, en effet, de reconnaître si le chancre est simple ou s'il est infectant.

Quand nous cautérisons au début une érosion qui n'a point encore de caractère spécifique, nous n'avons pas à nous préoccuper de ce que l'avenir lui réservait. Nous détruisons l'ulcération suspecte et avec elle toutes les complications qui pouvaient en être la conséquence. Cette éraillure d'origine équivoque qui, abandonnée à elle-même, aurait peut-être donné lieu au phagédénisme, à la formation d'un bubon ou, qui pis est, à la production de la syphilis, se trouve ainsi neutralisée dans son germe et réduite à l'état de plaie simple, complétement inoffensive. Mais quand le patient n'a pu bénéficier de la cautérisation préservatrice, il importe avant tout de constater l'état de son chancre. Si ce chancre est mou, on peut encore avoir l'espoir d'en triompher en le détruisant par les caustiques. Si, au contraire, il est induré, toute cautérisation devient inutile; elle est même le plus souvent nuisible, car non-seulement elle n'empêche pas l'infection syphilitique, dont l'induration est le premier témoignage, mais encore elle retarde la cicatrisation du chancre. Impuissante à entraver la reproduction de l'ulcère, elle ne fait qu'augmenter son volume et accroître son induration.

Toutefois la cautérisation destructive du chancre simple n'est pas toujours praticable. Souvent, en effet, l'ulcération est située dans des régions inaccessibles à nos agents modificateurs. Tantôt elle est recouverte par un prépuce enflammé qui ne permet pas de la mettre à nu; tantôt elle se développe dans des cavités où il est à peu près impossible d'appliquer convenablement le caustique. Ajoutons que même dans les cas où le chancre a pour siége une partie découverte et facile à cautériser, il faut encore prendre en sérieuse considération l'étendue et la profondeur de l'ulcère. Car, si pour obtenir la destruction du point virulent, nous nous exposons à produire d'irréparables pertes de substances, de larges et indélébiles cicatrices, mieux vaudra nous abstenir d'un pareil moyen. N'oublions pas que si tous les malades désirent être promptement guéris, il en est peu cependant qui, pour obtenir ce résultat, voudraient s'exposer à porter à jamais l'ineffaçable stigmate d'un mal qu'on a toujours intérêt à cacher.

Dans tous les cas où, pour les motifs que nous venons de signaler, la cautérisation du chancre simple n'est pas possible, il faut par un traitement plus doux et que j'appelerai *méthodique*, chercher à en limiter les progrès et à en abréger la durée. Ce traitement est soumis à plusieurs règles importantes que nous allons successivement indiquer.

Et d'abord les pansements doivent être fréquents; il faut les renouveler souvent, et, autant que possible, mettre chaque fois la partie malade à découvert, afin d'éviter l'accumulation et le séjour du pus sur les tissus ambiants. Si une plaie simple n'exige que deux pansements par jour, il convient d'en faire au moins quatre pour une plaie virulente. Le foyer purulent doit être, dans ce dernier cas, plus souvent débarrassé de ses sécrétions, afin de diminuer les chances d'inoculation sur les parties voisines, ce qui n'est pas à craindre s'il s'agit d'une plaie ordinaire, que des pansements trop nombreux pourraient irriter et enflammer davantage.

Quant aux substances à employer comme médicaments topiques, je crois devoir, avant de les énumérer, indiquer celles dont il ne faut jamais se servir.

Je ne saurais trop m'élever contre l'usage de l'onguent napolitain prescrit encore par quelques médecins peu au courant des progrès de la science. Cette pratique banale est des plus dangereuses. Loin de modifier avantageusement l'ulcère, l'onguent mercuriel, par ses propriétés irritantes, en augmente presque toujours l'état inflammatoire, favorise son extension et souvent même engendre le phagédénisme. On devra proscrire également tous les autres corps gras en général, à l'exception cependant de la pommade au calomel, dont l'emploi pourra quelquefois être indiqué, lorsque le chancre suppure peu et menace de s'indurer.

Les liquides astringents sont pour nous les meilleurs topiques que l'on puisse appliquer sur les chancres simples. Ces substances sont, en effet, douées d'une triple action qui les rend bien préférables à toutes les autres.

Premièrement, elles diminuent la sécrétion virulente; en second lieu, elles neutralisent ce même virus; enfin elles durcissent et *tannent* en quelque sorte les tissus ambiants, les protégeant par là contre de nouvelles ioncu-lations.

Un grand nombre de substances astringentes peuvent être employées, qui toutes jouissent de propriétés à peu près équivalentes. Le vin aromatique, par l'excellence de ses qualités, justifie pleinement la fréquence de son usage. La solution de tannin (eau de roses, 100 grammes; acide tannique, de 2 à 4 grammes,) et la solution d'alun (eau de roses, 100 grammes; sulfate d'alumine et de potasse, 3, 4 ou 5 grammes) sont aussi très-bonnes. La teinture d'iode (eau distillée, 100 grammes; T. d'iode, 5 à 10 grammes; iodure de potassium, 1 gramme) rend parfois de grands services. On emploiera aussi très-utilement les solutions suivantes :

Eau de roses.	100 grammes.
Sulfate d'alumine pur.	4 à 5 —

Eau distillée.	100 grammes,
Tartrate de fer et de potasse.	5 —

Eau de roses.	ãã 50 grammes
Vin aromatique.	
Tannin.	1 —

Enfin, si le chancre est plus superficiel que profond, plus large que pénétrant, on en triomphera plus facilement par une légère solution d'azotate d'argent :

Eau distillée.	100 grammes.
Azotate d'argent.	0,30 à 0,40 centigr.

Ou bien encore avec le liquide suivant :

Eau distillée.	150	grammes.
Liqueur de Labarraque.	50	—

Toutes ces doses n'ont rien d'invariable. On peut les élever si le chancre est indolent, comme on peut les atténuer si elles déterminent une trop vive souffrance.

M. Noël Pascal a fait connaître dans ces derniers temps un nouveau topique, l'*alcoolé de guaco*, extrait de plusieurs plantes de la famille des Synanthérées. Ce médicament, expérimenté en Italie et en France, paraît avoir donné de bons résultats.

Ces diverses substances je le répète, jouissent toutes des mêmes propriétés. Elles agissent comme astringentes, sans avoir entre elles des différences de spécificité. On peut donc indistinctement les employer et les substituer l'une à l'autre pendant le cours du traitement. C'est du reste, ce qu'il convient de faire. Un malade se présente à nous avec un chancre simple dont l'origine est déjà ancienne, et qui peut-être se prolongera longtemps encore. Si, pendant tout ce temps, nous lui conseillons l'usage invariable du même médicament, sa patience se lassera, son moral ne tardera pas à s'affecter, et il ira chercher ailleurs un soulagement à son mal. C'est donc lui rendre service que de changer de temps à autre le topique prescrit ; on soutiendra ainsi son courage en renouvelant ses espérances.

Il arrive quelquefois que le chancre est trop enflammé, trop douloureux, pour que l'on puisse immédiatement recourir à ces diverses applications astringentes.

Il faut alors chercher à modérer préalablement l'état inflammatoire, ce que l'on obtient facilement avec la solution suivante :

Eau de laitue.	100 grammes.
Laudanum de Rousseau.	5 —

Ce liquide, comme tous les autres, doit être appliqué au moyen d'un petit bourdonnet de charpie que l'on dépose tout imbibé sur la plaie, et que l'on renouvelle quatre fois par jour.

On peut encore, si les liquides astringents précédemment formulés excitent trop de douleur, diminuer la dose de la substance active, ou y ajouter 40 ou 50 centigrammes d'extrait gommeux d'opium. Règle générale, il faut éviter avec soin tout pansement susceptible de provoquer une douleur vive et persistante ; car la congestion qui en résulterait ne pourrait que favoriser la marche extensive de l'ulcère.

Lorsque le chancre est entré dans sa période de réparation, et qu'il commence à se cicatriser, il faut prendre garde à quelques petits accidents qui peuvent alors survenir. On voit quelquefois se développer à sa surface des bourgeons fongueux qui, abandonnés à eux-mêmes, entraîneraient une cicatrice irrégulière. Il importe d'intervenir et de niveler, en quelque sorte, par des cautérisations avec le crayon d'azotate d'argent, ces expansions charnues. Des végétations peuvent également envahir l'ulcération ; on devra les détruire par la cautérisation, l'excision, la ligature, en un mot, par tous les moyens indiqués pour les combattre. Nous reviendrons, du reste, sur ce sujet auquel nous consacrerons un chapitre spécial.

Tel est le traitement local du chancre simple. Dans le plus grand nombre des cas, un traitement général est inutile. Il suffit d'engager le malade à garder le repos, pour éviter le plus possible l'engorgement adénopathique, et de lui recommander un régime doux, en insistant sur la nécessité de s'abstenir de tout excès alcoolique. Si cependant le sujet est faible de constitution, s'il est anémique ou d'un tempérament lymphatique exagéré, il sera sage de le mettre à l'usage des amers et des ferrugineux. On lui prescrira du houblon, de la gentiane et 3 ou 4 pilules par jour d'iodure de fer. Ce traitement aura pour effet de relever son organisme affaibli, et de le placer dans des conditions de réaction favorables à la cicatrisation de l'ulcère.

On rencontre assez souvent des malades qui, unicistes quand même, ne peuvent se faire à l'idée qu'un chancre, quel qu'il soit, ne leur donnera pas la vérole. Un traitement purement local ne saurait les satisfaire, tourmentés qu'ils sont par le spectre de la syphilis, sans cesse présent à leur pensée. Il faut à leur imagination troublée une médication interne, qui seule pourra dissiper leurs craintes. L'intérêt moral de ces malades nous fait un devoir de condescendre à leur désir. On pourra donc leur prescrire quelques-uns de ces moyens inoffensifs, connus sous le nom de dépuratifs, tels, par exemple, que les sirops de salsepareille, de gaïac, de squine, etc., qui, sans nuire à leur santé, ramèneront le calme dans leur esprit.

J'ai vu quelques-uns de ces malades pusillanimes ne pas se contenter de si peu, et réclamer avec instance un traitement mercuriel. Ici encore je n'hésite pas, si mes paroles ne peuvent les convaincre de l'inutilité de ce traitement, à leur administrer quelques milligrammes de sublimé. Avec une telle dose, je n'ai à redouter aucun effet fâcheux sur la marche du chancre, et j'arrête dans son germe une maladie imaginaire, la syphilophobie, qui pourrait, en se prolongeant, devenir plus dangereuse que le mal réel qui en aurait été le point de départ.

III

Suite du traitement des chancres. — Traitement du chancre gangréneux. — Traitement du chancre phagédénique. — Traitement du chancre infectant.

Comme nous l'avons déjà dit, le chancre simple peut se compliquer de gangrène et de phagédénisme. Voyons quels sont les moyens que nous fournit la thérapeutique pour combattre ces deux accidents.

Quand l'ulcère s'entoure d'une auréole large, brunâtre et violacée, quand les tissus ambiants s'œdématient et deviennent le siége d'une inflammation violente, il faut aussitôt recourir aux antiphlogistiques : lotions et fomentations mucilagineuses, boissons émollientes, purgatifs salins, diète modérée et repos. Si ces moyens ne parviennent pas à triompher de l'inflammation, si les tissus qu'elle a envahis prennent une teinte de plus en plus sombre et livide, si l'excitation vitale des parties engorgées diminue graduellement, et que la gangrène devienne imminente, on fera prendre aussitôt des pilules d'opium et de camphre, de la limonade sulfurique, et on appliquera sur le chancre des compresses imbibées du liquide suivant :

Décoction concentrée de quinquina jaune. .	125	grammes.
Extrait gommeux d'opium.	1	—

Le malade sera placé dans un endroit frais, sur un lit dur et peu couvert.

Mais il arrive souvent que, malgré ces précautions, la gangrène ne peut être conjurée. Il faut alors continuer le même traitement général et substituer localement à la décoction de quinquina opiacé la liqueur de Labarraque étendue d'eau :

Eau distillée.	150	grammes.
Liqueur de Labarraque.	50	—

Ce pansement présente un double avantage : il détruit la mauvaise odeur que la gangrène exhale, en même temps qu'il limite l'eschare. Quelques jours après, les tissus sphacélés s'isolent d'eux-mêmes, et quand l'eschare commence à se séparer, on en facilite la chute avec le bistouri ou les ciseaux ; on peut alors détacher les parties mortifiées sans faire éprouver au malade aucune douleur. Dès ce moment, le virus a cessé d'exister, le chancre est détruit, et il ne reste à sa place qu'une plaie simple, qui va très-rapidement se cicatriser. Mais la gangrène a entraîné quelquefois des pertes de substances considérables; elle a détruit une partie plus ou moins grande du prépuce, du gland, des grandes lèvres; elle a perforé l'urèthre ou produit d'autres mutilations presque toujours irréparables.

J'arrive au phagédénisme, l'accident le plus grave qui puisse compliquer le chancre, et dont il est le plus difficile d'obtenir la guérison. Et cependant que de remèdes proposés pour le combattre! que de substances tour à tour prônées et délaissées! A voir ce grand nombre de médicaments prescrits contre ce mal redoutable, on pourrait croire qu'il n'y a, pour le guérir, que l'embarras du choix. Hélas! il n'en est rien, et cette richesse de la thérapeutique n'est ici, comme pour tant d'autres maladies rebelles, que la preuve de sa trop fréquente impuissance.

La première indication à suivre, quand le phagédénisme envahit un chancre simple, consiste à rechercher s'il n'a pas sa cause dans la mauvaise constitution du malade. Si cet examen amène la découverte de quelque diathèse ou de quelque influence idiosyncrasique, à laquelle on puisse le rattacher, il faudra aussitôt chercher à modifier cet état organique.

Le malade est-il scrofuleux? n'hésitez pas à le soumettre avant toute chose à un traitement approprié à sa constitution; faites-lui prendre du fer, des iodures, de l'huile de foie de morue; fortifiez-le par une alimentation sèche, tonique, abondante, par un exercice modéré, le grand air, les bains de mer, etc. Présente-t-il, au contraire, quelque éruption qui vous fasse soupçonner chez lui l'existence du vice dartreux? hâtez-vous de lui prescrire des bains sulfureux, du soufre, des préparations arsénicales.

Le phagédénisme se rattache-t-il à une disposition scorbutique? employez sans retard les amers, les reconstituants, les végétaux acides, le cresson, le radis noir et surtout le jus de citron *concentré*, ainsi que l'a démontré par ses savantes recherches M. le Dr Pontier[1]. S'accompagne-t-il d'un état anémique? ordonnez les ferrugineux et les toniques; l'iodure, le tartrate et le citrate de fer, les boissons amères, telles que la gentiane, le quassia amara, le houblon, etc., sont les médicaments qui rendent dans ce cas le plus de services[2]. Enfin, si le phagédénisme est sous la dépendance d'une affection syphilitique ancienne ou récente, c'est au mercure administré à l'intérieur qu'il faudra recourir.

Il va sans dire qu'une bonne hygiène, un régime sévère, devront toujours venir en aide au traitement général, quel qu'il soit. Un changement de climat est quelquefois nécessaire; plus d'un malade a dû sa complète guérison à un voyage salutaire dans une contrée méridionale.

Toutefois c'est au traitement local que revient la plus large part dans la cure du phagédénisme.

La cautérisation au fer rougi à blanc ou avec les caustiques précédemment indiqués, tels que les pâtes de Vienne, de Canquoin, les acides sulfurique, azotique, etc., est le moyen le plus efficace. C'est peut-être le seul qui présente quelque chance de circonscrire le phagédénisme

[1] *Annales médico-psychologiques*, 1858.

[2] Une altération notable dans la composition chimique du sang est souvent la conséquence du phagédénisme longtemps prolongé. Le fluide nourricier s'appauvrit, les globules diminuent et un excès équivalent de fibrine les remplace. Cela est si vrai que, si l'on ouvre la veine d'un sujet placé dans ces conditions, on voit le sang se recouvrir en se coagulant, d'une légère couche fibrineuse.

et de le détruire immédiatement. Mais, comme nous l'avons déjà dit, ce moyen n'est pas toujours praticable, soit que la région occupée par l'ulcère s'y oppose, soit que le malade s'y refuse. En désespoir de cause, il faudra alors successivement employer les divers topiques que nous avons énumérés dans le traitement du chancre simple. Des pansements fréquents, des lotions souvent répétées avec les solutions au tartrate de fer et de potasse, de sulfate d'alumine, de tannin, d'iode, etc., donneront quelquefois un résultat satisfaisant.

On a vanté de nos jours les pansements avec le stéarate de fer qui, mélangé aux huiles essentielles, produirait, dit-on, de bons effets :

Stéarate de fer.	40	grammes.
Essence de lavande.	5	—

Je me suis très-bien trouvé de l'emploi d'un mélange à parties égales de charbon porphyrisé et de quinquina, dont on saupoudre l'ulcère trois fois le jour, après l'avoir lotionné avec de l'eau chlorurée. J'ai obtenu rapidement, par ce moyen, la guérison d'un chancre phagédénique de l'aine dont l'existence remontait à plusieurs années.

Indiquons encore parmi les innombrables remèdes locaux proposés contre le phagédénisme, les éthers, le chloroforme, les essences, les onguents digestifs, la créosote, la teinture et la poudre de cantharides, le jus de citron, etc. Que n'a-t-on pas essayé? Depuis le fer rougi à blanc jusqu'au simple cataplasme de fécule ou de pulpe de carottes, tout a été mis en usage, tout a réussi, tout a échoué! Une fois engagé dans l'empirisme, on hésite, on tâtonne de médicaments en médicaments, jusqu'à ce qu'on rencontre une substance qui, plus heureuse que les autres, ait enfin raison de l'ulcère rebelle ; ou plutôt, devrions-nous dire, pendant la lutte de la médecine contre le mal, le temps passe, et avec lui s'épuise le phagédénisme. Voilà le secret de bien des guérisons, la cause du succès de bien des remèdes, dont les vertus aujourd'hui vantées s'évanouissent le lendemain.

Le traitement du chancre infectant, considéré comme accident local, ne présente aucune difficulté. Ce chancre, ainsi que nous l'avons dit, a beaucoup de tendance à se guérir vite et spontanément. Un peu de charpie sèche ou recouverte d'une légère couche de pommade au calomel,

Axonge....................	15 grammes.
Calomel....................	1 —

suffit le plus souvent pour en amener une prompte cicatrisation.

Quelquefois, il arrive qu'un chancre infectant s'enflamme et suppure abondamment, ou même que le phagédénisme s'en empare, ce qui est toutefois excessivement rare. Il faut dans ce cas recourir aux divers topiques astringents (vin aromatique, tartrate de fer et de potasse, alun, tannin, teinture d'iode, etc.), que nous avons indiqués au sujet du chancre simple, et qui généralement réussissent au gré du malade et du médecin.

Cependant, aucune règle, aucun principe n'est absolu en pathologie ; il faut toujours compter avec les exceptions. Malgré la tendance spontanée du chancre infectant vers une prompte cicatrisation, j'ai vu des chancres de cette nature, constitués par une toute petite ulcération, ou même par une simple érosion superficielle, épithéliale pour ainsi dire, résister aux moyens de traitement les plus variés et persister, quoi qu'on fît, pendant plusieurs mois.

L'induration qui généralement accompagne le chancre infectant survit le plus souvent à l'ulcération. La pommade au calomel sera encore, dans ce cas, le meilleur topique à mettre en usage. En continuant son emploi pendant quelque temps, on facilitera la résorption du tissu fibro-plastique qui constitue le noyau induré, et on diminuera par là les chances d'ulcérations consécutives qui pourraient de nouveau entamer sa surface.

Si pour le chancre simple on a pu se borner à un traitement exclusivement local, ce traitement devient tout à fait insuffisant en présence d'un chancre induré. L'induration spécifique étant le premier indice de l'empoisonnement général, le signe révélateur de l'altération profonde subie par l'organisme, c'est à l'économie tout entière que la médication doit s'adresser.

Certains médecins attendent, pour administrer les anti-syphilitiques, que la vérole se soit manifestée par ses formes secondaires. Il leur faut, pour sanctionner leur diagnostic, l'apparition irrécusable d'une roséole, de plaques muqueuses ou d'accidents quelconques de cet ordre. C'est perdre un temps précieux. A quoi bon temporiser, pourquoi tergiverser, en présence d'un symptôme aussi décisif que l'induration? Le traitement mercuriel ne prévient pas, il est vrai, les accidents constitutionnels;

mais il les atténue et en abrége la durée. Il faut donc l'administrer le plus tôt possible.

Je comprends cette expectation si le diagnostic est incertain. Si l'induration est vague, douteuse; si la pléiade inguinale fait défaut ou est mal accusée, une telle conduite est alors non-seulement une loi de simple prudence, mais elle devient encore un devoir; car il ne faut jamais exposer un malade à un traitement long et peut-être inutile. Mais quand la conviction est acquise, quand tout concourt à l'affermir, il ne faut pas hésiter à donner le mercure à cette première phase de la maladie. C'est là le seul moyen, sinon d'entraver complétement sa marche, du moins de conjurer sa gravité.

IV

Traitement des bubons. — Traitement abortif. — Traitement curatif.

Nous avons précédemment étudié les effets produits par le chancre simple et le chancre infectant sur les ganglions lymphatiques situés dans leur voisinage. Le chancre mou, avons-nous dit, donne quelquefois lieu à la production d'une adénite monoganglionnaire qui tend à suppurer, tandis que le chancre infectant détermine presque fatalement un engorgement plastique de tous les ganglions superficiels avec lesquels il est en rapport anatomique.

Occupons-nous, maintenant, du traitement que réclament ces deux formes d'adénite.

Le seul moyen de prévenir avec certitude la formation de l'adénite du chancre simple, consiste dans la prompte et complète destruction de ce chancre par les caustiques : *sublata causa tollitur effectus*. Si l'emploi de ce moyen n'est pas possible, on devra recommander au malade certaines précautions hygiéniques, qui auront pour effet de rendre moins facile la production de cet accident. C'est ainsi que, pendant toute la durée du chancre, le malade évitera avec soin toute fatigue corporelle, l'équitation, les exercices gymnastiques, la marche prolongée, etc. Il devra également s'abstenir d'exercer aucune pression volontaire sur les régions inguinales, dans le but de s'assurer par lui-même de l'état de ses ganglions. Enfin on devra veiller à ce qu'aucun pansement trop irritant ne soit appliqué sur le chancre, d'où pourrait résulter une inflammation susceptible de provoquer l'accident que l'on cherche à prévenir.

Si, malgré ces précautions, l'adénite vient à se former, si une tuméfaction plus ou moins considérable, plus ou moins douloureuse se produit dans un ganglion, quelle devra être la conduite du médecin?

Ici se présente un problème malheureusement insoluble. On se rappelle que le chancre mou peut agir sur le système lympathique comme une plaie simple, une écorchure, une vésicule d'herpès, etc ; on sait aussi qu'il peut encore agir sur ce système en sa qualité d'ulcère virulent, dont le pus, charrié par les vaisseaux lympathiques et transporté dans un ganglion, s'y inocule et produit le bubon d'absorption.

Or, un malade vient nous consulter pour un adénite qui commence... Quelle est la nature de cette adénite?

Est-elle le résultat d'une absorption virulente ou l'effet d'une simple irritation? Question, je le répète, tout à fait insoluble, à cette époque de la maladie. Et cependant combien il serait nécessaire de savoir à quoi s'en tenir! Car tandis que dans le premier cas, tous les efforts de la thérapeutique seront impuissants à empêcher une suppuration fatale, on pourra le plus souvent, dans le second, obtenir la résolution de l'engorgement ganglionnaire.

Dans le doute, il faudra toujours considérer l'adénite ou bubon du chancre simple, en voie de développement, comme une affection purement inflammatoire, et faire usage de tous les moyens indiqués pour obtenir sa résolution.

Le repos doit être avant toute chose conseillé au malade; il fera bien de garder le lit ou, pour le moins, la chambre; mais si, sollicité par ses occupations, il ne peut s'astreindre à une immobilité absolue, il devra se soustraire le plus possible à toute cause de fatigue. On prescrira des onctions avec une pommade résolutive, en commençant par l'onguent napolitain belladoné, qui est la meilleure de toutes :

Onguent napolitain.	20 grammes.
Extrait de belladone.	2 à 5 grammes.

Le malade étendra deux ou trois fois par jour une couche de cette pommade sur le ganglion enflammé, puis il le recouvrira d'un cataplasme de farine de lin ou de fécule, s'il garde la chambre, ou d'une feuille de ouate, s'il est contraint de sortir.

Quelques auteurs ont vanté les applications de sangsues

sur la tumeur. J'ai depuis longtemps renoncé à cette méthode. Elle ne m'a pas paru d'abord hâter de beaucoup la résolution du bubon, et elle présente ensuite un très-grand inconvénient. Si le bubon que nous avons à traiter est virulent, la suppuration est inévitable; elle se fera fatalement malgré tous nos efforts, et les sangsues ne la conjureront pas plus que les autres moyens dont nous aurons pu nous servir. L'adénite suivra sa marche, et, quand l'abcès s'ouvrira, le pus se répandant en abondance sur toutes les piqûres, il pourra en résulter, si celles-ci ne sont pas encore complétement cicatrisées, autant d'inoculations et, par suite, autant de chancres.

Les onctions résolutives sont donc le moyen le plus sûr et le plus inoffensif à opposer au développement du bubon. J'ai déjà dit que l'onguent napolitain belladoné est la meilleures de toutes les pommades fondantes. Néanmoins son usage ne peut pas toujours être impunément continué. Rapidement absorbée par la peau, cette substance expose le malade à des stomatites mercurielles qu'il importe de prévenir.

Pour éviter cet accident, on fera bien de suspendre ce remède après quelques jours, et de lui substituer d'autres résolutifs. L'iodure de plomb et l'iodure de potassium seront ses meilleurs succédanés :

Axonge.	20	grammes.
Iodure de plomb ou de potassium.	1	—
Extrait de belladone ou de ciguë.	2 à 5	—

Quelques praticiens ont proposé de badigeonner la tumeur avec de la teinture d'iode. L'action de ce médicament, qui a le double inconvénient d'exciter une vive douleur et de parcheminer la peau, ne me paraît pas aussi bien démontrée que celle des pommades dont nous venons de parler.

Les sétons filiformes ont encore été conseillés dans le traitement de l'adénite inguinale. Ce procédé consiste à traverser le bubon dans toute son étendue avec une aiguille à suture munie d'un fil de soie qu'on laisse ensuite à demeure. Comme, avant toute chose, on doit s'efforcer, dans le traitement du bubon, d'obtenir la résolution de la tumeur, je ne vois guère l'utilité de ce moyen, à moins toutefois qu'il soit mis en usage, pour remplacer l'intervention du bistouri quand la suppuration est devenue inévitable.

Je ne saurais trop m'élever enfin contre une pratique barbare, que je regrette de voir encore recommandée dans quelques ouvrages modernes. Je veux parler des vésicatoires que certains médecins font appliquer sur les bubons, et qu'ils pansent ensuite avec une solution caustique de bichlorure de mercure ou avec de la teinture d'iode pure. Ces topiques irritants, sans avoir aucun avantage réel, produisent d'atroces douleurs, et entraînent à leur suite de larges et indélébiles cicatrices.

Dans la plupart des cas, le traitement local, appliqué à temps, est suffisant pour amener en quelques jours la résolution de l'adénite inflammatoire du chancre simple. Il sera bon cependant d'y joindre quelques moyens généraux dont l'action, quoique indirecte, sera pourtant efficace. C'est ainsi qu'on aura soin d'entretenir la liberté du ventre par des purgatifs salins, de prendre quelques tisanes rafraîchissantes, d'éviter tout excès et de se soumettre à l'usage d'un régime doux et modéré.

Toutes ces mesures, malgré leur bon effet ordinaire, ne sont pas toujours suivies de succès. On voit alors le bubon grossir de plus en plus et devenir bientôt fluctuant. Quelques médecins ont recommandé, dans ce cas, l'ouverture précoce de la tumeur; ils sont d'avis d'y plonger le bistouri, dès qu'on peut y percevoir la fluctuation la plus légère. C'est là une pratique que je n'ai pas cru devoir adopter.

Ces incisions prématurées m'ont toujours paru intempestives. Je sais bien qu'on a prétendu qu'en temporisant, on s'exposait à des décollements de la peau qui pourraient retarder ensuite la guérison. Rien ne me paraît justifier cette crainte; c'est là plutôt une idée préconçue qu'une vérité d'observation. Je n'ai jamais eu pour mon compte à déplorer de pareils accidents, et cependant je n'ouvre jamais un bubon qu'au dernier moment, alors que la nature est sur le point de le faire elle-même. Que de fois il m'est arrivé d'obtenir la résolution d'une adénite qui présentait déjà une fluctuation évidente! Aussi suis-je convaincu qu'il ne faut inciser la tumeur que le plus tard possible, et alors seulement, je le répète, que le pus est sur le point de se faire jour spontanément.

Une fois ouvert, le foyer purulent se vide bientôt, la tumeur s'affaisse et les lèvres de la plaie se rapprochent pour se souder à première intention. Il suffit, pour obtenir ce résultat, de mettre sur l'ouverture de l'abcès une compresse fenestrée enduite de cérat et recouverte d'un plumasseau de charpie que l'on maintient par un bandage approprié.

Si aucune complication ou influence étrangère ne vient contrarier ce traitement, l'ouverture de l'abcès ne tardera pas à se cicatriser, et la région ne portera que des traces à peine visibles du mal dont elle a été le siége. Il est bien entendu que nous ne parlons ici que du bubon inflammatoire ou d'irritation, de celui que produit le chancre, lorsqu'il n'agit sur les ganglions que comme le ferait une plaie ordinaire ou une simple écorchure.

Pour éviter toute cicatrice trop apparente, ce dont le malade vous saura toujours gré, il faut avoir soin de faire l'incision parallèlement au pli de l'aine, et autant que possible dans la partie la plus velue de cette région. A ce point de vue encore, les incisions pratiquées à la dernière heure sont bien préférables aux débridements prématurés; car tandis que celles-là n'exigent qu'une petite étendue, et peuvent être faites avec la pointe d'une lancette, ceux-ci réclament plus de largeur, pour ne pas s'exposer à une cicatrisation anticipée, qui pourrait emprisonner de nouvelles collections purulentes, et rendre nécessaire une seconde opération.

Lorsque le bubon, au lieu d'être simplement inflammatoire, est de nature virulente, sa terminaison est loin d'être aussi prompte. Au lieu de se rapprocher pour se réunir et se souder ensemble, les bords de la plaie, inoculés par le pus qui s'en échappe, s'agrandissent et s'écartent; la suppuration augmente, et le foyer se transforme en un véritable chancre de tout point analogue à celui qui lui a donné naissance. Quelquefois même, ce chancre ganglionnaire se complique de phagédénisme, alors que ce redoutable accident a épargné l'ulcère dont il dérive.

Arrivée à cet état, l'adénite s'efface devant l'ulcère chancreux qui l'envahit et lui succède. Le traitement qu'il faut lui opposer est par conséquent le même que celui du chancre simple. Tous les moyens locaux et généraux que nous avons indiqués devront donc être mis en usage pour obtenir une cicatrisation toujours trop lente à se produire et qui, le plus souvent, laisse après elle de larges et profonds stigmates.

Nous avons dit que la pléiade symptomatique du chancre infectant ne suppure jamais, à moins qu'elle ne subisse certaines influences étrangères à la syphilis ; il est donc inutile de condamner le malade au repos : on pourra lui permettre de vaquer à ses affaires sans avoir à redouter, dans l'immense majorité des cas, l'inflammation et la fonte purulente de la tumeur. Cependant, si l'engorgement ganglionnaire déterminait, par un excès de volume, une trop forte tension et par suite une trop grande gêne dans la région inguinale, on remédierait à cet inconvénient en appliquant sur la tumeur un emplâtre de Vigo. Enfin si, modifiée par un principe strumeux ou par toute autre cause intercurrente, l'adénite multiple se ramollit et suppure, on la traitera par les moyens que nous avons précédemment exposés pour l'adénite inflammatoire du chancre simple. Mais c'est là, je le répète, une exception heureusement assez rare.

En résumé, on peut dire qu'il n'y a le plus souvent rien à faire localement contre l'adénite multiple et indolente, symptomatique du chancre infectant. C'est sur le traitement général seul qu'il faut compter pour en obtenir la résolution. Ce traitement est celui de la syphilis secondaire elle-même, dont nous allons maintenant nous occuper.

VII

SYPHILIS SECONDAIRE. — CONSIDÉRATIONS GÉNÉRALES

I

Diathèse syphilitique ou syphilis constitutionnelle. — Mécanisme de l'infection générale. — La syphilis a une durée illimitée. — Unicité de la diathèse. — Division des accidents généraux de la syphilis en deux groupes : accidents secondaires et accidents tertiaires.

Le virus syphilitique, en pénétrant dans l'économie, fait subir aux éléments organiques une modification spéciale, d'où résulte une disposition morbide, une diathèse, sous l'influence de laquelle se produiront, à divers intervalles et pendant un temps illimité, de nombreux accidents ou symptômes, dont l'ensemble constitue la *vérole* ou *syphilis constitutionnelle*.

M'étant fait une loi de ne pas sortir, dans ce livre, du domaine des faits et de la pratique pure, je ne m'arrêterai pas à rechercher si ces symptômes sont simplement le résultat d'une action propre au virus lui-même, ou s'ils sont l'expression des efforts tentés par l'organisme pour se débarrasser d'un principe délétère. Ce sont là des questions sur lesquelles chacun peut avoir son opinion, mais qui, dans l'état actuel de la science, ne pourraient conduire qu'à des discussions oiseuses et sans solution possible.

Jamais la vérole, ainsi que nous l'avons dit déjà, ne débute d'emblée, ni ne se produit à la suite de la blennorrhagie. Elle a constamment pour exorde et pour point de départ le chancre. *Pas de vérole sans chancre*, — j'entends ici la vérole *acquise*, celle que l'on contracte ordinairement dans les rapports sexuels. — Et encore la syphilis héréditaire n'échappe-t-elle qu'en apparence à cette loi ; car le virus dont l'enfant est imprégné à sa naissance a lui-même pour source première un chancre, chancre que celui-ci a eu, pour ainsi dire, dans la personne de ses parents, dont il n'est, qu'on nous passe cette métaphore, qu'un organe détaché, dans lequel se continue la maladie que ces derniers ont accidentellement contractée.

Par quelle voie, par quel mécanisme, le virus syphilitique pénètre-t-il dans l'économie ?

Nous avons vu que ce virus peut épuiser son action sur place, c'est-à-dire dans le chancre qu'il produit au point inoculé : la réaction inflammatoire qu'il excite autour de lui, met obstacle à son absorption. Quelquefois cependant, la matière virulente sécrétée par ce chancre s'engage dans un lymphatique, où elle s'arrête à une certaine distance, donnant lieu à une lymphite qui, en s'abcédant, se transforme en un chancre semblable au premier. Plus souvent il arrive que le virus traverse les vaisseaux lymphatiques sans s'y arrêter, et pénètre dans les ganglions voisins. Si ce virus est assez actif pour enflammer immédiatement le premier de ces ganglions, un bubon virulent se forme, dont l'état phlegmoneux met une nouvelle barrière à l'infection générale, en même temps que la suppuration ouvre une voie par laquelle le principe délétère s'échappe au dehors. Mais, dans beaucoup de cas aussi, les ganglions eux-mêmes sont traversés par le virus, lequel passe alors directement du système lymphatique dans le torrent circulatoire, qui bientôt le répand dans toute l'économie.

Ce n'est pas que l'organisme, surpris par cette invasion soudaine, ne tente quelque effort pour s'en délivrer. L'induration du chancre, l'engorgement plastique des ganglions n'ont probablement pas d'autre but que de mettre obstacle à une nouvelle pénétration du virus. Mais alors il est trop tard : la quantité de virus absorbée, si petite qu'elle soit, ne tardera pas à se multiplier et à révéler son existence par une série de symptômes dont nous allons bientôt nous occuper.

C'est donc la nature elle-même qui nous montre la voie que suit le virus syphilitique pour envahir l'économie : elle la dessine et la met pour ainsi dire en relief dans les lésions du système lymphatique. Le virus sécrété par le chancre, quelle que soit la forme que celui-ci doive prendre ultérieurement, tend à pénétrer par cette voie dans l'organisme. Mais ce dernier possède contre cette tendance un moyen de défense que lui fournit son propre ennemi. Ce moyen de défense, c'est, je le répète, la réaction inflammatoire qu'excite le virus, soit dans les tissus qui entourent le chancre, soit dans les vaisseaux absorbants ou dans leurs ganglions. Si cette réaction est assez forte pour entraîner la mortification et la fonte purulente de ces tissus ou de ces organes, le virus n'ira pas plus loin, et « sera le patient exempt de la verolle, » comme disait Thierry de Héry. Dans le cas contraire, il se repandra dans la circulation générale et infectera l'organisme entier.

La syphilis constitutionnelle a une durée illimitée. On sait quand elle commence, mais on ne peut jamais savoir quand elle finira. Ses manifestations peuvent se borner à quelques mois, comme elles peuvent aussi se reproduire pendant un grand nombre d'années. Un individu a un chancre infectant; pendant combien de temps sera-t-il malade? nul ne saurait le dire. Certains accidents syphilitiques peuvent, en effet, ne se montrer que dix, vingt et même trente ans après la première explosion du mal.

Est-ce à dire pour cela que la vérole, comme le prétendent quelques auteurs, ne se guérisse jamais? Ce serait, à mon avis aller beaucoup trop loin. Je suis, au contraire, absolument convaincu que, dans la grande majorité des cas, la maladie syphilitique s'épuise et disparaît de l'organisme, soit sous l'influence du traitement, soit peut-être aussi, chez quelques individus heureusement constitués, par un effet naturel et spontané de ce qu'on a appelé la puissance ou la force médicatrice de l'économie. Mais dans quel temps s'effectue cette guérison, je parle de la guérison complète, à l'abri de toute récidive? Comment et à quels signes peut-on la reconnaître? C'est ce que nous ignorons, et personne plus que nous, dans l'état actuel de la science, ne saurait l'indiquer.

Ceux qui croient la syphilis incurable appuient leur opinion sur ce qu'on a appelé *l'unicité* de la diathèse, c'est-à-dire l'inaptitude de l'organisme à contracter deux fois la syphilis. Il est, en effet, certain qu'un individu qui a eu la vérole constitutionnelle est généralement à l'abri d'une seconde infection. Le virus syphilitique ne produit plus sur lui que des accidents locaux, des chancres simples. Mais cela ne prouve nullement l'incurabilité de la syphilis. La variole, la scarlatine, la petite rougeole, la fièvre typhoïde ne récidivent presque jamais ; dit-on pour cela qu'elles sont incurables ?

Quoi qu'il en soit, la syphilis constitutionnelle, une fois acquise, suit, ainsi que nous l'avons vu précédemment, une marche essentiellement régulière. Ses progrès se font invariablement de la périphérie au centre de l'organisme. C'est d'abord la surface du corps, la peau et ses annexes, les muqueuses, le globe oculaire qui sont atteints. Puis le virus va exercer ses ravages sur les organes sous-jacents, et attaque successivement le tissu cellulaire sous-cutané, et interstitiel, le périoste, les os et jusqu'au parenchyme des organes splanchniques. De là, la division des accidents constitutionnels de la syphilis en *accidents secondaires* ou superficiels et en *accidents tertiaires* ou profonds, division que nos lecteurs connaissent déjà et qui va nous servir de guide dans l'étude de ces divers accidents.

Mais avant d'aborder cette étude, occupons-nous d'une question qui, de notre temps, a vivement passionné les esprits, et dont la solution, enfin trouvée, a été le point de départ d'une véritable révolution scientifique.

II

Contagiosité des accidents secondaires de la syphilis. — Historique. — Doctrine de J. Hunter et de l'ancienne école du Midi. — Découverte de la loi de transmission de la syphilis secondaire. — Nouvelle doctrine. — L'accident initial qui résulte de cette transmission est toujours un chancre. — Preuves rationnelles, preuves cliniques et expérimentales.

Le chancre, produit constant et fatal de l'action primitive du virus syphilitique, foyer où se régénère, s'alimente et se multiplie incessamment ce virus, procède-t-il toujours d'un accident semblable? Est-il la source unique du poison vénérien? En d'autres termes, le chancre est-il de toutes les lésions syphilitiques la seule contagieuse, la seule capable de transmettre la syphilis?

Pendant vingt-cinq ans, l'ancienne école du Midi, s'inspirant des idées de J. Hunter, avait soutenu et fait prévaloir les deux principes suivants, qu'elle qualifiait de lois, et qui formaient la base de son système :

1° *Le pus du chancre est fatalement inoculable et reproduit le chancre. Seul entre tous les accidents de la vérole, le chancre est contagieux.*

2° *Le pus des accidents secondaires n'est jamais inoculable. Ces accidents ne sont pas contagieux.*

En vain les adversaires de cette école multipliaient leurs attaques, remplissaient de leurs bruyantes protestations la presse, les sociétés savantes, l'Académie elle-même.

En vain, ils accumulaient preuves sur preuves, observations sur observations, expériences sur expériences...

L'erreur restait debout ; elle triomphait et se répandait par le monde, propageant la syphilis en même temps que la gloire de l'École qui lui avait donné le jour et la soutenait avec tant d'éclat.

Aujourd'hui que la paix est faite, que la vérité a reconquis ses droits, et que les derniers échos de ces luttes ardentes sont rentrés dans le silence du passé, il serait inutile de reproduire ici les arguments et les faits qui ont servi à rétablir dans toute son évidence le dogme de la contagiosité de la syphilis secondaire. Partisans et adversaires de l'ancienne école du Midi sont actuellement d'accord sur ce point, et nous n'aurions à convaincre personne.

Mais il est un fait d'un haut intérêt scientifique, un fait qui domine toute la question de la contagiosité de la syphilis secondaire et sur lequel il est utile de nous arrêter.

Si les accidents secondaires sont contagieux, sous quelle forme se transmettent-ils ? Quelle est la lésion initiale, l'accident primitif qui résulte de cette transmission ?

Chose étrange et vraiment incompréhensible ! Parmi les nombreux adversaires de la doctrine du Midi, parmi ceux qui, au nom de l'observation clinique, de l'expérimentation, cherchaient à battre en brèche cette doctrine funeste, aucun ne s'était préoccupé de cette question. La syphilis secondaire est contagieuse, disaient-ils, voici des expériences qui le démontrent. Mais comment se transmet-elle ? Par quel accident débute la syphilis ainsi communiquée ? Nul ne le disait. Et ce silence sur ce point capital de la question prolongeait la lutte, entretenait l'erreur, et donnait en apparence gain de cause aux partisans de l'opinion contraire.

Au commencement de ma pratique et de mon enseignement sur les maladies vénériennes, j'avais dû, faute d'une expérience personnelle suffisante, accepter complétement les idées de l'ancienne école du Midi, touchant la non-contagiosité des lésions syphilitiques secondaires. J'avais pour garant la parole d'un maître célèbre, qui m'avait comme à tant d'autres appris à y croire, grâce à ce charme entraînant et à cet accent de conviction qu'il savait donner à ses discours. Durant les deux ou trois premières années, voyant toujours, comme je le vois encore aujourd'hui, la vérole débuter par un chancre, et croyant, dans mon esprit prévenu, qu'un chancre ne pouvait être produit que par un accident semblable, je m'affermissais de plus en plus dans mon erreur, lorsqu'un fait sur lequel je ne pouvais me faire aucune illusion vint enfin me dévoiler la vérité, et me montrer la loi suivant laquelle se développe et se transmet la syphilis secondaire.

En juin 1854, une femme que je traitais depuis plus d'un an pour divers accidents de syphilis constitutionnelle, était venue me consulter pour une nouvelle éruption de plaques muqueuses à la vulve. Cette femme m'ayant alors demandé si elle pouvait se livrer à son amant sans crainte de lui communiquer sa maladie, je lui avais répondu affirmativement, convaincu que j'étais alors de la non-contagiosité des accidents secondaires, et ayant acquis, par un examen des plus attentifs et des plus minutieux, la certitude absolue qu'elle n'en avait pas d'autres.... Or, quelques jours plus tard, *son amant avait un chancre induré*, lequel fut suivi, dans le délai ordinaire, des accidents de la syphilis constitutionnelle.

Ainsi des *plaques muqueuses*, c'est-à-dire l'accident syphilitique constitutionnel par excellence, avaient produit un *chancre infectant*.

Ce fait, dont on pourra lire tous les détails dans mon *Mémoire sur la contagion de la syphilis secondaire*, mémoire publié dans le *Moniteur des Hôpitaux* en décembre 1858, et que j'ai reproduit *in extenso* dans mon dernier ouvrage sur cet important sujet[1] ; ce fait, dis-je, me frappa vivement. Il s'était présenté à mon observation avec des garanties de certitude telles, qu'il ne pouvait me laisser aucune doute sur sa haute signification. Il me donnait la preuve palpable, évidente :

1° Que la syphilis secondaire est contagieuse ;
2° Que la syphilis secondaire, en se transmettant, reproduit la syphilis primitive, c'est-à-dire le chancre.

En y réfléchissant, je compris bientôt que si les accidents secondaires sont contagieux, — et cela ne m'était que trop cruellement prouvé, — c'est de cette manière et sous cette forme seule qu'ils devaient nécessairement et fatalement se transmettre.

[1] *Du chancre produit par la contagion des accidents secondaires de la syphilis.* 1862, 1 vol. in-8°, 2e édit., page 47.

Le chancre, me disais-je, est l'accident initial, le point de départ invariable et nécessaire de toute vérole acquise, c'est-à-dire ayant pour cause l'inoculation physiologique ou artificielle du virus syphilitique. Jamais la syphilis ainsi contractée ne se montre d'emblée sous ses formes constitutionnelles. . . . .

Or, si les lésions secondaires sont contagieuses, il est évident qu'elles ne sauraient se transmettre dans leur individualité, c'est-à-dire en tant que lésions secondaires, mais qu'elles doivent reproduire, par l'inoculation des matières qu'elles sécrètent, l'accident primitif, le *chancre*.

La logique et l'observation étaient ici complétement d'accord. Le raisonnement confirmait le fait et en sanctionnait le résultat. C'est pourquoi je n'hésitai pas, bien qu'alors je n'en possédasse pas d'autre, à le généraliser dans mon esprit, et à le considérer comme un principe qui tôt ou tard prendrait rang parmi les vérités scientifiques, et deviendrait la base d'une nouvelle doctrine syphiligraphique, destinée à rallier autour d'elle l'immense majorité des médecins.

Je ne me trompais pas.

J'avais de plus pour moi l'analogie. Quand même, me disais-je encore, il ne serait pas prouvé par l'expérience que jamais la syphilis acquise ne se manifeste d'emblée sous ses formes constitutionnelles, il serait difficile de comprendre qu'elle ne produisît pas le chancre comme premier effet de sa transmission. Car tout, dans la nature vivante, est soumis à une évolution constante et régulière. La graine que nous semons ne nous donne pas immédiatement la fleur au fond de laquelle elle a mûri. La variole, la scarlatine, la rougeole, en un mot toutes les maladies spécifiques et contagieuses, débutent toujours par leurs symptômes initiaux ou prodromiques, quelle que soit la période plus ou moins avancée de la maladie qui en a transmis le germe. De même, la syphilis, quel que soit l'âge ou la forme des symptômes qui l'ont communiquée, doit commencer et commence par le chancre.

Ainsi la nouvelle doctrine dont je préparais l'avénement n'avait pas seulement pour elle l'observation et la logique; mais elle était encore rigoureusement conforme aux principes généraux de la pathologie des maladies virulentes.

Au commencement de l'année 1855, je l'exposai publiquement dans mon cours.

C'était l'époque où la doctrine de l'hôpital du Midi commençait à chanceler. Déjà M. Auzias-Turenne, un des plus vigoureux adversaires de cette doctrine, y avait fait une brèche irréparable, en prouvant contre elle la possibilité d'inoculer et de transmettre la syphilis primitive aux animaux. De toutes parts s'élevaient des doutes sur la valeur des principes qu'elle affirmait. Son chef lui-même songeait à la modifier.

Peu de temps après, s'engagea devant la société médicale du Panthéon, qui comptait alors parmi ses membres un certain nombre de syphiligraphes, une discussion des plus vives sur la contagiosité des accidents secondaires. Dans la première séance qui eut lieu le 14 novembre 1855, et dans les deux suivantes, je soutins avec M. Auzias, contre M. Bassereau, encore imbu des principes qu'il avait puisés à l'hôpital du Midi, le pouvoir contagieux des lésions de la syphilis constitutionnelle. M. Bassereau défendit assez mollement son opinion. Lui aussi, comme tant d'autres partisans de l'école du Midi, commençait à douter. « S'il était vrai, dit-il, que les accidents secondaires fussent contagieux, toujours est-il qu'ils ne le seraient pas au même degré que le chancre[1]. » A cela près, nous pouvions nous entendre.

Mais si j'étais d'accord avec M. Auzias sur le principe général de la contagiosité, je dus me séparer entièrement de lui sur la manière dont il interprétait cette contagion, et la discussion continua sur ce point entre lui et moi, dans la séance du 13 février 1856.

M. Auzias, bien qu'ayant reconnu le premier que l'accident qui se développe au point directement contaminé par une lésion secondaire, puisse offrir de l'induration, refusait, comme il refuse encore aujourd'hui, de considérer cet accident comme un chancre. Ce n'était, selon lui, « qu'un premier symptôme secondaire[2]. » Bien plus, il affirmait que la syphilis ainsi communiquée pouvait se produire d'emblée sous ses formes constitutionnelles, « sans qu'il y ait eu de chancres préalables[3]. »

C'est contre cette opinion que je soutins, dans cette séance, devenue historique, le principe suivant, qui au-

[1] *Extrait des procès-verbaux imprimés de la Société médicale du Panthéon.* Brochure in-8°. Paris, 1856, page 8.

[2] *Ibid.*, page 7. M. Auzias n'a rien changé depuis à son opinion. Voici ce que nous lisons dans sa *Correspondance syphiliographique*, publiée en 1860, treizième lettre, page 83 : « Il y a donc, selon nous, un prétendu chancre induré, qui n'est autre chose qu'un premier symptôme secondaire. *Cela n'est pas et n'a jamais été un chancre.* »

[3] *Ibid.*, page 13.

jourd'hui est accepté par la plupart des syphiligraphes :

La syphilis constitutionnelle a constamment pour point de départ un chancre, et spécialement un chancre induré, lors même qu'elle a été communiquée par le produit d'un accident secondaire [1].

Ainsi, pour la première fois se trouvait établie et formulée dans ses véritables termes la loi de transmission de la syphilis secondaire.

Le principe de la nouvelle doctrine était nettement posé ; mais cela n'était pas suffisant. Il fallait, pour le faire admettre et le faire triompher du préjugé contraire, l'appuyer sur de nouvelles observations.

Pour qui sait de quelles difficultés et de quels sujets de doute est entourée l'observation clinique en syphiligraphie, cette recherche ne paraîtra pas facile. Cependant, en confrontant, chaque fois que l'occasion s'en présentait, les malades infectés l'un par l'autre, je parvins avec le temps à réunir un nombre de faits suffisant pour porter la conviction dans les esprits les plus difficiles.

En décembre 1858, dans mon *Mémoire sur la contagion des accidents secondaires*, je produisis trois de ces faits, les premiers de ce genre qui aient paru dans la science pour indiquer d'une manière nette, c'est-à-dire par son nom, le *chancre* résultant de la contagion de lésions syphi-

[1] *Loc. cit.*, page 21.

litiques secondaires. Ces observations, avec les considérations générales dont je les ai fait suivre, constituent la *première démonstration clinique* qui ait été donnée de la loi dont j'avais précédemment institué la formule[1]. Un peu plus tard, dans mon dernier ouvrage sur ce même sujet[2], j'en publiai plusieurs autres semblables qui démontrent également la loi nouvelle. Bien que ces observations aient reçu déjà une grande publicité, je crois devoir, en raison de l'importance du sujet, les reproduire ici dans tous leurs détails.

OBSERVATION I.

Un élève en médecine, fort instruit et parfaitement au courant des diverses questions syphiligraphiques, vint, en février 1856, me demander avis sur une petite ulcération qu'il portait en arrière de la couronne du gland, et dont il s'était aperçu depuis deux jours seulement. Cette ulcération, très-superficielle, et à peine large comme la tête d'une grosse épingle, ne présentait aucune induration, et ne s'accompagnait d'aucun engorgement des ganglions inguinaux. Ne pouvant, faute de signes pathognomoniques suffisants, lui en préciser la nature, je lui donnai le conseil de la cautériser; ce qu'il fit le jour même avec son crayon d'azotate d'argent.

Trois jours après, l'eschare se détacha, et découvrit une petite plaie bourgeonnante, qui se cicatrisa complétement en moins d'une semaine. Aucun engorgement appréciable ne s'étant produit dans les régions inguinales, je crus pouvoir rassurer mon malade, lui disant que, même dans l'hypothèse d'une ulcération de nature chancreuse, le succès de la cautérisation devait très-probablement le mettre à l'abri de toute chance d'infection.

[1] *Moniteur des Hôpitaux*, 7, 14 et 21 décembre 1858.

[2] *Du chancre produit par la contagion des accidents secondaires de la syphilis*. 2e édit., pages 6, 10, 47 et suiv.

Mes paroles n'étant pas parvenues à calmer entièrement l'inquiétude de mon malade, il m'amena sa maîtresse, avec laquelle il cohabitait depuis plusieurs années, et me pria de l'examiner. Elle était en pleine vérole constitutionnelle ! Plaques muqueuses à la vulve, ulcérations à la gorge, alopécie, tuméfactions des ganglions cervicaux. — Aux questions que je lui adressai, touchant l'origine de sa maladie, elle répondit qu'elle croyait l'avoir contractée au mois de septembre précédent, pendant l'absence de son amant. Elle avait eu alors un *bouton* aux parties, avec des grosseurs dans l'aine. Ce bouton et les grosseurs qui l'accompagnaient avaient complétement disparu au mois de novembre, époque où son amant, rentré à Paris, avait repris ses relations avec elle. Quant aux symptômes actuels, il y avait environ trois semaines qu'elle s'en était aperçue.

Cependant je conservais encore l'espoir que mon malade, dont le chancre avait été si bien détruit par le caustique, échapperait à l'infection. Je l'engageai donc à ne faire aucun traitement. Vain espoir ! Deux mois après, il était, lui aussi, en pleine vérole constitutionnelle !

OBSERVATION II.

Au mois de mai 1857, un jeune homme me consulte pour un chancre infectant situé sur le *côté gauche* de la couronne du gland, lequel chancre se présentait sous la forme d'une érosion superficielle, rouge et indurée, avec la pléiade inguinale caractéristique.

Le lendemain il m'amène la femme qu'il accusait de lui avoir communiqué son chancre, m'affirmant qu'il n'en avait pas vu d'autres depuis plusieurs mois. Je trouve une plaque muqueuse sur la face interne et en bas de la grande lèvre *droite*, dont le siége, par conséquent, correspondait exactement à celui de l'accident communiqué, les organes étant supposés dans leur position respective pendant l'acte sexuel. Rien dans les régions inguinales.

L'examen le plus attentif ne me fait découvrir aucune autre

lésion vénérienne, sauf un léger engorgement des ganglions cervicaux, et quelques macules brunâtres sur les jambes et sur la poitrine, reste d'un syphilide papuleuse qui, suivant la malade, s'était produite une année auparavant et s'était accompagnée d'ulcérations à la gorge.

Six semaines après, le malade fut pris de douleurs rhumatoïdes très-intenses et d'un érythème confluent. Plus tard, il eut encore une syphilide palmaire, des plaques muqueuses aux lèvres, et des ulcérations aux amygdales qui durèrent plusieurs mois.

OBSERVATION III.

En février 1859, un jeune homme de trente ans se présente à ma consultation publique. Depuis quinze jours, il porte au niveau du frein un chancre induré (induration semi-lunaire), avec la pléiade ganglionnaire caractéristique dans l'aine droite. (Ce malade a eu depuis la vérole constitutionnelle.)

Le surlendemain, il nous amène la femme qu'il accuse de lui avoir communiqué sa maladie, et avec laquelle il vit maritalement, jurant sur les cendres de sa mère (ce sont ses propres expressions) qu'il n'en a pas vu d'autre depuis un an.

Cette femme nous raconte qu'elle vivait, il y a dix-huit mois, avec un individu qui fut affecté de chancres sur la verge, de grosseurs dans les aines, et consécutivement de taches sur tout le corps, avec mal de gorge. Elle-même a eu à cette époque deux ou trois boutons aux parties, et des glandes dans l'aine qui ont duré environ trois mois, puis des taches sur le corps, du mal à la gorge et des grosseurs derrière le cou. Elle a pris alors des bains, de l'eau de goudron et des pilules mercurielles. Elle se croyait complétement guérie, quand elle a commencé ses relations avec notre malade.

Il y a cinq ou six semaines, elle s'est aperçue qu'un bouton lui revenait aux parties, mais comme ce bouton ne lui faisait aucunement mal, et qu'elle n'avait pas eu de rapports avec d'autre homme que son amant, elle ne s'en était pas inquiétée, et n'en avait pas prévenu ce dernier. J'examine ce bouton devant mes élèves, parmi lesquels se trouvaient plusieurs jeunes médecins, dont quelques-uns très-instruits dans l'étude clinique des maladies vénériennes. Nous reconnaissons tous une plaque muqueuse parfaitement caractérisée, ayant à peu près deux centimètres de hauteur sur une largeur moitié moindre, saillante de trois millimètres environ, et située en dedans et vers le tiers supérieur de la grande lèvre droite. Nous trouvons encore sur le cuir chevelu quelques croûtes brunâtres et un engorgement assez prononcé des ganglions cervicaux. L'examen le plus attentif, fait avec le spéculum, ne me fait découvrir sur les parties génitales aucune autre lésion vénérienne. Les aines ne sont le siége d'aucune douleur ni d'aucune tuméfaction.

Ainsi, voilà une malade qui a contracté la vérole il y a dix-huit mois. Ses premiers accidents ont duré environ six mois. Elle reste en apparence guérie pendant près d'un an, puis survient à la vulve une plaque muqueuse, laquelle communique à l'amant de cette femme un *chancre* suivi de la syphilis constitutionnelle. Ce fait offre toutes les garanties d'observations désirables en pareille matière. Il a été vu publiquement par plus de cinquante élèves et jeunes médecins dont plusieurs fréquentaient ma clinique depuis très-longtemps. Le lendemain et les suivants, j'ai fait venir les malades chez moi pour les interroger et les examiner plus à mon aise, et avec tout le soin, toutes les précautions les plus propres à satisfaire un désir ardent de connaître la vérité. J'ajouterai que la plaque muqueuse de ma malade a disparu en quinze jours et *sans laisser la moindre trace*, sous l'influence d'un traitement interne et d'une pommade au calomel.

OBSERVATION IV.

M. X..., étudiant en droit, est affecté, en mars 1859, d'un chancre induré situé vers la partie moyenne et en arrière de la couronne du gland. Pléiade ganglionnaire caractéristique dans l'aine gauche.

Sa maîtresse (M. X... n'a pas vu d'autre femme depuis le mois de novembre précédent) a contracté la vérole il y a deux ans. Elle a eu divers accidents constitutionnels pour lesquels je l'ai traitée à plusieurs reprises. Elle porte actuellement deux plaques muqueuses placées en regard l'une de l'autre sur la face interne des grandes lèvres, et dont le diagnostic ne peut laisser le plus léger doute dans mon esprit, tant leurs caractères pathognomoniques sont nets et évidents. Rien dans les aines. Le voile du palais et les amygdales présentent des traces d'ulcérations anciennes et quelques plaques opalines de formation récente.

Douze jours de traitement ont suffi pour faire disparaître, *sans qu'il en restât aucune trace*, les deux plaques de la vulve. M. X... a été pris, dans les premiers jours de juin, d'une angine syphilitique.

Observation V.

Le 30 mai 1859, un étudiant en médecine vient me consulter pour un chancre induré, situé sur la face interne et du côté gauche du prépuce. Ce chancre, au dire du malade, date d'une dizaine de jours. Dans l'aine correspondante, je constate la présence de plusieurs tumeurs ganglionnaires, indolentes et assez volumineuses. Dans l'aine droite existe également un engorgement des ganglions, mais moins prononcé. Il s'agit bien évidemment d'un chancre infectant.

Mademoiselle X..., la seule femme que le malade ait vue depuis deux mois, est en pleine vérole constitutionnelle. Cette vérole a commencé il y a huit mois, époque à laquelle la malade est entrée à la Pitié pour se faire traiter. Mademoiselle X... porte actuellement à la vulve, sur la face interne de la grande lèvre droite, une plaque muqueuse de la largeur d'une pièce de vingt centimes, dont elle ne soupçonnait pas, nous dit-elle, l'existence, ce qui est possible. Aucune tuméfaction inguinale.

Les amygdales sont parsemées de petites plaques opalines ; sur le voile du palais, au-dessus de la luette, existe une large ulcération superficielle rouge et légèrement douloureuse pendant la déglutition. Il y a quatre ou cinq mois, la malade a eu sur le corps des taches qui ont depuis complétement disparu.

OBSERVATION VI.

En novembre 1859, je traitais à mon dispensaire un individu portant aux lèvres plusieurs plaques muqueuses ulcérées, conséquence d'une infection constitutionnelle déjà ancienne. Malgré mes recommandations, cet individu eut alors des rapports avec une femme, et lui communiqua un *chancre induré* à la base et au côté externe du mamelon gauche, accompagné d'un engorgement *multiple et indolent* des ganglions de l'aisselle du même côté.

La malade, que j'examinai à cette époque, n'avait absolument rien aux organes génitaux. Elle m'avoua que son amant avait plusieurs fois renouvelé auprès d'elle *une habitude de sa première enfance*, et que c'était ainsi qu'elle avait contracté son mal. Elle a eu depuis la roséole, des ulcérations à la gorge et des plaques de psoriasis palmaire, dont elle porte encore actuellement des traces.

OBSERVATION VII

Un jeune homme vint me consulter, au mois de janvier 1860, pour une petite ulcération dont il s'était aperçu quatre ou cinq jours auparavant. Cette ulcération, située à la partie supérieure et un peu en arrière de la couronne du gland, ne présentait aucune induration ; mais il y avait dans l'aine gauche une légère tension ganglionnaire qui d'abord m'inquiéta. A tout hasard je déposai sur l'ulcération, dont la surface était à peine égale en étendue à la section d'un grain de chènevis, une goutte d'acide azotique monohydraté. Trois jours après, l'eschare se détacha, laissant au-dessous d'elle une petite plaie que je fis panser avec de la charpie sèche, et qui se cicatrisa complétement le surlendemain. Il y avait donc lieu d'espérer que tout était fini, et qu'il ne s'était agi que d'une érosion herpétique ou d'un chancre simple, actuellement détruit par le caustique.

Cependant mon malade revint quelques jours plus tard me faire constater une induration tout à fait caractéristique, qui s'était formée autour et au-dessous de la cicatrice. En même temps la tension ganglionnaire de l'aine gauche avait augmenté. En présence de ces nouveaux symptômes, je n'hésitai pas à reconnaître, malgré le succès apparent de la cautérisation, que j'avais eu affaire non pas, comme je l'avais cru d'abord, à une érosion herpétique ou à un chancre simple, mais à un chancre infectant. Et, en effet, mon malade fut pris, au mois de mars suivant, de plaques muqueuses confluentes au palais et sur les amygdales, et plus tard d'une roséole papuleuse.

La femme qui avait infecté mon malade avait la vérole depuis environ un an, ce dont je m'assurai par les commémoratifs. Quand je la vis, elle avait sur le bras gauche deux pustules d'ecthyma, quelques papules squameuses et jaunâtres sur la poitrine, et deux petites plaques muqueuses légèrement ulcérées sur la face interne de la grande lèvre droite, au niveau de l'orifice vulvo-vaginal.

Cette dernière observation est remarquable à plusieurs titres.

Elle nous montre d'abord, ainsi que toutes les autres, la production d'un chancre infectant comme conséquence de la contagion de symptômes secondaires. Elle prouve ensuite, conformément à ce qui est généralement admis, que l'induration est le résultat et non la cause de l'empoisonnement syphilitique. Enfin elle démontre, comme l'observation Ire, qui lui est analogue sous ce rapport, la nécessité de cautériser le chancre à son début, alors qu'il ne présente encore aucune trace d'induration.

Il est vrai que la cautérisation, pratiquée dans ces deux cas trop tardivement, n'a pas préservé les malades de l'infection constitutionnelle ; mais elle a du moins détruit leur chancre ; elle a tari en quelques jours une suppuration qui aurait pu durer plusieurs semaines, et devenir peut-être une source d'infection pour d'autres individus.

Je pourrais terminer ici l'exposition de la nouvelle doctrine ; j'en ai dit l'origine, j'en ai donné la démonstration rationnelle et les preuves cliniques. Mais il y a dans l'avénement et le développement successif de cette doctrine un côté moral que je désire mettre en lumière, et qui ne sera pas, je l'espère, sans quelque intérêt pour les historiens futurs de notre époque syphiligraphique.

III

Travaux modernes sur la nouvelle doctrine de la contagiosité de la syphilis secondaire. — M. Rollet. — Expériences de M. Galligo. — Rapport de M. Cullerier à la Société de Chirurgie.

Un mois à peine s'était écoulé depuis la publication dans le *Moniteur des Hôpitaux* de mon *Mémoire sur la contagion de la syphilis secondaire*, que la *Gazette médicale de Lyon* ouvrait l'année 1859 par un article d'un de ses collaborateurs, M. Rollet, article affectant une allure toute magistrale, et dans lequel, à ma grande satisfaction, je vois ma doctrine exposée dans les meilleures termes, et, à ma grande surprise, mon nom complétement passé sous silence.

J'adresse aussitôt à la *Gazette médicale de Lyon* une lettre dans laquelle j'informe M. Rollet et lui prouve, pièces en mains, que la doctrine qu'il professe n'est pas aussi neuve qu'il paraît le croire. (*Gaz. méd.*, 15 janvier 1859.)

M. Rollet répond dans le numéro suivant (1er février) qu'il reconnaît sans peine « QUE M. ED. LANGLEBERT A ÉCRIT EN 1856, C'EST-A-DIRE AVANT LUI, QUE LA SYPHILIS CONSTITUTIONNELLE SE TRANSMET SOUS FORME DE CHANCRE. » Un peu plus loin il promet de me faire « UNE HONORABLE PART » dans un Mémoire qu'il se propose de publier prochainement dans les *Archives de médecine.*

M. Rollet était en vérité bien bon de m'offrir si généreusement une part de mon bien.

Le Mémoire annoncé paraît, en effet, dans les numéros de février, mars et avril des *Archives*. J'y cherche naturellement mon « honorable part, » que je parviens, non sans peine, à découvrir vers la fin du Mémoire, dans le tout petit alinéa que voici :

« Dernièrement M. Ed. Langlebert a rapporté trois observations très-concluantes, surtout au point de vue de la contagion (*Moniteur des Hôpitaux*, décembre 1858). Déjà, en 1856 (Société médicale du Panthéon, *Discussion sur la syphilis*), il pensait que la vérole constitutionnelle, en se transmettant, avait toujours pour point de départ un chancre induré, contrairement à M. Auzias, qui prétendait que celle-ci, communiquée directement, débutait souvent sous forme papuleuse.. » (*Arch. génér. de méd.*, avril 1859, p. 407.)

M. Rollet, il faut en convenir, ne faisait pas large mon « honorable part; » il la réduisait à sa plus simple expression, espérant par là, sans doute, qu'elle passerait inaperçue. Mais si petite, si laconique qu'elle fût, elle me suffisait, puisque en réalité elle m'assurait le tout, c'est-à-dire la priorité de la découverte.

C'est, en effet, ainsi qu'on va le voir, ce que comprit, mais trop tard, l'auteur du chancre mulet.

Dans la même année, en août 1859, un élève de M. Rollet prend pour sujet de sa thèse inaugurale *l'inoculabilité de la syphilis constitutionnelle.* Encore tout imbu des leçons qu'il avait reçues à l'Antiquaille, cet élève, plus ami de Platon que de la vérité, attribue à son maître seul le mérite d'avoir reconnu et posé le premier la loi nouvelle.

L'année suivante, en août 1860, un autre élève de M. Rollet soutient également sa thèse sur le même sujet; et dans cette thèse, écrite sur le ton du plus vif enthousiasme, proclame encore son maître seul et unique inventeur de la loi de transmission de la syphilis secondaire. Si ce jeune homme, que je n'avais pas l'honneur de connaître, cite çà et là mon nom, ce n'est que pour l'accompagner d'épithètes et de commentaires malveillants.

Cette thèse est tirée à part, distribuée en grand nombre, envoyée aux journaux et à toutes les sociétés savantes. Quelques amis en publient de chaudes analyses, où d'un commun accord ils déclarent que M. Rollet est de « la race des inventeurs. »

Jusque-là M. Rollet avait prudemment gardé le silence, et laissé la parole à ses avocats. Mais comment rester sourd à de telles louanges ? Comment résister à un pareil chatouillement de l'amour-propre ?... La modestie de M. Rollet ne put y tenir plus longtemps. Jugeant le moment opportun, il se résolut enfin à donner un témoignage public de son adhésion à l'opinion si chaleureusement exprimée par ses élèves et ses amis sur son génie inventif.

« C'est ici que l'histoire, dit M. le professeur Joulin, devient au plus haut degré instructive et intéressante [1]. »

Pour donner ce témoignage, M. Rollet eut l'idée de publier une seconde édition de son mémoire des *Archives*, dans un livre intitulé *Recherches sur la syphilis*, qu'il devait faire paraître en 1861. Mais ici se présentait une petite difficulté : comment, avec « l'honorable part » qu'il m'avait attribuée dans ce mémoire, justifier l'opinion de ses amis, et faire croire qu'il était bien réellement de la « race des inventeurs ?... » La situation était, il faut en convenir, assez délicate, et tout autre que le créateur du chancre mulet aurait pu en être embarrassé. Mais grâce à son génie inventif, M. Rollet trouva bientôt le moyen le plus expéditif d'en sortir. « Qu'à cela ne tienne, se dit-il, je supprimerai « l'honorable part. »

Ce qui fut dit fut fait ; si bien que mon nom, deux fois cité dans le mémoire original, ne se trouva plus dans la reproduction !

Après tout, soyons juste, et avouons que M. Rollet ne

[1] *Syphiliographes et syphilis*, Paris, 1862, brochure in-8°, par M. le Dr Joulin, professeur agrégé à la Faculté de médecine de Paris.

pouvait guère agir autrement. Ne devait-il pas donner satisfaction à tant de zèle déployé par ses élèves et ses amis au profit de sa renommée naissante? Ne pouvant se poser carrément et en pleine lumière comme l'inventeur de la loi nouvelle, ne devait-il pas au moins laisser croire à ses lecteurs que nul autre que lui n'avaient pu en avoir fait la découverte?

Que ses élèves et amis soient satisfaits; M. Rollet a pleinement atteint son but; c'est bien là, en effet, l'impression qui résulte de la lecture de son livre :

« Si j'avais été de ces esprits naïfs, dit M. le professeur Joulin, qui s'en rapportent à la parole des gens sans aller aux preuves, si surtout je n'avais lu que l'ouvrage de M. Rollet, j'aurais soutenu devant l'univers entier que nul autre que lui n'avait su forer ce puits artésien au cœur de la question. »

Et l'auteur ajoute un peu plus loin :

« Comme on le voit, M. Rollet a découvert la loi de transmission des accidents secondaires, comme Alexandre Dumas a découvert la Méditerranée; mais avec cette différence cependant qu'Alexandre Dumas convient parfois que quelques personnes ont bien pu l'avoir vue avant lui [1]. »

Je devais à la vérité, je me devais surtout à moi-même de raconter dans tous ses détails cette curieuse et instructive histoire. Ce devoir accompli, je dirai maintenant, comme déjà je l'ai dit ailleurs, qu'il ne m'en coûte nullement de reconnaître que le mémoire de M. Rollet assure à son auteur une place fort convenable dans l'histoire de

[1] Joulin; *Loc. cit.*; page 35 et 38.

cette découverte. Si M. Rollet n'a pas la priorité de l'idée, il a du moins le mérite incontestable d'avoir largement contribué à la répandre parmi les médecins et à la faire accepter par le plus grand nombre des syphiligraphes.

Tandis que ceci se passait à Lyon, la nouvelle doctrine, dont nous avions semé le germe, grandissait à Paris.

Un des élèves les plus distingués de M. Ricord, M. Alfred Fournier, publiait une brochure intitulée : *de la Contagion syphilitique*[1], dans laquelle il adoptait complétement mes idées touchant le mode de transmission des symptômes secondaires de la syphilis. Après avoir rapporté plusieurs faits nouveaux et produit quelques considérations théoriques un peu moins neuves, il est vrai, l'auteur, nous pourrions dire M. Ricord, conclut :

1° *Que les accidents secondaires à forme suppurative sont contagieux ;*

2° *Que le produit de leur contagion est un chancre induré.*

Malheureusement M. Al. Fournier a beaucoup trop négligé la partie historique de son sujet. Il ne cite aucun nom propre ; il se borne à dire que ce résultat est nouveau, « que ce n'est que *tout récemment* QU'IL a été annoncé.... » Cette lacune, dans un travail d'ailleurs très-complet et soigneusement rédigé, ne peut être évidemment que le fait d'un oubli involontaire, qui n'atténue en rien le mérite de l'auteur.

M. le Dr Clerc, grand partisan de la nouvelle doctrine, la professait dans ses cours publics. Mais, ne pouvant en

[1] Brochure in-4°, Paris, 1860.

réclamer sa part, il voulait à tout prix lui trouver une origine devant laquelle dût s'effacer toute prétention contemporaine. C'est dans ce but qu'il publiait, dans le *Moniteur des Hôpitaux* (29 novembre 1860), plusieurs citations laborieusement extraites des ouvrages de Guillaume Rondelet, d'Astruc, de Pierre Fabre, de Petit-Radel, prouvant que ces anciens syphiligraphes avaient vu la syphilis secondaire produire, en se transmettant, des ulcères primitifs. Quel dommage pour M. Clerc que M. le professeur Verneuil n'eût pas encore fait connaître les documents récemment rapportés de Chine par le capitaine Dabry sur l'antiquité de la syphilis chez la race mongole ! Nul doute alors que notre érudit confrère n'eût trouvé le moyen de faire remonter ses citations à six cents ans au moins avant l'ère chrétienne.

Certainement, monsieur Clerc, vos auteurs ont vu la syphilis secondaire se transmettre sous la forme d'ulcères primitifs. G. Babington, B. Bell, Bosquillon et bien d'autres encore l'ont vu également. Il serait étrange, en effet, qu'un fait aussi vulgaire eût complétement échappé à l'attention des observateurs qui nous ont précédés.

Mais — et ceci est le point capital, — aucun de ces observateurs, comme l'a fait judicieusement remarquer M. Alfred Fournier, n'avait considéré ce fait comme un résultat constant, nécessaire. Aucun d'eux n'avait songé à le généraliser, à l'élever à la hauteur d'un principe, d'une loi pathologique.

Or c'est là précisément ce que nous avons fait le premier, et nous n'avons pas d'autre mérite. Mais, si petit que soit ce mérite, nous y tenons, et nous avons l'espoir de le conserver, n'en déplaise, cher confrère, à votre savante érudition.

Vers la même époque, un des médecins les plus distingués de l'Italie, M. Galligo, de Florence, étudiait de son côté la question. Sans se préoccuper de savoir quel est l'auteur de la nouvelle doctrine, M. Galligo veut avant tout s'assurer si elle vraie. Pour cela, une expérience est nécessaire; c'est sur lui-même qu'il la fera. Voici en quels termes, d'une simplicité qui en rehausse encore le mérite, ce courageux médecin rend compte de son expérience :

« Au moment où M. Gibert instituait des expériences à l'Académie de médecine de Paris, je voulus inoculer sur moi-même le pus de plaques muqueuses qui se trouvaient à la lèvre inférieure et aux angles de la bouche d'un de mes clients affecté de phénomènes consécutifs. En effet, ayant recueilli une partie du pus extrait des plaques muqueuses ci-dessus indiquées, j'opérai trois piqûres : une sur la partie moyenne de la région dorsale de mon avant-bras droit, et deux sur la région dorsale et supérieure, près de l'articulation carpo-métacarpienne de la main droite. Seize jours s'écoulèrent sans que rien ne parût; mais au dix-septième jour et aux suivants, si rien ne se déclara à la partie inoculée de la région dorsale de l'avant-bras, il n'en fut pas de même de la région dorsale de la main, sur laquelle se développèrent deux pustules qui ne tardèrent pas à prendre le caractère de deux *chancres indurés* bien distincts et cupuliformes, ainsi que ceux qui ont été décrits par M. Langlebert.

« Je me soumis alors à un traitement par le proto-iodure

de mercure, et je couvris avec du calomélas les deux chancres, qui au bout de trente-trois jours furent guéris, non pas sans laisser une induration de la peau qui aujourd'hui, 11 janvier 1860, tout en n'étant plus indurée, a cependant toujours conservé dans ces deux parties une couleur cuivreuse foncée. »

M. Galligo fait suivre ce récit d'une observation fort intéressante, où l'on voit encore la syphilis secondaire communiquer simultanément à deux personnes des chancres primitifs et indurés.

« Je traitais, dit-il, deux jeunes gens atteints de phénomènes consécutifs, représentés par des ulcérations à la gorge, par des plaques muqueuses aux lèvres, et chez un de ceux-ci, M. G...., par une éruption ecthymateuse; chez l'autre, M. B...., par des plaques muqueuses, des ulcérations au palais, et par une roséole syphilitique. Malgré le conseil que je leur donnai de cesser tout rapport avec deux femmes auxquelles ils étaient liés, ne croyant pas à la transmission des phénomènes secondaires, ils continuèrent leurs rapports avec leurs maîtresses, qui ne tardèrent pas à être affectées de *chancres indurés* très-étendus et cupuliformes aux lèvres, suivis des phénomènes consécutifs les plus graves et les plus caractéristiques. En effet, la maîtresse de M. G...., chez laquelle le chancre induré, d'un caractère infectant, occupait le bord libre et latéral gauche de la muqueuse labiale inférieure, et s'étendait jusqu'à la partie interne de la muqueuse même, fut atteinte d'un engorgement pluriglandulaire avec induration très-forte à la région sous-maxillaire, ensuite de phénomènes consécutifs à la région pharyngienne, et d'un fort engorgement des glandes cervicales postérieures, d'une roséole à la région du thorax, et enfin d'un psoriasis à la paume des mains et à la plante des pieds.

« Malgré le dire de cette fille pour me prouver qu'elle n'avait jamais été atteinte d'aucune affection vénérienne, je voulus faire un examen rigoureux, afin de constater si présentement elle portait des traces d'affections primitives ou des cicatrices qui pussent démontrer leur existence antérieure; mais je ne pus arriver à en découvrir aucune. J'en fis autant à l'égard de la maîtresse de M. B.... (mais sans aucun résultat), chez laquelle le chancre infectant était revêtu des mêmes caractères que celui ci-dessus indiqué, si ce n'est qu'il occupait la partie latérale gauche et un peu médiane de la lèvre supérieure. Il y avait aussi des engorgements pluriglandulaires à la région sous-maxillaire de droite et de gauche, visiblement indurés. Les phénomènes consécutifs étaient analogues à ceux de l'autre cas, mais sans qu'il y eût d'ecthyma. Je prescrivis un traitement général de proto-iodure de mercure, qui amena la complète guérison de la première malade, et une sensible amélioration de la seconde. » (*Gazette hebdomadaire*, 10 août 1860, p. 520.)

Je citerai encore parmi les travaux contemporains relatifs à la loi de transmission de la syphilis secondaire un excellent mémoire de M. Gabalda, dans lequel cet auteur prouve, par de fortes raisons et par deux observations cliniques qui ne laissent rien à désirer, que la lésion initiale résultant de la contagion syphilitique secondaire est un chancre.

Mais, de toutes les adhésions que devait recueillir à son début la nouvelle doctrine, la plus précieuse qu'elle ait eu à enregistrer est celle de M. Cullerier, qui lui apportait à la fois l'autorité du talent et le prestige d'un nom trois fois illustre en syphiligraphie. M. Cullerier, entraîné comme tant d'autres par les séduisantes théories de l'ancienne école du Midi, avait autrefois soutenu le dogme huntérien de la non-contagiosité de la syphilis secondaire; mais, ami avant tout de la vérité, il n'hésita pas à lui sacrifier publiquement son ancienne croyance, dès qu'il fut certain qu'elle n'était pas l'expression fidèle des faits rigoureusement observés. C'est devant la Société de chirurgie, le 19 février 1862, que M. Cullerier donna ce haut exemple de bonne foi scientifique, dans un rapport ayant pour objet l'analyse d'un ouvrage que j'avais présenté à cette société[1]. Nous croyons utile de reproduire ici les parties principales de ce rapport, qui fera époque dans la science, et dans lequel est traitée de main de maître la question de la contagiosité des lésions secondaires de la syphilis.

« Je ne vous rappellerai pas, messieurs, les nombreux débats qu'a soulevés de notre temps la contagiosité de la syphilis secondaire, niée par les uns, affirmée par les autres, avec une ardeur et une conviction égales des deux côtés. Des faits cliniques, et mieux que ces faits, leur interprétation satisfaisante, des expériences hardies et renouvelées malheureusement en assez grand nombre, ont mis fin à tant de discussions, en donnant raison à ceux qui défendaient le dogme de la contagion.

« Maintenant que la question est jugée et que sont éteintes les

[1] *Du chancre produit par la contagion des accidents secondaires de la syphilis*. Première édit. Paris, 1861.

passions qui s'agitaient autour d'elle, on se demande, non sans quelque étonnement, comment elle a pu donner lieu pendant si longtemps à de telles controverses. Sans doute l'observation clinique, en ce qui touche la syphilis, est souvent entourée de grandes difficultés; mais, quelque nombreuses que puissent être ces difficultés, elles ne suffisent pas pour expliquer une aussi complète divergence d'opinions. La raison en est ailleurs. Elle est, suivant moi, dans le peu de précision apporté par les contagionnistes à l'étude et au développement de la question, dans l'obscurité qu'ils n'ont pas su dissiper touchant le principal élément du problème à résoudre.

« Tous, en effet, se bornaient à dire : Les symptômes secondaires de la syphilis sont contagieux ; voici des observations, voici des expériences, regardez et croyez. C'était beaucoup, sans doute, mais cela ne suffisait pas pour entraîner la conviction. Il fallait encore s'expliquer sur les caractères et sur la nature de la lésion transmise, dire sous quelle forme première se manifeste la contagion secondaire, *par quel accident débute la syphilis ainsi communiquée*. C'était là, vous le comprenez, messieurs, le point capital de la question, et cependant aucun auteur ne semblait s'en préoccuper, aucun n'avait dégagé le mystère de cette contagion.

« Privés de cet élément nécessaire, observations et expériences des contagionnistes, si bien faites qu'on les supposât, prêtaient le flanc aux interprétations de leurs adversaires, qui, loin d'en être ébranlés, s'en faisaient une arme pour la défense de leur opinion.

« La doctrine de ces derniers, qui était aussi la mienne, reposait sur ce principe, que la syphilis a constamment le chancre pour point de départ. Le chancre, disions-nous, est à la vérole constitutionnelle ce que la morsure du chien enragé est à l'hydrophobie ; car jamais nous n'avions vu la syphilis débuter d'emblée par ses formes constitutionnelles, l'héréditaire exceptée, bien entendu.

« Les expériences d'inoculation faites par Hunter, en petit

nombre il est vrai, mais reprises et poursuivies sur une large échelle par M. Ricord, à une époque où les caractères des deux variétés de l'ulcère primitif étaient moins connus, nous avaient fait admettre une différence absolue de propriétés entre la matière sécrétée par le chancre et celle des lésions secondaires, la première s'inoculant le plus souvent avec succès sur le malade lui-même, la seconde demeurant presque invariablement stérile.

« De cette différence, que la lancette traduisait ainsi en un fait matériel, évident pour tous, nous avions tiré comme conclusion cet autre principe, que le chancre seul reproduit le chancre.

« La conséquence de ces deux principes nous conduisait forcément à nier la transmission par contagion directe de la syphilis constitutionnelle.

« Le chancre, disions-nous, est le point de départ obligé de la syphilis; or le chancre seul produit le chancre : donc les accidents secondaires ne sont pas contagieux.

« Ainsi appuyée sur l'expérimentation et sur une logique qui avait bien quelque rigueur, notre conviction nous paraissait, devait nous paraître inébranlable. Pour y faire entrer le doute, il eût fallu nous dire, et surtout nous prouver par des faits, que l'une des prémisses de notre raisonnement était fausse. Or c'est ce que ne faisait aucun de nos adversaires. Tous se bornaient, comme je l'ai dit plus haut, à attaquer simplement notre conclusion, en alléguant des observations et des expériences de transmission dont le point de départ, c'est-à-dire l'accident initial, n'était pas indiqué, ou du moins n'était signalé que d'une manière vague et insaisissable.

« Cependant, s'il était absolument vrai que la syphilis débutât toujours par le chancre, était-il également certain que le chancre seul produisît le chancre? Les expériences sur lesquelles M. Ricord avait établi ce dernier principe n'avaient été pratiquées que sur les malades eux-mêmes, répétons-le bien haut à sa louange; car si notre collègue a fait fausse route au point de vue scientifique et si d'autres l'ont suivi dans cette voie, jamais pour appuyer sa doctrine il ne s'est cru en droit de disposer de la santé d'autrui et d'expérimenter sur des sujets bien portants.

« Or le pus des lésions secondaires, inoculé à un individu sain, ne pouvait-il pas lui aussi engendrer le chancre? S'il en était ainsi, la contagiosité de la syphilis constitutionnelle était démontrée, et ce problème si longtemps débattu recevait enfin sa solution la plus acceptable, et, disons-le, la plus conforme à la loi de développement des maladies virulentes, qui toutes commencent invariablement par leurs symptômes initiaux ou prodromiques, quelle que soit la période plus ou moins avancée de la maladie qui en a transmis le germe.

« En effet, si les lésions secondaires de la syphilis sont contagieuses, c'est évidemment parce qu'elles recèlent le virus vénérien; or ce virus, quelle que soit la source où on l'a puisé, est un, et toujours, quant à sa nature, identique avec lui-même. Donc il doit, transporté sur un individu sain, reproduire la série complète des accidents propres à la syphilis, c'est-à-dire la maladie tout entière, en commençant par le chancre, qui en est la première manifestation.

« C'est en 1856 qu'un de nos jeunes confrères, M. le docteur Edmond Langlebert, saisit le premier le fait de la transmission de la vérole secondaire par le chancre. Une seule observation clinique le lui avait révélé; mais telle était sa confiance en cette observation suivie pas à pas, qu'il n'hésita point à l'ériger en une loi pathogénique qu'il formula de la manière suivante : LA SYPHILIS CONSTITUTIONNELLE A CONSTAMMENT POUR POINT DE DÉPART UN CHANCRE INDURÉ, LORS MÊME QU'ELLE A ÉTÉ COMMUNIQUÉE PAR LE PRODUIT D'UN ACCIDENT SECONDAIRE. (*Extrait des procès-verbaux imprimés de la Société médicale du Panthéon*, séance du 13 février 1856.)

« Deux ans plus tard, en 1858, M. Langlebert publia dans le *Moniteur des hôpitaux* un mémoire sur le même sujet, où sont exposées avec détail les premières observations qui aient paru dans la science pour montrer le chancre comme première conséquence de la contagion d'accidents secondaires.

« Depuis ce temps, les observations de ce genre se sont multipliées. Le nouvel ouvrage de M. Langlebert, dont j'ai l'honneur de vous rendre compte, en contient six autres où l'on voit le chancre induré avec sa pléiade ganglionnaire caractéristique prendre naissance à la suite de rapports entre sujets sains et sujets affectés de syphilis constitutionnelle.

« Messieurs, à notre époque d'observation et de libre examen, il est rare qu'une idée nouvelle, lorsqu'elle porte en soi le germe de la vérité, tarde longtemps à se faire jour et à conquérir des adhérents. Aussi celle de M. Langlebert, malgré sa date récente, a-t-elle été l'objet de travaux déjà nombreux, qui ont puissamment contribué à la populariser.

« Parmi ces travaux, je citerai en première ligne, et volontiers je dis hors ligne, le mémoire de M. le docteur Rollet (de Lyon), publié en 1859 dans les *Archives générales de médecine*, mémoire très-remarquable à plus d'un titre, très-bien fait, où les observations sont présentées avec un esprit critique très-judicieux, et dans lequel rien n'a été épargné pour entraîner la conviction.

« Mais, à propos de ce mémoire, je dois signaler un fait qui malheureusement n'est pas sans précédent dans l'histoire des sciences médicales : c'est que M. Rollet paraît vouloir aujourd'hui revendiquer pour lui-même le mérite de la découverte, et qu'il a trouvé quelques amis et des élèves qui lui ont fait écho. M. Rollet, placé à la tête d'un hôpital, et par conséquent sur un plus vaste théâtre que ne l'est M. Langlebert, a pu à son gré étendre la question et envisager la nouvelle doctrine au point de vue clinique et expérimental; il l'a scrutée avec tant de persévérance et avec tant d'ardeur, qu'il a fini par la faire sienne et par croire qu'il en était réellement le père. C'est ainsi que, dans le mémoire dont je parle, M. Langlebert est cité comme il méritait de l'être, et que dans la reproduction toute récente de ce mémoire, qui aujourd'hui fait partie d'un ouvrage plus considérable, on a le regret de constater que le nom de M. Langlebert n'est même plus prononcé. Cependant, il suffit de comparer les dates pour reconnaître immédiatement que la priorité lui revient entière, que le premier il a formulé la loi suivant laquelle se transmet la syphilis secondaire, et le premier aussi en a donné la démonstration clinique. »

IV

Le chancre communiqué par une lésion secondaire diffère-t-il de celui qui dérive d'un accident semblable? — Érosion chancreuse. — Transmission de la syphilis par le sang.

Après avoir établi que la syphilis secondaire se transmet sous la forme d'un chancre primitif et généralement infectant[1], la question suivante devait naturellement se présenter à mon esprit :

Le chancre, est-il toujours, quant à sa forme, identique avec lui-même? Ou bien présente-t-il des différences qui permettraient, jusqu'à un certain point, d'en reconnaître la source, la cause originelle? En d'autres termes, un chancre infectant étant donné, peut-on, d'après sa forme, son aspect, son mode de développement, distinguer s'il provient d'un chancre primitif ou d'une lésion secondaire?

Cette question, dont l'importance est facile à saisir, je me la suis posée dès le moment où j'ai entrevu la loi nouvelle de la transmission de la syphilis. Pendant plusieurs années je n'ai négligé aucune occasion d'étudier compara-

[1] Je dis *généralement*, car d'après quelques observations, trop peu nombreuses encore, il est vrai, pour fixer définitivement ce point de doctrine, je suis porté à croire que des lésions secondaires de la syphilis peuvent, dans certains cas, engendrer également le chancre simple.

tivement les chancres d'après leur origine, et je crois être arrivé à un résultat qui, s'il se confirme, serait d'une haute utilité dans la pratique, et surtout en médecine légale, puisqu'il permettrait, en présence d'un individu portant un chancre infectant, de déterminer, ou au moins de supposer, avec grande probabilité d'être dans le vrai, l'*état syphilitique* de la personne qui le lui aurait communiqué.

Voici, en effet, ce que j'écrivais dans le mémoire que je publiai au mois de décembre 1858, dans le *Moniteur des hôpitaux* (n° 150, page 1194) :

« Remarquons, à l'occasion de ce fait (observation III), que le chancre contracté par notre malade au contact d'une plaque muqueuse, se présentait, comme celui que nous avons décrit dans notre première observation, sous la forme d'une *érosion superficielle*, rouge et indurée. C'est cette forme du chancre infectant qu'un syphiligraphe moderne, M. Bassereau, a désignée sous le nom d'*érosion chancreuse*, et qui, d'après nos observations, serait le plus souvent, sinon toujours, *la conséquence et le signe de la contagion d'un accident secondaire*, particulièrement de la plaque muqueuse[1]. »

Et plus loin, page 1196, à propos du chancre céphalique, que je considère comme étant fréquemment le résultat d'une contagion d'accident secondaire :

« Ajoutons que le chancre céphalique le plus commun, le chancre des lèvres, se présente ordinairement sous la

[1] Cette variété du chancre a été pour la première fois reconnue et décrite par M. H. de Castelnau, mais sans l'indication de son origine. (Voyez le Traité des maladies vénériennes, tome VII de la *Bibliothèque du médecin praticien*, page 184.)

forme d'une érosion superficielle, épithéliale, plus ou moins large et indurée, c'est-à-dire sous la forme qui, selon nous, caractérise *le chancre infectant dû à la contagion d'un accident consécutif*, particulièrement de la plaque muqueuse. »

Ainsi, selon moi, il y aurait possibilité de reconnaître d'une manière générale la source d'un chancre infectant, d'après ses caractères extérieurs :

1° Si le chancre infectant provient de l'inoculation d'un accident secondaire, il sera sous la forme d'une simple *érosion* papuleuse, superficielle, indolente, suppurant peu, à surface lisse, rouge ou grisâtre, plus ou moins large et mal circonscrite; érosion quelquefois fortement indurée, mais le plus souvent parcheminée, ou même, dans quelques cas rares, ne présentant aucune induration sensiblement appréciable.

2° Si le chancre infectant est la conséquence de l'inoculation d'un chancre d'origine primitive, il consistera dans une *ulcération* plus ou moins profonde, à surface granuleuse et grisâtre, fournissant une suppuration abondante, et dont les bords, nettement circonscrits, seront soulevés, ainsi que la base, par une induration volumineuse.

J'ajouterai qu'il résulte de mes observations que le chancre infectant, communiqué par une lésion secondaire, a ordinairement une évolution plus longue que celle qui appartient au chancre infectant transmis par un accident de même ordre. L'une et l'autre variété du chancre infectant s'accompagnent toujours de la pléiade ganglionnaire caractéristique.

Maintenant, est-il possible d'expliquer ces différences dans le mode de développement et dans la forme que présente l'ulcère vénérien, suivant son origine primitive ou secondaire? — Je le crois, et voici, selon moi, quelle en serait la raison.

Le virus syphilitique est *un*; mais, comme l'a dit justement Fernel, il peut offrir des degrés variables d'activité. Or, si les accidents secondaires de la syphilis sont contagieux, ce qui est incontestable, il faut convenir cependant qu'ils le sont beaucoup moins que l'accident primitif, le chancre. Cela tient et ne peut tenir évidemment qu'à des différences dans le mode d'activité des produits de chacun de ces deux ordres de lésion. Il est donc certain que le virus fourni par un accident secondaire est moins actif, moins fort que celui que sécrète l'accident primitif. Ce fait, que l'observation démontre, pouvait être rationnellement prévu; car il est facile de comprendre que le virus, en vieillissant dans l'économie, doit en quelque sorte s'épuiser dans la manifestation de ses effets morbides, et par conséquent perdre de son activité. Apparemment est-ce là une des raisons pour lesquelles la syphilis congénitale, ainsi que M. Diday l'a avancé et prouvé le premier, est douée d'un pouvoir contagieux supérieur à celui de la syphilis constitutionnelle chez l'adulte.

Quoi qu'il en soit, il devra arriver nécessairement que l'effet local du virus syphilitique inoculé varie selon la source où ce virus aura été puisé, c'est-à-dire selon son plus ou moins d'activité.

Ainsi, si l'on inocule le virus affaibli d'une lésion secondaire, le travail morbide sera lent à se produire.

Quinze, vingt, trente jours pourront se passer sans que ce travail se révèle par aucun signe appréciable. Puis apparaîtra, au point contagionné, une rougeur suivie d'un gonflement papuleux, lequel deviendra peu à peu le siége d'une érosion superficielle et d'une induration le plus souvent légère, peu accentuée, de forme parcheminée.

Au contraire, si l'on inocule le virus plus actif d'un chancre infectant d'origine primitive, la réaction inflammatoire sera plus vive, le résultat local plus prompt. En huit, dix ou quinze jours au plus, on verra se produire soit une papule, soit une pustule entourée d'une auréole d'un rouge vif, et qui bientôt fera place à un ulcère plus ou moins creux, grisâtre et fortement induré, à l'*ulcère huntérien*.

Nous avons dit que l'intensité des symptômes généraux de la syphilis est généralement en rapport avec la forme du chancre qui a infecté l'organisme. Il résulte donc de ce qui précède que la syphilis transmise par une lésion secondaire doit être en général moins grave que celle qui a pris sa source au contact d'une lésion primitive. C'est en effet ce que démontre l'observation et ce que prouve l'affaiblissement graduel que la syphilis paraît avoir subie depuis l'époque présumée de son invasion en Europe jusqu'à nous.

Je regrette de ne pouvoir m'étendre davantage sur ce sujet, dont l'étude et la discussion m'entraîneraient en dehors des limites que je me suis imposées. Je renvoie mes lecteurs au dernier ouvrage de M. Diday (*Histoire naturelle de la syphilis*), dans lequel cet éminent syphiligraphe a traité cette question avec tous les détails et tous les développements qu'elle comporte.

Il nous reste, pour terminer ce qui a trait à la contagiosité de la syphilis secondaire, à dire quelques mots de la contagion par le sang. La possibilité de transmettre par ce liquide la plupart des autres maladies virulentes pouvait faire présumer qu'il devait en être de même pour la syphilis. L'expérience a, de nos jours, pleinement confirmé cette présomption. Waller de Prague, 1850, un médecin anonyme du Palatinat en 1856, M. Pellizari (de Florence) en 1862 ont obtenu des résultats positifs par l'inoculation du sang de sujets atteints de syphilis secondaire à des individus sains.

Nous devons dire toutefois que ces résultats n'ont pas été obtenus sans peine, et que si le sang des syphilitiques est contagieux, toujours est-il qu'il possède cette propriété à un degré beaucoup moindre que les matières sécrétées par les lésions mêmes de la syphilis secondaire (plaques muqueuses, érosions, ulcérations, vésicules, pustules, etc.). Sur une trentaine d'expériences, trois seulement ont réussi, et encore a-t-il fallu, pour arriver à ce résultat s'entourer de précautions minutieuses, et, au lieu d'inoculer à la lancette, appliquer et laisser à demeure des tampons de charpie imbibée de sang sur de larges surfaces dénudées de leur épiderme. Ajoutons que cette contagiosité du sang, déjà si faible dans la période secondaire de la syphilis, diminue graduellement à mesure que la diathèse vieillit et qu'elle cesse complétement dans la période tertiaire. De nombreuses expériences tentées, par M. Diday, ont mis ce fait hors de doute.

VIII

SYPHILIS SECONDAIRE.
PÉRIODE PRODROMIQUE. — SYPHILIDES.

I

Période prodromique de la syphilis. — Premiers symptômes de l'infection générale. — État du sang.— Chloro-anémie. — Céphalée, douleurs rhumatoïdes. — Paralysie de quelques nerfs crâniens.

Entre l'accident primitif, le chancre, et l'apparition des lésions secondaires de la syphilis, il s'écoule un certain temps dont la durée peut varier de cinq ou six semaines à quatre mois, rarement plus[1]. Pendant ce temps l'ulcère se cicatrise, et il peut arriver que le malade ne soit averti par aucune sensation du danger qui le menace. Mais hâtons-nous de dire que tel n'est pas le cas ordinaire. Le plus généralement divers symptômes se manifestent, qui décèlent la délétère influence que déjà le virus exerce sur l'économie, symptômes dont l'ensemble caractérise ce qu'on appelle la *période prodromique* de la syphilis.

[1] M. Ricord a autrefois fixé à *six mois* la limite extrême de ce délai. Mais il est excessivement rare que les manifestations de la syphilis secondaire se fassent si longtemps attendre.

Peu de temps après l'infection, les malades éprouvent une faiblesse générale, une lassitude inaccoutumées. Ils pâlissent; leur teint devient terreux, quelquefois jaunâtre et ictérique; les yeux semblent s'enfoncer dans leurs orbites, et s'entourent d'un disque bleuâtre, violacé; en un mot, l'expression du visage est mauvaise et annonce le travail morbide qui s'accomplit dans l'organisme. Chez les uns, la sensation de fatigue peut être poussée à ce point que le moindre exercice musculaire leur est à charge; ils se plaignent de palpitations, de vertiges et d'éblouissements passagers. Si l'on applique le stéthoscope sur les carotides, on constatera souvent du bruit de souffle dans ces vaisseaux.

Ces divers symptômes coïncident toujours, ainsi que l'ont démontré de nombreuses analyses faites par M. Grassi, avec une diminution considérable des globules du sang, diminution qui peut varier d'un septième à presque la moitié de la quantité normale! C'est donc une véritable chloro-anémie qui se produit à cette première phase de la vérole.

Cet état s'accompagne, chez beaucoup de malades, de douleurs névralgiques, qui tantôt s'irradient sur toute la surface du crâne, tantôt se fixent dans l'une de ses régions, soit au-dessus des orbites, aux tempes et particulièrement vers l'occiput. Ces douleurs, qui constituent ce qu'on appelle la *céphalée* prodromique, sont continues ou intermittentes, et, dans ce dernier cas, se manifestent surtout pendant la nuit. Bientôt d'autres douleurs se font sentir dans le tronc et dans les membres. Ce sont les douleurs dites *rhumatoïdes*, dont le siége habituel est au voisinage des articulations, à l'épaule, au coude, à la hanche, au genou ainsi qu'aux régions cervicale, lombaire et sternale. Elles sont diurnes ou plus souvent nocturnes, et semblent alors augmenter par la chaleur du lit. Leur marche est vague et erratique, elles passent sans transition d'une région à une autre. La pression et les mouvements musculaires exécutés avec lenteur les calment ordinairement, ce qui les distingue des douleurs rhumatismales ordinaires, que la moindre pression, le plus petit mouvement exaspèrent.

A cet âge de la syphilis les ganglions cervicaux s'engorgent fréquemment. Quelques auteurs, et particulièrement M. Cullerier, ont prétendu que ces engorgements sont toujours symptomatiques de quelque lésion du cuir chevelu. Cela peut être vrai généralement, mais ne l'est pas d'une manière constante. Bien souvent j'ai observé des adénites cervicales, alors que le cuir chevelu était parfaitement intact. Ces adénites sont dures, indolentes et, comme celles qui accompagnent le chancre infectant ne suppurent presque jamais.

C'est encore à cette époque de la maladie qu'on a rapporté la paralysie de certains nerfs crâniens : du moteur oculaire commun, du moteur oculaire externe, et du nerf facial.

Je n'ai observé qu'une seule fois la paralysie de ce dernier nerf, et encore n'oserais-je pas affirmer qu'elle était sous la dépendance exclusive de la syphilis. Toujours est-il que ces paralysies, si elles existent réellement, sont excessivement rares, ce qui justifie jusqu'à un certain point l'opinion de ceux qui ne voient dans cet accident, considéré relativement à cette période de la syphilis, qu'une simple coïncidence et nullement un rapport de cause à effet.

Quelques auteurs placent encore parmi les accidents prodromiques de la syphilis l'*alopécie*, ou chute temporaire des cheveux. Cet accident est souvent, en effet, très-précoce. Mais on l'observe plus généralement comme lésion concomitante des éruptions secondaires de la peau et des muqueuses. Aussi nous paraît-il plus convenable de ne les décrire que lorsque nous aurons étudié ces éruptions, ce qui va faire l''objet du chapitre suivant.

II

Syphilides. — Historique. — Caractères généraux des syphilides. — Couleur. — Forme. — Absence de réaction locale. — Polymorphie. — Tendance à l'ulcération. — Classification des syphilides.

Vers la fin du quinzième siècle, lors de l'épidémie qui exerça en Italie de si grands ravages, les éruptions cutanées furent la forme principale sous laquelle la vérole parut se manifester, ou du moins celle qui frappa le plus les observateurs de ce temps.

Les descriptions qu'ils nous en ont laissées sous le nom de *Morbus pustularum*, descriptions dont les sombres couleurs valurent à la syphilis la dénomination de *grosse vérole*, sont cependant loin d'offrir le tableau complet des dermatoses vénériennes. La plupart sont vagues, confuses, et c'est à peine si, çà et là, on y rencontre quelques tentatives ayant pour but de spécialiser ces affections, de les distinguer par quelques caractères particuliers des autres maladies de la peau. Tous les médecins qui, pendant trois siècles, s'occupèrent de ce sujet sont à peu près restés dans le même vague, se bornant à copier plus ou moins fidèlement leurs devanciers, et confondant, comme eux, sous le nom générique de pustules, les diverses formes que présentent ces productions morbides.

C'est Alibert qui le premier, en 1822, apporta l'ordre et la clarté dans ce chaos. Établissant une séparation radicale entre les éruptions ordinaires et celles qui reconnaissent pour cause la vérole, il réunit ces dernières en un groupe naturel, en une famille qu'il désigna sous le nom de *syphilides*, dénomination heureuse qui est restée dans la science, premier pas dans une voie qui plus tard devait conduire à l'édification d'une doctrine complète, à la fois pratique et philosophique des dermatoses.

A part certaines éruptions accidentelles produites par des agents extérieurs ou des parasites, toutes les maladies de la peau, si variées et si diverses de forme, reconnaissent pour cause une diathèse. Non-seulement la syphilis, mais encore la scrofule, la dartre, l'arthritis, peuvent engendrer ces affections, en donnant à chacune d'elles des caractères qui permettent d'en reconnaître l'étiologie. C'est en se fondant sur cette vérité, qu'un dermatologue éminent, M. Bazin, a, de nos jours, complété l'œuvre d'Alibert, en ajoutant à la famille des syphilides celles des *scrofulides*, des *dartres*, des *arthritides*, qui, avec les éruptions accidentelles et parasitaires, composent la grande classe des affections cutanées.

Ne pouvant entrer dans plus de détails sur ce sujet,

nous renvoyons nos lecteurs aux livres de M. Bazin, où ils trouveront la nouvelle doctrine exposée avec tous les développements qu'elle comporte.

Le virus syphilitique est la cause déterminante, *sine qua non*, des syphilides. Mais à côté de cette cause nécessaire, se placent certaines conditions ou influences extrinsèques qui peuvent en favoriser la production.

Le jeune âge y prédispose; la syphilis infantile se traduit surtout par des lésions de cette nature. Les jeunes gens y sont plus sujets que les adultes, et surtout que les vieillards. Les femmes, en raison sans doute de la finesse de leur peau et de la mollesse de leurs tissus, en sont plus souvent atteintes que les hommes.

Une mauvaise hygiène, l'abus de boissons alcooliques, les écarts de régime, l'usage des salaisons, de la charcuterie, les affections morales, la tristesse, la frayeur, sont encore autant de causes prédisposant aux syphilides, comme à toutes les éruptions cutanées. Il en est de même de la malpropreté, des brusques variations de la température, des climats chauds, de l'embarras gastrique, du mauvais état des voies digestives, et plus particulièrement d'une constitution débile, strumeuse ou seulement lymphatique. On les a aussi attribuées au mercure. Erreur singulière et malheureusement trop répandue, qui fait imputer au remède les effets du mal! Cet agent n'est certainement pas inoffensif, et nous verrons, quand nous nous occuperons de ses propriétés physiologiques, les accidents auxquels il donne lieu. Mais il ne faut pas le rendre responsable des troubles morbides dont il est bien innocent, et qui appartiennent essentiellement à la maladie. Loin de produire les syphilides, le mercure en est le modificateur par excellence; il est le médicament le plus puissant qu'on puisse employer pour les combattre.

Les syphilides peuvent affecter presque toutes les formes qui appartiennent aux maladies de la peau en général. Mais, en dehors des symptômes communs qui les rapprochent des autres dermatoses, elles offrent des caractères propres, des différences d'aspect qui en font, comme nous l'avons dit, une famille à part, un groupe naturel distinct et facile à reconnaître. Étudions ces caractères.

Et d'abord la couleur. Pour un médecin qui a observé beaucoup de syphilides, ces éruptions présentent une coloration particulière; leur teinte a quelque chose de pathognomonique. On a cherché à définir cette nuance, qui semble résulter d'un mélange de jaune et de rouge, et qui dépend en partie d'altérations ou de modifications spéciales de la matière pigmentaire. Fallope la comparait à de la chair de jambon fumé; Swédiaur, à du cuivre. Cette dernière comparaison a prévalu, et l'on dit encore aujourd'hui que les taches syphilitiques ont une teinte *cuivrée*.

Les syphilides ont un aspect triste et sombre. Comparez sous ce rapport la roséole syphilitique à la petite rougeole ou à la scarlatine. Ici l'éruption est d'un rouge vif, ardent; là, au contraire, elle est d'un rouge fade, pâle et comme effacé.

On a dit que cette coloration des syphilides manquait

souvent dans les éruptions précoces; c'est une erreur. On la retrouve partout; plus accentuée peut-être dans les éruptions tardives, mais toujours assez marquée, même dans les formes les plus légères, pour fournir au praticien expérimenté un signe presque infaillible de diagnostic.

Les éruptions syphilitiques affectent généralement une disposition arrondie. Non-seulement les divers éléments qui les constituent présentent par eux-mêmes la forme circulaire, mais encore on les voit se grouper entre eux de manière à décrire des cercles, des croissants, des ellipses, etc. Cette tendance des syphilides à prendre un aspect géométriquement circulaire n'a pas encore été expliquée. Elle ne paraît pas exclusivement dépendre de leur cause spéciale, car on la retrouve dans quelques autres maladies de la peau étrangères à la syphilis, par exemple dans l'herpès circiné vulgaire et dans certaines formes dartreuses ou appartenant aux scrofulides.

Ce caractère n'est donc pas absolument pathognomonique des syphilides. Mais on peut dire cependant qu'il s'y rencontre d'une manière beaucoup plus fréquente que dans les autres groupes de dermatoses.

Un des meilleurs signes distinctifs des syphilides est l'absence complète de réaction locale. Tandis que le prurigo, l'eczéma, le plus simple érythème, s'accompagnent de démangeaisons souvent intolérables, les éruptions syphilitiques n'excitent jamais ni douleur ni prurit. Il est des malades qui, couverts de taches vénériennes, ne se douteraient pas de leur état s'ils étaient aveugles; souvent même c'est le médecin qui, le premier, s'en aperçoit.

Leur attention n'est éveillée par aucune sensation particulière, à moins toutefois que l'éruption n'ait pour siége des parties couvertes de poils, comme le cuir chevelu, le sternum, le pubis, etc. Mais, à part ces exceptions, les syphilides ne font généralement éprouver aucune démangeaison. Cette particularité est due sans doute à leur peu d'acuité, à leur marche ordinairement lente et chronique.

Les syphilides ont une certaine tendance à la polymorphie. Il n'est pas rare de voir plusieurs lésions différentes, taches, papules, squames, etc., se produire simultanément sur le même individu. Souvent aussi ces éruptions se métamorphosent et passent successivement d'un état à un autre, ce qui n'arrive que très-rarement pour les autres affections de la peau, dont les formes élémentaires restent ordinairement les mêmes, quelles que soient l'étendue et la durée de l'éruption.

Certaines formes de syphilides déterminent sur la peau de profondes ulcérations. Si l'on détache, par exemple, la croûte d'une pustule d'ecthyma, on découvre un ulcère entamant en totalité ou en partie l'épaisseur du derme, à bords taillés à pic, à fond grisâtre, pultacé, ulcère que produisent également le rupia, le pemphigus, les tubercules, et, en général, toutes les syphilides à tendance suppurative. Ce caractère, il est vrai, appartient aussi à quelques éruptions pustuleuses ou tuberculeuses étrangères à la vérole; mais il est beaucoup plus constant et plus marqué dans les syphilides que dans toutes les autres dermatoses.

Ces ulcérations syphilitiques, que l'on pourrait appeler

secondaires, sont souvent très-tenaces. Elles sécrètent un pus virulent, dont l'inoculation sur un individu sain reproduit le chancre et la vérole. Ce pus, généralement très-épais, forme en se desséchant des croûtes volumineuses, d'un brun verdâtre, et très-adhérentes, auxquelles succèdent de profondes cicatrices, qui, pendant longtemps, conservent une coloration sombre et cuivrée. Peu à peu cependant cette coloration finit par s'effacer, et alors elle fait place à une teinte d'un blanc mat, couleur ordinaire de toutes les cicatrices.

A côté de ces syphilides ulcéreuses, il en est d'autres qui ont, au contraire, une tendance plastique. On voit des papules, des tubercules syphilitiques se résorber et disparaître sans aucune suppuration. Mais, presque toujours cependant, ces éruptions laissent après elles des taches, des macules brunâtres qui ne s'effacent qu'à la longue, et qui même, lorsqu'elles occupent les membres inférieurs, peuvent être indélébiles. Quelquefois il arrive que ces papules ou ces tubercules déterminent en se résorbant une atrophie partielle du derme, et alors, au lieu d'une simple tache, c'est une dépression cicatricielle qui leur succède.

La marche des syphilides, avons-nous dit, est essentiellement chronique. Si l'on excepte quelques syphilides précoces, qui disparaissent assez rapidement, leur durée est généralement longue, et leur résistance aux agents thérapeutiques d'autant plus grande, qu'elles appartiennent à une période plus avancée de la maladie. Toutefois la guérison est leur terminaison la plus ordinaire, ce qui les différencie d'une foule d'autres maladies cutanées, et en particulier de la dartre, dont l'incurabilité est malheureusement un des traits pathognomoniques. Ainsi, pour n'en citer qu'un exemple, le psoriasis syphilitique disparaît en quelques semaines; qui jamais a vu guérir le psoriasis dartreux?

Les caractères que nous venons d'indiquer suffisent, dans la plupart des cas, pour établir une distinction facile entre les syphilides et les autres dermatoses. Leur couleur jaunâtre ou cuivrée, leur forme arrondie, l'absence de prurit ou de tout autre signe de réaction locale, leur marche chronique ou subaiguë, l'aspect des croûtes, des ulcérations, des macules, ne laisseront que bien rarement dans le doute un praticien exercé. Si cependant, dans certains cas exceptionnels, le diagnostic présentait quelques difficultés, il faudrait alors interroger le malade sur ses antécédents morbides, s'aider des phénomènes concomitants, examiner avec soin toutes les régions où d'autres lésions syphilitiques peuvent coexister ou avoir laissé des traces. La cicatrice d'un chancre, une induration persistante, l'engorgement multiple des ganglions voisins de l'ulcère primitif, une adénite cervicale, l'alopécie, les lésions secondaires de la gorge, de l'anus, etc., sont autant de symptômes dont la présence permettra presque toujours de rattacher l'éruption douteuse à sa véritable cause.

Les syphilides, avons-nous dit, forment, dans la grande classe des maladies de la peau, une famille naturelle. Cette famille, comme tous les groupes analogues créés en botanique et en zoologie, peut se subdiviser en un certain nombre de genres, d'espèces ou de variétés, se rattachant à la famille par leurs caractères généraux, et se distinguant les uns des autres par leurs caractères particuliers. Étudions maintenant le mode suivant lequel on les a distribuées.

Tous les auteurs antérieurs à Alibert n'avaient établi aucune distinction vraiment scientifique entre ces diverses éruptions, que la plupart confondaient avec les autres dermatoses sous la dénomination vague de pustules. Alibert, en leur imposant le nom de syphilides fit faire à leur étude un pas immense. Ce n'était qu'un nom, il est vrai, mais ce nom les séparait nettement de toutes les autres maladies cutanées et les désignait, par là, à l'investigation des observateurs. Ceux qui savent quelle influence les nomenclatures exercent sur le progrès des sciences comprendront aisément le service rendu par Alibert. N'est-ce pas grâce à son langage que la chimie a fait, depuis la fin du dernier siècle, de si grands progrès et de si importantes conquêtes. Autant son étude est aujourd'hui simple, facile et répandue, autant elle était obscure et confuse avant l'avénement de Lavoisier, qui, en lui donnant sa nomenclature, la tira du chaos dans lequel elle était plongée. Ainsi fit Alibert pour la dermatologie syphilitique.

Peu de temps après, Biett, collègue d'Alibert à l'hôpital Saint-Louis, eut le premier l'idée de classer les syphilides en leur appliquant la méthode que Willan avait imaginée pour la distribution générale des maladies de la peau. Cette méthode, exclusivement fondée sur les formes élémentaires de ces diverses éruptions, a été adoptée par la plupart des syphiligraphes. C'est elle que nous suivrons également, avec quelques légères modifications, comme étant, à notre avis, beaucoup plus simple et plus claire que celles qui ont été depuis proposées.

La classification de Willan, appliquée à l'ensemble de la pathologie cutanée, a sans doute le grave inconvénient de réunir des maladies essentiellement différentes de nature et d'origine. C'est plutôt, à ce point de vue, un système artificiel qu'une méthode proprement dite. Mais appliquée seulement aux syphilides, elle ne présente plus cet inconvénient, et elle devient alors le guide le meilleur et le plus sûr que l'on puisse adopter pour leur étude.

Considérée d'une manière générale, la famille des syphilides forme d'abord deux tribus : les syphilides *sèches*, plastiques ou à tendance résolutive, et les syphilides *humides*, suppurantes et ulcéreuses.

Les premières annoncent ordinairement une vérole légère, plus récente, moins invétérée; les secondes, au contraire, sont l'indice d'un état plus grave. Ces différences, ainsi que nous l'avons dit plus haut, nous paraissent dépendre principalement de la qualité du virus inoculé; mais elles peuvent tenir aussi au tempérament ou à la constitution du malade. En supposant une action égale de la part du virus, il est certain que chez des individus sanguins, nerveux ou bilieux, les syphilides affecteront plus généralement des formes sèches, plastiques, tandis que chez des sujets à constitution molle, lymphatique ou strumeuse, elles auront plus de tendance à la suppuration.

Ces deux tribus se subdivisent chacune en plusieurs genres et ceux-ci en espèces ;

Les SYPHILIDES SÈCHES renferment quatre genres :

1° Les SYPHILIDES ÉRYTHÉMATEUSES OU EXANTHÉMATIQUES, caractérisées par une éruption de tâches cutanées, distinctes les unes des autres, sans saillie ou très-légèrement saillantes.

2° Les SYPHILIDES PAPULEUSES, qui se développent à la surface du derme, où elles se présentent sous la forme de petits boutons solides, durs et arrondis ;

3° Les SYPHILIDES SQUAMEUSES, constituées par des squames ou écailles épidermiques plus ou moins larges.

4° Les SYPHILIDES TUBERCULEUSES SÈCHES, formées par un bouton plein, sec, dur, développé dans l'épaisseur du derme, et qui se termine par résolution.

Les SYPHILIDES HUMIDES comprennent aussi quatre genres :

1° Les SYPHILIDES VÉSICULEUSES, caractérisées par un petit soulèvement de l'épiderme rempli de sérosité ;

2° Les SYPHILIDES BULLEUSES, qui ne diffèrent des précédentes que par l'étendue plus grande du soulèvement épidermique ;

3° Les SYPHILIDES PUSTULEUSES, qui simulent, quant à l'aspect, de véritables vésicules, mais dans lesquelles la sérosité est remplacée par du pus ;

4° Les SYPHILIDES TUBERCULEUSES HUMIDES, constituées par des tubercules qui, au lieu de se terminer par résolution, se ramollissent et suppurent.

Voici le tableau synoptique des diverses espèces[1] que renferme chacun de ces genres.

		GENRES.	ESPÈCES.
SYPHILIDES.	SYPHILIDES SÈCHES.	Syphilides érythémateuses.	Roséole. Érythème papuleux.
		Syphilides papuleuses.	Syphilide lenticulaire. Lichen syphilitique.
		Syphilides squameuses.	Psoriasis syphilitique. Psoriasis palmaire.
		Syphilides tuberculeuses.	Syphilide tuberculo-plastique.
	SYPHILIDES HUMIDES.	Syphilides vésiculeuses.	Syphilide varicelliforme.
		Syphilides bulleuses.	Pemphigus. Rupia.
		Syphilides pustuleuses.	Ecthyma. Acné. Impétigo.
		Syphilides tuberculeuses.	Syphilide tuberculo-crustacée perforante. Syphilide tuberculo-crustacée serpigineuse.

Étudions maintenant une à une chacune de ces espèces.

[1] Le mot *espèce* n'a pas ici la même valeur qu'en botanique ou en zoologie. Il n'indique qu'une similitude complète dans la forme, l'aspect, la marche, etc., de l'éruption; mais il n'implique nullement, comme pour les espèces animales et végétales, la faculté de se reproduire, en conservant toujours le même type. Par exemple, une syphilis communiquée par le pus d'un ecthyma ne reproduira pas nécessairement un ecthyma; elle pourra se manifester par une roséole, un lichen, un impétigo ou toute autre espèce différente de celle qui lui a donné naissance.

III

Première tribu : syphilides sèches. — Roséole. — érythème papuleux. — Syphilide lenticulaire. — Lichen. — Psoriasis syphilitique. — Psoriasis palmaire. — Syphilide tuberculo-plastique.

Première tribu. — SYPHILIDES SÈCHES.

1er genre. — Syphilides érythémateuses. — Ce genre comprend deux espèces : la *roséole* et l'*érythème papuleux*.

Roséole. — La roséole est la plus commune et la plus précoce de toutes les syphilides. Elle suit ordinairement de très-près l'accident primitif, avec lequel elle peut être même concomitante. Quelques auteurs ont prétendu que cette éruption ne manque jamais. C'est, je crois, aller un peu trop loin. Pour mon compte j'ai eu plusieurs fois l'occasion d'observer des syphilitiques qui n'ont certainement jamais eu la roséole. Mais, à part de rares exceptions, on doit convenir que cette syphilide se produit dans l'immense majorité des cas.

La roséole peut se manifester sur toute la surface du corps. Il est cependant certaines régions qu'elle semble préférer. C'est ainsi qu'elle envahit généralement le ventre et la base de la poitrine, puis la face interne des membres supérieurs et le visage. Elle se montre plus rarement sur la région sternale et sur les membres inférieurs.

Quand cette éruption est confluente, très-accentuée, et surtout quand son évolution est rapide, elle peut donner lieu à un certain trouble général. Les malades éprouvent du malaise, de l'abattement, de l'anorexie, une accélération des pulsations artérielles, en un mot, un mouvement fébrile qu'on a appelé fièvre syphilitique. Cet état néanmoins se dissipe bientôt; la poussée spécifique y met un terme, et il ne saurait en aucune manière être comparé à la violence des pyrexies qui précèdent et accompagnent les exanthèmes inflammatoires, la rougeole ou la scarlatine. Ajoutons qu'il est tout à fait exceptionnel, et que dans presque tous les cas, la roséole syphilitique ne donne lieu à aucune réaction générale, ni même locale.

La roséole est caractérisée par de petites taches rosées, disparaissant en totalité ou en partie par la pression du doigt, particulièrement chez les individus blonds et dont la peau est très-blanche. Sa couleur est plus effacée, et tire sur le jaune chez les sujets dont la peau est brune. Dans ce cas, le nom de *flavéole* lui conviendrait beaucoup mieux que celui qu'elle porte. Malgré l'abondance des macules, dont l'assemblage très-confluent simule une espèce de marbrure, un œil exercé parviendra toujours à distinguer la prédominance de la forme circulaire; très-souvent il pourra constater, à travers ce réseau plus ou moins ramifié, des anneaux, des huit de chiffre, des ellipses, etc.

Accentuée ou peu marquée, confluente ou discrète, la roséole, comme toutes les syphilides, n'excite aucun prurit, aucune démangeaison, à tel point que le malade, qu'aucune impression ne sollicite, ne s'aperçoit souvent que fort tard de l'invasion à laquelle il est en proie. Quelquefois même c'est le médecin qui le premier en constate l'existence.

Cette éruption persiste pendant quelques semaines, puis elle disparaît, tantôt sans laisser aucune trace de son pas sage, tantôt en donnant lieu à de légères desquamations furfuracées. Mais si les taches roséoliques s'effacent promptement, elles se reproduisent en revanche, avec une extrême facilité. On les voit reparaître sous la seule influence du froid produit par l'évaporation de l'eau, à la suite d'un bain. Mille autres circonstances favorisent leur récidive. Les excès de boisson, la fatigue, les veilles, les émotions vives sont tout autant de causes de leur développement réitéré.

J'ai dit que la roséole est une syphilide précoce. Cependant je l'ai vue, dans quelques cas, se produire à des époques assez éloignées de l'accident primitif. Chez quelques-uns de mes malades, elle ne s'est montrée, pour la première fois, que six mois, un an et même dix-huit mois après l'invasion de la vérole. Mais ces manifestations tardives sont de très-rares exceptions.

Le diagnostic de la roséole est des plus faciles. L'absence de chaleur, d'ardeur, de cuisson la feront toujours distinguer des autres érythèmes, de ceux qui résultent surtout de l'application de corps irritants. On ne la confondra pas davantage avec les *éphélides* ou taches hépatiques (*pithyriasis versicolor*) d'un jaune pâle ou brunâtre, qui chez beaucoup d'individus se répandent, principalement pendant l'été, par plaques irrégulières et plus ou moins larges, sur la poitrine et autour du cou. Ces plaques sont souvent le siége de légères démangeaisons, et donnent lieu à une desquamation furfuracée, dont les pellicules renferment un champignon microscopique, connu sous le nom d'*épidermophyton* ou *microsporon furfur*.

Quelques auteurs ont décrit comme roséole syphilitique

une éruption que provoque parfois l'usage du cubèbe et du copahu, éruption que M. Cazenave a cru devoir attribuer à la blennorrhagie, et qui lui a fait admettre l'existence d'une uréthrite virulente. Mais si l'on examine avec soin les plaques roséoliques dues au copahu, ou plus rarement au cubèbe, on remarque qu'il existe entre cet érythème et la roséole syphilitique de nombreuses et notables différences. Tandis que la roséole syphilitique est d'un rose pâle ou jaunâtre, qu'elle est parfaitement indolente, le pointillé papuleux qui succède à l'ingestion de ces résines est d'un rouge foncé, et s'accompagne toujours de sensations très-vives. Les régions qui en deviennent le siége, et plus particulièrement la face dorsale des mains et des pieds, où il se manifeste ordinairement d'une façon plus confluente, sont tourmentées par des démangeaisons et des picotements douloureux qui rappellent assez bien les pénibles impressions éprouvées dans l'urticaire. Et ce qui prouve mieux encore que cette éruption n'a rien de commun avec la diathèse syphilitique, et qu'elle est uniquement provoquée par l'action du copahu ou du cubèbe, c'est qu'elle disparaît, et avec elle tous les phénomènes qui l'accompagnent, dès qu'on suspend l'usage de ces médicaments.

Certains signes concomitants, qui rarement font défaut, concourent également à révéler la nature syphilitique de la roséole. Très-souvent, en effet, cette éruption se montre avant la disparition du chancre ou la résolution de la pléiade ganglionnaire. Mais si ces deux antécédents morbides se sont effacés, sans qu'aucun vestige ne révèle leur existence antérieure, d'autres caractères viendront encore éclairer le médecin. L'alopécie, la céphalée, les douleurs rhumatoïdes, l'ensemble des symptômes précurseurs de la vérole, des plaques muqueuses aux lèvres, à la gorge, etc. dissiperont tous les doutes, et permettront une appréciation exacte de l'éruption suspecte.

Le pronostic de la roséole, considérée comme simple maladie de peau ne présente aucune gravité. Cette syphilide est la plus légère et la plus bénigne de toutes. Mais si par elle-même elle n'offre qu'une minime importance; si elle cède facilement et disparaît sans laisser de traces persistantes, sans altérer la texture du derme ; si elle n'excite aucune sensation pénible, si, en un mot, aucun de ses symptômes, n'est de nature à inspirer la crainte, elle doit éveiller par sa cause l'attention et la sollicitude du médecin. Comme toutes les syphilides, elle décèle la puissance et l'action du virus vénérien dans l'économie, et sous ce rapport elle est d'une gravité extrême. Il y a péril en la demeure, et on ne saurait trop se hâter de conjurer le danger qui menace.

Érythème papuleux. — L'érythème papuleux occupe les mêmes régions que la roséole, c'est-à-dire le ventre, la base de la poitrine et la face interne des membres. Cette éruption est précoce, et elle remplace la roséole chez certains individus. Elle est caractérisée par de petites plaques ou taches arrondies d'un centimètre de diamètre environ, d'un rouge jaunâtre ou cuivré, disparaissant incomplétement sous la pression du doigt. Cet érythème a été appelé papuleux, parce qu'il forme de légères saillies à la surface de la peau, saillies que l'on peut facilement sentir au toucher, mais qui toutefois sont beaucoup moins sensibles, moins bien accusées que dans certaines éruptions que nous étudierons bientôt.

La nature, comme a dit Linnée, ne va ni par sauts ni par bonds, *natura non facit saltus;* elle ne passe jamais brusquement et sans transition d'une forme à une autre; elle a établi entre toutes ses œuvres une chaîne continue qui les relie et les groupe dans un ensemble harmonique. Les maladies elles-mêmes ne font pas exception à cette loi, et l'érythème papuleux n'est, pour ainsi dire, que le passage et le trait d'union de la forme exanthématique à la forme papuleuse proprement dite.

Cette syphilide est le plus souvent disséminée et éparse sur la surface cutanée, quelquefois cependant elle est confluente. Sa durée est limitée à quelques semaines, puis elle s'efface et disparaît. L'érythème papuleux peut bien laisser après lui quelques squames légères, il peut bien reparaître quelquefois, alors qu'on le croyait éteint; mais il n'en est pas moins l'une des syphilides les plus bénignes, se terminant vite, n'altérant en aucune façon la texture de la peau, et dont le pronostic local est aussi peu grave que le diagnostic en est facile.

2e genre. — SYPHILIDES PAPULEUSES. — Ce genre renferme, comme nous l'avons vu, deux espèces : la *Syphilide lenticulaire* et le *Lichen syphilitique.*

Syphilide lenticulaire. — La syphilide lenticulaire peut envahir tout le corps; on l'observe successivement ou simultanément dans toutes les régions. Cependant elle se manifeste de préférence sur le tronc, sur les membres supérieurs, à la nuque, dans le cuir chevelu et sur le front, où elle forme la variété la plus commune de ce qu'on a poétiquement appelé la *couronne de Vénus.*

Cette éruption qui, comme la roséole, peut dans quelques cas s'accompagner d'un mouvement fébrile, selon qu'elle est plus ou moins vive et confluente, se développe le plus souvent sans exciter aucun symptôme de réaction générale ou locale. Les papules qui la constituent, et dont le volume varie de la grosseur d'un grain de chènevis à celle d'une lentille, ce qui lui a valu le nom qu'elle porte, sont constituées par des boutons saillants, durs, secs, élastiques, ne suppurant jamais et ayant pour base la surface extérieure du derme. Leur nuance, souvent rosée au début de l'éruption, ne tarde pas à se foncer et à prendre une teinte qui oscille entre le jaune bistre et le rouge cuivré. Souvent elles sont entourées par une auréole de même couleur.

Tantôt ces papules se développent par poussées successives; tantôt elles se produisent tout à coup et envahissent simultanément de grandes surfaces, où elles se disséminent çà et là et sans ordre. Il n'est pas rare cependant de les voir se réunir en groupes distincts et former par leur assemblage des courbes variées. Elles affectent, dans quelques cas, une disposition très-curieuse, et qui rappelle jusqu'à un certain point la configuration d'un système planétaire : plusieurs papules se développent à une petite distance l'une de l'autre et décrivent un orbe parfait autour d'une papule centrale généralement un peu plus grosse qu'elle. J'ai observé un malade sur le dos duquel se dessinaient, avec une régularité presque mathématique, huit ou dix groupes de ce genre.

Ces papules se recouvrent quelquefois d'une pellicule blanchâtre. L'épiderme s'altère, meurt et s'exfolie, en donnant lieu à une petite squame, sous laquelle gît une tache d'un rouge cuivré. Ce caractère n'est pas rare, et, ici encore, il établit une transition entre la syphilide papuleuse et la syphilide squameuse; ce n'est point du psoriasis, mais c'est la forme qui y conduit.

La syphilide lenticulaire est assez précoce; elle se manifeste généralement dans les trois premiers mois qui suivent l'infection. Sa marche est chronique et sa durée toujours longue. Les papules, après un *statu quo* de plusieurs semaines ou de plusieurs mois, s'affaiblissent peu à peu et disparaissent. Mais elles laissent presque toujours après elles des taches longtemps persistantes, et quelquefois même des dépressions de la surface du derme, qui simulent de petites cicatrices, et que le travail de réparation organique qui succède à l'éruption ne parvient pas toujours à effacer.

La syphilide lenticulaire peut borner son étendue à la paume des mains et à la plante des pieds, ou n'occuper que l'une ou l'autre de ces deux régions, la première plus souvent que la seconde. Elle prend alors un aspect particulier, et se présente sous la forme de petites taches brillantes, d'un rouge cuivré ou violacé, souvent recouvertes de squames grisâtres et de consistance cornée. Cette variété s'observe assez fréquemment et offre beaucoup de ténacité, surtout chez les individus exerçant une profession manuelle qui expose leur épiderme à des contacts ou à des frottements durs et répétés.

Il convient de rattacher également à la syphilide lenticulaire une éruption composée de petites croûtes brunes ou noirâtres disséminées en nombre variable sur le cuir chevelu, et qui, après leur chute, laissent une saillie papuleuse que recouvrent bientôt de nouvelles croûtes. Cette éruption est extrêmement commune ; elle l'est pour le moins autant que la roséole, et elle peut coïncider avec toutes les autres syphilides. Presque toujours elle donne lieu à un engorgement plastique et indolent des ganglions occipitaux et mastoïdiens, semblable à celui que nous avons dit se produire quelquefois aussi dès le début de la syphilis, sans aucune lésion appréciable du cuir chevelu.

La syphilide lenticulaire nous présente donc deux variétés : la *syphilide lenticulaire cornée* ou *palmaire*, et la *syphilide lenticulaire croûteuse* ou du cuir chevelu.

Le diagnostic de la syphilide lenticulaire, considérée dans son espèce ou dans ses variétés, n'offre aucune difficulté. Les caractères que nous venons de décrire permettront de la distinguer aisément de toutes les autres dermatoses. La seule éruption vulgaire qui s'en rapproche par sa forme et son aspect est le *prurigo simplex* ou *formicans*. Mais il suffira, pour éviter toute confusion, de se rappeler que la papule prurigineuse, qui toujours excite de vives démangeaisons, se recouvre, quand on la gratte, d'une couche hématique, d'un point sanguinolent que ne présente jamais la syphilide lenticulaire.

Le pronostic de la syphilide lenticulaire est plus fâcheux que celui de la roséole ou de l'érythème papuleux. Non-seulement sa durée est plus longue, son action sur la peau plus profonde et plus persistante, mais encore elle présage pour l'avenir des manifestations plus graves de la vérole.

Lichen syphilitique. — Le lichen syphilitique, qui représente la seconde espèce des syphilides papuleuses, n'est pas très-commun. Il se développe principalement sur l'abdomen, sur la poitrine et sur les bras; plus rarement on l'observe sur les membres inférieurs et sur la partie postérieure du tronc. Cette éruption est constituée par de petites papules acuminées, grosses comme un grain de mil, qui tantôt se réunissent circulairement, tantôt se répandent sur de larges surfaces. Elles forment alors, en se groupant les unes contre les autres, des plaques plus ou moins étendues, au niveau desquelles le toucher fait naître une sensation de rugosité analogue à celle que produirait le contact d'une peau chagrinée ou de ces végétations cryptogamiques qui se développent sur les pierres et sur les vieux arbres.

Lorsque le lichen est en voie de résolution, le sommet des papules s'exfolie et se recouvre de pellicules épidermiques squamiformes. L'éruption, après avoir passé du jaune pâle et à peine visible au rouge sombre, disparaît au bout d'un certain temps, sans laisser de traces appréciables.

Le lichen syphilitique n'intéresse que l'épiderme et la surface du derme. Il est donc essentiellement superficiel et par conséquent d'un pronostic peu grave. Mais, si légère que soit cette syphilide, elle ne laisse pas cependant que d'être toujours redoutable, sinon par elle-même, du moins par sa nature.

3e genre. — Syphilides squameuses. — Deux espèces constituent ce genre : le *Psoriasis syphilitique* proprement dit, et le *Psoriasis palmaire.*

Psoriasis syphilitique. — Cette éruption est heureusement assez rare. Elle se manifeste indistinctement sur le tronc et sur les membres, dont elle peut envahir toute la surface, par des plaques épidermiques arrondies, de la dimension d'une pièce de cinquante centimes ou d'un franc, disséminées sans ordre et en nombre variable. Ces plaques se recouvrent bientôt d'écailles et de squames d'un blanc mat ou grisâtre, qui se soulèvent et se détachent assez facilement par feuilles minces et légères. Cette exfoliation met à nu une large papule d'un brun foncé, qu'entoure un petit liséré épidermique. Quelquefois les squames et les papules qu'elles recouvrent, au lieu d'occuper une surface pleine et continue, forment des espèces d'anneaux de différents diamètres, au centre desquels la peau reste saine ou prend une teinte plus ou moins foncée. Cette variété a été désignée par quelques auteurs sous le nom de *syphilide annulaire* ou de *lèpre syphilitique.*

Le siége et la curabilité du psoriasis syphilitique nous fournissent deux excellents caractères pour le distinguer du psoriasis vulgaire, ou *psoriasis guttata.*

Quand cette dermatose se rattache à la vérole, elle envahit indistinctement toutes les parties du corps. Quand, au contraire, elle est l'expression du vice herpétique, elle se limite le plus souvent au coude et au genou, où l'épaisseur de ses squames, plus blanches et plus brillantes que celles de la syphilide, forme des espèces de callosités, qui jamais ne laissent après leur chute ce liséré épidermique qui accompagne toujours la desquamation syphilitique.

Enfin, tandis que le psoriasis vénérien disparaît assez vite sous l'influence d'un traitement spécifique, le psoriasis dartreux est tout à fait incurable. J'ai vu un psoriasis syphilitique se développer chez un malade qui depuis son enfance était affecté d'un psoriasis dartreux aux coudes et aux genoux. L'éruption vénérienne a cédé rapidement à la médication mercurielle, mais l'autre a persisté sans éprouver la moindre modification.

Cette forme des accidents secondaires est plus grave que toutes les précédentes, en ce sens qu'elle est l'indice d'un travail plus profond et plus persistant de la diathèse vénérienne.

Psoriasis palmaire. — Le psoriasis palmaire est assez commun. Il se présente sous la forme de larges plaques épidermiques, irrégulières et fendillées, qui s'étalent dans la paume des mains ou à la plante des pieds. Ces plaques se développent d'abord parallèlement aux plis de ces régions, puis elles s'étendent, durcissent et se recouvrent de lamelles épaisses et de consistance cornée, qui, tout en émoussant la sensibilité du derme, donnent au malade une sensation désagréable d'ardeur et de sécheresse.

La desquamation met à nu une surface déprimée plus ou moins large et régulièrement circonscrite. Cette surface est lisse, sèche, d'un rouge clair ou foncé, et ne tarde pas, si aucun traitement efficace n'intervient, à se recouvrir de nouvelles écailles semblables aux précédentes.

Le psoriasis palmaire est ordinairement de longue durée

et assez sujet à récidiver, surtout chez les personnes qui se livrent à des travaux manuels. Avec la syphilide lenticulaire cornée ou palmaire, dont nous avons précédemment donné la description, il constitue, pour le praticien exercé, une des lésions les plus caractéristiques de l'infection vénérienne.

4e genre. — SYPHILIDES TUBERCULEUSES SÈCHES. — Ce genre ne renferme qu'une seule espèce : la *Syphilide tuberculo-plastique*.

Syphilide tuberculo-plastique. — La syphilide tuberculo-plastique, sans être, comme on l'a prétendu, l'une des syphilides les plus fréquentes, n'est cependant pas très-rare. Cette éruption est généralement assez tardive, et, sous ce rapport, elle serait mieux placée dans le genre des syphilides tuberculeuses humides. Sa forme seule, et non son âge, la rattache à la première tribu.

Les tubercules plastiques peuvent se développer sur toutes les régions du corps ; mais ils affectent de préférence le visage, la partie postérieure du tronc, la nuque et la face externe des membres supérieurs. Le visage est leur principal siége d'élection. Rien n'est plus commun que de voir ces syphilides se produire aux commissures des lèvres, à l'angle naso-labial et sur le front. Elles sont caractérisées par de petites tumeurs dures, pleines, solides, occupant l'épaisseur du derme, quelquefois isolées et çà et là disséminées, mais le plus souvent groupées en nombre variable, et offrant alors cette disposition arrondie ou ovalaire, qui est le propre de la plupart des dermatoses vénériennes.

L'évolution de ces tubercules se fait avec une extrême lenteur et ne s'accompagne d'aucune sensation particulière. Les malades ne s'aperçoivent souvent de leur existence que quand ils ont acquis déjà un certain développement. Leur volume est très-variable ; ils peuvent se borner aux dimensions d'une tête d'épingle, d'un grain de chènevis, comme atteindre la grosseur d'un pois et même celui d'une petite noisette. Leur couleur est tantôt jaunâtre et peu différente de celle de la peau voisine, tantôt elle est d'un rouge sombre et cuivré, tirant sur le noir. Quelquefois leur surface est lisse, tendue et luisante ; mais le plus ordinairement elle est recouverte d'une légère exfoliation épidermique.

La syphilide tuberculo-plastique est presque toujours de longue durée. Ce n'est souvent qu'après plusieurs mois que les tubercules se résorbent et disparaissent, laissant après eux une tache violacée ou brunâtre, et quelquefois même une dépression cicatricielle, résultant de l'atrophie des éléments du derme dans lesquels ils siégeaient. Avec le temps cette dépression finit généralement par se combler ; mais, dans quelques cas, elle persiste indéfiniment et prend la teinte blanc mat des cicatrices ordinaires.

Cette syphilide a beaucoup de ressemblance avec l'éruption papuleuse que nous avons précédemment étudiée sous le nom de syphilide lenticulaire, ce qui justifie dans une certaine mesure la dénomination de *syphilide papulo-tuberculeuse* que lui ont donnée MM. Bazin et Hardy. Elle en diffère toutefois par le volume plus considérable que peuvent prendre ses éléments, par leur nombre plus restreint, et surtout par leur siége anatomique, les papules n'occupant que la surface extérieure du derme, tandis que les tubercules se développent dans son épaisseur.

Le pronostic de la syphilide tuberculo-plastique, considérée comme lésion locale, n'est pas très-grave. Mais, si par elle-même cette éruption n'est pas de nature à inspirer de sérieuses inquiétudes, elle doit faire craindre pour l'avenir d'autres accidents plus redoutables, dont elle n'est que trop souvent le symptôme précurseur.

IV

Seconde tribu : syphilides humides. — Syphilide varicelliforme. — Pemphigus. — Rupia. — Ecthyma. — Acné. — Impétigo. — Syphilide tuberculo-crustacée perforante. — Syphilide tuberculo-crustacée serpigineuse.

Seconde tribu. — SYPHILIDES HUMIDES.

1er genre. — Syphilides vésiculeuses. — Ce genre n'est représenté que par une seule espèce : la *Syphilide varicelliforme*. La plupart des auteurs en décrivent cependant deux autres : l'*herpès* et l'*eczéma syphilitiques*. Mais si l'herpès et l'eczéma sont communs comme éruptions dartreuses, arthritiques ou scrofuleuses, leur existence, comme symptôme vénérien, est au moins problématique. Pour mon compte, je ne les ai jamais observés, et, à l'exemple de M. Bazin, je crois devoir rejeter ces deux formes du cadre des syphilides.

Syphilide varicelliforme. — Cette syphilide est caractérisée par des vésicules volumineuses, éparses sur tout le corps sans ordre et sans siége d'élection. Leur volume varie de la grosseur d'un grain de chènevis à celle d'un petit pois. La ressemblance qu'elles présentent avec les vésicules qui surgissent dans la varicelle, ont valu à cette éruption syphilitique le nom qu'elle porte. Mais tandis que dans la varicelle, l'auréole qui entoure chaque vésicule est d'un rouge vif, franchement inflammatoire, elle est ici d'une teinte cuivrée caractéristique. Ces vésicules naissent et se développent sans prurit, sans chaleur, sans aucun phénomène fébrile. Leur marche est essentiellement chronique. Si on les abandonne à elles-mêmes sans les déchirer, une partie du liquide séreux et jaunâtre qu'elles renferment se trouble et se concrète, tandis que l'autre partie s'évapore à travers l'épiderme, qui s'affaisse, s'exfolie et donne lieu à une petite squame. A cette période de déclin, la base de chaque vésicule offre exactement les caractères et l'aspect d'une papule squameuse. L'éruption se maintient dans cet état pendant un temps assez long ; puis les squames se détachent, et laissent une macule brunâtre qui ne disparaît elle-même que très-lentement.

La syphilide varicelliforme est peu fréquente. Toujours discrète, peu étendue, et n'ulcérant pas le derme, elle est la moins grave des syphilides humides. Son diagnostic est très-facile au début de l'éruption. Vers son déclin, on peut la confondre avec la syphilide papuleuse lenticulaire; mais cette confusion ne présente aucun danger pour le malade, le traitement étant le même dans les deux cas.

2e genre. — SYPHILIDES BULLEUSES. — On en distingue deux espèces : le *pemphigus* et le *rupia*.

Pemphigus. — Le pemphigus syphilitique est très-rare chez l'adulte. D'après M. Paul Dubois, qui le premier en a donné une bonne description il appartient presque exclusivement à la syphilis héréditaire des nouveau-nés.

Cette éruption se montre au moment de la naissance ou peu de jours après, sous la forme de bulles isolées ou confluentes, entourées d'une auréole rouge plus ou moins sombre; leur siége le plus commun est la paume des mains ou la plante des pieds. Elles sont légèrement aplaties, ovales ou circulaires, et d'une dimension qui varie entre la section d'un gros pois et celle d'une aveline. Si l'on ouvre une de ces ampoules, il s'en échappe un liquide un peu trouble, qui laisse à nu un ulcère dont l'étendue correspond à celle du soulèvement épidermique. Mais si l'on abandonne la bulle à sa marche ordinaire, une partie de la sérosité qu'elle renferme s'évapore, tandis que l'autre partie s'épaissit, se dessèche et se coagule pour former une croûte squameuse, qui recouvre une ulcération profonde, occupant d'ordinaire toute l'épaisseur de la peau.

Le pemphigus est une affection d'une extrême gravité. Ce n'est pas, comme bien l'on pense, la lésion locale qui par elle-même constitue le danger ; mais cette éruption témoigne d'une intoxication vénérienne profonde. Elle est le plus souvent, pour les pauvres petits êtres qui en sont frappés, comme un arrêt de mort. Ils succombent généralement peu de jours après leur naissance, ridés, flétris et ressemblant à de petits vieillards.

Chez les adultes, le pemphigus est loin de présenter la même gravité. Dans deux cas cités par M. Bassereau, l'éruption céda avec facilité à la médication mercurielle.

Quelques auteurs, ont contesté la nature syphilitique de cette dermatose, non-seulement chez l'adulte mais encore chez les nouveau-nés. Mais si l'on considère que dans presque toutes les observations publiées jusqu'à ce jour, le pemphigus s'accompagnait d'autres lésions syphilitiques; que l'état diathésique des parents n'était pas douteux; que les bulles ont été suivies d'ulcérations, ce qui n'a jamais lieu dans le pemphigus vulgaire, il nous paraît difficile de refuser à la syphilis le pouvoir d'engendrer cette éruption. Les deux adultes atteints de pemphigus et dont M. Bassereau a rapporté l'observation, présentaient diverses autres éruptions vénériennes concomitantes ne laissant aucun doute sur la nature de l'affection bulleuse, laquelle offrait d'ailleurs chez l'un deux la couleur cuivrée caractéristique.

Rupia. — Le rupia, exclusivement propre aux adultes, est une des formes tardives et heureusement assez rares de la vérole. C'est une de ces syphilides qui terminent la période secondaire et commencent la période tertiaire, formant en quelque sorte la transition entre ces deux phases de l'infection vénérienne.

La large bulle par laquelle débute le rupia a une existence éphémère. Il est rare que le médecin arrive assez à temps pour l'observer : presque toujours, lorsqu'il est appelé, l'ampoule a déjà fait place à une croûte épaisse. Cette éruption est généralement discrète, c'est-à-dire composée d'éléments peu nombreux. Deux, trois, quatre bulles isolées et plus ou moins distantes les unes des autres la constituent le plus ordinairement. Elle peut se développer sur tous les points du corps, mais elle est un peu plus commune sur les membres inférieurs.

La première croûte de rupia qui succède à la bulle est bordée par une ulcération circulaire sécrétant un pus épais. Ce liquide, en se condensant, forme une nouvelle croûte que circonscrit à son tour une deuxième, puis une troisième zone ulcérée, et ainsi de suite, d'où résulte la création successive d'une série de couches concentriques et superposées, qui bientôt donnent à la croûte entière l'aspect d'une écaille d'huître. La surface de cette croûte est dure, sèche, rugeuse, et d'un vert noirâtre. Si on la détache, on découvre une ulcération profonde, occupant toute l'épaisseur de la peau, à bords taillés à pic, à fond grisâtre, pultacée, sécrétant du pus qui ne tarde pas à reproduire une nouvelle croûte.

Les couches concentriques qui concourent à former l'écaille du rupia, après s'être multipliées et avoir atteint une certaine dimension, se limitent, dès que l'ulcère qui est au-dessous cesse de suppurer. Celui-ci se cicatrise alors, et il se forme, dans l'espace compris entre sa surface libre et la face interne de la croûte, un vide qui, à la percussion, rend un son particulier. Se servant de l'enveloppe crustacée comme d'un plessimètre, M. Piorry démontre qu'on peut facilement déterminer, par ce moyen, le moment où s'effectue la cicatrisation de l'ulcère.

La marche du rupia est des plus lentes. Quand la croûte s'est détachée, la cicatrice qu'elle a mise à nu présente une coloration livide et sombre. Pendant longtemps encore, cette cicatrice se recouvre de squames épaisses, qui plus tard font place à une surface irrégulière et d'un blanc mat, dont l'aspect est analogue à celui d'une cicatrice de brûlure.

Les syphilides bulleuses sont, comme nous l'avons dit, d'une extrême gravité. Bien qu'elles appartiennent à la période secondaire de la vérole, elles confinent avec la période tertiaire. Ce qui le prouve, c'est que très-souvent elles coïncident avec des lésions de cet ordre. Il n'est pas rare, en effet, d'observer, en même temps que le rupia, des tumeurs gommeuses, des exostoses, des infiltrations plastiques du testicule, etc. Ce qui le démontre encore, c'est, ainsi que nous le verrons bientôt, l'influence manifeste qu'exercent sur ces éruptions les agents médicamenteux dont on se sert plus spécialement pour combattre les accidents tardifs de la syphilis.

3e genre. — Syphilides pustuleuses. — Ce genre renferme trois espèces : l'*acné*, l'*impétigo* et l'*ecthyma*.

Acné. — L'acné syphilitique pourrait être confondu avec deux autres éruptions : l'acné vulgaire et l'acné produit par ingestion de l'iodure de potassium. On évitera facilement cette confusion en s'éclairant des signes et des caractères différentiels que nous allons indiquer.

L'acné vulgaire est une éruption pustuleuse qui se développe dans les follicules sébacés de la peau. L'acné syphilitique se produit aussi dans les mêmes organes, mais il n'affecte pas les mêmes régions. Tandis que le premier s'épanouit exclusivement à la face et à la partie postérieure du tronc, le second peut se manifester partout. On l'observe fréquemment sur les membres et sur le ventre, là où jamais ne se montre l'acné vulgaire. Celui-ci a une marche aiguë et rapide. L'acné syphilitique, au contraire, progresse avec lenteur.

L'auréole qui entoure la pustule acnoïde étrangère à la syphilis est d'un rouge vif et franchement inflammatoire; celle qui accompagne l'éruption vénérienne est, au contraire, d'un rouge sombre, jaunâtre ou cuivré. Enfin l'acné vulgaire, et l'acné artificiel produit par l'iodure de potassium, sont doués d'une sensibilité plus ou moins vive; la pression exercée sur leurs pustules fait naître une sensation douloureuse, que ne détermine jamais l'acné syphilitique.

Cette syphilide se présente sous la forme de petits boutons coniques çà et là disséminés ou disposés par groupes sur la surface de la peau. Peu à peu ces boutons se remplissent de pus, qui, en se solidifiant, donne lieu à une petite croûte sèche, grise ou brunâtre. Quand cette croûte se détache, elle fait place tantôt à une papule, tantôt à une simple macule, l'une et l'autre d'un rouge cuivré; dans quelques cas elle laisse à découvert une ulcération superficielle, bientôt suivie d'une légère cicatrice.

L'acné syphilitique est l'espèce la moins commune des syphilides pustuleuses. Elle est aussi la moins grave, non-seulement par elle-même, mais encore relativement au pronostic que l'on peut en tirer sur les conséquences futures de l'intoxication vénérienne dont elle est l'expression.

Impétigo. — L'impétigo syphilitique peut se développer sur toutes les régions du corps; mais il affecte de préférence le cuir chevelu, la barbe, les sourcils, les ailes du nez et les commissures des lèvres, parties qui, du reste, sont également le siége de prédilection de toutes les éruptions de cette forme, quelles que soient leur cause et leur nature.

Cette syphilide est caractérisée par une réunion de petites pustules, à peine grosses chacune comme une tête d'épingle, qui se groupent et se serrent l'une contre l'autre, de manière à former des plaques ovales ou circulaires plus ou moins étendues. Quand les pustules qui composent ces plaques viennent à s'ouvrir, il s'en échappe un pus épais et ressemblant à du miel, qui bientôt se solidifie et se transforme en une croûte granuleuse et fendillée. Dans l'impétigo vulgaire, cette croûte est ordinairement d'un jaune flavescent; ici elle revêt la teinte spécifique, c'est-à-dire jaune brunâtre ou rouge sombre, tirant même quelquefois sur le noir.

Abandonnée à elle-même, cette éruption a une marche assez longue; mais un traitement rationnel parvient toujours à en limiter les progrès. Quand la surface suintante ne sécrète plus de pus, la croûte se détache, et une macule cuivrée lui succède, qui plus tard s'efface complétement ou laisse une légère cicatrice.

Je crois devoir rattacher à l'impétigo syphilitique une lésion qui s'en rapproche beaucoup par ses caractères, et dont j'ai vainement cherché l'histoire dans les auteurs, bien qu'elle soit très-commune et l'une des plus caractéristiques de la syphilis. J'en ferai une variété, sous le nom d'*impétigo syphilitique circiné*.

Cette éruption se présente par groupes de petites pustules aplaties et confluentes formant une zone partielle, étroite et continue, qui circonscrit un segment de cercle d'une étendue variable, et au niveau duquel la peau est lisse, luisante et d'une teinte un peu cuivrée. L'aire de ce segment va toujours s'agrandissant vers la circonférence, par suite de la formation de nouvelles zones pustuleuses qui se développent à l'extérieur des premières, tandis que celles-ci se dessèchent et tombent en débris squameux. Quelquefois ces zones décrivent un arc de cercle et vont en s'amincissant vers leurs deux extrémités, de manière à simuler un véritable croissant. Dans d'autres cas elles se réunissent deux par deux ou en plus grand nombre, ce qui leur donne l'aspect de huit de chiffre ou de festons plus ou moins réguliers. Mais il est très-rare qu'elles soient complètes et qu'elles circonscrivent un cercle entier.

Cette syphilide est généralement de longue durée et a une grande tendance à récidiver. Elle est, je le répète, excessivement commune, et elle constitue un des caractères les plus essentiels et les plus infaillibles de l'infection vénérienne. En présence de pareils stigmates, on peut, sans crainte de se tromper, diagnostiquer à première vue la syphilis. Bien qu'on puisse rencontrer l'impétigo syphilitique circiné sur presque tous les points du corps, il a pour siége spécial la partie supérieure du front, où il forme, vers la racine des cheveux, l'une des principales variétés de la *couronne de Vénus*.

Ecthyma. — L'ecthyma syphilitique peut être précoce ou tardif; on l'observe, en effet, à toutes les époques de la vérole. Tantôt il apparaît dès le début de la période secondaire, alors que le chancre n'est pas encore guéri, ou qu'il vient à peine de se cicatriser; tantôt, au contraire, il ne se manifeste que fort tard, plusieurs mois ou même plusieurs années après l'intoxication vénérienne, différant en cela des autres syphilides, qui généralement correspondent à un âge déterminé de la maladie. Toutes les régions du corps peuvent en être le siége; mais il se développe de préférence sur les membres inférieurs.

Cette éruption est la plus commune des syphilides pustuleuses. Elle est caractérisée par de grosses pustules aplaties, larges, plus larges même que celles de la variole, auxquelles elles ressemblent beaucoup. Ces pustules sont entourées d'une auréole livide, particulièrement aux membres inférieurs, où la teinte syphilitique est toujours beaucoup plus prononcée et plus tenace que partout ailleurs, quelle que soit l'éruption qui l'ait produite. Au bout de quelques jours, le pus que contient l'ampoule ecthymateuse se dessèche et forme une croûte noirâtre, dure et très-résistante, sous laquelle est un ulcère profond, grisâtre, à bords taillés à pic, pouvant occuper toute l'épaisseur du derme, mais qui généralement n'en entame qu'une partie. Cette ulcération s'agrandit pendant un certain temps et fournit une sécrétion purulente qui, en se condensant, augmente progressivement le volume et la superficie de la croûte par l'adjonction de nouvelles couches sous-jacentes et concentriques.

L'ecthyma syphilitique est parfois très-confluent; mais le plus souvent il est discret. Certains malades en sont entièrement couverts; d'autres, plus nombreux, n'en présentent que quelques pustules isolées et disséminées dans diverses régions, particulièrement, je le répète, sur les membres inférieurs. Son évolution est toujours lente; elle se fait par poussées successives, ce qui augmente de beaucoup la durée totale de l'éruption. La guérison s'annonce par une altération particulière de la croûte, qui se fendille, se désagrége et tombe par fragments, laissant une cicatrice réticulée, dont la teinte cuivrée ou noirâtre ne s'efface qu'après un temps très-long, et peut même persister indéfiniment, si l'éruption avait son siége sur les jambes.

Le diagnostic de l'ecthyma syphilitique est presque toujours d'une grande facilité. La forme et l'aspect de ses pustules, leur tendance à s'élargir par l'ulcération progressive de leur base, la dureté et l'épaisseur des croûtes qui les recouvrent, l'auréole cuivrée qui les entoure, ne peuvent laisser aucune incertitude sur leur nature. Ajoutons qu'il est bien rare que cette éruption ne coïncide pas avec d'autres lésions syphilitiques, qui, en cas de doute, feraient immédiatement cesser toute équivoque.

Quant au pronostic, il est toujours grave. Si l'éruption est précoce et confluente, elle indique que la vérole prend une marche galopante; quand elle est tardive, elle précède de peu les accidents tertiaires. La fréquence de ses récidives, les stigmates profonds et souvent ineffaçables qu'elle imprime sur les surfaces qu'elle a entamées, ajoutent encore à sa gravité, et concourent à la rendre une des formes les plus fâcheuses de la syphilis secondaire.

4e genre. — Syphilides tuberculeuses humides ou tuberculo-crustacées. — Ce genre forme deux espèces : la *syphilide tuberculo-crustacée perforante*, et la *syphilide tuberculo-crustacée serpigineuse*.

Syphilide tuberculo-crustacée perforante. — Cette redoutable dermatose se manifeste principalement à la nuque, sur les épaules, dans la région scapulaire, sur la face supérieure des bras et au visage. Elle est d'abord constituée par de petites tumeurs dures et pleines, qui se développent lentement et en petit nombre dans l'épaisseur du derme. Jusque-là elle ressemble à la syphilide tuberculo-plastique, que nous avons précédemment étudiée. Mais, au lieu de se terminer par résolution, ces petites tumeurs ou tubercules se ramollissent et suppurent. Peu à peu la peau qui les recouvre s'amincit, se perfore et donne passage à un pus épais, jaune et consistant comme du miel. Il reste alors un ulcère profond, que recouvre bientôt une croûte formée par le pus solidifié au contact de l'air. Mais le travail d'ulcération se poursuit au-dessous et s'étend en profondeur. C'est ainsi qu'on peut le voir emporter une aile du nez, perforer la joue, traverser un organe de part en part, labourer les muscles, mettre à nu les os, les aponévroses, etc.

Un traitement énergique peut enrayer la marche de la syphilide perforante. La croûte qui la recouvre se détache alors, puis la plaie bourgeonne et se répare avec une lenteur relative à l'étendue et à la profondeur des ravages produits. Mais cette réparation est toujours insuffisante pour combler les pertes de substance et effacer les hideuses cicatrices qui résultent de ces tubercules rongeurs, heureusement fort rares dans nos climats.

Syphilide tuberculo-crustacée serpigineuse. — La syphilide tuberculo-crustacée serpigineuse est plus commune que la précédente. On l'observe sur le visage, les épaules et sur la partie postérieure du tronc. C'est dans cette dernière région qu'elle se manifeste le plus souvent. Elle est constituée à son début par des groupes de tubercules violacés, dont la grosseur varie du volume d'un pois à celui d'une petite noisette, et qui forment par leur réunion des lignes courbes et saillantes, circonscrivant des segments de cercle ou d'ellipse plus ou moins étendus. Ces tumeurs subissent aussi la fonte purulente, et donnent lieu à un ulcère qui occupe toute l'épaisseur de la peau, et dont le fond et les bords sont baignés par un liquide épais et sanieux, lequel ne tarde pas à se condenser en une croûte volumineuse, verdâtre et très-adhérente.

Cette syphilide a moins de tendance que l'autre à creuser en profondeur ; mais elle gagne en surface. De nouveaux tubercules se développent en dehors des premiers et agrandissent le segment du cercle ou de l'ellipse, dont ceux-ci formaient la limite. Plusieurs poussées successives peuvent ainsi lui donner des dimensions considérables. Quelquefois plusieurs groupes se produisent les uns à la suite des autres, et tracent en s'ulcérant de vastes et capricieux sillons, qui affectent les formes les plus diverses, se déroulent en spirales, en anneaux, en *S* italique, en fer à cheval, en huit de chiffre, etc.

Les croûtes qui recouvrent ces sillons se détachent et tombent à l'approche de la guérison. La cicatrisation intervient alors, mais ici encore elle n'est que trop souvent impuissante à réparer les stigmates que l'ulcère a imprimés à la peau. Une cicatrice irrégulière, à surface réticulée, d'abord rougeâtre ou violacée, puis d'un blanc mat, restera comme vestige indélébile de cette grave éruption.

Les syphilides tuberculo-crustacées, perforantes ou serpigineuses, sont toujours tardives. Il est rare, sauf peut-être quelques cas de syphilis maligne ou galopante, qu'elles se manifestent avant un an ou dix-huit mois après le début de l'infection. Le plus souvent on ne les voit apparaître qu'au bout de plusieurs années. Ces éruptions établissent le passage de la période secondaire à la période tertiaire, ce qui justifie le nom d'*accidents de transition* sous lequel on les a désignées.

Telles sont les formes diverses que peuvent affecter les syphilides. Rappelons en terminant un de leurs caractères propres, que nous avons déjà signalé, je veux dire leur tendance à la polymorphie.

Certains malades, comme le fait remarquer M. Bassereau, véritables *spécimens* de toutes les formes éruptives que peut engendrer la syphilis, présentent à la fois des taches d'érythème, des papules, des tubercules secs, des tubercules humides, des vésicules, des pustules, etc. Ajoutons que, dans les cas de syphilis de longue durée, toutes ces formes peuvent se succéder l'une à l'autre, soit isolément, soit en se combinant entre elles de différentes manières, ce qui n'a que très-rarement lieu pour les affections vulgaires de la peau, dont les types élémentaires restent généralement les mêmes, quelles que soient la durée et l'étendue de l'éruption.

IX

SYPHILIS SECONDAIRE
LÉSIONS DES MEMBRANES MUQUEUSES

I

Lésions syphilitiques des membranes muqueuses. — Leur analogie avec les syphilides cutanées. — Classification. — Érythème. — Entérite et ictère syphilitiques.

La similitude de structure qui existe entre les muqueuses et la peau fait aisément prévoir que ces deux membranes doivent présenter des lésions, sinon identiques, du moins ayant entre elles de grandes ressemblances. On pourrait, je crois, sans forcer l'analogie, appeler *syphilides muqueuses* ces éruptions du tégument muqueux, qui ne diffèrent des syphilides cutanées que par quelques nuances de forme et d'aspect, dépendant uniquement de la texture plus délicate et plus molle des tissus qui en sont le siége. Cette manière de les considérer aurait le double avantage d'en donner une idée plus philosophique et en même temps de rendre leur étude plus simple et plus pratique. C'est ce que nous allons essayer de faire.

Les syphilides cutanées forment une grande famille qui se divise, avons-nous dit, en tribus, en genres et en espèces.

Nous allons retrouver cette même division dans les syphilides muqueuses.

Le premier groupe des dermatoses syphilitiques nous a donné l'érythème, la papule, la squame et le tubercule. Les membranes muqueuses vont nous présenter plusieurs éruptions qui leur correspondent : l'érythème existe de part et d'autre ; la papule cutanée se change en plaque ou papule muqueuse ; la syphilide squameuse se transforme en psoriasis de ces membranes ; le tubercule de la peau en tubercule muqueux.

Les syphilides vésiculeuses, bulleuses, pustuleuses et tuberculo-crustacées, qui forment le second groupe des dermatoses vénériennes, seront représentées sur le réseau muqueux par des érosions ou des ulcères. Une vésicule, une bulle, une pustule n'est autre chose, en réalité, qu'une ulcération superficielle ou profonde de la peau, dont la sécrétion, séreuse ou purulente, a soulevé l'épiderme en une ampoule qui l'emprisonne. Déchirez cette ampoule, le liquide s'échappe, et, en place d'une vésicule, d'une bulle ou d'une pustule, vous avez une érosion ou un ulcère. Sur la peau, où l'épiderme est épais et résistant, l'ampoule, — vésicule, bulle ou pustule, — peut avoir une existence durable ; mais il n'en est pas de même sur les muqueuses, où la finesse et la grande mollesse de l'épithélium ne lui permettent pas de retenir longtemps le liquide sécrété. Le soulèvement épithélial n'aura donc qu'une existence éphémère, et se transformera presque aussitôt en une érosion superficielle ou en une ulcération plus ou moins profonde, selon la nature de la lésion. Quant aux tubercules ulcérés, ils sont les mêmes de part et d'autre, si ce n'est que les croûtes qui les recouvrent sur la peau, ne pouvant se former sur les muqueuses, l'ulcère reste ici constamment à découvert.

L'ensemble des éruptions ou lésions secondaires des membranes muqueuses comprendra donc cinq genres : l'ÉRYTHÈME, la PAPULE OU PLAQUE MUQUEUSE, les ÉROSIONS OU ULCÈRES SECONDAIRES, le PSORIASIS et les TUBERCULES. Étudions l'un après l'autre ces différents genres de lésions.

Érythème muqueux. — Cet érythème que caractérise, comme à la peau, une simple fluxion ou congestion capillaire de la surface du derme, se traduit par une coloration d'un rouge foncé et briqueté, qui tranche fortement sur la teinte rose et vermeille des parties saines environnantes. Il produit une sensation de sécheresse et d'ardeur fort incommode. Le voile du palais et les amygdales en sont le siége de prédilection; mais il peut se manifester ailleurs. C'est ainsi qu'on l'observe assez souvent encore sur la muqueuse vulvo-vaginale, et quelquefois, mais plus rarement, sur celle du gland et du prépuce.

M. Cullerier a décrit sous le nom d'*entérite syphilitique* un érythème spécifique de la muqueuse gastro-intestinale. Je partage sur ce point l'opinion de mon savant confrère. Je crois, comme lui, à l'existence de cet accident, surtout chez les nouveau-nés, où il paraît être un des symptômes les plus communs de la syphilis héréditaire.

Chez l'adulte, on voit quelquefois, au début de la période secondaire, se développer un véritable ictère. La peau et les sclérotiques jaunissent, la langue se revêt d'un enduit saburral, et l'urine prend la teinte safranée caractéristique. Cet accident a été attribué par quelques auteurs à une congestion érythémateuse dès conduits hépatiques. Cela est possible, mais aucun fait ne le prouve. Ne pourrait-on pas admettre, avec M. Cullerier, que ces prétendus ictères syphilitiques sont plutôt le résultat du trouble moral causé par la crainte de la vérole? Quand on voit des malades tomber en syncope à la seule annonce qu'ils sont atteints de la syphilis, il n'est pas permis de nier la possibilité de l'ictère sous l'influence de telles émotions.

L'érythème syphilitique des muqueuses coïncide presque toujours avec la roséole ou l'érythème papuleux. Son diagnostic est des plus faciles. Non-seulement d'autres lésions de même origine, qui généralement l'accompagnent, serviront à le faire connaître, mais encore il possède par lui-même des caractères vraiment pathognomoniques. Sa couleur, si différente de celle des érythèmes simples, le fera toujours distinguer des altérations avec lesquelles on serait exposé à le confondre. Tandis que, dans toutes les inflammations non spécifiques du palais, des amygdales ou du pharynx, la muqueuse prend une teinte animée et d'un rouge vif, qui se fond par nuances insensibles avec la couleur normale des parties saines, dans l'érythème syphilitique, la teinte sombre et foncée de la muqueuse malade est nettement tranchée. Il n'y a aucune transition entre la membrane affectée et le tissu sain, et le brusque passage d'une coloration à l'autre établit un contraste des plus caractéristiques.

Comme la roséole cutanée, à laquelle il correspond, l'érythème syphilitique des muqueuses est par lui-même sans aucune espèce de gravité, à moins cependant qu'il ne se développe sur la membrane gastro-intestinale. Les flux rebelles qu'il y détermine ne sont pas sans danger, surtout pour les nouveau-nés, chez qui une diarrhée persistante, quelle qu'en soit la cause, est toujours un symptôme alarmant.

II

Papules ou plaques muqueuses. — Siége. — Description générale. — Plaques muqueuses des lèvres, de la langue, des amygdales, du larynx. — Plaques muqueuses des organes génitaux et de l'anus. — Différences qu'elles présentent suivant les régions.

Papule ou *plaque muqueuse.* — La papule ou plaque muqueuse, improprement nommée par quelques auteurs *tubercule plat* ou *pustule plate*, est le plus fréquent de tous les accidents produits par l'infection vénérienne. Pour mon compte, je n'ai jamais vu un seul cas de syphilis constitutionnelle qui n'ait donné lieu à cette lésion, que l'on peut vraiment considérer comme l'accident secondaire par excellence.

Non-seulement la plaque muqueuse est la lésion syphilitique la plus commune, mais elle est encore la plus précoce. Chez la femme, on la voit quelquefois succéder immédiatement au chancre lui-même, ce qui a fait croire à quelques auteurs peu expérimentés qu'elle pourrait être, au même titre que ce dernier, l'accident primitif de la vérole. Mais c'est là une erreur. Il y a dans ce cas transformation sur place du chancre en plaque muqueuse, transformation déjà signalée depuis longtemps par bon nombre de syphiligraphes, et qui a été surtout bien observée et décrite dans ces dernières années par MM. Davasse et Deville. La plaque muqueuse peut être et est souvent le premier des accidents secondaires; jamais elle n'est le symptôme initial de la syphilis. Ce dernier rôle n'appartient qu'au chancre.

La plaque muqueuse est essentiellement constituée par une hypertrophie papillaire, formant une saillie papuleuse généralement arrondie ou elliptique, dont l'étendue en surface varie de la dimension d'une lentille à celle d'une pièce de cinquante centimes ou d'un franc. Elle est rouge ou violacée, irrégulière et d'aspect chagriné. Le plus souvent elle se recouvre d'un muco-pus épais, grisâtre, pultacé, qui simule une sorte de fausse membrane, et qui, dans certaines régions, exhale une odeur nauséabonde *sui generis*. Rarement la plaque muqueuse est isolée; presque toujours plusieurs plaques se développent simultanément, et se réunissent en groupes qui occupent alors une étendue plus ou moins considérable.

Ces éruptions peuvent bien donner lieu à quelques sensations de prurit ou de cuisson; mais, en général, elles se développent, comme toutes les syphilides, sans exciter autour d'elles aucun symptôme de réaction locale. Leur marche est lente et chronique; aussi l'auréole qui les circonscrit n'a-t-elle que peu d'étendue et ne présente-t-elle ordinairement qu'une coloration peu intense, à peine distincte de celle des parties voisines.

Les plaques muqueuses n'exercent le plus souvent aucune influence sur les ganglions lymphatiques dans le voisinage desquels elles se produisent. Il est bien rare, par exemple, de voir soit les ganglions inguinaux, soit les ganglions sous-maxillaires se tuméfier par suite de leur présence à la vulve ou à la gorge. Quelquefois cependant ce phénomène se produit; mais alors l'engorgement ganglionnaire se termine toujours par résolution et jamais par fonte purulente.

Après une durée des plus variables, et qui est subordonnée au traitement et au siége qu'elle affecte, la plaque muqueuse finit par s'affaisser et disparaître. Si sa surface n'a pas été trop profondément ulcérée, elle ne laisse aucune trace de son passage; dans le cas contraire, elle peut être suivie d'une cicatrice indélébile. Dans quelques circonstances, elle se transforme en une masse végétante plus ou moins volumineuse et irrégulière, dont l'incision ou la cautérisation peut seule délivrer le malade. Mais son mode de terminaison le plus ordinaire est la résolution franche et complète, c'est-à-dire sans aucun vestige persistant.

Tels sont les caractères généraux que présente la plaque muqueuse, qui, avec le chancre, est la source la plus commune de l'empoisonnement vénérien. Étudions maintenant les différences que peuvent offrir ces caractères, selon les régions.

Cette éruption peut se développer sur toutes les muqueuses situées aux orifices des cavités splanchniques. On l'observe généralement dans toute la cavité buccale accessible au regard, jusque sur l'épiglotte et le larynx même, où le laryngoscope a rendu sa présence évidente. Elle se manifeste aussi dans les fosses nasales, sur la muqueuse génito-urinaire, à la vulve, sur le prépuce, sur le gland et à l'anus. Enfin, elle se montre encore dans certaines régions où la peau, en contact avec elle-même, acquiert un degré de finesse et d'humidité qui la rapproche des muqueuses proprement dites. C'est ainsi qu'on la voit assez souvent se produire au pli génito-crural, sur le scrotum, au périnée, derrière les oreilles, au creux ombilical, entre les orteils, et, chez les femmes chargées d'embonpoint, sous les mamelles.

Les plaques muqueuses de la bouche, et particulièrement celles des lèvres, sont très-communes, surtout chez l'homme, où le contact irritant de la pipe ou du cigare en favorise le développement. Elles se présentent sous la forme de petites saillies rondes ou ovales, quelquefois annulaires ou en arc de cercle, grisâtres, à peine sensibles et entièrement dépourvues d'auréole inflammatoire, ce qui les distingue des aphthes ordinaires, lesquels sont constamment entourés d'une zone plus ou moins large, rouge et vivement enflammée. Ces plaques sont le plus souvent isolées; dans quelques cas plus graves, elles se réunissent et se groupent de manière à former une traînée continue, qui s'étend d'une commissure à l'autre et occupe ainsi toute la surface libre des lèvres. Un traitement approprié en triomphe assez facilement; mais elles ont une grande tendance à récidiver.

Quelquefois les plaques muqueuses sont limitées aux commissures des lèvres. Elles sont alors recouvertes de petites concrétions jaunâtres dues au dessèchement de la matière qu'elles sécrètent. Elles s'étendent toujours d'une lèvre à l'autre et présentent, au niveau de la fente buccale, une fissure ulcérée plus ou moins profonde qui, le plus souvent, se continue jusqu'à une certaine distance au delà de la commissure et dont les bords sont surmontés d'une petite croûte dure et inégale. Le mouvement des lèvres rend ici la guérison plus difficile à obtenir que partout ailleurs.

Les plaques muqueuses de la face interne des joues ne diffèrent pas très-notablement de celles des lèvres. Celles qui se développent à la partie dorsale de la langue offrent des caractères particuliers. Elles constituent des saillies ovalaires çà et là disséminées, à surface légèrement convexe, lisse ou granuleuse, et dont la teinte, au lieu d'être grisâtre, est ordinairement d'un rouge vif, plus rouge même que la muqueuse normale, sur laquelle elle tranche de la manière la plus nette. Ces plaques sont généralement très-tenaces et sujettes à de fréquentes récidives.

Les amygdales, le voile du palais et ses deux piliers sont, chez l'homme, le principal siége d'élection des plaques muqueuses. Chez la femme, on les y observe souvent aussi, mais d'une manière moins constante. Dans ces régions, elles sont ordinairement confluentes, et elles envahissent en se groupant de larges surfaces. Leur couleur grisâtre et opaline leur donne l'aspect de tissus sur lesquels on aurait promené un crayon d'azotate d'argent. L'irritation qu'elles provoquent rend la déglutition difficile et pénible. En s'ulcérant, elles déterminent, sur le bord libre des piliers et du voile, des dentelures irrégulières que la guérison n'efface pas toujours et qui, plus tard, peuvent servir comme élément de diagnostic de la maladie qui les a produites et dont elles restent quelquefois l'unique vestige.

Les plaques muqueuses de la gorge n'offrent pas par elles-mêmes une grande gravité, mais leur durée toujours longue et surtout leur déplorable facilité à se reproduire, en font l'un des symptômes les plus désagréables de la syphilis secondaire.

On observe assez souvent, dans le cours de la syphilis secondaire, une certaine raucité de la voix qui peut aller jusqu'à l'aphonie complète. Cet accident peut être la conséquence d'un simple état congestif de la muqueuse laryngée occasionné par les lésions amygdaliennes ou gutturales que nous venons de décrire ; mais il peut aussi être le résultat de plaques muqueuses développées dans le larynx même. Ces plaques, dont nous ne pouvions autrefois que soupçonner l'existence, le laryngoscope en a rendu de nos jours le diagnostic évident. Deux médecins distingués de Wurtzbourg, MM. Gerhardt et Roth, et, à Paris, M. le docteur Fauvel, très-connu par ses travaux sur cette nouvelle branche de l'art médical, ont pu constater des lésions de ce genre siégeant sur l'épiglotte, les cordes vocales et jusque sur les replis aryteno-épiglottiques. Elles offrent les mêmes caractères que celles de la gorge et cèdent assez facilement au traitement mercuriel ; mais elles n'en sont pas moins un symptôme grave et qui doit appeler toute la sollicitude du médecin, en ce sens que, si elles viennent à s'ulcérer, elles peuvent laisser après elles une altération de la voix à jamais irremédiable.

La membrane pituitaire est rarement affectée de plaques

muqueuses. Dans quelques cas, cependant, j'ai pu croire à leur présence dans le canal nasal, par suite de troubles survenus tout à coup dans les fonctions lacrymales chez des malades en proie à la syphilis secondaire, et dont le traitement mercuriel a promptement fait justice.

Les gens à peau fine et délicate présentent quelquefois des plaques muqueuses sur les oreilles ou à leur pourtour. Ces plaques se développent derrière la conque, sur le lobule ou à l'entrée du conduit auditif; souvent elles s'engagent dans ce conduit et peuvent alors altérer les fonctions de l'ouïe au point de causer des bourdonnements et un certain degré de surdité.

Le même effet peut être produit par des plaques muqueuses placées aux orifices ou dans la cavité de la trompe d'Eustache. C'est au moins ce qu'il est permis de supposer lorsque, chez un malade affecté d'une syphilis récente et ayant des plaques muqueuses dans l'arrière-gorge, on voit une surdité survenir tout à coup sans aucune lésion apparente dans le conduit auditif externe. Toutefois, il faut éviter de confondre cette surdité secondaire avec un trouble semblable de l'ouïe que peuvent déterminer, à une époque plus avancée de la maladie, l'exostose ou la carie du rocher. Nous reviendrons d'ailleurs sur cette lésion intracrânienne quand nous nous occuperons des accidents tertiaires de la syphilis.

Les plaques muqueuses sont très-communes à la vulve. Elles correspondent, par leur extrême fréquence, aux plaques muqueuses de la gorge chez l'homme. Il n'est point rare de les y observer pendant tout le cours de la période secondaire de la vérole. Elles s'étalent, tantôt çà et là disséminées, tantôt réunies en larges groupes sur la surface des grandes lèvres, sur les nymphes et à l'orifice vulvo-vaginal. Leur tendance envahissante est des plus marquées. Après avoir labouré tout l'appareil vulvaire, elles gagnent parfois le périnée, la partie interne et supérieure des cuisses et le pourtour de l'anus, où elles prennent un développement considérable et exhalent une odeur repoussante, surtout chez les femmes qui s'abandonnent à la malpropreté. Ces lésions sont une des sources les plus fécondes de l'infection vénérienne chez l'homme.

Le col utérin peut aussi être affecté de semblables lésions, mais leur diagnostic est souvent obscur et difficile. Profondément situées sur un organe d'une exploration peu commode, elles peuvent être confondues avec des érosions ou ulcères granuleux dont la production n'a rien de spécifique. Les antécédents, l'état actuel de la maladie, les lésions syphilitiques concomitantes devront alors suppléer à l'insuffisance de l'examen local. Les plaques muqueuses sont rares dans le vagin. Elles en occupent le plus souvent, lorsqu'elles existent, les parties profondes, où elles se montrent sous la forme de taches opalines et peu saillantes. Signalons enfin les plaques muqueuses ombilicales et celles de l'anus.

Les plaques mnqueuses de l'ombilic ne présentent rien de particulier, si ce n'est une grande tendance à végéter et une sécrétion abondante de muco-pus fétide et nauséabond. Celles de l'anus, beaucoup plus fréquentes chez la femme que chez l'homme, par suite sans doute du contact irritant des liquides qui proviennent de la vulve ou du vagin, se révèlent par une hypertrophie des plis rayonnés. Ces plis, en s'écartant, laissent voir dans leurs interstices une ou plusieurs ulcérations grisâtres, en forme de rhagades et très-douloureuses au toucher. Quelquefois ces plaques ne se développent qu'autour et à une certaine distance de l'orifice anal. Elles apparaissent alors avec leurs caractères ordinaires, c'est-à-dire sous la forme de saillies arrondies ou ovales, isolées ou confluentes, à surface irrégulière, granuleuse et couverte d'un muco-pus épais, qui emprunte à la région un surcroît de fétidité. Il peut arriver qu'elles se couvrent de granulations ou même de végétations volumineuses. Quoi qu'il en soit, elles constituent une des lésions syphilitiques les plus gênantes, et dont il faut se hâter de délivrer les malades par une prompte et énergique intervention de l'art.

III

Psoriasis muqueux. — Érosions et ulcères secondaires des muqueuses. — Rétrécissements syphilitiques du rectum, de l'œsophage et de la trachée. — Tubercules muqueux.

Psoriasis muqueux. — Nous avons étudié le psoriasis cutané, dont le caractère par excellence est une desquamation sans cesse renaissante de certaines parties du tégument externe. Les muqueuses nous présentent une lésion analogue dont voici les caractères :

Les lèvres, la face interne des joues et plus particulièrement les bords et la pointe de la langue se couvrent de petites taches blanchâtres, opalines, arrondies ou irrégulières, discrètes ou confluentes, au niveau desquelles la muqueuse est tantôt lisse et luisante, tantôt fendillée ou légèrement ulcérée. Ces taches sont constituées par une altération de l'épithélium qui, au lieu de conserver sa souplesse et sa transparence normales, se durcit, devient opaque et s'exfolie comme une véritable squame épidermique. Rien de plus tenace et de plus sujet à récidiver que cette affection. On la voit, quoi qu'on fasse, se reproduire avec une désespérante persistance pendant des mois, des années entières, alors que tous les autres symptômes syphilitiques ont depuis longtemps disparu.

Je ne saurais trop appeler l'attention des praticiens sur cette singulière lésion, qui, malgré son extrême fréquence, n'a été signalée que par un très-petit nombre d'auteurs. Melchior Robert l'a décrite sous le nom de *macules muqueuses*, dans son Traité des maladies vénériennes. Il pense qu'elle est le plus souvent due à la diathèse syphilitique; mais il croit aussi qu'elle peut en être indépendante. Il l'attribue en grande partie à l'action irritante de la pipe et du cigare.

Ces excitants peuvent bien ne pas être étrangers à sa production. On observe, en effet, le psoriasis labial ou lingual beaucoup plus fréquemment chez l'homme que chez la femme. Peut-être aussi résulte-t-il, ainsi qu'on l'a avancé, de l'action prolongée des mercuriaux et des iodures. Mais ces divers agents ne doivent être considérés que comme des causes accessoires ou adjuvantes; sa véritable et seule cause déterminante est la diathèse syphilitique. Jamais je ne l'ai rencontré que chez des individus tributaires de la vérole.

Cette affection ne présente pas, comme lésion locale, une très-grande gravité ; elle occasionne plutôt de la gêne que de la douleur. Mais ce qui la rend surtout fâcheuse, c'est l'inquiétude que sa ténacité fait naître dans l'esprit des malades. Beaucoup se tourmentent et se désespèrent, se considérant comme toujours placés sous le coup de la diathèse, dont ils redoutent à chaque instant de nouvelles et plus graves manifestations. Ces craintes peuvent être fondées pour quelques-uns ; mais, en général, le psoriasis muqueux ne doit rien faire préjuger relativement aux accidents futurs de la syphilis.

Érosions et ulcères. — En énumérant les rapports qui existent entre les dermatoses et les éruptions des muqueuses, nous avons dit que les syphilides vésiculeuses, bulleuses et pustuleuses ne peuvent donner lieu sur ces membranes qu'à des ulcérations dont l'étendue et la profondeur varient selon les syphilides cutanées auxquelles elles correspondent. Ainsi la vésicule se transformera en une érosion superficielle, tandis que la bulle et la pustule se changeront en de véritables ulcères entamant plus ou moins la surface du derme muqueux. Les uns et les autres peuvent se produire partout où l'on trouve la plaque muqueuse, ce qui nous dispense d'énumérer une seconde fois les différentes régions susceptibles d'en être affectées.

Les *érosions* ou *ulcérations superficielles* se manifestent par l'apparition d'une petite tache rosée, au niveau de l'épithélium. Bientôt cette membrane se rompt et laisse à nu une légère dépression d'un rouge vif, entourée parfois d'une auréole violacée et sécrétant un muco-pus grisâtre. C'est à peine si ces érosions effleurent le derme muqueux, tant elles sont superficielles ; elles ressemblent plutôt à une simple desquamation épithéliale. Elles constituent une des lésions les moins graves que puisse produire la syphilis secondaire ; le traitement interne, aidé de quelques légères cautérisations, en triomphe très-aisément.

Les *ulcères profonds* ont pour siége de prédilection les amygdales, dont le tissu mou et délicat favorise leur extension. Leurs bords sont taillés à pic, irréguliers, violacés ; leur fond est grisâtre et couvert d'un muco-pus épais, très-adhérent à sa surface. Ces ulcères peuvent labourer les amygdales dans tous les sens et quelquefois même les détruire en partie ; mais le plus souvent ils y creusent un sillon anfractueux et profond, qui s'étend de haut en bas, dans le sens de leur plus grand diamètre. Ils laissent toujours après eux une perte de substance irréparable, mais qui, fort heureusement, ne présente pas ici de graves inconvénients, eu égard à la valeur et aux fonctions de l'organe qui en est le siége. Les malades éprouvent, pendant leur durée, de la gêne et de la douleur dans la déglutition, et fréquemment aussi des élancements très-vifs qui retentissent jusque dans l'oreille moyenne, vers la membrane du tympan.

On observe encore ces ulcérations, mais plus rarement, sur la muqueuse nasale, à la voûte palatine, à l'anus et à l'extrémité inférieure du rectum, sur la face interne et aux commissures des orteils. Les organes génitaux, chez l'homme et chez la femme, n'en sont presque jamais atteints, la muqueuse qui les recouvre ayant très-peu de tendance à s'ulcérer profondément sous l'influence de la syphilis secondaire.

Les ulcérations de la muqueuse nasale occupent tantôt la face interne de l'aile du nez, tantôt la cloison médiane. La matière muco-purulente qu'elles sécrètent, promptement desséchée par le courant d'air qui passe incessamment sur elle, forme une croûte épaisse et adhérente, dont la présence amortit la sensation de l'odorat et gêne la respiration. Les malades cherchent souvent à se débarrasser de cette croûte incommode; mais à peine l'ont-ils détachée, qu'elle se reproduit avec une désespérante rapidité, si bien que leurs efforts, loin d'atteindre leur but, ne font qu'aggraver le mal. Ces ulcérations ont ordinairement la forme de fissures dirigées transversalement; elles sont, comme celles de la gorge, très-tenaces et très-sujettes à récidiver. Dans quelques cas graves, elles peuvent entraîner la carie ou la nécrose des os ou des cartilages du nez.

Lorsque ces ulcérations secondaires ont pour siége la voûte palatine, elles sont ordinairement arrondies ou disposées en croissant. La salive, entraînant le muco-pus à mesure qu'il se produit, ne lui permet pas de se concréter, et laisse ainsi à nu le fond rouge et granuleux de l'ulcère. Quelques cautérisations bien faites triomphent aisément de cette lésion; mais il faut se hâter d'intervenir, car elle pourrait s'étendre au périoste et même attaquer la charpente osseuse de la voûte. J'ai récemment observé sur un malade plusieurs de ces ulcérations secondaires qui avaient perforé de part en part le voile du palais.

Les ulcérations secondaires de l'anus succèdent le plus ordinairement à des plaques muqueuses qui, dans cette région, s'ulcèrent très-facilement; mais elles peuvent aussi se produire d'emblée. Elles occupent généralement les interstices des plis radiés de l'orifice anal et paraissent d'autant plus profondes que ces plis sont toujours, dans ce cas, plus ou moins tuméfiés ou hypertrophiés. Leur surface, de couleur jaune grisâtre, sécrète un pus abondant et fétide qui entretient autour d'elles un état d'irritation continuel et très-incommode. Ces ulcérations sont toutefois beaucoup moins douloureuses que les fissures proprement dites, et ne s'accompagnent jamais de ces contractures spasmodiques du sphincter si fréquentes et si pénibles auxquelles donne lieu ce dernier accident.

Dans quelques cas plus rares, ces ulcérations envahissent l'extrémité inférieure du rectum, et s'étendent à une distance de quelques centimètres au-dessus de l'orifice anal. Leur présence dans cette région ne produit que des symptômes peu marqués; mais elle n'en est pas moins fort dangereuse. Il peut arriver, en effet, que les cicatrices qui leur succèdent déterminent un rétrécissement du rectum, dont les conséquences peuvent être excessivement graves et quelquefois même entraîner la mort. Quelques auteurs ont décrit cet accident sous le nom de *rétrécissement syphilitique du rectum*; mais comme il n'appartient à la syphilis que d'une manière indirecte, et que ses symptômes n'ont rien qui le distingue du même accident produit par d'autres causes, nous nous bornerons ici à le signaler, renvoyant pour son étude aux traités de pathologie externe. Nous signalerons de même certains *rétrécissements de l'œsophage* et *de la trachée* que l'on a attribués à des ulcères syphilitiques, d'après quelques indices tirés des antécédents des malades et des symptômes concomitants.

M. le docteur Caudmont a observé, chez une femme syphilitique, une ulcération secondaire qui avait détruit le méat urinaire et la portion attenante de la paroi inférieure de l'urèthre dans une étendue de plus d'un centimètre.

La face interne et la commissure des orteils sont assez fréquemment affectées d'ulcérations secondaires qui, comme celles de l'anus, dérivent le plus souvent de plaques muqueuses dont la surface s'est entamée. Elles se présentent sous la forme de fissures ou de rhagades dirigées d'avant en arrière et nettement circonscrites par un bord saillant et violacé. Elles sécrètent une humeur d'une extrême fétidité ; quoique peu douloureuses, ces ulcérations sont fort gênantes pour les malades, qu'elles condamnent quelquefois à garder la chambre. Mais elles sont heureusement d'une guérison assez facile à obtenir.

Tubercules muqueux. — Les muqueuses peuvent encore devenir le siége de tubercules qui se développent dans leur épaisseur, comme les tubercules cutanés se développent dans l'épaisseur de la peau. Ces syphilides affectent particulièrement la face dorsale de la langue. On les observe aussi sur le voile du palais, sur les amygdales, sur la pituitaire, et, chez la femme, sur le col de l'utérus. Elles se forment sans exciter la moindre douleur, et le malade ne s'aperçoit de leur existence que fortuitement. La langue, si c'est sur cet organe que les tubercules se sont produits, présente plusieurs saillies rougeâtres, ovalaires, simulant de petits noyaux très-appréciables au toucher. Leur évolution s'opère très-lentement et, après être restés stationnaires pendant un temps assez long, ils peuvent, sous l'influence d'un traitement opportun, se résorber peu à peu et disparaître entièrement, ainsi que nous l'avons vu, du reste, pour les tubercules cutanés. Mais tel n'est pas le cas le plus ordinaire.

Le plus souvent, au contraire, ces tumeurs se ramollissent, suppurent et peuvent alors donner lieu à d'effroyables ravages. Quand les tubercules sont réunis en groupes sur le même organe, ils le labourent, le creusent d'ulcérations profondes et irrégulières, taillées à pic, grisâtres, d'une étendue et d'un aspect tels, qu'elles ont pu en imposer et donner le change à des praticiens exercés qui les ont prises pour des plaies de nature cancéreuse.

Le tubercule suppuré a partout la même gravité et il entraîne presque toujours avec lui d'irremédiables désordres. S'il se manifeste à la voûte palatine, il peut la perforer et établir ainsi une communication entre la cavité buccale et les fosses nasales. Siége-t-il au voile du palais? Ce voile sera en grande partie détruit, quelquefois même il sera totalement emporté. Est-ce la muqueuse pituitaire qui donne asile à cet hôte redoutable? Le tubercule, d'abord indolent et d'apparence inoffensive, va se mortifier et enlever tout à coup une aile du nez. Dans d'autres circonstances, la tumeur venant à se développer dans la muqueuse qui tapisse la cloison nasale, les cartilages seront rongés, et le nez s'affaissera sur les lèvres pour affecter cette forme particulière connue sous le nom de nez de mouton. Enfin, sur le col de l'utérus, ces tubercules, en s'ulcérant, pourront encore, comme à la langue, simuler de véritables cancers de cet organe.

Le tubercule des muqueuses, pour avoir changé de région, n'en a acquis que plus de gravité. Déjà dangereux sur la peau, où il cause quelquefois de graves désordres, il l'est plus encore sur les muqueuses, où, comme on le voit, ses dévastations peuvent avoir les plus tristes conséquences. Dernière expression de la syphilis secondaire, cette lésion, toute de transition, ne diffère guère des accidents tertiaires, qui souvent coïncident avec elle, que par le siége sur lequel elle s'exerce.

Il nous reste, pour terminer l'histoire de la syphilis secondaire, à décrire quelques altérations des annexes de la peau, c'est-à-dire des ongles et du système pileux, ainsi qu'une affection assez singulière de l'œil, l'iritis syphilitique, qui se rattache encore à cette phase de la vérole. Ce sera l'objet du chapitre suivant.

X

SYPHILIS SECONDAIRE.
LÉSIONS DES ANNEXES DE LA PEAU, DE L'IRIS ET DES MEMBRANES INTERNES DE L'ŒIL.

I

Onyxis syphilitique. — Définition. — Onyxis sec ou plastique. — Onyxis humide. — Symptômes. — Pronostic. — Alopécie. — Symptômes. — Diagnostic de l'alopécie syphilitique.

Onyxis syphilitique. — On voit quelquefois, durant le cours de la syphilis secondaire, les ongles des pieds et plus particulièrement ceux des mains subir une profonde altération. Cette maladie, à laquelle on a donné le nom d'*onyxis*, se range très-naturellement dans cette période de la syphilis. Elle lui appartient, non-seulement par l'époque à laquelle elle se manifeste, mais encore par son analogie avec les éruptions cutanées, dont elle n'est qu'une variété, ou le plus souvent même une simple complication.

L'onyxis syphilitique se présente, comme les syphilides cutanées, sous deux formes différentes : l'*onyxis sec* ou *plastique*, et l'*onyxis humide*.

L'*onyxis sec* ou *plastique* n'attaque le plus souvent que

quelques-uns des doigts; mais il peut aussi envahir tous les ongles, et les désorganiser, soit partiellement, soit en totalité.

Cette altération se révèle d'abord par un changement de couleur. L'ongle passe de sa nuance normale rose ou légèrement teintée de bleu au jaune brun ou verdâtre. Bientôt sa texture se modifie. Il devient épais, terne, cassant, rugueux et inégal à sa surface. Dans quelques cas, il subit en entier cette transformation. Dans d'autres circonstances, une seule de ses parties prend ces caractères, tandis que l'autre conserve sa disposition naturelle. On voit alors une ligne de démarcation nette et bien tranchée séparant la partie malade de la partie saine.

Ces changements de couleur, de forme et de texture sont dus à un état pathologique de la matrice de l'ongle. Ils se produisent lentement, et sans occasionner ni inflammation, ni douleur. Tantôt la partie altérée s'exfolie et tombe par parcelles; tantôt l'ongle se mortifie et se détache en totalité. Un autre ongle le remplace plus tard; mais il est rare que cet ongle soit parfaitement régulier. Presque toujours il participe, en se reproduisant, aux altérations qui ont déterminé la chute de celui qui le précédait. Il présente alors, dans son développement, certaines anomalies qui le rendront pour toujours difforme, irrégulier et d'aspect disgracieux.

L'*onyxis humide* correspond aux syphilides du même nom. Une inflammation subaiguë se développe dans la peau qui environne la matrice de l'ongle et lui communique une teinte sombre et cuivrée. Les tissus se gonflent, deviennent douloureux et très-sensibles à la pression. Bientôt ils se ramollissent et suppurent. Une rigole ulcérée, à fond grisâtre, se forme autour de l'ongle, d'où s'échappe un pus sanguinolent et fétide. L'inflammation s'irradie souvent jusqu'au-dessous de la lame cornée, où elle détermine, par la mortification des chairs, une suppuration abondante et sanieuse qui perle tout autour de l'ongle, sous la moindre pression.

L'ongle, ainsi soulevé par le pus, et entièrement dépouillé de ses surfaces d'insertion, se détache et tombe. Il se reproduit parfois, quand sa matrice n'a pas été trop profondément endommagée. Néanmoins cette rénovation laisse généralement beaucoup à désirer, et il est rare que le nouvel organe ne présente pas dans sa structure une notable irrégularité. Dans d'autres circonstances, il est à jamais détruit. La sécrétion de la matière cornée est en grande partie supprimée, ou, du moins, elle est tellement affaiblie qu'elle serait insuffisante à fournir une lame d'un développement normal. Elle se porte alors en divers points, où elle s'accumule, donnant lieu à une sorte de moignon informe, à une masse dure, inégale, rugueuse et entourée de fongosités, qui pendant longtemps pullulent et se reproduisent avec une ténacité désespérante.

. . . .

Considéré comme affection locale, et sans tenir compte de son origine, l'onyxis est un accident d'une certaine gravité. Quand l'ongle ne se reproduit pas, et qu'il a fait place à cette difformité dont nous venons d'indiquer les caractères, la sensibilité tactile est émoussée et les doigts sont gênés dans leurs fonctions. Ajoutons que, par son siége, il est l'expression et le témoignage toujours évident d'une diathèse que les malades ont le plus grand intérêt à cacher, ce qui le rend, pour la plupart, une cause permanente d'embarras et de contrainte dans leurs relations sociales.

Cette affection, sans être commune, est loin d'être aussi rare que le prétendent certains auteurs. Elle se manifeste plus souvent sous la forme plastique que sous la forme humide. On l'observe à tous les âges de la période secondaire, où elle coïncide presque toujours avec des papules, des pustules, des squames ou quelque autre éruption cutanée.

Alopécie syphilitique. — Nous avons déjà, en parlant des symptômes prodromiques de la vérole, signalé l'*alopécie*[1], c'est-à-dire la chute des cheveux et des poils. Cette lésion peut être générale ou partielle; elle peut affecter tout le système pileux ou limiter son action à l'une de ses parties. Tantôt elle frappe à la fois les cheveux, les sourcils, les cils, les poils de la barbe, de la poitrine, des membres et du pubis; tantôt, et le plus souvent, elle n'attaque que les appendices du cuir chevelu.

L'alopécie syphilitique est souvent précoce; elle s'annonce quelquefois comme l'unique indice ou la première manifestation de l'intoxication vénérienne. On peut l'observer néanmoins beaucoup plus tard; elle correspond alors au développement des syphilides cutanées et muqueuses que nous avons précédemment étudiées.

[1] Ce mot vient du grec ἀλώπηξ, *renard*, parce que cet animal est sujet à une maladie qui lui fait tomber le poil.

Lorsque cet accident se déclare, on voit d'abord les cheveux se ternir et perdre leur souplesse naturelle; ils deviennent secs et comme pulvérulents. Bientôt ils se dissocient et tombent de toutes parts à la moindre traction. Le passage du peigne sur le cuir chevelu en amène chaque fois un grand nombre. Souvent alors le crâne se couvre d'une sorte de pityriasis, qui produit une desquamation furfuracée très-abondante. Je sais bien que cette dermatose n'appartient pas en propre à la syphilis, et qu'il est beaucoup de gens qui, sans avoir jamais eu la vérole, sont atteints d'une semblable exfoliation épidermique; mais il est à noter que cette éruption coïncide très-souvent avec l'alopécie vénérienne.

Les cheveux obéissent dans leur chute à des lois variables. Tantôt, et c'est le cas le plus ordinaire, la tête se dégarnit uniformément; tantôt, au contraire, elle ne se dépouille qu'en certains points. Dans ce dernier cas, qui ne s'observe, en général, qu'à une époque avancée de la syphilis, l'alopécie affecte quelquefois cette forme circulaire que nous avons vue présider au groupement des syphilides.

L'alopécie syphilitique, ainsi que nous l'avons dit déjà, peut étendre son action à tout le système pileux; elle peut se manifester dans toutes les régions velues. Mais le cuir chevelu et la face en sont le siége de prédilection. Il n'est point rare de voir des malades entièrement dépouillés de leurs cheveux, de leur barbe, de leurs cils et de leurs sourcils, sorte d'épilation qui donne à la physionomie le plus étrange aspect.

Un praticien exercé ne confondra jamais l'alopécie syphilitique avec la calvitie sénile. Tandis que, dans la première, la chute des cheveux se fait rapidement et sans élection de région, donnant lieu à une épilation uniforme ou circulairement disposée, la seconde se fait en quelque sorte méthodiquement et avec une extrême lenteur. Les cheveux se séparent un à un, et jamais en masse. Leur élimination progressive, allant du centre à la circonférence, commence par la partie la plus élevée du synciput et descend de là aux régions temporales et occipitales, où ell s'arrête, laissant toujours, même aux vieillards les plus avancés en âge, une couronne de cheveux qui enveloppe ces régions.

L'étiologie de ces deux affections, d'apparence semblable mais de nature si distincte, nous explique les différences que nous venons de signaler dans leur marche respective.

La première, l'alopécie syphilitique, est due à un état pathologique des bulbes. Les organes qui sécrètent le poil sont malades. Et comme cette disposition morbide reconnaît pour cause un virus, c'est-à-dire un principe toxique dont l'économie entière est imprégnée, il n'y a pas de raison pour que la chute des cheveux s'opère plutôt dans un sens que dans un autre.

La seconde, celle qui s'avoue, celle que l'on pourrait appeler, par opposition d'origine, l'*alopécie honnête*, est déterminée par l'atrophie des bulbes. Elle est subordonnée à des influences purement anatomiques. Les branches terminales de l'artère temporale qui vont s'épanouir sur le sommet de la tête subissent par les progrès de l'âge une sorte d'oblitération. Leurs parois s'épaississent, et il en résulte une diminution de leur diamètre qui ralentit l'apport du sang. Et alors les cheveux se détachent et tombent par suite d'une nourriture insuffisante de leurs organes sécréteurs. Mais à mesure que l'on descend du vertex aux régions latérales de la tête, la circulation artérielle devient de plus en plus riche. Deux vaisseaux de gros calibre, l'artère temporale et l'artère occipitale, sillonnent de leurs rameaux volumineux la base du crâne, et l'enveloppent d'un réseau nourricier que les progrès de l'âge ne parviennent jamais à oblitérer complétement.

Telle est la raison pour laquelle la calvitie sénile ne va pas plus loin, et laisse généralement intacts les cheveux de cette partie de la tête.

On ne confondra pas davantage l'alopécie syphilitique avec celle qui se produit à la suite de certaines maladies graves et de longue durée, telles, par exemple, que la fièvre typhoïde, les affections puerpérales, etc., qui entraînent après elles une profonde débilitation de l'organisme. L'absence de symptômes syphilitiques concomitants et l'évidence même de la cause suffiront pour éviter toute méprise.

L'alopécie syphilitique qui survient chez un individu jeune et atteint depuis peu de la vérole ne présente aucune gravité. Dans la plupart des cas, les cheveux repoussent et redeviennent aussi touffus qu'auparavant. On peut donc rassurer les malades, à qui cet accident inspire toujours les plus vives inquiétudes. Toutefois, il ne faut pas perdre de vue que quand l'alopécie est portée à un haut degré et qu'elle persiste longtemps, elle est le plus souvent l'indice d'une intoxication syphilitique profonde, dont il faut redouter et se hâter de conjurer les manifestations ultérieures.

II

Iritis syphilitique. — Causes adjuvantes. — Symptômes. — Diagnostic. Pronostic. — Lésions de la choroïde et de la rétine. — Leurs caractères ophthalmoscopiques.

L'*iritis syphilitique*, ainsi que l'indique son nom, est une maladie de l'iris produite par la diathèse vénérienne. Cette dénomination est peut-être impropre, l'iritis n'étant en réalité qu'une ophthalmie interne, à laquelle participe aussi bien la choroïde que l'iris, ainsi, du reste, qu'on a pu s'en convaincre à l'aide de l'ophthalmoscope. Nous lui conserverons néanmoins ce nom consacré par l'usage, et sous lequel cet état pathologique a toujours été décrit.

L'iritis peut être précoce ou tardive. Quelquefois elle suit de très-près le chancre, d'autrefois ce n'est que plusieurs mois après l'infection générale qu'elle se manifeste. Mais dans ce dernier cas même elle appartient toujours à la période secondaire. Jamais je ne l'ai vue se produire dans la troisième phase de la vérole.

La cause originelle et nécessaire de l'iritis syphilitique est la diathèse vénérienne; mais à côté de cette cause, viennent se placer diverses circonstances adjuvantes qui favorisent et facilitent le développement de la maladie.

La fatigue de l'organe occupe parmi elles le premier rang. Les lectures prolongées, les veilles, la lumière artificielle, certains travaux qui exigent l'intervention de verres grossissants, ceux, par exemple, des horlogers et des graveurs qui ont à faire un fréquent usage de la loupe ; enfin toutes les professions qui demandent un exercice visuel trop attentif prédisposent à l'iritis syphilitique.

Nous signalerons encore parmi les causes adjuvantes, l'exposition au froid, à un air sec et chargé de poussière, l'insolation, un coup, une chute, une pression trop forte sur le globe oculaire, etc.

L'iritis syphilitique peut n'envahir qu'un seul œil ; mais elle a une grande tendance à les affecter tous les deux, tantôt simultanément, tantôt l'un après l'autre, ce qui est le cas le plus commun. Elle commence ordinairement par une douleur sourde et gravative, qui, partant de l'œil, son siége principal, s'irradie autour de l'orbite. Cette douleur est continue ou intermittente ; le plus souvent elle augmente pendant la nuit, ainsi qu'il arrive pour la plupart des douleurs syphilitiques. Le malade éprouve encore une sensation analogue à celle que produiraient des grains de sable engagés sous les paupières.

A cette période de début, si l'on examine l'état de l'œil, on constate d'abord une injection plus ou moins vive de la conjonctive oculaire et palpébrale, comme dans la conjonctivite ordinaire. Mais on remarque, de plus, un symptôme qui ne fait jamais défaut dans l'ophthalmie interne. La cornée est entourée d'un cercle, ou plutôt d'une zone rougeâtre et finement radiée, due à l'hyperémie des vaisseaux sclérotidiens. Cette zone est tantôt en contact immédiat avec la circonférence de la cornée, tantôt elle en est isolée par une sorte de petit liseré grisâtre. Le plus souvent elle est continue et forme un anneau complet; dans quelques cas, au contraire, elle est interrompue et n'entoure qu'une partie seulement de la cornée.

Si l'on pousse plus loin l'examen, on s'aperçoit bientôt que la pupille est déjà légèrement contractée. Ses mouvements sont gênés et ralentis; elle n'obéit plus que difficilement aux alternatives d'ombre et de lumière auxquelles on l'expose. L'iris ne tarde pas à subir une altération dans sa couleur; il prend une teinte verdâtre chez les malades qui ont les yeux bleus, et il se colore en jaune rougeâtre chez ceux qui les ont bruns. Sa surface perd de son brillant; elle devient comme inégale, tomenteuse, et ne donne plus à la lumière ces reflets chatoyants qu'elle produit à l'état normal.

A cette époque de l'iritis, le malade éprouve assez souvent de la photophobie; la lumière le fatigue et l'incommode; il ne peut en supporter l'éclat. Quelquefois il est atteint de photopsie. Au milieu de la plus profonde obscurité, il voit des traînées lumineuses, des étoiles, des zones étincelantes, semblables à ces phosphènes auxquels donne naissance une légère pression exercée sur le globe oculaire. Toutefois ces phénomènes de photophobie et de photopsie qu'on observe dans l'iritis syphilitique et qui dénotent un trouble pathologique de la choroïde et de la rétine, sont en général moins constants et moins marqués que dans l'iritis vulgaire. Ce qui s'explique par l'intensité moindre de l'inflammation dont s'accompagne l'ophthalmie symptomatique de l'infection vénérienne, toujours plus lente et moins aiguë dans son développement que l'iritis non spécifique.

La maladie continuant sa marche, des désordres plus graves succèdent bientôt aux symptômes que nous venons de décrire. La pupille subit de nombreuses déformations. Tantôt elle devient ovale, tantôt on la voit prendre une forme triangulaire, losangique ou étoilée. Dans d'autres circonstances, la déformation ne porte que sur l'une de ses parties. Tandis que l'un de ses bords conserve sa courbure normale, l'autre devient sinueux, plus ou moins frangé et déchiqueté. Ces diverses configurations de la pupille tiennent à des adhérences contractées par l'iris, soit entre ses propres éléments anatomiques, soit avec les parties voisines.

Quelques ophthalmologistes, et particulièrement ceux de l'école allemande, ont prétendu que certains modes de déformation pupillaire appartenaient en propre à la syphilis, et pouvaient fournir de bons éléments de diagnostic. Ils ont signalé entre autres la forme ovale à grand diamètre dirigé de bas en haut et de dehors en dedans. Mais ce n'est là qu'une simple assertion dont l'observation de chaque jour démontre le peu de valeur. Dans l'iritis syphilitique comme dans l'iritis vulgaire, la pupille peut affecter toutes les formes possibles, sans qu'aucune d'elles soit exclusivement propre à l'une où à l'autre des deux affections.

Ces déformations de la pupille s'accompagnent presque toujours d'un trouble plus ou moins grand de l'humeur aqueuse. Il se fait à la surface de l'iris une sorte de suffusion de matière plastique qui se répand dans cette humeur et en altère la transparence. Le malade ne distingue plus nettement les objets, et il ne les aperçoit que comme à travers un léger nuage. Si la maladie n'est promptement enrayée par un traitement énergique, cette matière plastique finira par s'organiser; elle prendra la forme de filaments, de brides ou de fausses membranes, lesquelles pourront donner lieu à des adhérences de l'iris, soit avec le cristallin, soit avec la face postérieure de la cornée, d'où résulteront nécessairement une déformation plus grande de la pupille et un trouble plus marqué de la vision.

On peut remarquer encore à la surface de l'iris, tantôt de nombreux vaisseaux fortement injectés, tantôt de petites taches rougeâtres dues à des épanchements sanguins. Quelquefois de petites papules se développent sur le bord pupillaire. Ces papules, que l'on a désignées sous le nom de *condylomes*, ont à peu près le volume d'un grain de millet et sont d'une couleur rouge cuivré. Avec le temps, elles se résorbent et disparaissent généralement sans laisser de traces.

Dans d'autres cas, heureusement plus rares, ce sont de véritables pustules qui se produisent à la surface ou dans l'épaisseur de la membrane irienne. Quand ces pustules viennent à s'ouvrir, le pus qui s'en échappe s'épanche dans la chambre antérieure de l'œil, où il forme, en s'accumulant, un hypopion plus ou moins considérable. Si ces pustules sont superficielles et peu volumineuses, les points de l'iris qu'elles occupaient peuvent encore se cicatriser et se réparer complétement. Il se passe là quelque chose d'analogue à ce qui a lieu dans l'acné : le sommet de la pustule s'ouvre et se vide, tandis que sa base indurée se résorbe et s'efface. Mais si ces pustules, comme celles de l'ecthyma, ont une grande largeur, si surtout elles intéressent toute l'épaisseur de l'iris, elles sont fatalement suivies d'une destruction partielle de cette membrane.

J'ai vu, sur un malade affecté d'une iritis double compliquant une syphilis des plus graves, des végétations fongueuses, molles et d'un jaune rougeâtre, naître de la partie inférieure de la surface de l'iris, et remplir peu à peu, de chaque côté, toute la chambre antérieure de l'œil. Il en résulta une cécité complète, contre laquelle échouèrent tous les moyens médicaux et chirurgicaux mis en usage pour la combattre. Mon illustre maître et ami, M. Sichel, a vu des cas où des végétations semblables, touchant presque à la cornée, avaient envahi plus de la moitié de l'iris, le décollaient du ligament ciliaire, et pénétraient dans la profondeur de l'œil.

Les conséquences de l'iritis syphilitique peuvent être, comme on le voit, d'une extrême gravité.

Si le diagnostic général de cette affection est facile à établir, il n'en est pas de même de son diagnostic différentiel avec l'iritis vulgaire. Excepté peut-être les papules cuivrées et les végétations vasculaires dont nous venons de parler, mais qui ne se produisent qu'à un état avancé de l'iritis syphilitique, aucun signe pathognomonique n'a encore été indiqué qui permette de distinguer en toute certitude ces deux maladies l'une de l'autre. Le cercle cuivré du bord pupillaire signalé par M. Sichel, la forme ovoïde et oblique de haut en bas et de dedans en dehors décrite par Beer, peuvent s'observer dans l'iritis simple aussi bien que dans l'iritis syphilitique.

Les seules différences que présentent, à leur début,

ces deux espèces d'iritis, consistent dans l'inégalité de leur marche. L'iritis vulgaire parcourt ses phases avec plus de rapidité que l'iritis syphilitique. Elle a un caractère plus inflammatoire et plus aigu. Les douleurs dont elle s'accompagne sont plus vives, les phénomènes de photophobie et de photopsie plus marqués. En un mot, l'une est aiguë et l'autre subaiguë. Mais en réalité, ce ne sont là que des nuances sur lesquelles on ne peut établir que de simples présomptions.

A défaut de signes distinctifs appartenant à la maladie elle-même, c'est dans l'état général du malade qu'il faudra chercher les éléments du diagnostic. L'iritis syphilitique ne se développe jamais sans avoir été précédée ou sans être accompagnée de quelque autre accident vénérien. Presque toujours elle coïncide soit avec l'alopécie, soit avec un engorgement des ganglions mastoïdiens, avec des plaques muqueuses, ou enfin, ce qui est le plus fréquent, avec quelque éruption cutanée de nature syphilitique. La présence d'une lésion de cet ordre révéler sur-le-champ son étiologie, et indiquera la médication qu'il convient de lui opposer.

L'iritis syphilitique est toujours un état pathologique grave; mais on comprend que son pronostic doit varier selon l'étendue, la multiplicité des lésions produites et l'état constitutionnel du malade.

On peut, en général, prévoir son plus ou moins d'intensité par la forme et par l'âge des autres manifestations syphilitiques dont elle s'accompagne. Si les symptômes avec lesquels elle coïncide sont légers, si le malade n'a qu'une roséole ou toute autre syphilide superficielle et précoce, on peut espérer que l'iritis sera bénigne et facile à guérir. Le malade en sera quitte pour un peu de conjonctivite, une déformation légère de la pupille et un trouble passager de l'humeur aqueuse. Si, au contraire, cet accident se manifeste à une époque plus avancée de la vérole, s'il coïncide avec du psoriasis, de l'ecthyma, du rupia ou toute autre syphilide profonde et tardive, il présente alors le plus grand danger.

C'est dans ce cas qu'on verra se produire, si un traitement énergique n'intervient aussitôt, ces graves désordres que nous avons décrits : déformations étendues de la pupille, adhérences de l'iris avec la cornée ou le cristallin, fausses membranes obstruant l'ouverture pupillaire, papules, pustules, végétations fongueuses, ulcérations de l'iris, etc., qui toutes pourront avoir pour résultat l'abolition plus ou moins complète et irremédiable de la fonction visuelle.

L'ophthalmoscope a permis, dans ces dernières années, de reconnaître diverses altérations des parties profondes de l'œil, qui jusque-là avaient échappé à l'examen direct. C'est ainsi qu'on a pu constater des lésions de la choroïde et de la rétine chez des sujets syphilitiques. Ces lésions, qui le plus souvent sont la conséquence de l'extension de l'iritis aux membranes internes, consistent principalement en une injection générale ou partielle de ces membranes (forme congestive), ou en dépôts plastiques (forme exsudative) qui s'étendent à leur surface ou dans leur épaisseur, tantôt d'une manière uniforme, tantôt par bandes, par plaques ou par points de dimensions variables. On observe encore des taches pigmentaires irrégulièrement disséminées sur la choroïde, des décollements de la rétine, des corps flottants dans le corps vitré, etc. Toutefois ces diverses altérations, que l'on a rattachées à la syphilis, ne diffèrent pas de celles qui sont dues à d'autres causes. Rien dans leurs caractères ophthalmoscopiques, rien dans leurs symptômes fonctionnels ne distingue la choroïdite et la rétinite syphilitiques de la choroïdite et de la rétinite vulgaires, soit qu'elles dépendent de l'iritis, ce qui est le cas le plus commun, soit qu'elles se produisent isolément. Ce n'est que par une induction tirée des symptômes concomitants et des antécédents du malade qu'on peut en établir l'étiologie.

XI

SYPHILIS SECONDAIRE. — TRAITEMENT.

I

Prophylaxie générale. — Mesures de police médicale à prendre contre la syphilis.

A l'époque, encore si près de nous, où, sur la foi des doctrines professées par l'ancienne école du Midi, le caractère contagieux de la syphilis secondaire était généralement méconnu, on n'avait à se préoccuper, relativement à la propagation de la maladie, que de l'accident primitif, le seul auquel on accordait le pouvoir de se transmettre directement. Le chancre guéri, tout danger avait disparu, disait-on, pour les personnes qui pouvaient avoir ultérieurement des rapports avec l'individu qui en avait été atteint. Quelque graves, quelque nombreuses que fussent les suites de la maladie, on ne devait pas s'en inquiéter autrement que pour le salut du malade lui-même, excepté toutefois le cas où celui-ci venant à se marier, on pouvait craindre qu'il ne transmît à ses enfants le germe de l'infection.

Bien plus, c'était presque un avantage pour le public qu'une fille prostituée ait eu une fois un chancre infectant, puisqu'elle ne pouvait plus qu'exceptionnellement en contracter un semblable. D'où il suit qu'en poussant jusqu'à l'extrême limite du raisonnement les conséquences de la doctrine, on eût été conduit à former le vœu que, pour le plus grand bien de la société, toutes les filles publiques aient la vérole constitutionnelle !

Et ainsi se propageait la syphilis à l'ombre d'une sécurité trompeuse, affirmée et garantie par la science elle-même !

Heureusement ce temps n'est plus. Nous savons aujourd'hui le danger auquel exposent les lésions syphilitiques secondaires, et nous pouvons du moins prendre nos mesures contre lui. Danger tel, qu'il résulte de nos observations que sur le nombre total des chancres infectants ordinaires, *plus de la moitié dérive de la syphilis constitutionnelle !* Certes, en présence de ce fait, grand sera l'étonnement des historiens futurs de la syphilis de voir qu'une maladie aussi facilement transmissible et si fréquemment transmise ait pu être placée et maintenue pendant plus d'un quart de siècle au rang des affections non contagieuses !...

Il n'entre pas dans le plan que je me suis tracé de traiter ici complétement de l'hygiène publique relative à la syphilis. Il y aurait trop à dire sur ce sujet, qui d'ailleurs a déjà été traité, avec tous les détails qu'il comporte, par des hommes d'une haute compétence en cette matière. Je désire seulement appeler l'attention sur un point qui se rattache plus particulièrement à l'objet de mes précédents travaux, c'est-à-dire au chancre et à l'infection vénérienne produits par les lésions syphilitiques secondaires.

Je suis de ceux, je l'ai déjà dit, qui croient à la guérison de la vérole. Mais dans quel temps s'effectue cette guérison, je parle de la guérison complète, à l'abri de toute récidive? Comment et à quels signes peut-on la reconnaître? C'est là ce que nous ignorons, et personne plus que nous, dans l'état actuel de la science, ne saurait le dire. Or, de cette ignorance dans laquelle nous sommes, où probablement nous resterons toujours, naît précisément le danger, facile à prévoir et toujours imminent, de toute cohabitation avec une personne qui a eu récemment la vérole.

Ainsi, une femme, je suppose, a contracté un chancre infectant. Elle a eu à la suite une roséole, des plaques muqueuses à la vulve, aux lèvres, aux amygdales, etc., en un mot, la série habituelle des symptômes secondaires de la syphilis. Ces symptômes ont disparu ; elle est en apparence guérie ; la voilà du moins actuellement délivrée de toute souillure vénérienne... Grande serait cependant l'erreur de celui qui croirait pouvoir impunément s'engager avec cette femme dans des relations de longue durée. Car si la maladie a cessé d'être visible à la surface, la diathèse est encore là, ne l'oubliez pas, qui a profondément modifié l'organisme, et qui bientôt, demain peut-être, si l'infection ne remonte pas à une époque lointaine, pourra, *devra* même reproduire de nouveaux accidents, dont vous serez presque infailliblement victime.

Mais, nous demandera-t-on, que faire pour conjurer ce danger sans cesse renaissant de rapports intimes avec une femme affectée de syphilis?

La question se présente ici sous deux faces différentes, selon qu'elle s'applique à des femmes libres, sur lesquelles aucune surveillance administrative ne peut être exercée, ou qu'elle se rapporte à des femmes *légalement* prostituées, soumises par conséquent à des visites sanitaires obligatoires.

Dans le premier cas, l'hygiène est sans défense. C'est à l'individu qui entretient des relations avec une femme entachée de la diathèse vénérienne à veiller attentivement sur lui, ou plutôt sur sa compagne, et à cesser tout rapport avec elle, non-seulement durant chaque époque menstruelle, où il pourrait être infecté par le sang, mais encore dès qu'il s'apercevra du plus léger symptôme pouvant faire craindre un retour de la maladie. Il devra, de plus, se soumettre aux diverses prescriptions de la prophylaxie privée, sur lesquelles nous nous sommes précédemment étendu.

Mais s'il s'agit de femmes légalement prostituées, il n'en est plus heureusement de même. Ici le mal peut être atteint, et de plus, comme nous allons le voir, attaqué dans sa source principale.

Une erreur très-généralement répandue, c'est que les filles publiques, soumises à une surveillance régulière et que l'on suppose efficace, sont moins *dangereuses* que les femmes libres, telles que filles entretenues, ouvrières, domestiques, etc. Beaucoup d'individus qui n'oseraient pas s'aventurer dans le boudoir d'une lorette, entrent de gaieté de cœur dans une maison de tolérance. — Or c'est là un préjugé et un préjugé funeste que trop de gens constatent à leurs dépens. Qu'on le sache bien, le brevet de santé que la loi semble accorder aux filles publiques est comme tous les brevets... *sans la garantie du gouvernement!*

Il résulte, en effet, de recherches statistiques faites à l'hôpital du Midi, que plus des *deux tiers* des chancres primitifs, simples ou infectants, contractés à Paris, sont communiqués par les filles publiques [1]. Les observations que j'ai pu faire moi-même, tant sur les malades de mon dispensaire que sur ceux de ma clientèle privée, m'ont conduit au même résultat.— La seule maladie vénérienne que l'on contracte plus fréquemment avec les femmes libres qu'avec les prostituées est la blennorrhagie, ce qui s'explique facilement si l'on considère que, dans le plus grand nombre des cas, cette affection est moins la conséquence d'une contagion proprement dite que de l'abus du coït, exercé dans certaines conditions d'excitation spéciale qui manquent généralement dans les rapports avec les filles publiques. — Mais le chancre et la syphilis qui en

[1] Voici un relevé statistique communiqué par M. le docteur Puche, médecin du Midi. Il comprend à la fois les malades de l'hôpital et ceux de sa clientèle privée.

Sur 510 cas de syphilis, M. Puche a trouvé la contagion transmise comme il suit.

Contagion provenant de :

Prostituées	374
Filles entretenues	48
Ouvrières	68
Domestiques	10
Femmes des malades	10
	510

est la suite ont, je le répète, leur foyer principal dans les maisons de prostitution.

« Pour atténuer présentement, dit Parent-Duchâtelet, les ravages de la syphilis, et la faire disparaître probablement par la suite, la première, la plus indispensable des conditions, est de surveiller la santé des individus qui se trouvent dans les conditions les plus favorables pour la propager. *Ces individus sont évidemment les prostituées.* »

Voilà donc un fait, voilà surtout des chiffres qui prouvent, mieux que tous les discours qu'on pourrait faire, l'impuissance radicale des mesures administratives actuellement en vigueur parmi nous contre la syphilis, mesures qui, en raison de la fausse sécurité qu'elles inspirent à un grand nombre de personnes, sont peut-être, il faut bien le dire, plutôt une voie ouverte au mal qu'une barrière opposée à sa propagation !

On sait que ces mesures consistent, à Paris, en des visites faites au dispensaire ou à domicile, une fois par semaine pour les filles en maison, et tous les quinze jours pour les filles publiques isolées, dites *en carte*, c'est-à-dire les plus dangereuses. Une fois sur deux seulement le spéculum est employé !... Que penser d'un pareil système ? Son insuffisance saisit à première vue. Il faut croire cependant que l'administration a de bonnes raisons pour le maintenir, puisque jusqu'à présent elle a fermé l'oreille aux réclamations nombreuses, et assurément bien désintéressées, que lui ont faites tous les médecins qui se sont occupés de ce sujet. Aussi n'ajouterai-je rien à ce qui a été dit. Je me permettrai seulement de faire remarquer qu'il n'est nullement prouvé que l'absence de toute surveillance administrative ne serait pas plus profitable à la santé publique que des visites aussi éloignées. Car alors les individus qui fréquentent les filles publiques, sachant qu'elles ne sont soumises à aucun contrôle, s'entoureraient de précautions qu'ils négligent actuellement de prendre, confiants qu'ils sont la plupart dans une surveillance tout à fait illusoire.

De nombreuses réformes ont été successivement proposées pour remédier au mal que nous venons de mettre à découvert. Toutes sont restées jusqu'à présent à l'état de projet. Il est juste aussi de dire que la plupart d'entre elles ont été inspirées plutôt par l'amour du bien que par une sage entente des choses et des difficultés qu'elles présentent. Mais parmi ces réformes, il en est une bien simple, bien souvent sollicitée, et d'une exécution tellement facile qu'on s'étonnerait à bon droit, si l'on ne savait quelle est chez nous la puissance de la routine, que l'administration ne l'ait pas encore réalisée. Il ne s'agit pas, en effet, d'une réforme radicale, d'un moyen nouveau susceptible, en changeant les habitudes, de créer des embarras ; il s'agit simplement de *rapprocher les visites*, en d'autres termes, d'étendre et de perfectionner un règlement actuellement en vigueur.

Mais comment, dans quelles limites devra se faire cette réforme qui, je n'en doute pas, finira par triompher tôt ou tard des obstacles qu'elle a jusqu'alors rencontrés ?

A Bruxelles, à Hambourg, à Berlin et dans quelques autres pays, nos maîtres en cette matière, les visites des prostituées ont lieu deux fois par semaine, aussi bien pour les filles dites en carte que pour celles qui sont en maison. Pour assurer le mieux possible l'exécution du règlement, on stimule par des encouragements l'exactitude des premières, et on rend les maîtres ou les maîtresses de maison responsables de l'inexactitude des filles qu'ils exploitent dans leur établissement. De plus, le spéculum est prescrit pour toutes les visites sans exception. Beaucoup de médecins ont depuis longtemps demandé et demandent encore l'adoption pure et simple de cette mesure. Serait-elle dans tous les cas suffisante ? C'est ce qu'il s'agit d'examiner.

Appliquées aux filles publiques *exemptes d'infection syphilitique*, deux visites faites par semaine, et avec le spéculum, me paraissent, je n'hésite pas à le dire, devoir être efficaces, non pas sans doute pour sauvegarder d'une manière absolue la santé publique, ce qui est, quoi qu'on fasse, impossible, mais du moins pour la garantir dans les limites d'une prévoyance raisonnable. Mais en sera-t-il de même pour les filles *affectées de la diathèse syphilitique?* Non assurément ; et c'est ici qu'il convient de dire avec M. A. Fournier, que « *la connaissance du caractère contagieux de la syphilis secondaire ouvre une ère nouvelle à la prophylaxie et demande des garanties plus étendues* [1]. »

Ainsi une femme sort de Saint-Lazare après avoir subi un traitement pour la syphilis. Laisserez-vous cette femme reprendre son *métier* et le continuer sans autre surveillance que celle à laquelle vous soumettez toute autre fille dont la santé ne vous est pas suspecte ? Laisserez-vous libre d'elle-même, pendant des périodes d'une ou deux semaines

[1] *De la Contagion syphilitique*, page 130.

ou même de trois ou quatre jours, cette femme dont l'organisme porte actuellement le germe de nouvelles manifestations syphilitiques, qui, d'un moment à l'autre et à son insu, sont susceptibles de se produire et de transmettre la plus grave des contagions, « la plus désastreuse de toutes celles qui peuvent affecter l'espèce humaine? » Cela n'est pas possible, cela révolte à la fois la science et la raison. Cependant c'est là ce qui a lieu, ce qui arrive tous les jours. Et le résultat quel est-il? « Les registres du Midi nous l'apprennent, dit l'auteur du traité *de la Contagion syphilitique* : c'est la vérole semée à profusion dans le public parisien! »

Pour remédier à un tel état de choses, si peu en rapport avec notre civilisation, un seul moyen réellement pratique se présente : c'est de soumettre les prostituées syphilitiques à une *surveillance spéciale*. Cette surveillance, pour être efficace, devrait consister en une visite faite tous les jours ou au moins tous les deux jours, non pas, comme cela a été déjà proposé, par les maîtresses de maison ou par des visiteuses attitrées, mais par des médecins, soit au dispensaire, soit à domicile. — Une visite tous les jours ou même tous les deux jours! C'est beaucoup, dira-t-on. Sans doute, mais qui veut la fin doit aussi vouloir les moyens. D'ailleurs il ne s'agit pas d'appliquer indéfiniment cette mesure aux prostituées syphilitiques. Il suffirait qu'elles y fussent astreintes seulement pendant un certain temps, soit dix-huit mois ou deux ans après leur sortie de l'hôpital, c'est-à-dire pendant le temps ordinaire où se produisent et se renouvellent à la suite du chancre les symptômes syphilitiques secondaires.

Une semblable surveillance, convenablement organisée et fonctionnant avec fermeté, aurait, n'en doutons pas, pour résultat immédiat une diminution considérable des cas de syphilis. Je ne parle pas de la dépense qu'entraînerait l'accroissement du service médical nécessité par cette surveillance, car l'administration y trouverait, j'en suis certain, une compensation suffisante dans l'abaissement du nombre des malades qu'elle aurait à traiter dans ses hôpitaux. C'est là une considération sur laquelle, indépendamment de l'intérêt général qui s'attache au sujet qui nous occupe, j'appelle toute l'attention des hommes chargés de la direction administrative de la santé publique.

Remarquons encore, pour mieux faire sentir l'avantage immense qui résulterait de l'adoption de cette mesure, que la diminution de la syphilis chez les prostituées aurait pour effet indirect, mais infaillible, de rendre la maladie plus rare dans la classe des femmes que la surveillance de la police ne peut atteindre. « Si l'on suit la filiation de la syphilis, dit l'auteur du traité *de la Contagion syphilitique*, on ne tarde pas, malgré les difficultés qui encombrent ce genre de recherches, à reconnaître que la maladie se propage, en général, *en rayonnant du camp des filles publiques sur les autres femmes*. C'est un mari, par exemple, qui prend la vérole d'une prostituée, et rapporte la maladie dans le lit conjugal. Plus souvent, c'est un jeune homme qui s'oublie un soir avec une fille, contracte un chancre, et le porte à sa maîtresse, qui le communique à son tour à un ou deux amants. Or, à ne prendre pour exemple que ce dernier cas, si la première contagion eût manqué, les suivantes, cela va sans dire, ne se seraient pas produites.

C'est la première qui a appelé les autres, et celle-ci d'où dérive-t-elle? D'une fille publique. Supposez maintenant que cette fille, activement surveillée, n'eût pu transmettre le mal, voilà quatre véroles au moins, sans parler de celles qu'elles engendreront elles-mêmes, qui n'auraient pas eu l'occasion de se développer[1]. »

Je n'insisterai pas davantage. Ce que j'ai dit est suffisant pour faire voir, et l'étendue du mal, et la portée des moyens que je propose pour y remédier. Mais, en attendant l'application, lointaine encore, je le crains, de ces moyens, je ne saurais trop recommander aux individus qui, chaque jour, s'exposent à la contagion, de s'entourer de toutes les précautions individuelles que nous avons précédemment indiquées[2], dans le but de suppléer autant que possible à l'insuffisance de nos règlements actuels de police sanitaire.

II

Traitement général de la syphilis secondaire. — Mercure. — Son action sur l'organisme. — Modifications qu'il produit dans les qualités physiques et la composition du sang. — Cachexie mercurielle. — Stomatite mercurielle : symptômes, diagnostic, traitement. — Action du mercure sur l'intestin. — Ses effets sur le système nerveux : troubles de la motilité, de la sensibilité et de l'intelligence. — Éruptions cutanées provoquées par l'usage externe du mercure.

Le traitement curatif de la syphilis secondaire comprend le traitement général, qui s'adresse à la diathèse, et le traitement local, destiné à combattre les divers accidents par lesquels cette diathèse se révèle.

[1] *De la Contagion syphilitique*, page 123.
[2] Voyez les chapitres VII et VI de la première et de la seconde partie.

Occupons-nous d'abord du traitement général.

Un seul médicament forme en grande partie la base de ce traitement; médicament dont l'usage n'est pas toujours inoffensif, dont le résultat n'est pas toujours certain, mais qui seul a prévalu depuis plus de trois siècles, malgré les accusations dont il a été l'objet, malgré la terreur et l'effroi qu'il inspire. Nous avons nommé le mercure.

Le mercure peut-il prévenir les accidents secondaires? Son administration peut-elle enrayer la marche de la syphilis? Peut-elle, en un mot, préserver un malade atteint d'un chancre induré du développement des lésions consécutives de la vérole? Non. Le mercure guérit la syphilis secondaire, mais il ne la prévient pas. Cela est pour moi un article de foi; c'est plus encore, c'est un fait acquis, une vérité rigoureusement démontrée par une expérience déjà longue et portant sur un nombre immense d'observations.

Mais à côté de cette vérité se place un fait non moins certain et plus consolant. Si le mercure n'est pas un agent prophylactique, s'il est impuissant à prévenir les manifestations de la vérole, toujours est-il qu'il les modère et les atténue.

Depuis quelques années, il est de mode pour certains médecins de s'abstenir de toute médication mercurielle avant l'apparition des accidents secondaires. Bien des fois cette blâmable attente m'a fourni l'occasion de comparer des malades, ainsi livrés sans défense aux premières attaques de la diathèse, à ceux qui avaient fait un prompt usage du remède; et toujours j'ai vu chez les premiers la maladie se produire sous des formes plus graves et plus rebelles.

Pour moi, dès que j'ai reconnu l'induration chancreuse et constaté la pléiade caractéristique, j'ai recours au traitement mercuriel. Du reste, à ce premier âge de la maladie, les prodromes de la période secondaire commencent déjà à paraître ; il est bien rare qu'un examen rigoureux, qu'une minutieuse exploration n'en fasse pas découvrir quelques-uns. Et alors pourquoi attendre? à quoi bon temporiser? C'est perdre un temps précieux, pendant lequel la maladie se renforcera et deviendra d'autant plus difficile à combattre. Autant vaudrait, dans la pneumonie, se croiser les bras et attendre pour agir l'hépatisation du poumon !

« En vérité, dit M. Ricord, je serais curieux de savoir si les malades se trouvent satisfaits de cette expectation, et s'ils applaudissent bien sincèrement à cette sage lenteur, alors qu'ils commencent soit à sentir l'aiguillon nocturne de la syphilis, soit à voir leur peau se couvrir de macules, leur front ceindre la couronne de Vénus, ou leur crâne se dégarnir de cheveux[1] ! »

Il est bien entendu que je ne m'élève ici contre la temporisation, qu'en présence d'un chancre dont l'induration et les caractères infectants sont de toute évidence. Mais si l'on conçoit le moindre doute sur la nature de l'ulcère, si le diagnostic de la syphilis générale est incertain, cette temporisation, loin d'être blâmable, devient la meilleure règle de conduite. Il faut alors savoir attendre et ne pas exposer le malade à un traitement peut-être inutile.

[1] Record, *Leçons sur le chancre*, page 211.

Les gens du monde sont pleins de préjugés à l'égard du mercure, et, il faut bien le dire, quelques médecins partagent leurs préventions. Le malade éprouve-t-il des douleurs rhumatoïdes? C'est le mercure qui circule dans les artères. Ses cheveux viennent-ils à tomber? c'est le mercure qui, s'engageant sous le cuir chevelu, a déterminé cette alopécie. Et plus tard, quand la syphilis tertiaire exerce ses ravages, quand les exostoses apparaissent, quand les os se gonflent, se carient, se nécrosent, c'est encore et toujours le mercure qui produit ces accidents : *Post hoc, ergo propter hoc!*

Singulière erreur ! étrange et dangereux sophisme, dont le médecin plus que tout autre devrait se garantir, lui qui chaque jour, dans la pratique de son art, en est la première victime.

Sans doute, l'usage du mercure n'est pas toujours sans danger. Lui aussi peut produire divers accidents qu'il est juste de signaler après avoir reconnu ses avantages, mais qu'il ne faut pas confondre, comme on ne l'a fait que trop souvent, avec ceux de la syphilis elle-même. C'est cette confusion déplorable qui, aujourd'hui encore, entretient dans le public une foule de terreurs imaginaires, et qui, en mettant obstacle au libre exercice d'une thérapeutique rationnelle, favorise le trafic de ces hommes sans nom, dont l'unique talent consiste à vivre aux dépens de la santé d'autrui.

Étudions donc les effets du mercure sur l'organisme, effets qu'il est toujours possible de conjurer, hâtons-nous de le dire, par une administration prudente et sagement modérée.

Le mercure exerce d'abord une action générale sur le sang; il en diminue la richesse et la plasticité. Tous les pathologistes s'accordent à reconnaître que ce métal, justement classé parmi les médicaments dits altérants ou hyposthénisants, amoindrit la quantité de fibrine du liquide nourricier, rend ce liquide plus aqueux, plus diffluent, d'où peuvent résulter à la longue divers symptômes généraux dont l'ensemble a été désigné sous le nom de *cachexie mercurielle*[1]. Tels sont la pâleur et la bouffissure du visage, l'infiltration du tissu cellulaire, des palpitations, des bruits de souffle au cœur et dans les artères, un état de langueur et de faiblesse générales, des troubles nerveux, etc.

Il faut toutefois pour produire un tel état, que le médicament soit administré pendant un temps très-long ou à doses exagérées. Aussi n'observe-t-on presque jamais la cachexie mercurielle pendant le cours d'un traitement antisyphilitique prudemment conduit. Ce n'est guère que chez les ouvriers que leur profession expose à des émanations incessantes de vapeurs mercurielles que se manifeste quelquefois cet ensemble de symptômes et d'autres encore plus graves que nous étudierons bientôt. Pour mon compte, je n'ai jamais rien vu de semblable chez les malades dont j'ai eu à diriger le traitement. Mais si la cachexie mercurielle, est chose rare, il n'en est pas de même de certains phénomènes plus spéciaux par lesquels le mercure traduit sa présence dans l'économie.

Au premier rang de ces phénomènes se trouve placé l'acci-

[1] Voyez l'excellente étude que vient de publier sur ce sujet M. le Dr. Chabrier d'Aix. ÉVARISTE MICHEL.

dent connu sous le nom de *stomatite mercurielle*. Cet accident est, en effet, l'expression pathologique la plus fréquente et la plus hâtive de l'action du mercure sur l'organisme.

Une saveur métallique, bientôt suivie d'une sécrétion plus abondante de salive et d'une fétidité particulière de l'haleine, annonce l'invasion du mal. Peu à peu les gencives se gonflent et se ramollissent ; leur surface se recouvre d'une exsudation opaline ou blanchâtre, qui masque la teinte rosée qu'elles présentent à l'état normal. Ce travail morbide commence ordinairement par la machoire inférieure, tantôt au-dessous des incisives, tantôt au niveau des dernières molaires, pour s'étendre de là à toute l'arcade dentaire.

Si l'on ne se hâte de suspendre le traitement et de supprimer ainsi la cause de ce désordre, l'inflammation se propage et envahit une grande partie de la cavité buccale. La muqueuse de la face interne des joues, les bords de la langue se tuméfient et blanchissent à leur tour ; on les voit prendre et conserver l'empreinte des dents avec lesquelles ils sont en contact. La sécrétion salivaire devient de plus en plus abondante ; l'haleine exhale une odeur de plus en plus fétide et caractéristique (*salivation et souffle mercuriels*). Le bord libre des gencives ne tarde pas à s'ulcérer et à prendre l'aspect d'un feston grisâtre et sanieux. Dans le fond de la bouche, à l'angle des deux mâchoires, se produisent presque toujours des ulcères profonds à surface irrégulière, molle et sanguinolente.

Souvent alors l'inflammation se propage au périoste alvéolo-dentaire ; les dents, détachées de leurs surfaces d'insertion, s'ébranlent et tombent. Enfin, dans quelques cas plus graves, le tissu osseux lui-même peut être attaqué et frappé de carie ou de nécrose; ce qui donne lieu soit à des abcès fistuleux d'une guérison toujours lente et difficile, soit à la formation de séquestres, qu'une suppuration abondante tendra plus tard à éliminer, à moins que la chirurgie n'intervienne pour en débarrasser l'organisme et épargner à la nature ce travail d'expulsion.

Heureusement de tels accidents sont rares de nos jours. Je n'en ai encore observé qu'un seul exemple sur un malade à qui un médecin d'Alger avait administré le mercure à haute dose, dans le but de provoquer une salivation qu'il croyait nécessaire pour le guérir de sa vérole. Telle était, il faut le dire, l'opinion des anciens médecins. Aussi ces cas graves de stomatite mercurielle étaient-ils autrefois beaucoup plus communs. Pour eux, la stomatite était un événement heureux, qu'ils cherchaient à faire naître. Dans leur dangereuse croyance, ils considéraient ce ptyalisme accidentel comme un exutoire capable de débarrasser l'économie du virus dont elle était imprégnée. En conséquence ils prenaient soin d'entretenir et de renouveler au besoin ce flux surabondant de salive dont ils connaissaient si peu les effets. Pratique funeste, qui a été la cause principale de cette terreur que le mercure inspire encore à tant de gens.

Non-seulement la salivation mercurielle n'a pas pour effet d'entraîner le virus au dehors, mais l'observation moderne a encore démontré que, quand elle se produit, l'action thérapeutique du mercure s'arrête. Le médicament n'agit plus sur la vérole. Aussi, dès que nous voyons apparaître les premiers symptômes de cette affection, nous hâtons-nous de suspendre le traitement. Et voilà pourquoi nous n'avons plus que rarement à regretter, de nos jours, ces ulcérations, ces caries, ces nécroses de la mâchoire si fréquentes jadis, et plus redoutables que la maladie elle-même pour le traitement de laquelle on ne craignait pas d'en provoquer le développement.

La stomatite mercurielle, quelle que soit son intensité, sévit toujours d'une manière plus grave sur la mâchoire inférieure que sur la supérieure. Souvent même celle-ci reste intacte, sauf toutefois à la voûte palatine, où très-fréquemment les plis de la muqueuse situés derrière les incisives se gonflent et forment une ou plusieurs crêtes douloureuses et fort gênantes pour la mastication.

Il est de la plus haute importance de ne pas confondre la stomatite mercurielle avec les accidents propres à la syphilis. On évitera cette confusion en se rappelant que les lésions syphilitiques de la bouche sont plus discrètes, mieux circonscrites, et ont pour siége de prédilection, non les gencives, qu'elles n'affectent presque jamais, mais l'isthme du gosier, le voile du palais, les amygdales, la face interne des lèvres et la face supérieure de la langue. Ajoutons que la stomatite mercurielle a une marche franchement aiguë, que les ulcérations qu'elle détermine sont irrégulières, molles et sanguinolentes, tandis que les ulcères syphilitiques sont le plus souvent arrondis et nettement limités, ont une surface d'apparence plus ferme, moins sanieuse, et n'excitent jamais ce flux abondant de salive qui, avec l'odeur particulière de l'haleine, est le caractère prédominant de l'inflammation hydrargyrique.

La suspension du traitement mercuriel au début de la stomatite suffit généralement pour en faire disparaître les premiers symptômes. Il ne faut donc jamais oublier, lorsqu'on soumet pour la première fois un malade à ce traitement, de lui recommander d'en cesser l'usage, dès qu'il commencera à saliver ou à éprouver quelque sensation insolite du côté des gencives. Mais si, malgré cette recommandation, la médication mercurielle a été trop longtemps continuée, si déjà la stomatite a pris un certain développement, la suspension du traitement serait insuffisante pour en arrêter les progrès. Il faut alors se hâter d'intervenir et de la combattre par des moyens appropriés.

Depuis quelques années, la médecine possède contre cet accident, un véritable spécifique : c'est le chlorate de potasse, si heureusement préconisé par M. Herpin, de Genève. On l'administre à l'intérieur, dans un julep, à la dose de 4 à 6 grammes par jour, et on fait gargariser fréquemment le malade avec la solution suivante :

Eau.	400	grammes.
Chlorate de potasse.	12	—
Gomme arabique..	4	—
Miel rosat ou sirop de mûres.	30	—

Si les gencives sont ulcérées, il faut les toucher très-légèrement tous les jours ou tous les deux jours, avec un petit pinceau imbibé d'acide chlorhydrique fumant, en évitant avec soin de mettre l'acide en contact avec les dents. On peut encore, si le malade redoute cette petite opération, appliquer sur les ulcérations de l'alun en poudre, dont l'action est à peu près aussi efficace que celle de l'acide.

Le chlorate de potasse n'est pas seulement l'agent curatif de la stomatite mercurielle, mais il en est encore, l'expérience l'a prouvé, le meilleur prophylactique. Aussi convient-il, même en l'absence de tout symptôme de stomatite, de l'administrer concurremment avec le mercure, surtout lorsqu'il y a nécessité de porter ce dernier à des doses assez fortes. Quelques pastilles de chlorate que le malade laisse fondre, chaque jour, dans sa bouche, suffisent pour remplir cette indication.

Sous l'influence du traitement que nous venons d'indiquer, et auquel on peut joindre encore l'usage de la limonade citrique, des oranges, du cresson ou autres végétaux acidules, la stomatite mercurielle ne tarde généralement pas à disparaître. On peut alors reprendre le traitement hydrargyrique sans avoir le plus souvent à craindre le retour de la stomatite. Il est rare qu'elle récidive, même après un emploi soutenu et prolongé du médicament qui d'abord lui avait donné naissance.

Toutes les préparations mercurielles ne produisent pas la stomatite avec la même facilité. Le mercure métallique et ses composés insolubles, tels que le calomel et le protoiodure sont, à ce point de vue, beaucoup plus dangereux que les composés solubles, bichlorure, biiodure, etc. Ajoutons enfin que, pour la stomatite mercurielle comme pour toutes les autres maladies, il faut tenir compte des prédispositions individuelles. On voit, en effet, des malades chez qui elle se développe avec une facilité déplorable, tandis que d'autres, moins nombreux, il est vrai, résistent aux doses de mercure les plus élevées.

La stomatite n'est pas le seul accident par lequel se traduit l'action du mercure sur le tube digestif. Ce médicament produit quelquefois encore des coliques et des diarrhées très-tenaces, qui dépendent principalement de son action irritante sur la muqueuse intestinale. La suspension du remède n'est pas ici absolument nécessaire pour faire cesser ce symptôme. Il suffit le plus souvent d'en changer le mode d'administration.

Quelques auteurs ont prétendu que le mercure, par son action délétère sur tous les animaux inférieurs et en particulier sur les parasites et les animalcules, serait susceptible de tuer les spermatozoïdes et de rendre infécond. C'est là un fait qui est loin d'être démontré, et que, pour mon compte, je n'ai jamais observé. On lui a reproché aussi de provoquer l'avortement. Je crois que cette imputation n'est pas plus fondée que la précédente. Loin de provoquer l'avortement, le mercure est plutôt capable de s'y opposer, puisqu'il guérit la vérole, qui en est une des causes les plus puissantes.

Longtemps administré, à des doses excessives et surtout sous la forme de vapeurs, le mercure peut affecter gravement le système nerveux et donner lieu à des névroses qui se manifestent d'abord par du tremblement et de la faiblesse musculaire, une certaine torpeur de l'esprit, et plus tard, par des paralysies et même la folie. Il y a, sous ce rapport, une certaine analogie entre les effets du mercure et ceux de l'alcoolisme.

Ces accidents sont heureusement très-rares, et pour mon compte, je ne les ai jamais observés, comme conséquence d'un traitement antisyphilitique. Ils sont, au contraire, assez communs chez les ouvriers employés à griller le cinabre pour en extraire le mercure, chez les doreurs par voie sèche, chez les miroitiers, en un mot, chez tous les individus que leur profession oblige de vivre dans une atmosphère imprégnée de vapeurs mercurielles. Mais je le répète, quelques pilules, sagement administrées, ne produiront jamais de pareils effets.

On rencontre des malades qui s'obstinent à ne pas vouloir prendre du mercure, dans la crainte que ce métal, une fois introduit dans la circulation, n'aille se déposer en substance dans leurs tissus, et plus particulièrement dans leurs os, de manière à transformer leur organisme en une sorte de baromètre qui obéirait ensuite aux influences atmosphériques. Cette opinion, disons-le, n'est pas entièrement imaginaire. M. le docteur Reynaud et, plus tard, M. Grassi ont pu trouver du mercure à l'état métallique dans la substance cérébrale. Chez le malade de M. Grassi, la présence du métal avait donné lieu à un abcès dans le lobe antérieur gauche du cerveau.

Mais hâtons-nous d'ajouter que les faits de ce genre sont tout à fait exceptionnels et ne peuvent être, comme les accidents nerveux que nous venons de signaler, que le résultat d'un usage excessif du mercure. De faibles doses de ce remède, telles que nous les administrons aujourd'hui, transformées par les liquides organiques en bichlorure, et éliminées presque aussitôt après leur ingestion par la salive, les urines, la sueur et tous les émonctoires de l'économie, ne sauraient, ainsi que l'ont prouvé les expériences d'Orfila, laisser dans l'organisme une quantité de mercure suffisante, je ne dirai pas pour donner lieu à de telles collections, mais même pour pouvoir être mise en évidence par les réactifs chimiques les plus sensibles. Nos malades peuvent donc, à cet égard, complétement se rassurer.

Le mercure, employé sous la forme d'onguent et en frictions sur la peau, y excite quelquefois certaines éruptions, dont la plus commune est une espèce d'eczéma miliaire, caractérisé par une multitude de petites vésicules très-rapprochées les unes des autres et entourées d'une auréole d'un rouge vif. Cette éruption commence au niveau du point où a été appliqué le topique mercuriel et s'étend ensuite plus ou moins loin. La suspension du traitement local et quelques bains simples suffisent pour la faire disparaître en très-peu de temps. Je n'ai jamais vu, comme l'ont avancé quelques auteurs, cette éruption ni aucune autre du même genre se produire à la suite du traitement mercuriel interne.

Telle est l'action pathogénique du mercure. Étudions maintenant son action thérapeutique.

III

Suite du traitement général de la syphilis secondaire. — Action thérapeutique du mercure. — Doses. — Modes d'administration. — Administration du mercure par les voies digestives. — Sublimé. — Protoiodure. — Frictions mercurielles. — Fumigations; procédé de l'auteur. — Hygiène.

Le mercure, comme nous l'avons dit, ne prévient pas la vérole. Ceux qui ont professé le contraire se sont, à mon avis, entièrement trompés. Toutes les fois que le mercure a paru empêcher le développement des accidents secondaires, c'est que ces accidents n'avaient pas à paraître; c'est qu'on avait pris un chancre simple pour un chancre infectant[1].

Quant à moi, je suis tellement sûr de son impuissance à entraver l'évolution de la syphilis, que je me hâte, en présence d'un chancre induré, d'avertir le malade des accidents auxquels il est exposé. Lui énumérant les diverses sensations qu'il va éprouver, les différents symptômes qui vont survenir, je le soustrais ainsi aux trop vives alarmes qu'une manifestation inattendue pourrait exciter chez lui.

Mais si le mercure ne prévient pas la vérole secondaire, il en atténue du moins l'intensité et il la guérit presque toujours. Dans quelques cas, il est vrai, son action reste impuissante. Mais quel est le remède qui soit infaillible? Le quinquina, le plus héroïque peut-être de tous les agents thérapeutiques, n'a pas toujours raison de la fièvre intermittente. Que de fois n'est-on pas obligé de demander aux arséniates ou à d'autres médicaments des effets que le sul-

[1] Si le mercure prévenait la syphilis, il semble que les ouvriers occupés dans les ateliers ou s'emploie ce métal devraient acquérir une sorte d'immunité contre la vérole. Immunité, bien entendu, qui n'empêcherait pas le chancre, mais qui s'opposerait au développement des manifestations secondaires. L'expérience dément cette supposition, et je compte à cet égard plusieurs observations qui le prouvent. J'ai eu occasion de voir tout récemment, au mois d'août de l'année dernière, deux frères, tous deux étameurs de glaces, ayant contracté avec la même femme des chancres infectants, et étant l'un et l'autre en pleine vérole constitutionnelle. Cependant le traitement interne, mis en usage dès l'apparition de l'accident primitif, avait été longtemps précédé chez eux de cette absorption incessante de vapeurs mercurielles, à laquelle leur profession les exposait.

Évariste Michel.

fate de quinine n'a pu produire? Ainsi en est-il du copahu, du cubèbe, du soufre, de l'iode et de tant d'autres substances qui n'en méritent pas moins le titre de spécifiques.

Comment agit le mercure? Par quelle modification imprimée à l'organisme parvient-il à le délivrer de la syphilis secondaire? Agit-il, en sa qualité d'altérant, comme modificateur de ses éléments solides et liquides, ou comme neutralisant du virus répandu dans l'économie? C'est ce que nous ignorons. Le mercure guérit la syphilis, comme l'opium fait dormir, comme le tartre stibié modifie la pneumonie, comme la quinine réduit le volume de la rate, etc. : *Quia est in eo facultas curandi* ou *curativa*, comme aurait dit et dirait encore aujourd'hui le médecin de Molière.

Mais peu importe, après tout, le mode d'action du mercure. L'essentiel pour le malade est qu'il guérisse, et pour le médecin de connaître à quelles doses et sous quelles formes pharmaceutiques il convient de l'administrer. C'est ce que nous allons maintenant examiner.

La posologie du mercure peut être considérée à un double point de vue. Elle comprend la dose générale et la dose quotidienne : la somme et l'unité. Combien et durant quel temps faut-il en prendre pour détruire le virus et éteindre la vérole?

Il y a en pathologie, comme en toute autre matière, des nuances dont il faut tenir compte. Bien que la syphilis soit une quant à son principe, elle est variable quant à son intensité. Il y a des syphilis légères, il y en a de force moyenne, il y en a de graves. Or, c'est d'après ces divers degrés de la maladie qu'il faudra mesurer les doses et prolonger plus ou moins le traitement.

Règle générale, on devra, à moins de contre-indications spéciales, continuer l'usage des mercuriaux tant que les accidents secondaires persisteront. Le mal sera la pierre de touche, le critérium d'après lequel le remède devra être administré. Ce qu'il importe, dès qu'une manifestation se produit, c'est de la combattre sans trêve ni merci, jusqu'à ce qu'elle ait complétement disparu. Quant à la dose journalière du remède, elle sera nécessairement subordonnée, non-seulement à l'intensité des symptômes, mais encore à la préparation mercurielle dont on aura fait choix et au mode suivant lequel elle sera administrée.

Toutefois, quelle que soit l'intensité des manifestations secondaires qu'il s'agisse de combattre, il sera presque toujours possible d'en triompher, sans être dans la nécessité d'élever les doses du remède au point de produire des accidents mercuriels. Le mercure, comme le dit avec raison M. Rollet, n'est dangereux que bien au delà des limites où il est efficace.

Et à propos de limites, remarquons ici combien il est rare que l'esprit humain sache se tenir dans celles de la sagesse et du droit chemin dont parle Horace! Après nos pères, qui faisaient un usage excessif du mercure, qui le donnaient dans toutes les maladies vénériennes, sans distinction d'espèces et à des doses toujours trop fortes, voici un auteur moderne, d'un mérite reconnu, qui propose d'en restreindre l'usage à quelques cas seulement de syphilis graves, laissant à la nature le soin de guérir les véroles faibles. Telle est la doctrine que vient de développer et de soutenir, avec son talent habituel, M. Diday, dans son *Histoire naturelle de la syphilis*.

Vraiment j'ai peine à comprendre comment un esprit aussi distingué, comment un praticien d'une telle expérience ait pu produire un pareil système. La vérole, si légère, si bénigne qu'elle soit, est toujours, ne l'oublions pas, une maladie redoutable. Qu'une roséole, que des plaques muqueuses puissent guérir sans mercure, je vous l'accorde. Mais qui vous dit que ces lésions secondaires, ainsi abandonnées à elles-mêmes, ne seront pas suivies, dans un temps plus ou moins long, d'autres manifestations plus graves dont le mercure, en modifiant la diathèse, aurait pu, je ne dis pas empêcher le développement, mais du moins réduire de beaucoup l'intensité ?

J'ai vu un malade chez qui une carie des os du nez s'est manifestée trois ans après l'invasion d'une syphilis dont l'unique symptôme avait été, jusque-là, une roséole tellement légère, que le malade avait cru inutile de se faire traiter. De tels exemples ne sont pas rares, et ils suffisent pour faire voir le danger d'une expectation que condamnent les principes les plus élémentaires de la thérapeutique.

Si le mercure guérit la syphilis secondaire grave, à plus forte raison la guérira-t-il lorsqu'elle est bénigne. Et alors, pourquoi, de propos délibéré, vous priver d'un remède héroïque, et attendre, pour agir, que l'ennemi soit au cœur de la place ? Proportionnez les doses du remède au degré d'intensité de la maladie ; à une syphilis faible opposez une médication sagement modérée ; mais, de grâce, ne laissez pas sans secours un malade en proie à une diathèse toujours grosse d'orages et de périls!

L'administration du mercure comprend trois procédés parfaitement distincts : 1° l'introduction par le canal digestif; 2° les frictions sur la peau; 3° l'absorption par la muqueuse pulmonaire au moyen de fumigations.

1° *Administration du mercure par le canal digestif.* — Ce procédé est le plus simple, le meilleur, et devra, par conséquent, être préféré aux deux autres, toutes les fois que le malade pourra facilement le supporter. Depuis André Mathiole, qui, en 1535, administra le premier le mercure à l'intérieur, toutes les préparations hydrargyriques ont été successivement employées. Mathiole donna d'abord le précipité rouge; plus tard, on préconisa le mercure métallique. Les fameuses pilules de Barberousse, celles de Sédillot et de Belloste, qui ont autrefois joui d'une si grande réputation, le renfermaient sous cette forme. De nos jours, on accorde la préférence aux préparations salines.

La plus anciennement employée et la meilleure de toutes ces préparations est, sans contredit, le bichlorure de mercure. Ce sel est l'antisyphilitique par excellence. L'énergie de son action, qui permet de le prescrire à des doses minimes, la facilité avec laquelle il est absorbé, la propriété qu'il possède de ne provoquer que très-rarement la stomatite sont autant de qualités qui le placent au premier rang parmi les mercuriaux.

A une époque voisine de la découverte de l'iode, alors

que toutes les combinaisons de ce corps étaient fort en vogue, — car il en est des médicaments comme des choses les plus futiles, la mode s'y mêle toujours un peu, — on préconisa le proto-iodure de mercure. L'innovation n'était pas heureuse. Ce sel, étant insoluble, exige des doses considérables relativement à celles du bichlorure, et, de plus, il a l'inconvénient de causer très-rapidement la stomatite. Huit ou quinze jours ne se passent presque jamais, après son emploi, sans que le malade ait les gencives affectées. Du reste, le proto-iodure paraît aujourd'hui avoir fait son temps. Après un engouement passager, on le délaisse comme toutes les choses qui ont dû leur succès au prestige de la nouveauté plutôt qu'à des propriétés réelles et à une supériorité reconnue.

Le calomel ou protochlorure de mercure, le biiodure, le lactate, l'acétate, le sulfure, le cyanure, le mercure soluble de Hahnemann et une foule d'autres préparations du même métal que nous croyons superflu d'énumérer, ont encore été proposés contre la syphilis secondaire. La meilleure de toutes, je le répète, est le bichlorure vulgairement connu sous le nom de *sublimé*.

Il résulte de savantes recherches faites par M. Mialhe, que le mercure n'agit comme spécifique de la vérole, qu'à la condition d'avoir été préalablement transformé par l'économie en bichlorure. D'après cet habile chimiste, tous les sels hydrargyriques, quels qu'ils soient, subissent dans l'estomac cette transformation au contact des sucs gastriques qui contiennent toujours une proportion considérable de chlorure de sodium. Si les choses se passent ainsi, ce dont il n'est guère permis de douter après les travaux de M. Mialhe, je ne vois pas pourquoi nous forcerions l'organisme à faire de la chimie, alors qu'il nous est si facile de lui en éviter la peine en donnant directement à nos malades le bichlorure hydrargyrique.

Tel est le motif qui, avec les raisons que j'ai indiquées plus haut, m'a déterminé à reprendre, dans le traitement de la vérole, l'emploi de cette substance trop longtemps sacrifiée de nos jours au proto-iodure de mercure, qui lui est de beaucoup inférieur.

Le sublimé s'administre à l'intérieur en solution et en pilules.

La solution la plus usitée est la *liqueur de Van Swieten*, qui contient le médicament dans la proportion d'un millième, ce qui en rend le dosage très-facile. En voici la formule :

Eau distillée	900	grammes.
Alcool rectifié..	100	—
Bichlorure de mercure..	1	—

Ce liquide se prend par cuillerées. On commence par une cuillerée à café, qui renferme à peu près 5 milligrammes de sublimé, et l'on augmente progressivement la dose jusqu'à deux cuillerées à bouche par jour, c'est-à-dire jusqu'à environ 3 centigrammes du médicament, dose que je ne dépasse que rarement, et qui suffit dans le plus plus grand nombre des cas.

On délaye le remède dans de l'eau sucrée, ou mieux encore dans du lait. Ce dernier moyen est très-utile, non-seulement pour masquer en partie la saveur désagréable et atramentaire que laisse toujours après lui le bichlorure, mais encore pour atténuer son action irritante sur la muqueuse de l'estomac.

Mais le meilleur et le seul moyen d'éviter complétement la saveur styptique du sublimé, c'est de le prendre en pilules. C'est sous cette forme que je le prescris le plus souvent :

Bichlorure de mercure.	30 centigrammes.
Thridace.	1 gramme.
Pour 40 pilules.	

Chaque pilule contient 7 milligrammes et demi de sublimé. On commence par une, le matin ou le soir, et on en porte progressivement le nombre jusqu'à quatre par jour, ce qui représente une dose quotidienne de 3 centigrammes. Cette dose suffit, je le répète, dans la plupart des cas ; mais on peut, si les circonstances l'exigent, donner sans inconvénient jusqu'à six pilules dans les vingt-quatre heures, en les faisant prendre deux par deux. Si ces pilules irritent l'estomac, ce qui est toutefois assez rare, on peut encore les faire prendre pendant les repas. L'expérience m'a prouvé qu'il n'en résulte aucun trouble dans les digestions, ni aucune diminution dans l'effet curatif du médicament.

Le proto-iodure de mercure étant tout à fait insoluble, ne peut se donner qu'en pilules. M. Ricord le fait prendre en l'associant à l'extrait gommeux d'opium et à l'extrait de ciguë. Chacune de ses pilules en renferme 5 centigrammes, et il en administre de deux à quatre par jour, ce qui représente une dose de mercure sept fois plus forte que celle qu'il est nécessaire d'employer quand on prescrit le bichlorure.

2° *Frictions mercurielles.* — Malgré toutes les précautions que nous venons d'indiquer, il est des malades dont l'intestin ne peut supporter l'action de ces médicaments. De violentes coliques, des diarrhées incoercibles les forcent bientôt à y renoncer. Il faut alors avoir recours à un mode d'administration qui permette d'introduire le mercure par une autre voie.

La méthode endermique est celle qui se présente le plus naturellement. Employée dès les premières années du seizième siècle par Jean de Vigo, qui a laissé son nom à un emplâtre dont on se sert encore aujourd'hui, et par Béranger de Carpi, qui mit en grande faveur les frictions mercurielles, cette méthode composait jadis à elle seule presque tout le traitement de la vérole. L'onguent napolitain en formait la base. On l'étendait en frictions pendant quinze à vingt minutes, et à la dose de 4 à 8 grammes, dans les régions les plus favorables à l'absorption, telles que la plante des pieds, la face interne des jambes et des avant-bras, le sternum et le creux axillaire.

Cette dernière région est la plus commode et la plus propice à l'absorption du mercure. C'est elle que nous choisissons toujours quand nous devons recourir à la méthode endermique. Tous les jours ou tous les deux jours, selon l'intensité du mal et le plus ou moins de tolérance pour le remède, on dépose dans l'aisselle, en ayant soin de l'étendre exactement sur la peau par quelques frictions, 4 grammes d'onguent napolitain. Ces frictions doivent se faire le soir, avant de se coucher, et il faut les alterner chaque fois d'une aisselle à l'autre afin de modérer l'action irritante de la pommade.

Rien n'est plus simple, comme on le voit, que cette méthode. Mais elle a l'inconvénient d'être gênante, désagréable, et de provoquer très-facilement la salivation.

3° *Fumigations.* — L'usage des fumigations mercurielles est également fort ancien. On brûlait du cinabre mêlé à diverses substances résineuses ou aromatiques, et on en dirigeait la vapeur dans une chambre close, où le malade se tenait pendant un temps plus ou moins long, un quart d'heure, une demi-heure même, selon l'intensité de sa vérole et l'état de ses forces. Ce traitement devait, sans doute, être fort efficace; mais il était excessivement pénible et très-difficile à supporter. Indépendamment des accidents qu'il pouvait produire comme médication mercurielle, il exposait les malades à de graves désordres du côté des voies respiratoires. Aussi est-il depuis longtemps tombé en désuétude.

Dans ces dernières années, j'ai cherché à modifier cet ancien procédé, non pour faire revivre les fumigations mercurielles comme méthode générale de traitement, mais pour en simplifier l'usage et les rendre plus facilement applicables à certains cas particuliers, dans lesquels elles peuvent rendre de grands services, par exemple lorsqu'il existe des plaques ou des ulcères syphilitiques dans le larynx ou la trachée.

C'est dans ce but que j'ai imaginé d'introduire du protoiodure de mercure dans ces petits trochisques ou clous fumants, vulgairement appelés *pastilles du sérail*, qui jusqu'alors, et depuis un temps immémorial, n'avaient servi qu'à parfumer les appartements.

Il suffit d'allumer un de ces trochisques pour obtenir immédiatement des vapeurs de proto-iodure, que l'on fait pénétrer dans les voies respiratoires, où elles se condensent et se déposent en molécules impalpables. Voici comment on les prépare :

Charbon de braise finement pulverisé	25	grammes.
Proto-iodure de mercure.	2	—
Benjoin.	0,50	centigr.

Mêlez très-exactement et ajoutez Q. S. d'eau sucrée pour faire une pâte, que vous diviserez et façonnerez ensuite en 20 trochisques, de forme régulièrement conique.

Le malade fera une fumigation matin et soir, en brûlant chaque fois un de ces petits cônes, dont il aspirera la vapeur dirigée vers sa bouche, soit au moyen d'un tube en papier, soit avec les deux mains réunies en forme de cylindre.

Ce genre de fumigations se supporte très-facilement. Il n'excite ni la toux, ni la moindre gêne dans l'appareil respiratoire. Je ne saurais donc trop en recommander l'usage pour les cas spéciaux dont j'ai parlé.

Quelle que soit la méthode employée dans le traitement de la syphilis secondaire, il importe de joindre à ce traitement un régime sévère. Ne perdant pas de vue l'altération que la vérole fait subir au liquide nourricier, dont elle diminue la richesse, effet qu'accroît encore l'action altérante des mercuriaux, il faudra s'attacher à contrebalancer, par une bonne alimentation et par une hygiène irréprochable, l'action dépressive de cette double cause.

Les excès de toute sorte seront rigoureusement défendus ; et tout en permettant l'usage du vin aux repas, on en interdira strictement l'abus.

Il ne faut pas moins surveiller ce qu'on pourrait appeler l'hygiène morale. Je ne sais rien de plus pernicieux, de plus contraire à la guérison de la syphilis que le chagrin, l'abattement et l'épouvante. On devra donc chercher à combattre toute passion triste et décourageante. Il faudra s'efforcer, par tous les moyens possibles, de rassurer les malades, de les distraire, de dissiper leurs craintes et de les faire renaître à l'espérance.

Il y a longtemps déjà qu'on avait reconnu l'heureuse influence du calme de l'esprit sur la marche de la syphilis. Dès le commencement du seizième siècle, un médecin célèbre de Venise, Nicola Massa, résumait dans les termes suivants les préceptes d'une hygiène morale à l'usage des grands seigneurs vérolés de son temps :

« Lætentur igitur et sint jocundi ; fugiant plorantes et « loca tristia ; sint in jocis, cantilenis et fabulis, quæ sint « delectabiles et jocundæ. Audiant sonos et voces suaves. « Et stent in viridariis et cum caris amicis ; et, si sunt studiosi, legant historias, neque multum studeant, « maxime materiæ difficili. »

Et l'auteur ajoute ensuite ces paroles, que tout médecin doit se graver dans le cœur et dans l'esprit :

« Medicus vero ægris certam salutem promittat, astanti« bus vero veritatem dicat. » (Nicol. Massæ, *de Morbo gallico tractatus*, cap. xv.)

IV

Suite du traitement général de la syphilis secondaire. — Iodure de potassium. — Adjuvants du mercure. — Iodure de fer. — Salsepareille, gaïac, squine, sassafras. — succédanés du mercure. — Or, argent, platine, chromate de potasse. — Syphilisation.

Guérir les accidents secondaires n'est pas le seul but que doit se proposer le médecin qui traite une syphilis ; il faut encore qu'il songe à prévenir et à empêcher le développement des manifestations bien autrement redoutables de la période tertiaire.

Or le mercure, dont l'efficacité, sans être souveraine, est pourtant si grande dans le traitement des lésions secondaires, perd de son pouvoir quand la vérole vieillit. Déjà même son action s'affaiblit contre ces syphilides graves et tardives, qui, ainsi que nous l'avons vu, établissent le passage de la seconde à la troisième phase de la maladie. Mais alors apparaît un nouveau médicament qui vient heureusement suppléer à l'impuissance du mercure et achever son œuvre commencée. Ce médicament est l'iodure de potassium.

L'iodure de potassium est le spécifique par excellence contre les manifestations tertiaires de la vérole. Non-seulement il les guérit, mais encore il les prévient, ce que le mercure est impuissant à faire à l'égard de la syphilis secondaire. Aussi faut-il, dans tout traitement rationnel et méthodique de la vérole, administrer cet héroïque remède, sans lequel il n'est pas permis de compter sur une guérison certaine.

Après quelques mois de traitement mercuriel, quand les accidents secondaires ont disparu, et, à plus forte raison, s'il reste à combattre quelques lésions tardives ou de transition, je fais prendre à mes malades l'iodure de potassium concurremment avec le mercure. Le matin, je suppose, ils prennent environ un gramme d'iodure, et le soir deux ou trois pilules de sublimé. Ils prolongent ainsi ce traitement mixte pendant un ou deux mois, et à des doses plus ou moins fortes, selon l'état de leur constitution et la gravité de leur vérole. Après quoi je leur fais peu à peu abandonner le mercure, pour ne plus leur donner que l'iodure seul, en les engageant à en continuer l'usage le plus longtemps possible, c'est-à-dire pendant trois, quatre, cinq ou six mois.

Je me bornerai pour le moment à cette simple indication, me réservant de parler de l'iodure de potassium avec tous les détails que comporte ce précieux agent, quand nous nous occuperons du traitement de la syphilis tertiaire.

Au mercure et à l'iodure de potassium, qui forment la base de toute médication antisyphilitique, il est utile de joindre quelques autres substances qui, bien que ne jouissant d'aucune vertu spécifique contre la syphilis, viennent remplir certaines indications particulières, et faciliter l'action du traitement général.

La syphilis, avons-nous dit, a pour premier effet d'appauvrir le sang. Elle diminue, dans une proportion souvent considérable, la quantité de ses globules, et produit ainsi une véritable chloro-anémie, caractérisée par de la pâleur, des palpitations, des bruits de souffle dans les carotides et un affaiblissement musculaire. A cette complication, si fréquente dans la période prodromique de la vérole, on opposera les ferrugineux. Toutes les préparations martiales pourraient, à la rigueur, convenir, comme dans tous les états anémiques, quelles que soient leurs causes. Mais il faut ici donner la préférence à l'iodure de fer, qui agit un peu comme antisyphilitique par l'iode qu'il renferme. On le prescrira en pilules ou en sirop. Quatre pilules par jour ou deux cuillerées à bouche de sirop suffiront, en général, pour faire disparaître en peu de temps cette anémie symptomatique du début de la syphilis, et avec elle tous les symptômes qui lui font cortége.

Il existe certaines substances dont la réunion forme ce qu'on appelle la médication sudorifique, et qu'il est d'usage, depuis un temps immémorial, d'employer simultanément avec le mercure. Ces substances sont : la salsepareille, le gaïac, le sassafras, la squine, le *daphne mezereum* et quelques autres du même genre. La plupart des malades leur attribuent des vertus spécifiques et tiennent beaucoup à en prendre. On peut d'autant mieux condescendre à leur désir, que ces substances jouissent presque toutes de propriétés toniques et apéritives, qui disposent l'estomac à la tolérance des mercuriaux. A ce titre, les amers ne sont pas moins utiles, et on pourra prescrire également des infusions de houblon, de quassia amara, de pensée sauvage, de gentiane, de petite centaurée, de saponaire, etc.

La répugnance et l'effroi que le mercure inspire aux gens du monde a engagé de tout temps les médecins à lui chercher un succédané. Je m'abstiendrai d'énumérer les substances innombrables qu'on a préconisées dans ce but. Qu'il me suffise de mentionner les préparations d'or, d'argent et de platine, fort vantées, il y a quelques années, dans le traitement de la syphilis. C'est de Montpellier que nous vient cette médication. Serres et M. Chrestien en sont les promoteurs. Essayés depuis sur une vaste échelle, ces métaux ont été reconnus bien inférieurs au mercure, et ils sont aujourd'hui généralement abandonnés.

Le chromate de potasse a partagé le même sort, malgré les héroïques propriétés qu'on lui a un moment supposées. Je ne veux pas cependant dénier toute vertu spéciale à ces divers agents thérapeutiques ; je constate seulement que leur action est bien faible et bien chanceuse comparée à celle du mercure, auquel, du reste, on est entièrement revenu, et qui seul a prévalu sur tous les remèdes qu'on a tenté jusqu'à présent de lui substituer.

J'en dirai autant de la syphilisation, qui fit, il y a quelques années, tant de bruit parmi nous, et qui, aujourd'hui, ne compte plus guère de partisans que sous les froides brumes de la Scandinavie. Qu'on cherche à remplacer le mercure par des chlorures d'or, de platine, ou par toute autre médication d'un emploi facile et inoffensif, je le comprends et j'approuve ces tentatives ; mais que penser d'une méthode qui consiste à semer cinq ou six cents chancres sur le derme d'un individu, pour le guérir d'une syphilis, dont quelques pilules mercurielles et quelques grammes d'iodure de potassium auraient pu facilement le délivrer? Aussi me bornerai-je à signaler cette méthode, renvoyant ceux de nos lecteurs qui voudraient en faire une étude complète aux ouvrages de MM. Auzias, Spérino et Boeck, de Christiania.

Après avoir tracé les règles de la médication générale de la syphilis secondaire, occupons-nous maintenant du traitement local que réclament quelques-unes de ses manifestations. Nous suivrons dans cette étude l'ordre que nous avons adopté dans l'exposition des symptômes.

V

Traitement local des diverses manifestations secondaires. — Syphilides. — Plaques muqueuses et ulcérations secondaires. — Onyxis. — Alopécie. — Iritis syphilitique.

La *roséole* n'exige pour tout traitement local que quelques bains d'eau tiède ou d'eau de son. Elle disparaît d'elle-même sous la seule influence du traitement constitutionnel. Mais s'agit-il d'une éruption plus grave, d'une syphilide lenticulaire ou squameuse, d'un psoriasis, les bains simples seront insuffisants, et il faudra recourir aux bains médicamenteux. Les meilleurs de tous sont ceux au sublimé : (bichlorure de mercure, 15 à 20 grammes; alcool, 200 grammes.) On verse cette solution dans une baignoire en bois ou en zinc émaillé, remplie d'eau tiède, et on y reste plongé pendant une heure.

Les fumigations au cinabre constituent un remède plus efficace encore. 8 ou 10 grammes de sulfure de mercure, répandus sur des charbons ardents ou sur une plaque de métal rougie au feu, dégagent des vapeurs d'acide sulfureux et de mercure métallique que l'on dirige sur le malade au moyen de divers appareils. Ces fumigations, prolongées pendant 15 ou 20 minutes et répétées tous les deux ou trois jours, font rapidement disparaître les syphilides sèches les plus rebelles. En quelques semaines, la guérison est généralement obtenue.

Malheureusement cette médication si efficace n'est guère applicable que dans les grandes villes, qui seules possèdent des établissements publics où sont installées des boîtes fumigatoires. C'est pour obvier à cet inconvénient que j'ai imaginé, il y a quelques années, un petit appareil portatif, destiné à en simplifier et à en vulgariser l'emploi. Cet appareil, représenté par la figure ci-contre, se compose d'une chaudière à vapeur en cuivre, de forme annulaire, reposant sur un cylindre en fer-blanc, au fond duquel est une forte lampe à alcool. La face supérieure de la chaudière porte quatre petits tubes pour le dégagement de la vapeur; au-dessus de son ouverture centrale est une petite capsule en tôle dans laquelle on place le cinabre, et que vient frapper directement la flamme alcoolique.

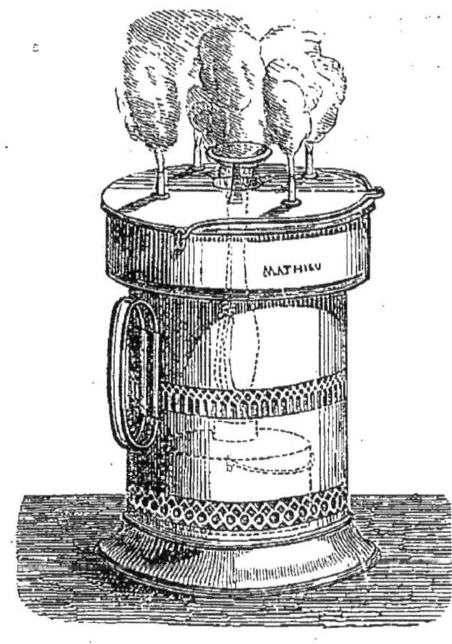

Pour faire usage de cet appareil, on verse de l'eau dans la chaudière et on allume la lampe à alcool qui est au-dessous. Lorsque la vapeur commence à se dégager par les tubes, on met dans la capsule 8 à 10 grammes de cinabre, et on place le tout entre les jambes du malade, assis sur le bord d'une chaise, et entouré d'une couverture de laine fixée autour du cou. La fumigation doit durer 15 à 20 minutes, après quoi le malade se met au lit, en s'enveloppant de sa couverture encore chaude et tout imprégnée des vapeurs mercurielles et sulfureuses.

Ce procédé remplit exactement toutes les conditions que réalisent les grands appareils fumigatoires ordinaires. Il a sur ces derniers l'avantage de permettre aux malades de faire chez eux, et d'une manière très-comnode, les fumigations qu'ils étaient obligés d'aller prendre dans les établissements publics, et aux médecins de prescrire cette médication dans toutes les localités.

Les bains au sublimé sont encore indiqués dans le traitement des syphilides humides. On pourra les alterner avec les bains gélatineux, qui ont également contre elles une certaine efficacité. Si ces syphilides ont donné lieu à des ulcérations plus ou moins considérables, on les pansera avec de la charpie imbibée d'une solution de teinture d'iode :

Eau distillée.	100	grammes.
Teinture d'iode.	5 à 10	—
Iodure de potassium.	1	—

Quand un ou plusieurs *tubercules* apparaissent dans l'épaisseur du derme, comme on ne peut savoir au début quelle sera leur terminaison, s'ils resteront secs ou s'ils subiront la fonte purulente, on cherchera à entraver leur développement par des applications résolutives. La meilleure de toutes est l'emplâtre de Vigo *cum mercurio*. Ce topique en amène souvent la résorption. Mais si, malgré son emploi, la suppuration se produit, les pansements avec la teinture d'iode étendue d'eau et les fumigations cinabrées seront ici encore le traitement local le plus propre à déterminer une prompte cicatrisation des ulcères consécutifs.

Le traitement des *plaques muqueuses* est subordonné à la région sur laquelle elles se développent. La première indication à remplir consiste dans la suppression des causes d'appel de ces affections. Chez les hommes, la cavité buccale, les lèvres surtout en sont fréquemment atteintes par suite de l'action irritante du tabac. On devra donc défendre aux malades de fumer. Mais si, ce qui arrive souvent, l'habitude est ici plus forte que la volonté, on leur recommandera au moins de se modérer et de ne faire usage que de pipes longues, afin que la fumée, avant d'arriver à la bouche, ait le temps de perdre de sa chaleur et de son âcreté. Le cigare et la cigarette ne devront être fumés que lentement, et munis d'un bout d'ambre qui empêche le contact immédiat du tabac avec les lèvres. Mieux vaudrait sans doute s'abstenir complétement, mais l'habitude est une reine tyrannique avec laquelle il faut que le médecin, comme tout autre, sache transiger.

Chez les femmes affectées de syphilis et qui n'ont pas soin d'elles-mêmes, chez celles surtout qui ont des pertes blanches, les plaques muqueuses se développent presque fatalement à la vulve, au périnée et à l'anus. Il va sans dire que, dans ce cas, on engagera les malades à se tenir toujours très-propres. La même cause engendre parfois, chez les hommes comme chez les femmes, des plaques muqueuses ou des ulcères entre les orteils. Il faudra donc, en prévision de pareils accidents, redoubler de soin et se soumettre à de fréquentes ablutions.

Le meilleur traitement local des plaques muqueuses et des ulcérations secondaires des lèvres et de la cavité buccale est la cautérisation. Mais ici le choix du caustique n'est pas indifférent. Aucun ne vaut le nitrate acide de mercure, qui, dans ce cas, remplit l'office d'un véritable spécifique. Bien des fois j'ai vu des lésions de ce genre, qui avaient résisté à la pierre infernale, disparaître après une seule cautérisation avec le nitrate acide.

Quand on devra toucher avec ce caustique le fond de la gorge, soit le voile du palais, soit les amygdales ou le pharynx, on veillera attentivement à ce que le petit pinceau de charpie soit solidement fixé au manche qui le supporte. D'autre part, on ne l'imbibera que modérément, dans la crainte qu'une goutte du caustique, venant à tomber dans la glotte, ou sur tout autre point du larynx, ne détermine un spasme de cet organe, le boursouflement de la muqueuse et, par suite, une suffocation qui pourrait, en se prolongeant, mettre le malade en danger de mort.

Les gargarismes sont, pour le cas qui nous occupe, également très-utiles ; mais ils sont loin toutefois de valoir la cautérisation. Le gargarisme qui m'a le mieux réussi est le suivant :

Eau distillée.	400	grammes.
Teinture d'iode.	4	—
Sirop de mûres.	40	—

Je le préfère au gargarisme de sublimé, dont l'efficacité est incontestable, mais qui a le double inconvénient de noircir les dents et de laisser après lui un goût styptique des plus désagréables :

Eau distillée.	400 grammes.
Alcool.	20 —
Sublimé.	30 centigrammes.

S'il s'agit de plaques muqueuses ou d'ulcérations ayant pour siége le larynx, la cautérisation est impossible, et les gargarismes n'ont qu'une action très-indirecte, puisqu'ils ne peuvent arriver sur les surfaces malades. C'est ici surtout que nos trochisques fumigatoires au proto-iodure de mercure, dont j'ai parlé plus haut, rendront de grands services. J'ai guéri par ce moyen, et en très-peu de temps, des aphonies fort anciennes, qui avaient résisté à tous les traitements. Je me rappelle, entre autres, un avocat qui, en moins de quinze jours, fut ainsi délivré d'une lésion syphilitique du larynx pour laquelle il avait dû, depuis plusieurs mois, abandonner l'exercice de sa profession.

Les plaques muqueuses de la vulve peuvent encore être cautérisées. Mais cette opération est peut-être ici moins nécessaire; et comme la sensibilité de cette région la rend très-douloureuse, je m'en abstiens généralement, à moins qu'il ne faille réprimer la tendance que présentent quelquefois ces plaques à se transformer en masses végétantes. A part ce cas, je me sers d'une préparation dont les effets, sans être aussi prompts que ceux du caustique, n'en sont pas moins sûrs. C'est un mélange d'eau distillée et de liqueur de Labarraque avec lequel la malade fait de fréquentes lotions :

Eau distillée.	300 grammes.
Liqueur de Labarraque.	100 —

Après chaque lotion, les plaques sont recouvertes d'une couche de pommade au calomel :

Axonge.	30 grammes.
Calomel.	2 —

Quelques praticiens ont conseillé de les faire saupoudrer de calomel sec. La pommade est préférable, car elle est plus adhérente et elle agit avec d'autant plus d'efficacité qu'elle maintient plus longtemps le remède sur le mal.

Il est rare qu'après quinze jours ou trois semaines de ce traitement les plaques muqueuses de la vulve n'aient pas entièrement disparu.

Le même traitement est applicable aux plaques et aux ulcères de l'anus. Mais il est souvent plus avantageux, dans ce cas, de substituer à la liqueur de Labarraque une décoction concentrée de ratanhia, avec laquelle le malade fait plusieurs ablutions par jour, ou mieux encore, si le siége du mal est profond, des injections dans la partie inférieure du rectum. Le ratanhia, comme on le sait, possède une action spécifique sur la plupart des lésions, quelle que soit leur nature, qui affectent cette région.

Le nitrate acide de mercure dont l'action est souveraine contre les plaques et les ulcères superficiels des muqueuses buccale et gutturale, perd de son efficacité lorsqu'il s'agit de combattre les *ulcérations profondes* qui se développent, à la suite des tubercules suppurés, dans l'épaisseur de la langue, du voile du palais ou de la face interne des joues. La teinture d'iode pure, bien que moins énergique comme caustique, le remplace avec avantage. Tous les jours ou tous les deux jours, on porte sur la plaie un pinceau imbibé de ce liquide.

La teinture d'iode, comme l'iodure de potassium, paraît continuer ici l'action du mercure, et convenir beaucoup mieux que lui à ces lésions graves qui émanent d'une vérole déjà ancienne.

Nous avons vu que la vérole peut étendre son action jusqu'aux ongles et en provoquer la chute. L'*onyxis*, avons-nous dit, peut affecter la forme sèche ou la forme humide, se borner à des altérations plastiques, ou déterminer le ramollissement et la suppuration de la matrice et des parties voisines de l'ongle.

Dans tous les cas, le meilleur remède à opposer à cette singulière affection consiste à entourer l'ongle malade d'une couche épaisse de pommade au calomel ou au proto-iodure de mercure :

Axonge.	20	grammes.
Calomel ou proto-iodure de mercure. . .	1	—

Ces onctions suffisent le plus souvent pour guérir l'onyxis. Si, cependant, la suppuration s'établit, on leur substituera des lotions et un pansement méthodique, soit avec de la teinture d'iode étendue d'eau, soit avec du vin aromatique, de l'alun, du tannin, ou toute autre substance astringente. Mais il est difficile, dans ce cas, d'obtenir une guérison complète. Presque toujours l'ongle reste à jamais altéré dans sa forme et dans sa consistance.

L'*alopécie syphilitique* est une des affections qui préoccupent le plus les malades, et dont ils désirent être promptement délivrés. Les pommades au calomel et au proto-iodure, substituées matin et soir aux cosmétiques ordinairement employés dans la toilette, seront d'un excellent effet. Cette dernière conviendra surtout quand le cuir chevelu sera le siége d'une éruption papulo-croûteuse.

Dupuytren a découvert que la teinture de cantharides excite la sécrétion des bulbes pileux. Cette propriété a été confirmée depuis par de nombreuses expériences, et aujourd'hui la plupart des pommades, contre la chute des cheveux, que débitent les parfumeurs et les charlatans, renferment de la cantharide.

On pourra donc, dans le traitement local de l'alopécie vénérienne, associer avec avantage cet agent thérapeutique au calomel ou au proto-iodure de mercure, selon la formule suivante :

Axonge.	20 grammes.
Calomel ou proto-iodure de mercure.	1 —
Teinture de cantharides.	3 à 5 —

Cette préparation agit à la fois comme antisyphilitique et comme antialopétique.

Certains malades, dont la chevelure rebelle, dure et naturellement huileuse, se prête peu à ces onctions, pourront les remplacer par des lotions avec le liquide suivant :

Rhum.	90 grammes.
Alcoolat de mélisse.	10 —
Teinture de cantharides	10 —
Bichlorure de mercure.	5 à 10 centigr.

Matin et soir, on versera quelques gouttes de ce liquide sur le cuir chevelu, et on les étendra ensuite en frictionnant avec les doigts pendant une ou deux minutes.

Quelques médecins ont conseillé de faire raser la tête.

C'est là, à notre avis, une pratique aussi peu utile qu'elle est désagréable, si même elle n'est pas nuisible. Je crois, contrairement au préjugé généralement reçu, que l'habitude de couper les cheveux trop courts, loin d'en favoriser le développement, est une des causes les plus fréquentes et les plus actives de leur chute prématurée. Chez la femme, la calvitie est plus rare que chez l'homme; elle est aussi beaucoup moins commune chez les peuples qui ont pour coutume de porter une longue chevelure. Ces deux faits sembleraient donc établir qu'il en est des cheveux comme de certains arbres dont on abrége la durée en les taillant trop souvent.

Terminons cet exposé thérapeutique en indiquant le traitement de l'iritis syphilitique.

L'*iritis syphilitique* est, comme nous l'avons déjà dit, une grave affection; elle peut, en donnant lieu à de profonds désordres de l'œil, compromettre et même abolir la fonction visuelle. On ne saurait donc trop se hâter d'intervenir et de lui opposer un traitement énergique.

La première indication à remplir consiste dans l'élévation rapide des doses de mercure; si trois ou quatre pilules sont insuffisantes, on devra en porter le nombre jusqu'à sept ou huit par jour.

Quelques auteurs ont conseillé de remplacer le sublimé ou le proto-iodure par du calomel à doses fractionnées (0,20 centigr. en vingt paquets à prendre dans la journée), afin de produire une stomatite qu'ils considèrent comme pouvant amener une dérivation utile dans ce cas. Mais il est, à mon avis, préférable de continuer l'usage de la préparation mercurielle déjà employée, sauf à en élever subitement la dose journalière à son maximum.

Le malade s'abstiendra rigoureusement de toute occupation susceptible de fatiguer sa vue ; il restera plongé dans un demi-jour. Sa chambre, sans être tout à fait obscure, ne recevra qu'une clarté diffuse et ménagée, afin que le trop vif éclat de la lumière n'affecte pas son œil. L'organe malade sera recouvert, non pas d'un bandeau, qui, par sa constriction et la chaleur à laquelle il donnerait lieu, pourrait devenir plus nuisible qu'utile, mais d'un linge de fil flottant, qui, en tamisant la lumière, en affaiblira suffisamment l'intensité.

On entretiendra la liberté du ventre avec le plus grand soin, soit par des lavements purgatifs, soit avec de la limonade magnésienne ou de l'eau de Sedlitz. On prescrira une diète modérée et on recommandera surtout l'abstinence de toute boisson ou aliments excitants.

Mais si l'humeur aqueuse de l'œil vient à se troubler, si elle tend à s'épaissir et à s'organiser ; s'il s'y forme des brides, des filaments, des fausses membranes, dont l'existence pourrait déterminer l'occlusion du champ pupillaire, on ne saurait trop se hâter de recourir à la belladone.

On l'emploiera non-seulement en frictions sur les tempes et tout autour de l'orbite (onguent napolitain et extrait de belladone, parties égales), mais encore en instillations. Quelques gouttes d'un liquide composé de 5 centigrammes de sulfate d'atropine dans 25, 30 ou 40 grammes d'eau distillée, seront, une fois par jour, versées dans l'œil. Les mouvements de dilatation imprimés par ce collyre à la pupille empêcheront la formation des adhérences, toujours si fâcheuses, qui tendent à se produire entre l'iris et les parties voisines. Il faudra imiter en quelque sorte ce que l'on fait dans le traitement de certaines lésions articulaires, pour lesquelles on prescrit le mouvement, afin de prévenir l'ankylose.

Enfin, si les douleurs sont vives, si les phénomènes de photophobie et de photopsie sont intenses, en un mot, si la marche de la maladie présente une certaine acuïté, on pourra faire une saignée ou appliquer 15 ou 20 sangsues aux tempes et sur les apophyses mastoïdes.

Il est rare qu'avec ce traitement rigoureusement suivi et appliqué à temps, c'est-à-dire dès le début, l'iritis ait une fâcheuse issue. Le plus souvent elle se termine par résolution, laissant après elle un peu de conjonctivite, que l'on combattra par un léger collyre au sulfate de zinc ou par tout autre moyen approprié.

Il ne faut pas oublier que l'iritis syphilitique a beaucoup de tendance à récidiver. Aussi, quand elle a disparu, faut-il continuer pendant quelque temps encore le traitement mercuriel, et recommander au malade les plus grandes précautions pour en éviter le retour.

XII

SYPHILIS TERTIAIRE. — CONSIDÉRATIONS GÉNÉRALES.

I

Syphilis tertiaire. — Siége. — Époque d'apparition. — Causes adjuvantes. — Les accidents tertiaires sont-ils contagieux? — Peuvent-ils transmettre la scrofule par hérédité?

Chez le plus grand nombre des malades, la syphilis s'arrête à la période secondaire, c'est-à-dire à son second acte. La vérole se guérit, ou du moins l'individu continue à vivre en jouissant de tous les attributs de la santé, sans que la diathèse révèle son existence par de nouvelles manifestations. Chez quelques autres, au contraire, après avoir parcouru toute cette série de phénomènes morbides que nous avons décrits, la vérole s'engage dans une dernière phase, où elle va produire une succession d'accidents nombreux et variés, dont l'ensemble constitue la *syphilis tertiaire*. Hier encore elle n'attaquait que la peau, les muqueuses, le globe oculaire, les ongles, les poils ; aujourd'hui elle va s'étendre à tous les organes, à tous les tissus sous-jacents. Aucun point de l'économie ne sera à l'abri de ses atteintes. Le tissu cellulaire, le tissu fibreux, le tissu osseux, les muscles, le cerveau, le cœur, les poumons, le foie, la rate, les reins, tous les viscères, en un mot, seront en péril.

La syphilis tertiaire doit-elle être invariablement précédée des accidents secondaires, et ne saurait-elle, en aucun cas, se produire d'emblée, sans avoir eu pour exorde d'autre accident que le chancre?

Cette question a été diversement résolue par les auteurs. Les uns ont prétendu que la période secondaire peut faire défaut, et que les lésions de la troisième époque peuvent succéder immédiatement à un chancre infectant. D'autres ont soutenu, avec plus de raison, selon nous, que les accidents tertiaires sont toujours et comme fatalement précédés des accidents secondaires. Cette opinion est celle de M. Cullerier, et de plusieurs autres observateurs ; elle est aussi la mienne, car jusqu'ici mon expérience personnelle l'a pleinement confirmée.

Jadis, quand on supposait au mercure des propriétés prophylactiques qu'il n'a point, quand on lui attribuait le chimérique pouvoir de prévenir et d'empêcher le développement des manifestations secondaires, les adversaires de l'opinion que nous partageons tiraient de leur fausse manière de voir un argument de quelque valeur. Puisque le mercure, disaient-ils, entrave l'évolution de la syphilis; puisqu'il prévient les accidents secondaires, ces derniers peuvent donc faire défaut, et la syphilis tertiaire apparaître sans en avoir été précédée.

Mais le mercure ne prévient pas la vérole secondaire. Nous avons naguère examiné et discuté ses propriétés, et nous avons reconnu que s'il guérit les lésions de cet ordre, il est impuissant à en empêcher le développement. Tout ce qu'il peut faire, comme agent prophylactique, c'est d'en modérer le cours et d'en atténuer la gravité.

L'opinion contraire a pu prévaloir encore, lorsqu'on administrait le mercure contre toutes les maladies vénériennes, sans exception, depuis la blennorhagie la plus légère jusqu'au chancre infectant. Mais aujourd'hui ceux qui le prescrivent à bon escient, ceux qui le donnent seulement quand il faut le donner, savent très-bien que la vérole est invariable dans sa marche, et que jamais elle ne franchit ses différents âges sans s'y arrêter.

La science a enregistré quelques cas relativement fort rares de vérole tertiaire hâtive. Ces exceptions se sont produites trois ou quatre mois à peine après le chancre infectant. Mais c'est ordinairement beaucoup plus tard que se manifestent les accidents de cette période. Ils n'apparaissent guère qu'au bout d'un an ou dix-huit mois après le début de l'infection. Telle est la règle générale; mais si les cas qui s'en écartent prématurément sont rares, rien de plus commun que ceux qui se développent après un laps de temps beaucoup plus considérable.

Un malade a un chancre, puis une roséole, des papules, de l'alopécie ou tout autre accident secondaire. Son chancre se cicatrise, sa roséole s'efface, ses cheveux repoussent. Il a pris du mercure, de l'iodure de potassium; il est en apparence guéri. Dix ans, vingt ans, quelquefois même trente ans se passent, sans que sa santé subisse la moindre atteinte. Puis, un jour, la syphilis qui sommeillait en lui se réveille, et se manifeste par une gomme, une exostose, une carie, une nécrose, etc.

Ces exhumations tardives ont fait penser à quelques auteurs, au plus grand nombre peut-être, que la vérole est incurable. Et il faut bien convenir, quelque opposé qu'on soit à leur manière de voir, que cet argument, tout spécieux qu'il est, a une grande valeur, et d'autant plus de force qu'on ne peut le réfuter.

Un homme infecté à l'âge de vingt ans succombe à soixante, après avoir vécu pendant quarante années sans le moindre accident qui rappelât la maladie passée. Vous présentez ce fait, dont vous vous autorisez pour conclure à la curabilité de la syphilis ; mais aussitôt on objecte que si votre sujet avait vécu un an de plus, il aurait pu être frappé d'un lésion tertiaire. Et à cela que répondre? On n'a pas même la ressource de dire, comme ce doctrinaire opiniâtre ou homme d'esprit, que le malade est mort guéri !

Quant à moi je professe à cet égard des opinions plus consolantes. Ainsi que je l'ai dit plus haut, j'ai l'intime conviction que l'on guérit de la vérole dans l'immense majorité des cas. Ma conviction se fonde sur l'extrême rareté des accidents tertiaires, comparés à ceux de la période secondaire, rareté telle que c'est à peine si, sur le nombre total des cas de syphilis que j'observe chaque année, tant à mon dispensaire que dans ma clientèle privée, les premiers sont aux seconds dans le rapport de cinq à cent. Je suis donc persuadé que la diathèse vénérienne s'épuise et cède le plus souvent, soit au traitement dirigé contre elle, soit aux efforts de l'organisme pour en expulser le principe délétère. Malheureusement cette extinction de la maladie non-seulement n'est attestée par aucune preuve certaine, mais encore n'est révélée par aucun indice. Le moment où elle se fait est insaisissable, et, quelle que soit notre conviction sur la curabilité de la syphilis, jamais nous ne pouvons garantir à tel malade sa complète guérison.

Les accidents tertiaires suivent dans leur évolution une marche qui, sans être aussi régulière que celle des accidents secondaires, n'est cependant pas complétement désordonnée. Parmi eux il en est de précoces, il en est aussi de tardifs. L'intoxication syphilitique est, bien entendu, la première condition de leur développement ; mais cette condition est favorisée par plusieurs causes adjuvantes. En première ligne nous placerons l'abstention ou l'insuffisance du traitement prophylactique par excellence, de l'iodure de potassium ; puis le tempérament lymphathique ou scrofuleux ; enfin une mauvaise hygiène, nom sous lequel je comprends cet ensemble de causes débilitantes si nombreuses qui concourent à aggraver toutes les maladies.

Les matières sécrétées par les lésions tertiaires sont-elles directement contagieuses comme celles que produisent les lésions secondaires? Je l'ignore, et ne sache pas que l'observation clinique ou l'expérimentation en aient, jusqu'à ce jour, fourni la preuve. J'incline à penser cependant que leur virulence est transmissible; et je ne vois pas pourquoi, quand une pustule d'ecthyma donne un pus contagieux, la sécrétion de l'ulcère qui succède, je suppose, à une gomme, ne le serait pas. Peut-être le serait-elle à un degré moindre, puisque la vérole dont elle émane est plus ancienne; mais toujours est-il très-probable qu'elle possède cette propriété dans de certaines limites.

Que dire de cette opinion banale, vulgairement répandue et partagée par quelques médecins, qui croient que la syphilis tertiaire peut se transformer en scrofule dans sa transmission par hérédité? C'est là, à mon avis, une théorie plus ou moins ingénieuse, mais que rien ne justifie. Elle ne repose, en réalité, que sur une certaine analogie d'aspect que présentent entre elles les diverses manifestations de la strume et de la vérole tertiaire; car les faits qui s'y rapportent sont rares et problématiques. Il n'en est aucun de concluant, aucun qui permette d'admettre cette mutation hybride.

Si, comme on l'a avancé, la syphilis, en passant du père ou de la mère à l'enfant, subissait cette dégénérescence strumeuse, la scrofule devrait être très-commune dans les pays où la vérole l'est elle-même. Or tout le monde sait que dans certaines contrées méridionales de l'Europe, où la syphilis abonde, où elle sévit avec autant d'intensité que de fréquence, la scrofule est fort rare. Évidemment, cela n'aurait point lieu, si cette dernière diathèse n'était en quelque sorte qu'une des métamorphoses de la vérole.

Que la syphilis tertiaire, comme toute autre cause débilitante, favorise le développement de la scrofule, le fait est possible. Mais elle n'agit alors qu'indirectement, et non en se transformant elle-même et de toutes pièces, pour ainsi dire, en une autre maladie, ce qui serait contraire à toutes les lois connues de la pathologie générale. « Les maladies constitutionnelles, dit M. Bazin, peuvent bien coexister, mais jamais elles ne se substituent l'une à l'autre[1]. »

Les divers accidents par lesquels se traduit la syphilis tertiaire pourraient encore être divisés, comme ceux de la période précédente, en accidents plastiques et en accidents humides, selon leur tendance à la concrétion ou à l'ulcération. Au nombre des premiers nous citerons les exostoses, les périostoses, certaines tumeurs fibro-plastiques, qui se forment dans les tissus fibreux et musculaire, dans le foie, le poumon, le testicule, etc. Parmi les seconds se trouvent les gommes ou tumeurs gommeuses sous-cutanées, dont la suppuration est si facile, les caries, les nécroses, etc.

Tel n'est pas cependant l'ordre que nous allons suivre dans l'étude des accidents tertiaires. Mieux vaut, selon nous, les classer anatomiquement. Nous commencerons donc par les lésions du tissu cellulaire, les plus communes de toutes celles qui se rapportent à cette phase de la syphilis.

[1] *Leçons sur les syphilides*, p. 34. Paris, 1859.

XIII

SYPHILIS TERTIAIRE.
TUMEURS GOMMEUSES. — SARCOCÈLE SYPHILITIQUE.
LÉSIONS DES MUSCLES ET DES TENDONS.

I

Tumeurs gommeuses. — Définition. — Siége. — Description. — Terminaison. — Diagnostic. — Pronostic. — Anatomie pathologique.

Le tissu cellulaire est souvent envahi par certaines tumeurs que l'on désigne sous les noms de *gommes* ou *tumeurs gommeuses*, *nodus syphilitiques*, *tubercules tertiaires*. Ces tumeurs peuvent se développer partout où se trouve ce tissu, dans les interstices musculaires et jusque dans l'épaisseur des organes viscéraux ; mais on les observe plus généralement dans le tissu cellulaire sous-cutané et sous-muqueux.

Le dos est leur siége de prédilection. Elles sont aussi très-fréquentes sur les membres, dans le sens de l'extension, et dans toutes les parties du tissu sous-cutané que recouvre une peau dense, serrée et tendue. Aucun prodrome ne les annonce, aucune sensation ne les révèle, et ce n'est le plus souvent que longtemps après leur formation que le malade s'en aperçoit.

Ces tumeurs sont adhérentes à la face profonde de la peau ; mais elles sont libres et mobiles dans les parties sous-jacentes. Dans les mouvements qu'on leur imprime, la peau se déplace et est entraînée avec elles, ce qui constitue un excellent signe de diagnostic pour les distinguer de certains engorgements glandulaires avec lesquels on pourrait les confondre.

Grosses d'abord comme un grain de mil, puis comme un pois, elles finissent par atteindre le volume d'une noisette. Leur développement est d'une extrême lenteur et leur indolence absolue. Pendant longtemps, souvent durant plusieurs mois, la peau qui les recouvre reste froide et conserve sa coloration normale, jusqu'au jour où la gomme se ramollit et suppure. Il se forme alors un peu d'inflammation ; la tumeur, se soudant de toutes parts au tissu cellulaire ambiant, perd sa mobilité ; la peau devient d'un rouge sombre et cuivré, puis elle se distend, s'amincit et se perfore en un ou plusieurs points, laissant échapper un pus sanieux, mal lié, chargé de détritus organiques, de flocons albumineux et de globules sanguins. Bientôt la tumeur s'affaisse, se mortifie et fait place à un ulcère arrondi, à fond grisâtre et comme putrilagineux, à bords épais, durs et taillés à pic, présentant, en un mot, tous les caractères propres aux ulcérations syphilitiques.

Cet ulcère a peu de tendance vers une guérison spontanée ; il est, au contraire, très-enclin à progresser, soit en surface, soit en profondeur. Mais hâtons-nous de dire que de tous les accidents tertiaires, c'est celui sur lequel le traitement a le plus de prise. L'iodure de potassium exerce sur lui une action qui tient du prestige, tant elle est rapide et souveraine. J'ai vu de ces ulcères, d'un aspect vraiment horrible, se cicatriser comme par enchantement dans l'espace de quelques jours. Je me rappelle entre autres un malade, dont le scrotum, troué de toutes parts, ressemblait à une masse cancéreuse, et qui, en moins de trois semaines, fut guéri complétement, sous l'influence de l'iodure de potassium à l'intérieur et d'un pansement iodé.

Toutefois les tissus normaux se ressentent toujours de la lésion dont ils ont été le siége. Même dans les cas où la tumeur se termine par résolution, elle entraîne avec elle une atrophie du tissu cellulaire dans lequel elle s'est développée, atrophie qui, par la dépression de la peau qui en résulte, simule une cicatrice plus ou moins prononcée. Il va sans dire que quand ce nodus a subi la fonte purulente, il laisse après lui d'indélébiles vestiges, dont l'aspect blafard et chagriné rappelle assez bien les cicatrices que causent les brûlures.

Les tumeurs gommeuses en voie de ramollissement inflammatoire présentent une certaine analogie de forme et d'aspect avec les furoncles. Mais le furoncle a un développement rapide, une marche suraiguë, et s'accompagne toujours d'une extrême sensibilité et d'une ardente rougeur de la peau; la gomme, au contraire, se développe lentement, d'une manière chronique, sans douleur vive, et en colorant la peau d'une teinte sombre et violacée. Ces différences, indépendamment d'autres symptômes caractéristiques de l'infection vénérienne qui coexistent presque toujours avec ce dernier accident, suffisent pour éviter toute confusion.

Le tubercule tertiaire est quelquefois solitaire; dans d'autres circonstances, et c'est le cas le plus commun, le même malade en a plusieurs : trois, quatre, cinq, ou même un nombre beaucoup plus grand. J'en ai compté jusqu'à vingt sur certains malades. Tantôt ils sont disséminés isolément sur divers points de la surface du corps, tantôt ils se réunissent par groupes, qui souvent alors, présentent cette configuration circulaire ou elliptique, que nous avons vue présider à tous les groupements des éruptions syphilitiques.

Le pronostic du tubercule tertiaire est toujours grave. Cette lésion indique par sa nature même une intoxication vénérienne profonde. Le malade qui en est frappé a tout lieu de craindre d'autres manifestations encore plus redoutables. Les caries, les nécroses, les exostoses suivent souvent de près la gomme syphilitique. Considérée comme accident local, cette lésion présente, dans certaines régions, de très-grands dangers. Quand elle se produit sur le tronc ou sur les membres, une cicatrice est alors le seul inconvénient auquel elle expose. Mais, vient-elle à envahir le visage, attaque-t-elle, par exemple, la joue; si elle suppure, elle la perfore; le nez, elle le détruit; le voile du palais, elle l'emporte; la langue, elle la creuse, la mutile et la déforme, au point de faire croire que c'est un cancer qui la ronge. Ces tumeurs peuvent atteindre aussi le larynx, le pharynx, l'épiglotte, et y causer de profonds désordres. Elles peuvent également se développer dans le tissu cellulaire des mamelles, et ici encore faire croire à une dégénérescence cancéreuse.

'incline à penser que ces prétendus cancers du sein,

que l'on a jadis guéris par l'iodure de potassium, n'étaient autre chose que des lésions de cet ordre. Ces guérisons, dont on a fait tant de bruit, ne se reproduisent plus, maintenant que les propriétés de ce remède sont mieux connues.

Enfin les tumeurs gommeuses peuvent encore, ainsi que nous l'avons dit au commencement de cette étude, se produire dans l'épaisseur des muscles, dans les parois du cœur, dans le cerveau, le foie, les poumons et dans tous les autres viscères. Le diagnostic de ces lésions profondes est souvent très-difficile et très-obscur. Les troubles fonctionnels qui en résultent, les antécédents des malades et les symptômes concomitants permettent tout au plus d'en soupçonner la présence, jusqu'au moment où le succès du traitement vient corroborer le diagnostic. Heureux encore quand ce n'est pas l'autopsie qui le confirme!

Malgré l'apparence plastique des tubercules tertiaires, on peut toujours, même lorsqu'ils sont à l'état de crudité, percevoir à travers leurs parois une fluctuation obscure. Si l'on y plonge la pointe d'un bistouri, il s'en échappe un liquide épais, gélatiniforme ou semblable à de la gomme fondue, d'où le nom de tumeurs gommeuses donné à ces sortes de kystes. Les micrographes ont étudié les tissus qui les composent. MM. Charles Robin, Lancereaux, Virchow, Lebert et bien d'autres ont cherché à déterminer la nature de leurs éléments anatomiques. Il résulte de ces recherches que les gommes, comme toutes les autres tumeurs engendrées par la syphilis, ne renferment aucun tissu spécial qui les distingue des autres produits morbides. Tout au plus en diffèrent-elles par les proportions relatives de leurs éléments histologiques, nucléaires, cellulaires ou fibreux, et par la manière dont ces éléments sont groupés. Les productions gommeuses, suivant M. Virchow, ne présentent aucun caractère histologique qui les différencie absolument des productions simplement inflammatoires; ce n'est que d'après certaines particularités relatives à leur mode d'évolution, à leur siége et à leur terminaison, que l'on peut en établir un diagnostic certain. Nous pensons néanmoins que de nouvelles recherches, que de nouvelles études, et peut-être aussi de nouveaux progrès d'une science toute récente, sont nécessaires encore pour résoudre définitivement ce point obscur d'histologie nosographique.

II

Sarcocèle syphilitique. — Synomines. — Historique. — Symptômes. — Diagnostic. — Pronostic. — Anatomie pathologique.

Un des accidents les plus précoces de la syphilis tertiaire est le *sarcocèle syphilitique*. Son développement hâtif l'a même fait placer, par quelques auteurs, dans la seconde période de la vérole. Cette lésion, que l'on désignait encore autrefois sous le nom de *testicule vénérien*, a été appelée de nos jours *albuginite syphilitique*, expression impropre, qui semblerait faire consister la maladie en une simple altération de la tunique albuginée, lorsqu'on sait, au contraire, que tout le corps du testicule peut y participer.

Astruc a le premier entrevu le sarcocèle syphilitique. B. Bell paraît aussi l'avoir soupçonné Mais c'est à Astley-

Cooper et à Dupuytren que revient l'honneur de l'avoir décrit, d'en avoir fixé les symptômes, étudié la marche et déterminé la nature. Son étude a été complétée depuis par plusieurs travaux modernes, parmi lesquels nous citerons ceux de Vidal, de MM. Ricord, Curling, Gosselin et Virchow.

Le sarcocèle syphilitique est constitué par un épanchement de matière fibro-plastique qui d'abord se développe sur la tunique albuginée, pour envahir de là le testicule lui-même. Le plus souvent, aucune sensation douloureuse n'avertit du mal qui menace. Ce n'est en général que plus tard, alors que la tumeur est déjà formée ou est en voie de développement, que le malade s'en aperçoit. Quelquefois, cependant, de vagues douleurs la précèdent et engagent ce dernier à venir réclamer les secours de l'art.

Le médecin constate au début que le sarcocèle syphilitique est ordinairement double et que l'un des testicules est plus engorgé que l'autre.

Tantôt le toucher lui révèle de petits noyaux durs, résistants, çà et là disséminés à la surface et dans l'épaisseur de la tunique albuginée ; tantôt il perçoit des amas plus volumineux de matière plastique formant des zones qui entourent l'organe plus ou moins complétement, et dans l'intervalle desquelles le tissu du testicule conserve sa souplesse et sa sensibilité normales. L'épididyme paraît légèrement aplati ; mais il reste sain, ainsi que le canal déférent. Fréquemment, alors, la tunique vaginale est le siége d'un épanchement peu abondant de sérosité, qui, plus tard, se résorbe assez facilement.

Si un prompt traitement ne vient entraver la marche de la maladie, ces noyaux, ces zones plastiques se multiplient, s'étendent et envahissent, en se réunissant, toute la substance du testicule. Au bout d'un temps plus ou moins long, l'organe ne présente plus qu'une masse homogène lisse et piriforme, sans adhérence à la peau, à peu près indolente à la pression, et dont le volume variable peut atteindre trois ou quatre fois celui de la glande à l'état sain.

Arrivée à cet état, la tumeur peut demeurer stationnaire pendant longtemps. Dans quelques cas, la matière plastique éprouve peu à peu une dégénérescence fibreuse, cartilagineuse ou même osseuse ; mais, le plus souvent, elle se résorbe, entraînant avec elle la substance propre du testicule, qui reste ainsi frappé d'atrophie.

Le sarcocèle syphilitique ne suppure jamais, malgré l'assertion contraire récemment émise par M. Rollet. Quand, par hasard, cette terminaison se produit, c'est qu'il existe, soit dans les bourses, soit dans le tissu cellulaire voisin du testicule, quelque tumeur gommeuse ou bien encore des tubercules dont on a méconnu la présence. Le fongus bénin du testicule, que nous avons précédemment décrit [1], et que M. Rollet considère comme une des suites du sarcocèle syphilitique, appartient exclusivement, selon nous, à l'orchite blennorrhagique.

Il est facile de prévoir quelles doivent être les conséquences physiologiques du sarcocèle syphilitique. Il doit compromettre au plus haut point les fonctions génératrices.

[1] Voyez page 193.

En effet, dès le début de la maladie, la sécrétion spermatique devient plus rare et moins riche en spermatozoïdes; les désirs vénériens diminuent, et les érections sont de moins en moins fréquentes. Plus tard, quand les deux testicules ont subi une dégénérescence complète, quand ils sont, pour ainsi dire, pétrifiés en une masse fibro-cartilagineuse ou fondus par la résolution des dépôts plastiques, les animalcules spermatiques disparaissent entièrement, et la liqueur séminale ne se compose plus en grande partie que de mucus prostatique dans lequel sont suspendus des globules privés de mouvement. Le malade, dépourvu de désirs et frappé d'inertie, devient alors tout à fait impuissant.

Telle est la marche du sarcocèle syphilitique, marche toujours lente et essentiellement chronique.

Sa diagnose propre est généralement facile. Guidé par les antécédents morbides du sujet, éclairé par ses aveux ou averti par les stigmates d'une vérole secondaire plus ou moins ancienne, dont subsistent souvent encore quelques tardives manifestations, on conjecturera sans peine l'existence d'une lésion syphilitique du testicule, et l'exploration locale viendra bientôt confirmer les soupçons. L'engorgement simultané des deux glandes séminales, l'intégrité de l'épididyme et du cordon, la tendance de la tumeur à devenir, à mesure qu'elle vieillit, de plus en plus dure et homogène, son aspect piriforme, la coloration et la consistance normales de la peau du scrotum, laquelle reste toujours libre d'adhérence avec la tumeur, l'absence de douleurs ou, du moins, les sensations vagues et obtuses dont la lésion s'accompagne, seront autant d'indices qui, le plus souvent, conduiront à une exacte détermination de la nature du mal. Grâce à ces éléments distinctifs, il ne sera guère possible de confondre le testicule vénérien, soit avec l'orchite blennorrhagique, soit avec l'hydrocèle, l'hématocèle, le sarcocèle cancéreux, ou tout autre engorgement chronique des testicules ou de leurs annexes. La seule maladie de ces organes qui, dans certains cas, pour rait donner lieu à quelque hésitation dans le diagnostic, est le sarcocèle tuberculeux. Indiquons rapidement les caractères à l'aide desquels on évitera toute méprise de ce genre.

Le sarcocèle tuberculeux, comme le sarcocèle syphilitique, affecte presque toujours les deux testicules ; mais ici s'arrête l'analogie. Tandis que la tumeur vénérienne n'attaque que la glande elle-même, respectant l'épididyme et le canal déférent, la lésion tuberculeuse, au contraire, commence toujours par l'épididyme et le cordon, lequel s'indure partiellement et présente de distance en distance des nodosités moniliformes. De là les tubercules s'étendent, mais en dernier lieu seulement, au corps du testicule ; souvent même on les voit se multiplier dans les organes voisins, se répandre dans la prostate et jusque dans les vésicules séminales. Rien de semblable pour le sarcocèle syphilitique, dont la matière plastique reste invariablement bornée au corps du testicule.

Ces deux affections présentent au début des noyaux indurés, dans l'intervalle desquels le toucher peut aisément reconnaître les parties saines de l'organe. Mais, en vieillissant, le sarcocèle tuberculeux se bossèle de plus en plus, tandis que l'autre s'homogénise et s'arrondit uniformément, distendant par son accroissement de volume la peau du scrotum, qui devient plus lisse, plus luisante et conserve sa couleur normale.

Le sarcocèle tuberculeux, après une durée généralement fort longue, finit par subir la fonte purulente. La tumeur, indolente jusque-là, devient douloureuse; la peau du scrotum rougit, se ramollit en un ou plusieurs points, et de petits abcès se forment, dont l'ouverture laisse échapper un liquide grumeleux. Puis des trajets fistuleux s'organisent, et des cavités semblables aux cavernes pulmonaires succèdent aux foyers purulents. Le sarcocèle syphilitique devient, au contraire, de plus en plus dur et de moins en moins sensible à mesure qu'il progresse; il arrive même un moment où la plus forte pression n'éveille plus en lui la moindre douleur. La suffusion plastique a complétement éteint la sensibilité propre au parenchyme testiculaire. La tumeur peut subir la dégénérescence fibreuse, cartilagineuse et même osseuse; elle peut entraîner l'atrophie du testicule; mais jamais elle ne s'enflamme ni ne suppure.

L'âge du malade, les conditions héréditaires dans lesquelles il est placé, pourraient encore, s'il en était besoin, fournir quelques indications. Le sarcocèle syphilitique s'observe indistinctement chez tous les sujets, jeunes ou vieux; il suffit pour cela qu'ils aient la vérole. Le sarcocèle tuberculeux ne se manifeste généralement que de vingt à trente ans. Enfin, si le malade est issu de parents morts phthisiques, ce sera une présomption de plus en faveur de la nature tuberculeuse du sarcocèle.

Nous devons toutefois signaler ici un fait assez curieux. M. le Dr Louis a établi comme loi pathologique que toutes les fois qu'un organe présente des tubercules, on peut être sûr d'en rencontrer aussi dans le parenchyme pulmonaire. Cette relation est invariable en ce qui concerne tous les viscères, à l'exclusion cependant du testicule. Seul il fait exception à cette règle, non pas toujours, mais dans un assez grand nombre de cas. Il n'est pas rare, en effet, d'observer le sarcocèle tuberculeux chez des individus dont la santé générale ne paraît nullement compromise. C'est pourquoi beaucoup d'auteurs pensent que la matière tuberculeuse qui constitue le sarcocèle de ce nom est d'une nature essentiellement différente de celle qui produit la phthisie pulmonaire.

Le pronostic du sarcocèle syphilitique est grave, non-seulement par rapport à l'organe affecté, mais encore relativement à la diathèse vénérienne dont cette lésion indique l'intensité et la persistance. A ce point de vue, le sarcocèle syphilitique doit être considéré comme une manifestation de mauvais augure, et le malade doit se tenir en garde contre de nouvelles et de plus redoutables explosions de la syphilis tertiaire.

L'iodure de potassium, dont l'action est toute-puissante dans la plupart des engorgements chroniques appartenant à cette phase de la syphilis, n'opère ici qu'à la condition d'un développement encore peu avancé de la maladie. Si l'organe est entièrement envahi, si déjà la matière plastique qui l'enveloppe et le pénètre a subi la dégénérescence fibro-cartilagineuse ou produit l'atrophie du testicule, il n'y a plus aucune espérance à concevoir ni aucun remède à tenter, si ce n'est toutefois pour combattre la diathèse et prévenir de nouveaux accidents.

Quelques chirurgiens, trop passionnés pour leur art, pensent qu'il faut alors débarrasser le malade d'un organe qu'une telle transformation a rendu désormais inutile. Rien ne me paraît justifier cette opinion. Je comprends très-bien qu'on s'expose aux hasards d'une semblable opération, quand il s'agit d'un cancer ou de tubercules. Il faut alors sacrifier la partie pour conserver le tout, et soustraire le malade à une suppuration qui, par son abondance et sa durée, met sa vie en péril ; mais un pareil danger n'est point à craindre dans le sarcocèle syphilitique, cette tumeur conservant toujours son indolence et sa plasticité.

La matière fibro-plastique qui constitue le sarcocèle syphilitique résulte, comme dans toutes les tumeurs de ce genre, quelle que soit leur nature, d'une hypergénèse ou prolifération des éléments normaux du tissu cellulaire ou conjonctif. On y trouve encore des vaisseaux, de la matière amorphe, des cellules graisseuses et de nombreux noyaux fusiformes ou embryoplastiques. Au milieu de ces éléments se rencontrent quelquefois de petites tumeurs, que M. Virchow considère comme gommeuses, mais qui diffèrent cependant des gommes du tissu cellulaire, en ce sens qu'elles n'ont aucune tendance à suppurer. Ces tumeurs sont entourées de tous côtés par le dépôt plastique, qui leur forme une espèce de capsule, dont on ne peut les séparer artificiellement. Elles sont tantôt isolées, tantôt réunies plusieurs ensemble; leur volume varie de la grosseur d'un grain de chènevis à celle d'une cerise. Elles sont arrondies ou quelquefois anguleuses, de couleur jaunâtre et d'une consistance homogène sèche et dure. M. Ricord, dans son Iconographie, pl. XXXIX, a décrit et figuré ces tumeurs qu'il considère avec raison comme essentiellement plastiques.

Des épanchements ou dépôts analogues à ceux qui produisent le sarcocèle vénérien, peuvent également se faire dans les cloisons fibreuses qui séparent les divers lobules de la glande mammaire, et ici encore simuler des tumeurs squirrheuses du sein. Il est plus que probable, ainsi que je l'ai dit déjà, que beaucoup de ces tumeurs que l'on a guéries par la compression et les iodures, et que l'on prenait jadis pour des cancers, n'étaient autre chose que des lésions syphilitiques dont on avait méconnu la nature.

III

Lésions des muscles et des tendons. — Symptômes. — Anatomie pathologique. — Induration de l'enveloppe fibreuse et des corps caverneux du pénis.

Les muscles de la vie de relation et ceux de la vie organique peuvent être troublés dans leurs fonctions par suite d'altérations dues à la syphilis tertiaire. Nous avons vu déjà que des tumeurs gommeuses se développent parfois dans le tissu conjonctif interfibrillaire. Ces tumeurs, comme celles du tissu cellulaire sous-cutané ou sous-muqueux, finissent généralement par se ramollir, se transformant d'abord en un liquide épais, gommeux et filant, puis donnant lieu à une suppuration qui s'effectue au centre du muscle. Mais le plus souvent ces organes deviennent le siége d'un épanchement de matière plastique, qui, au lieu de se ramollir et de s'abcéder, se condense, s'indure et subit avec le temps la transformation cartilagineuse et même osseuse. Il en résulte des tumeurs plus ou moins volumineuses, fermes, résistantes et nettement circonscrites dans l'épaisseur des faisceaux musculaires.

Cette affection a été décrite avec soin par MM. Bouisson de Montpellier, Vidal, Ricord, Virchow et Melchior Robert. Tous les muscles peuvent en être atteints, mais elle est surtout commune dans les fléchisseurs de l'avant-bras et de la jambe. On l'a également observée dans les muscles grands fessiers, dans le trapèze, le sterno-mastoïdien et jusque dans les muscles de l'œil, de la langue et du larynx. J'en ai moi-même rencontré un exemple dans le muscle grand pectoral gauche. M. Bouisson pense qu'elle peut aussi envahir les sphincters de l'anus et y déterminer des contractures passagères ou permanentes.

La contracture est, en effet, le principal trouble fonctionnel produit par ces tumeurs, le premier et l'unique symptôme qui vient en révéler l'existence. Mais, si un traitement approprié n'amène promptement la résolution de l'épanchement fibro-plastique, les fibres musculaires pâlissent, s'atrophient, et le muscle subit une rétraction qui peut entraîner la flexion permanente du membre auquel il appartient. Quelquefois il se transforme, au niveau de la tumeur, en une sorte de lanière fibreuse et inextensible, qui met à jamais obstacle à ses mouvements.

M. le Dr Davasse, dans un travail très-remarquable qu'il vient de publier dans *l'Art médical* (décembre 1863), attribue à ces strictures musculaires certains rétrécissements syphilitiques du rectum, de l'œsophage et de la trachée, ainsi que l'asthme, signalé déjà par Nicolas Massa et par Fallope, comme une des manifestations graves et ultimes de la syphilis confirmée. M. Ricord a trouvé chez un vénérien de l'hôpital du Midi, frappé soudainement de mort, une tumeur composée d'une matière jaunâtre, qui s'était développée dans les parois du cœur[1]. Cette matière était ramollie en quelques points, comme dans les tubercules du tissu cellulaire. M. Lebert a rapporté un fait du même genre dans son *Traité d'anatomie pathologique générale et spéciale* (t. I, pl. LXVIII, p. 5).

La partie charnue des muscles n'est pas la seule qui puisse être atteinte de cette lésion. Les tendons et les aponévroses en sont aussi affectés; peut-être même, d'après Vidal, le sont-ils d'une manière relativement plus fréquente. La dégénérescence osseuse de la tumeur est ici plus commune que dans le corps des muscles. Généralement l'ossification se circonscrit et forme dans l'épaisseur du faisceau tendineux de véritables nodus; mais il peut arriver aussi qu'un tendon s'ossifie dans toute sa longueur, ainsi que M. Bouisson l'a observé pour le muscle psoas. Dans tous les cas, il en résulte toujours de la gêne dans les mouvements et souvent aussi une rétraction du muscle lui-même.

[1] Cette observation a été recueillie par le Dr Gabalda et publiée dans l'*Iconographie*, pl. XXIX.

Il convient de rapprocher de ces tumeurs musculaires et tendineuses une affection singulière que M. Ricord a, je crois, le premier signalée, et qui consiste en une suffusion de matière fibro-plastique dans certaines parties de l'enveloppe fibreuse et des corps caverneux du pénis. Cette affection se développe lentement, sans douleur, et le malade ne s'en aperçoit le plus souvent qu'à une déviation que subit sa verge pendant l'érection. Le sang qui, dans l'état normal, et sous l'influence de l'excitation vénérienne, remplit également toutes les vacuoles du tissu érectile, rencontrant dans le dépôt plastique un obstacle impénétrable, ne peut plus se répandre d'une manière uniforme dans toutes les parties de l'organe, et force celui-ci à s'incliner dans le sens de l'obstacle. Le pénis prend alors une direction oblique du côté de l'aine droite ou de l'aine gauche, ou décrit une courbe à concavité supérieure. M. Ricord dit avoir observé un cas dans lequel la verge formait pendant l'érection un anneau complet. Ces déformations, fort gênantes pour l'accomplissement de l'acte sexuel, affectent profondément le moral des malades, et peuvent devenir, comme toutes les lésions qui portent atteinte à la virilité, une cause de monomanie mélancolique ou même de suicide.

La matière qui forme les diverses tumeurs dont nous venons d'esquisser le tableau ne paraît différer en rien de celle qui constitue le sarcocèle syphilitique. Elle se compose, comme celle-ci, de tissu fibro-plastique, dans lequel le microscope n'a jusqu'à présent fait découvrir aucun élément spécial à la syphilis.

XIV

SYPHILIS TERTIAIRE. — LÉSIONS DU PÉRIOSTE ET DES OS. SYPHILIS VISCÉRALE.

I

Lésions du périoste et des os. — Douleurs ostéocopes. — Périostite. — Périostite phlegmoneuse. — Périostite gommeuse. — Périostite plastique ou périostose. — Symptômes. — Diagnostic. — Pronostic.

La charpente osseuse est un des siéges de prédilection de la syphilis tertiaire. Tous les os et leur périoste peuvent en être affectés; mais il est d'observation que les parties du squelette que protégent de grandes masses charnues y sont moins exposées que celles qui sont situées superficiellement, telles que la face antérieure du tibia, le sternum, la clavicule, le bord interne du cubitus, le bord externe du radius, les condyles ou têtes articulaires des os longs, les maxillaires, les os du nez, et, en général, tous ceux du crâne et de la face.

Les diverses affections syphilitiques du système osseux, comprennent : les *douleurs ostéocopes*, la *périostite* ou *périostose*, l'*ostéite*, l'*exostose*, la *carie* et la *nécrose*. Étudions successivement chacune de ces altérations morbides.

Douleurs ostéocopes. — Toute lésion syphilitique des os

ou du périoste est ordinairement précédée et accompagnée de douleurs spéciales, que les auteurs ont décrites sous le nom de *douleurs ostéocopes*. C'est à tort, selon nous, que ces douleurs ont été considérées par beaucoup de ces derniers comme constituant à elles seules une entité pathologique, c'est-à-dire une espèce de névralgie particulière. Elles ne sont jamais que le symptôme d'une altération vénérienne du tissu osseux ou périostique, symptôme fort pénible, sans doute, pour le malade, mais précieux pour le praticien, à qui il permet souvent de reconnaître, dès son début, une lésion profonde qu'aucun signe extérieur ne révèle encore ni à la vue ni au toucher.

Les douleurs ostéocopes peuvent avoir pour siége toutes les parties du squelette que nous venons d'énumérer; mais elles affectent néanmoins de préférence les régions où le tissu osseux est le plus compacte et le plus dense. La partie moyenne du tibia est celle qui en est le plus fréquemment atteinte.

Ces douleurs se développent spontanément. D'abord vagues et diffuses, elles ne tardent pas à se localiser et à se limiter en un point peu étendu et nettement circonscrit. Elles deviennent alors aiguës, déchirantes, et il semble aux malades, pour nous servir d'une comparaison imaginée par Melchior Robert, que leurs os sont soumis à une forte compression ou qu'on les leur perfore avec une vrille. La moindre pression, le plus léger contact leur est insupportable. Il est rare heureusement que la douleur ostéocope soit continue ; le plus souvent elle cesse ou au moins elle s'affaiblit pendant le jour, mais pour renaître avec toute son intensité pendant la nuit.

Ce n'est pas que la présence ou l'absence de la lumière du jour exerce quelque influence sur la douleur ostéocope. Si elle est plus violente aux heures du repos, cela tient uniquement à l'action excitante que produit sur elle la chaleur du lit. La preuve qu'il en est ainsi, c'est que la douleur devient diurne chez les malades qui, par profession ou par habitude, font du jour la nuit et réciproquement.

Quelque violentes que soient les douleurs ostéocopes, il est rare qu'elles donnent lieu, dès leur début, à une modification appréciable des parties molles qui recouvrent l'os affecté. Le plus souvent la peau conserve pendant fort longtemps, au niveau des points endoloris, sa couleur, sa mobilité et sa consistance normales. Tôt ou tard, cependant, ces points deviennent le siége d'une lésion matérielle de l'os ou de son périoste.

Mais si l'état local ne se trahit d'abord par aucune altération visible, il n'en est pas de même de l'état général des malades. La vivacité de la douleur, sa permanence en un même point, et surtout les longues insomnies qu'elle occasionne, finissent toujours par porter de graves atteintes à la constitution. Les malades pâlissent, perdent leur appétit; leurs digestions, devenues languissantes et laborieuses, ne suffisent plus à la réparation de leurs forces; ce qui peu à peu les conduit, si le mal se prolonge, à un état de faiblesse et de marasme, que viennent augmenter encore la tristesse et le découragement qui s'emparent de leur esprit.

Il importe de ne pas confondre, comme l'ont fait quelques auteurs, les douleurs ostéocopes avec les douleurs dites rhumatoïdes, qui surviennent au début de la période secondaire de la syphilis. Il suffira, pour éviter cette méprise, de se rappeler que les douleurs rhumatoïdes ont pour siége le voisinage des articulations ou l'épaisseur des muscles, qu'elles sont vagues, erratiques, que la pression les modère au lieu de les accroître, et qu'elles ne s'élèvent jamais au degré de violence et d'acuïté que présentent les douleurs tertiaires du système osseux. Le plus léger examen suffira également pour distinguer ces douleurs du rhumatisme et des névralgies ordinaires.

Périostite. — La périostite, comme du reste toutes les lésions syphilitiques du système osseux, se manifeste de préférence sur les points du squelette les plus rapprochés de la surface tégumentaire : la partie moyenne et antérieure du tibia, les malléoles, la tête du péroné, le sternum, la clavicule et autres parties que nous avons précédemment indiquées. Les auteurs en distinguent trois variétés : la *périostite phlegmoneuse*, la *périostite gommeuse* et la *périostite plastique* ou *périostose.*

La *périostite phlegmoneuse* s'annonce par de violentes douleurs ostéocopes. Ces douleurs sont limitées en un point fixe, au niveau duquel ne tarde pas à se développer une tumeur dont le volume s'accroît rapidement. La peau qui la recouvre, d'abord froide et mobile, rougit bientôt, puis s'amincit et se perfore en un ou plusieurs points par lesquels s'échappe un pus épais, phlegmoneux, qui plus tard devient clair, séreux, mal lié, comme dans tous les abcès qui intéressent le tissu osseux. Si un traitement énergique ne modifie promptement cette affection, les parties molles se détruisent, et il en résulte un ulcère profond qui a pour base la surface même de l'os, laquelle est toujours alors plus ou moins érodée par la carie. Cette forme de la périostite est assez rare. On ne l'observe guère que chez les sujets lymphatiques ou scrofuleux.

La *périostite gommeuse* s'accompagne de douleurs ostéocopes moins vives que dans la variété précédente. La tumeur, dont le volume peut varier de la grosseur d'une noisette à celle d'un œuf de pigeon, se forme lentement et sans jamais offrir à son début de symptômes inflammatoires. Elle renferme, épanché entre l'os et le périoste, un liquide semblable à de la gomme fondue, que révèle au toucher une fluctuation vague et obscure. Ce liquide est tout à fait analogue et probablement identique à celui que contiennent les tumeurs gommeuses du tissu cellulaire.

Cette périostite se termine généralement par résolution : le liquide se résorbe, et la tumeur disparaît graduellement sans laisser de traces. Dans d'autres circonstances, elle subit la fonte purulente, et donne lieu ainsi à la formation d'un abcès, dont les conséquences peuvent être les mêmes que celles que nous venons d'indiquer pour la périostite phlegmoneuse.

La *périostite plastique* ou *périostose* est un des accidents les plus fréquents de la syphilis tertiaire. Cette lésion, pour laquelle nous avons réservé spécialement le nom de *périostose*, indistinctement donné par quelques auteurs à toutes les périostites, commence également par des douleurs ostéocopes, qui précèdent de loin la formation d'une tumeur diffuse, dure, sans fluctuation, et qui est constituée par une sorte de lymphe plastique, répandue soit entre les lamelles du périoste, soit entre l'os et cette membrane. Il peut arriver que cette matière se résorbe et entraîne avec elle la disparition de la tumeur ; mais le plus souvent elle s'organise. Elle devient d'abord fibro-cartilagineuse, puis au sein de cette masse concrète se forme bientôt un ou plusieurs points d'ossification qui vont toujours grandissant, et envahissent la tumeur dans toute son étendue. Il y a un moment où cette tumeur est encore distincte de l'os, et en est séparée par une lame cartilagineuse. Mais peu à peu cette lame s'ossifie à son tour ; la périostose se soude alors à la surface de l'os et fait corps avec lui. On a donné le nom d'*exostose épiphysaire* à cette altération, dont le développement organique rappelle assez bien le mode de formation de l'épitrochlée, de l'épicondyle et de toutes les épiphyses du squelette.

La périostite plastique ou périostose a une marche essentiellement chronique. La peau qui recouvre la tumeur reste toujours froide et mobile à sa surface. Les douleurs ostéocopes qui l'accompagnent vont en diminuant à mesure que le mal vieillit, et que l'ossification fait des progrès; elles s'éteignent complétement dès que ce travail morbide est achevé.

II

Ostéite. — Ostéite sèche ou plastique. — Exostoses. — Ostéite humide ou à tendance suppurative. — Carie et nécrose.

Ostéite. — L'inflammation syphilique des os ne présente aucun caractère particulier qui la distingue de l'ostéite vulgaire ou scrofuleuse, sauf toutefois la douleur ostéocope qui lui est commune avec toutes les affections du système osseux engendrées par la syphilis tertiaire. Ici encore nous trouvons les deux formes que nous avons déjà signalées dans les diverses manifestations de la syphilis : l'*ostéite sèche* ou *plastique*, et l'*ostéite humide* ou à *tendance suppurative*. La première se développe généralement sur les parties dures et compactes des os, et se termine par *exostose;* la seconde occupe de préférence les parties spongieuses et aréolaires, et se termine par *carie* ou par *nécrose*.

Ostéite plastique; exostoses. — L'*ostéite plastique* est toujours, comme la périostite du même nom, précédée de violentes douleurs ostéocopes, longtemps avant qu'aucun signe extérieur ne la révèle. Ces douleurs, par leur intensité et leur persistance, sont le seul indice du travail morbide qui s'opère dans l'épaisseur de l'os. La trame osseuse devient lentement le siége d'un gonflement inflammatoire; peu à peu ses fibres se séparent, et, dans leurs interstices, s'épanche une lymphe plastique et organisable, qui, au bout d'un certain temps, se coagule, durcit et se transforme elle-même en une masse osseuse. Il en résulte une véritable hypertrophie de l'os, qui donne lieu à une humeur solide, résistante, de consistance éburnée, et à laquelle on a donné le nom d'*exostose parenchymateuse*, pour la distinguer de la *périostose* ou *exostose épiphysaire*.

Le diagnostic différentiel de l'ostéite plastique et de la

périostose, ou, pour mieux dire, de l'exostose parenchymateuse et de l'exostose épiphysaire est très-difficile. Souvent même il est impossible de l'établir du vivant du malade. Heureusement que le traitement de ces deux affections est identique. Peu importe donc, au point de vue de la thérapeutique, une détermination exacte de leur espèce. Il existe néanmoins quelques signes qui, dans certains cas, peuvent servir à les reconnaître.

L'exostose épiphysaire a une marche plus rapide; son évolution est plus facile, moins douloureuse que celle de l'exostose parenchymateuse, ce qui se comprend aisément, puisque la tumeur, se développant à la surface de l'os, n'est gênée par aucun obstacle. Cette tumeur est mieux circonscrite, moins diffuse; elle se limite plus nettement des parties de l'os restées saines; sa surface est aussi moins régulière, et présente des bosselures plus nombreuses et plus marquées que dans l'autre variété. Mais ce sont là plutôt de simples nuances que de véritables caractères distinctifs. Et encore ne peut-on saisir et apprécier ces nuances que dans certains siéges particuliers.

Le pronostic de ces lésions a une gravité absolue et une gravité relative. Par elles-mêmes, elles ne sont pas bien redoutables; mais elles peuvent devenir très-dangereuse selon le siége qu'elles occupent. Il est des exostoses qui, par la compression qu'elles exercent sur certains organes, et par les troubles fonctionnels qui en résultent, compromettent au plus haut point la santé du malade, et peuvent même entraîner la mort.

Une exostose du tibia, du cubitus, du radius, peut, en

entravant la circulation du membre, déterminer un gonflement œdémateux de son extrémité libre; elle peut encore entraîner la paralysie et l'atrophie de certains muscles. On a vu des luxations de la clavicule produites par ces tumeurs. Mais ces accidents ne sont rien comparés aux désordres incalculables que peuvent amener les exostoses du crâne et de la face.

L'hémiplégie, la paraplégie, la démence, l'épilepsie, et une foule d'autres altérations de la sensibilité, de l'intelligence et de la motilité ne sont que trop souvent la conséquence d'une exostose intra-crânienne. Une exostose intra-orbitaire chasse l'œil de sa cavité naturelle. La tumeur occupe-t-elle le fond de l'orbite, elle peut, en comprimant le nerf optique ou l'un des nerfs moteurs de l'œil, entraîner la cécité ou le strabisme. Se développe-t-elle dans l'épaisseur du rocher, la surdité et la paralysie du nerf facial peuvent en être le résultat. On voit quelquefois des exostoses du maxillaire supérieur produire, par leur expansion dans le canal nasal, un épanchement de larmes dans le sac lacrymal et par suite la fistule de ce nom. Signalons enfin la paraplégie comme conséquence possible de compressions exercées sur la moelle par des exostoses intra-vertébrales, laissant à nos lecteurs le soin d'imaginer tous les autres accidents que la présence de ces tumeurs est susceptible d'occasionner, selon les régions qu'elles occupent, accidents qu'il est du reste facile de prévoir avec les données de la physiologie la plus élémentaire.

Ostéite humide; carie et nécrose. — L'*ostéite humide* ou *suppurative* se termine le plus souvent, avons-nous dit, par la *carie* ou la *nécrose* de l'os affecté. Remarquons en passant que la carie et la nécrose ne sont au fond qu'une seule et même chose : c'est toujours la gangrène de l'os. La carie est une gangrène moléculaire ; elle se fait parcelle par parcelle, d'une manière lente et progressive. La nécrose, au contraire, frappe à la fois une certaine portion de l'os, laquelle se sépare de la partie vivante et devient alors comme un corps étranger, auquel les chirurgiens ont donné le nom de *séquestre*, et que la nature cherche à éliminer en excitant autour de lui une abondante suppuration.

La carie et la nécrose syphilitiques affectent de préférence les os du crâne et de la face. L'os frontal, les pariétaux, les os propres du nez, les cornets, le vomer, les os palatins et le maxillaire supérieur en sont le siége le plus habituel. On les a encore observées, mais plus rarement, à la clavicule, aux côtes, au sternum et aux extrémités des os longs. Les os et les cartilages du larynx peuvent aussi en être affectés.

La formation de gonflements osseux dans le voisinage des articulations, chez des sujets syphilitiques, a fait admettre par quelques auteurs des *tumeurs blanches* de nature vénérienne, ou du moins une influence exercée par la syphilis sur leur production et leur marche ultérieures. Frappés de la ressemblance qui existe entre les accidents tertiaires et les manifestations de la scrofule, ces auteurs ont pensé que ces deux diathèses pouvaient se combiner entre elles et produire des altérations mixtes, procédant à la fois de l'une et de l'autre. Je ne sais jusqu'à quel point ces diverses combinaisons sont vraies. J'ignore si la syphilis et la scrofule, quand elles se rencontrent sur le même terrain, conservent leur indépendance, ou se modifient réciproquement. L'observation démontre toutefois que les individus strumeux ou entachés d'un lymphatisme exagéré sont à peu près les seuls sur lesquels se développent ces tumeurs blanches supposées syphilitiques. Je suis donc plutôt porté à croire avec M. Bazin que le rôle de la syphilis se borne, dans ce cas, à donner simplement l'éveil aux manifestations de la scrofule, peut-être aussi à en accroître l'intensité, mais sans jamais altérer en rien leur physionomie et leurs caractères pathognomoniques.

Je n'insisterai pas sur les divers symptômes ou lésions plus ou moins graves, suivant leur siége, que peuvent produire la carie et la nécrose syphilitiques. Cette étude appartient aux ouvrages de pathologie externe. Qu'il me suffise de signaler, parmi les conséquences les plus fréquentes et les plus redoutables de ce genre d'altération, la déformation ou la perte totale du nez, la perforation de la voûte palatine, la destruction des osselets de l'ouïe, la chute du bord alvéolaire et des dents incisives de la mâchoire supérieure, la tumeur et la fistule lacrymales, la phthisie laryngée, enfin l'inflammation du cerveau ou de ses membranes d'enveloppe par laquelle se terminent presque toujours et d'une manière fatale la carie ou la nécrose de la table interne des os crâniens.

Entrons cependant dans quelques détails sur les ostéites nasale et palatine, qui sont celles que l'on observe le plus communément dans la pratique.

La carie et la nécrose des os du nez débutent d'une manière lente et insidieuse. Le malade se croit d'abord affecté d'un simple coryza : son odorat s'affaiblit ; il éprouve vers la racine du nez une douleur sourde, une sensation de pesanteur, accompagnées d'un léger larmoiement et d'une gêne plus ou moins grande de la respiration nasale. A ces premiers symptômes, qui peuvent durer très-longtemps, sans qu'aucune lésion apparente révèle la gravité du travail morbide qui se prépare, succède une sécrétion muco-purulente épaisse et d'une odeur excessivement fétide. Une partie de ce liquide se solidifie sur les surfaces qui le sécrètent, et de temps à autre des croûtes verdâtres, représentant quelquefois le moule exact des cornets, sont expulsées dans les efforts que fait le malade pour se moucher. Plus tard, des fragments osseux, frappés de mort et éliminés par la suppuration, sont également entraînés au dehors. Si les cornets seuls sont le siége de la nécrose, le malade pourra guérir sans présenter aucune difformité extérieure ; mais si le vomer et les os propres sont en même temps détruits, la voûte du nez s'affaisse et s'aplatit, tandis que les narines et l'extrémité libre de l'organe se relèvent, ce qui donne à ce dernier un aspect tout à fait caractéristique.

Lorsque la carie et la nécrose ne portent que sur les cornets ou le vomer, la peau reste le plus souvent intacte ; mais il n'en est pas de même quand le mal a envahi les os propres du nez. La peau qui les recouvre rougit et devient douloureuse ; le dos du nez se gonfle, s'élargit ; ses saillies disparaissent et l'on sent sous le doigt une sorte de fluctuation crépitante, due à la présence de l'air dans le tissu cellulaire sous-jacent. Quelquefois un ou plusieurs petits abcès se forment, et donnent lieu à des trajets fistuleux qui persistent plus ou moins longtemps, et par lesquels s'échappe une suppuration sanieuse et fétide, chargée de débris osseux. Dans d'autres circonstances, l'élimination des séquestres se fait encore du côté de la muqueuse nasale, ce qui est généralement moins grave. Enfin il peut arriver que les cartilages du nez soient eux-mêmes attaqués et détruits; que des tubercules cutanés, des tumeurs gommeuses, enlèvent complétement les parties molles, et mettent à nu l'intérieur des fosses nasales, ne laissant au malade d'autre ressource, pour réparer cette affreuse difformité, que la rhinoplastie ou la pose d'un nez artificiel.

Ces accidents, autrefois assez communs, sont devenus aujourd'hui extrêmement rares, grâce à une thérapeutique plus rationnelle, et surtout à l'emploi de l'iodure de potassium.

L'ostéite de la voûte palatine est toujours précédée d'une douleur fixe, mais généralement peu vive, siégeant à la jonction des deux os palatins ou des apophyses palatines des os maxillaires supérieurs. Quelquefois cette ostéite se termine par une exostose dite médio-palatine, que M. Chassaignac a le premier signalée. Mais le plus souvent elle entraîne la destruction d'une partie de la voûte du palais, d'où résulte une communication directe entre la bouche et les fosses nasales. Un fait assez singulier, c'est que le travail de mortification ne donne ordinairement lieu qu'à des sensations si peu marquées, que la plupart des malades ne s'en aperçoivent que lorsque les aliments et les boissons, faisant fausse route, arrivent dans le nez, et que les sécrétions de la pituitaire s'épanchent dans la cavité buccale. A cet inconvénient déjà très-grave s'ajoute un trouble notable de la voix qui devient indistincte et nasillarde, par suite du passage d'une partie de la colonne d'air à travers le milieu perforé.

Quand la perte de substance n'est pas très-considérable, elle peut se réparer spontanément. De petits bourgeons charnus se développent sur les bords de l'ouverture et, en se rapprochant, se soudent entre eux de manière à combler la lacune osseuse. Mais si la perforation est trop étendue, la cicatrisation est impuissante à en opérer l'occlusion, et il reste une ouverture arrondie ou ovalaire, dont un obturateur artificiel pourra seul faire disparaître les fâcheux effets.

Le diagnostic de la carie et de la nécrose syphilitiques s'établit, en général, assez facilement d'après le siége de l'affection, l'état constitutionnel du malade, ses antécédents, les symptômes concomittants, et surtout par les résultats du traitement spécifique. N'oublions pas toutefois qu'un individu ayant des antécédents syphilitiques peut être affecté d'une carie due à la scrofule. Le diagnostic devient alors excessivement obscur, eu égard à la nature de la lésion. Mais comme le traitement est à peu près le même dans un cas comme dans l'autre, l'incertitude dans laquelle peut se trouver le médecin ne saurait avoir de conséquence fâcheuse pour le malade.

M. Follin a récemment indiqué un caractère propre à la carie syphilitique, que M. Ricord avait déjà signalé :

« Si l'on pouvait, dit-il, examiner le contour des caries ou des nécroses superficielles des os du crâne, on trouverait une disposition qui éclairerait le diagnostic ; car elle rappelle les demi-cercles de certaines syphilides annulaires ou demi-annulaires. J'ai été souvent frappé de cette disposition en examinant les caries et les nécroses syphilitiques des os du crâne que possède le musée Dupuytren[1]. » Ce caractère *post mortem* ne peut malheureusement intéresser que l'anatomie pathologique.

III

Syphilis viscérale. — Considérations générales. — Lésions des centres nerveux. — Lésions de l'appareil respiratoire. — Lésions des organes circulatoires. — Lésions du foie et des organes urinaires. — Résumé.

La syphilis viscérale a été de nos jours l'objet de nombreux et importants travaux, parmi lesquels nous citerons ceux de MM. Gubler, Depaul, Quélet et Lecontour, Dittrich, Virchow, Lebert, Leudet, Lagneau fils, Yvaren, Gros et Lancereaux, Melchior Robert. Cependant, malgré ce concours d'études et de patientes recherches, cette branche de la syphiligraphie n'est encore, disons-le, qu'à l'état d'ébauche ; les faits qui s'y rapportent sont, pour la plupart, vagues, obscurs, mal définis. Cela tient à ce que la syphilis des viscères n'a pas de symptomatologie qui lui soit propre. Aucun signe, aucun caractère spécial ou intrinsèque ne peut, en effet, conduire directement, pendant la vie, à déterminer d'une manière certaine l'origine syphilitique d'une lésion viscérale profondément située. L'ana-

[1] *Traité élémentaire de pathologie externe*, tome 1er, page 711.

tomie pathologique elle-même est le plus souvent impuissante à nous la révéler. On la devine, on la soupçonne, plutôt qu'on ne la reconnaît, d'après les antécédents du malade, les symptômes concomitants et surtout d'après les merveilleux effets du traitement iodé. Aussi n'est-ce que depuis la découverte de l'iode et de ses propriétés thérapeutiques, qu'il a été possible de constituer cette classe nouvelle des affections syphilitiques tertiaires, dont la création, tout imparfaite qu'elle soit encore, constitue, M. Maisonneuve l'a dit avec raison [1], l'un des progrès les plus importants de la chirurgie contemporaine.

Cela dit, indiquons d'une manière générale les principales lésions viscérales actuellement connues.

Lésions des centres nerveux. — Nous avons déjà signalé les divers troubles de l'intelligence, de la sensibilité et de la motilité, que peuvent produire, en comprimant la pulpe nerveuse, les exostoses intra-crâniennes ou vertébrales; nous avons également indiqué l'inflammation du cerveau et de ses membranes d'enveloppe, consécutive à l'ostéite suppurative des os du crâne. Quelques auteurs ont encore noté des épanchements purulents entre les os et la dure-mère; l'épaississement de cette membrane et sa dégénérescence fibro-cartilagineuse; des granulations dures, fibro-plastiques, répandues dans les méninges. Des tumeurs gommeuses, des dépôts plastiques ont été observés dans la substance même du cerveau. On a cité des ramollissements des lobes antérieurs, du corps strié et de la voûte à trois piliers; des épanchements séreux dans les

[1] *Clinique chirurgicale*, Paris, 1863-1864, t. Ier, p XXIII.

ventricules. Enfin, d'après M. Ch. Robin et Virchow, l'organe tout entier peut être infiltré d'une substance plastique, constituée par de la matière amorphe, d'un aspect jaunâtre. Mais aucun de ces produits morbides ne renferme des éléments anatomiques prouvant leur spécificité; ce n'est que par induction et en se fondant sur des signes étrangers à la lésion elle-même qu'on les a rattachés à la syphilis.

Quant aux symptômes par lesquels se traduisent ces diverses altérations organiques, ils n'ont également rien de spécial. Ce sont des paralysies de la sensibilité ou du mouvement, dont les plus fréquentes sont : l'amaurose, la surdité, la paralysie faciale, l'hémiplégie et la paraplégie; des troubles de l'intelligence, pouvant présenter tous les degrés possibles de gravité, depuis le simple affaiblissement de la mémoire jusqu'à la démence la plus complète. L'épilepsie, la chorée, la lypémanie et la paralysie générale figurent encore dans ce redoutable cortége de symptômes attribués aux lésions syphilitiques des centres nerveux.

La syphilis tertiaire peut-elle produire des névroses essentielles, c'est-à-dire des troubles nerveux sans aucune lésion anatomique? Au dire de certains auteurs, le fait serait possible et même assez commun. Mais la plupart des observations citées à l'appui de cette opinion laissent beaucoup à désirer. Remarquons encore que le nombre de ces prétendues névroses, *sine materia*, a singulièrement diminué depuis les progrès récents de l'anatomie pathologique, et surtout depuis les perfectionnements apportés à l'examen de quelques organes, dont on a pu découvrir des parties jusque-là inaccessibles à la vue. C'est ainsi que l'ophthalmoscope a permis de constater, dans beaucoup de cas d'amaurose, que l'on considérait autrefois comme étant le résultat d'un simple trouble dynamique, des altérations des membranes internes de l'œil : tantôt une rétinite avec décollement de la rétine ; tantôt une choroïdite de forme congestive ou exsudative ; tantôt, enfin, des dépôts ou suffusions plastiques situés dans l'épaisseur ou à la surface de ces membranes. Pour mon compte, je ne crois pas à ces névroses dites essentielles ou dynamiques, dans la période tertiaire de la syphilis. Tout au plus pourrait-on rattacher à ce genre de névroses les quelques paralysies de la face ou des muscles moteurs de l'œil, que nous avons signalées au début de la période secondaire. Et encore est-il, dans ce cas, plus que probable que ces troubles fonctionnels, s'ils reconnaissent réellement pour cause la syphilis, dépendent de phénomènes de congestion analogues à ceux qui se produisent alors du côté de la peau et des membranes muqueuses, ou peut-être aussi, comme on l'a avancé, de compressions exercées sur les nerfs par des tumeurs ganglionnaires situées sur leur trajet.

Lésions de l'appareil respiratoire. — En traitant des lésions secondaires des muqueuses, nous avons dit quelques mots des plaques et des ulcérations du larynx et de la trachée. Nous avons dit également que la syphilis tertiaire peut frapper de carie ou de nécrose les os et les cartilages du larynx, et donner lieu à tous les symptômes d'une phthisie laryngée. MM. Virchow et Dittrich ont décrit des ulcères et des cicatrices des bronches avec induration du tissu pulmonaire environnant. M. Lagneau fils a signalé dans sa thèse inaugurale[1] des bronchites et des pneumonies de nature syphilitique. M. Depaul a le premier appelé l'attention sur une lésion particulière des poumons chez les enfants atteints de syphilis héréditaire, consistant en des noyaux indurés d'une teinte jaunâtre et de volume variable, au centre desquels est une cavité remplie de pus[2].

La plupart des auteurs sont d'accord pour admettre que des tumeurs gommeuses, analogues à celles du tissu cellulaire, peuvent, sous l'influence de la syphilis tertiaire, se développer dans les poumons et produire des symptômes simulant une véritable phthisie pulmonaire. Astruc, Petit-Radel, Morgagni, Franck, Portal, et, de nos jours, MM. Ricord, Lagneau fils et Vidal, en ont rapporté des exemples. M. Ricord a trouvé dans les poumons d'un malade, mort d'accidents syphilitiques invétérés, des tubercules jaunes et caséeux. Cet auteur a même cherché à établir quelques caractères différentiels entre la phthisie vénérienne et la phthisie ordinaire. D'après lui, les gommes ou tubercules syphilitiques se répandraient indistinctement dans toutes les parties des poumons, et n'auraient pas, comme les tubercules ordinaires, leur siége d'élection au sommet de ces organes. Un seul poumon pourrait être affecté par la syphilis et l'autre rester sain, ce qui n'a pas lieu dans la phthisie vulgaire, où les deux poumons sont toujours envahis simultanément par l'infiltration tuberculeuse. Enfin, M. Ricord ajoute que dans tous les cas de phthisie vénérienne qu'il a pu observer, aucun d'eux n'avait été précédé d'hémoptysie.

[1] *Des maladies pulmonaires causées ou influencées par la syphilis*, 1851.
[2] *Mémoire sur une manifestation de la syphilis congénitale*, 1853.

Mais ce sont là, comme on le voit, des signes assez vagues et fort incertains, supposé même qu'ils soient constants. Le seul caractère qui permette de rattacher la phthisie vénérienne, comme la plupart des autres lésions viscérales, à sa véritable cause, c'est l'influence exercée sur elle par le traitement. Un malade atteint d'une syphilis ancienne, tousse et expectore des crachats puriformes; il a des sueurs nocturnes, une fièvre lente le consume, etc. Vous lui donnez de l'iodure de potassium, et vous voyez, en peu de temps, tous ces symptômes disparaître. Vous êtes alors en droit de conclure qu'il est très-probable, pour ne pas dire certain, que l'affection pulmonaire était sous la dépendance de la diathèse syphilitique. Mais tant que vous n'avez, pour asseoir votre diagnostic, que les symptômes de la maladie, vous restez forcément dans le doute sur sa nature. Vous pouvez seulement la soupçonner, ce qui est déjà beaucoup, puisque votre hypothèse ouvrira peut-être au malade une voie de salut.

Lésions de l'appareil circulatoire. — Bien que le sang des syphilitiques soit contagieux, il ne paraît pas avoir d'action directe sur les vaisseaux qui le charrient. Jusqu'à présent du moins, aucun fait d'altération spécifique des artères ou des veines n'a été observé. Mais il n'en est pas de même pour le cœur. La science possède quelques observations de lésions syphilitiques de cet organe. La première de ces observations, que nous avons déjà mentionnée au sujet des tumeurs syphilitiques des muscles, a été publiée par M. Ricord. Le malade qui en est l'objet avait eu des chancres, des plaques muqueuses à l'anus, et consécutivement, une syphilide tuberculeuse de la peau, pour laquelle il était entré à l'hôpital du Midi. Il était en traitement depuis onze jours, lorsqu'un matin il mouru subitement, sans avoir présenté jusque-là, en dehors des accidents que nous venons d'indiquer, aucun symptôme qui pût faire soupçonner une lésion plus profonde. A l'autopsie on trouva une hypertrophie du cœur; l'endocard du ventricule droit était épaissi, de couleur blanc mat et de consistance fibreuse. Dans plusieurs points des parois ventriculaires existaient des dépôts tuberculeux formés par une substance jaunâtre, dure, criant sous le bistouri et complétement dépourvue de vascularité. Cette substance était ramollie en quelques endroits et offrait les caractères des nodus ou tumeurs gommeuses du tissu cellulaire sous-cutané ou sous-muqueux. La base des poumons renfermait aussi quelques tumeurs analogues.

M. Lebert a rapporté, dans son *Traité d'anatomie pathologique*, une observation à peu près semblable. Il s'agit d'une femme qui avait eu des tubercules syphilitiques de la peau, des ulcérations au palais, et une carie du frontal. On trouva à la base des valvules de l'artère pulmonaire et dans la paroi du ventricule droit deux tumeurs volumineuses, de forme ovoïde, et au niveau desquelles l'endocarde était épaissi et tacheté de jaune. Un peu plus loin se voyait une troisième tumeur plus petite. Ces tumeurs étaient élastiques, d'une consistance homogène et d'une couleur variant du jaune pâle au jaune rougeâtre; elles présentaient des vaisseaux en quelques endroits. Le microscope y décela la présence d'un grand nombre de corpuscules fibro-plastiques.

Dans le *Traité de la syphilis constitutionnelle* de M. Virchow, se trouve une observation très-détaillée de péricardite, d'endocardite et de myocardite gommeuses, que cet auteur regarde comme spécifiques.

Enfin, Melchior Robert rapporte dans son livre le fait suivant qui, lui a été communiqué par M. Gubler : « J'ai vu chez une femme atteinte d'exostose tibiale, une cirrhose avec développement excessif du tissu cicatriciel, coïncider avec des altérations du tissu du cœur, que j'ai cru pouvoir rapporter, comme les autres lésions, à l'affection syphilitique. Le cœur était fortement hypertrophié, le péricarde offrait des plaques laiteuses, la substance musculaire était, en divers endroits, jaunâtre, pâle, et le microscope y démontrait une altération profonde de la fibre charnue, laquelle était chargée d'innombrables granules moléculaires, auxquels certaines circonstances auraient pu faire assigner en partie la nature albuminoïde ou fibreuse[1]. »

Quelques auteurs ont encore cru pouvoir rattacher à la syphilis des excroissances observées dans les cavités du cœur ou autour des valvules, et ayant quelque analogie avec des végétations vénériennes. Mais on sait aujourd'hui que l'endocardite simple ou rhumatismale est la cause ordinaire de ces productions morbides.

Lésions du foie. — Le foie est de tous les viscères celui dont on a le mieux étudié les lésions syphilitiques. Cet organe jouait, comme on le sait, un très-grand rôle dans les théories humorales des anciens. Aussi la plupart des mé-

[1] *Nouveau traité des maladies vénériennes*, p. 660.

decins du seizième siècle le considéraient-ils comme le foyer où s'élaboraient et se condensaient les humeurs corrompues par le poison vénérien, pour aller de là se répandre dans toutes les parties de l'organisme. Toutefois, aucun d'eux n'avait cherché à constater directement les altérations dont cette glande peut devenir le siége sous l'influence de la syphilis.

François Roncin est le premier qui, en 1604, prit pour sujet de thèse la question suivante : « An hepar sit, in lue venerea, pars vitio affecta ? » Il concluait par l'affirmative. J. Hartman, Jean Gastinau, Portal, Morgagni, Marc-Aurèle Séverin et, de nos jours, M. Rayer, ont admis également l'existence de lésions syphilitiques du foie, mais sans en donner aucune démonstration satisfaisante. Plus tard M. Ricord publia une observation d'induration partielle du tissu hépatique chez un malade qui avait succombé à des lésions profondes du larynx. Mais ce n'est guère que depuis une quinzaine d'années, c'est-à-dire depuis la publication des travaux de MM. Dittrich, Gubler, Virchow, Leudet, Laucereaux, Quélet et Lecontour, que la syphilis hépatique a commencé à être convenablement étudiée.

M. Gubler a trouvé chez des enfants affectés de syphilis congénitale une induration fibro-plastique du foie, tantôt générale, tantôt disséminée en divers points. Dans le premier cas, l'organe est hypertrophié dans toute son étendue ; sa substance est dure, élastique, demi-transparente, et présente une coloration jaunâtre particulière que l'auteur a comparée à celle de certaines pierres à fusil. Quelquefois elle est parsemée d'une multitude de petits tubercules miliaires semblables à des grains de semoule et autour desquels apparaissent de fines arborisations vasculaires. Quand l'induration est partielle, ce qui est le cas le plus commun, elle forme des noyaux plus ou moins volumineux, offrant tous les caractères précédents, et parfaitement distincts par leur couleur et leur dureté des parties de la glande restées saines.

L'examen microscopique du tissu altéré fait voir qu'il se compose en grande partie d'éléments fibro-plastiques identiques à ceux qui constituent le sarcocèle vénérien et la plupart des tumeurs ou tubercules dûs à la syphilis tertiaire. Pour M. Diday cette induration du foie chez le fœtus serait l'analogue de l'induration du chancre chez l'adulte. « Elle serait l'effet du transport du virus qui provient du sang de la mère, et qui déterminerait sur sa route, dans le foie, cette même réaction organique, exprimée par l'induration, que le pus virulent absorbé pendant le coït détermine autour du chancre, puis dans le premier ganglion qu'il traverse [1]. » M. Gubler a encore observé que la portion du péritoine qui recouvre les parties malades est généralement épaissie et tapissée de pellicules fibro-albumineuses très-minces et faciles à détacher.

Chez l'adulte, M. Virchow a décrit trois formes de syphilis hépatique : la *périhépatite*, l'*hépatite parenchymateuse* ou *interstitielle* et l'*hépatite gommeuse*.

La *périhépatite* a pour siége principal l'enveloppe fibreuse

[1] *Syphilis des enfants nouveau-nés*, Paris, 1854, p. 155.

de la glande. D'après cet auteur, elle prend le plus souvent la forme d'une éruption miliaire ressemblant à de petites verrues très-fines, quelquefois plus volumineuses, répandues à la surface du foie. On observe en divers points non-seulement l'épaississement dur, calleux de la capsule fibreuse, mais encore des adhérences avec les organes voisins et surtout avec le diaphragme. Ces adhérences, bien que fréquentes dans d'autres cas, ont, dans la syphilis, un aspect particulier ; elles acquièrent une solidité et une épaisseur tout à fait extraordinaires ; de sorte que des brides, des espèces de cordons longs et véritablement ligamenteux s'étendent du foie au diaphragme.

M. Leudet a également constaté ces altérations de l'enveloppe du foie, mais il ne les regarde pas comme un produit constant et nécessaire de la syphilis hépatique.

L'*hépatite parenchymateuse ou interstitielle* occupe toute l'épaisseur de l'organe, dans lequel se développent lentement des amas de tissu inodulaire ou de tissu cellulaire dense, disposés le plus souvent par bandes très-résistantes, d'un blanc mat ou chatoyant. Ces bandes suivent le trajet des vaisseaux et déterminent, en les comprimant, l'atrophie du parenchyme, ainsi que l'oblitération des canaux biliaires. Il en résulte une diminution plus ou moins grande du volume du foie et la formation de nombreuses anfractuosités périphériques, qui rendent sa surface inégale, surtout au voisinage du ligament suspenseur.

L'*hépatite gommeuse* est caractérisée par la présence dans le foie de tubercules jaunâtres et gommeux que le docteur Budd a le premier décrits sous le nom de *tumeurs noueuses enkystées*. Pendant longtemps on a pris ces tubercules pour des cancers guéris. Mais le docteur Dittrich les ayant analysés avec soin, démontra leur analogie avec les gommes. D'après M. Virchow, ils sont constitués par une matière dense, parsemée de granules graisseux et de filaments fibreux semblables à ceux que l'on remarque dans les tumeurs gommeuses des autres régions. Selon M. Leudet, l'hépatite gommeuse serait plus rare que l'hépatite parenchymateuse. Sur sept autopsies, il a rencontré deux fois seulement la première et cinq fois la seconde. Dans tous les cas indistinctement le volume de la glande était notablement diminué et sa surface irrégulière. Toutefois, M. Leudet pense que, dans un certain nombre de cas, une hypertrophie du foie, facile à constater pendant la vie, doit précéder la période atrophique.

Les lésions syphilitiques du foie peuvent demeurer latentes et ne donner lieu, pendant toute leur durée, à aucun symptôme morbide. Souvent l'autopsie révèle une altération que rien, jusque-là, n'avait pu faire soupçonner. Mais, dans d'autres cas, divers troubles se produisent qui indiquent le travail pathologique dont cette glande est le siége. Au début, ainsi que l'ont signalé MM. Lebert et Leudet, on constate souvent, par la percussion et la palpation, que le volume de l'organe est augmenté; le malade accuse une sensation de pesanteur dans l'hypochondre droit; il éprouve de la dyspepsie, des vomissements, des évacuations alvines irrégulières. Ces premiers symptômes sont quelquefois accompagnés d'un ictère léger. Si l'affection se prolonge, le malade maigrit; sa peau prend une teinte jaunâtre, cachectique ; puis surviennent des épanchements séreux dans la cavité abdominale, des diarrhées incoercibles, une fièvre continue avec redoublement le soir ; enfin, un marasme général qui ne tarde pas à mettre un terme à l'existence. M. Leudet a cité deux cas dans lesquels des hémorrhagies intestinales se sont montrées pendant la période ultime de la maladie. Dans l'un de ces cas, des ulcérations nombreuses existaient à la surface du gros intestin, surtout dans le côlon transverse et dans le rectum. Dans l'autre cas, le malade a pu guérir malgré cette grave complication.

Le diagnostic de la syphilis hépatique est toujours fort difficile. Cette affection diathésique peut, ainsi que nous l'avons dit, exister à l'état latent. Ses symptômes, quand ils se manifestent, ne présentent aucun caractère spécial capable d'en faire reconnaître la nature. Ce sont les symptômes ordinaires de toute lésion organique du foie. Ce n'est donc que par les antécédents du malade et les accidents syphilitiques concomittants, que l'on peut soupçonner la syphilis comme étant la cause de la maladie. Quant au pronostic, nous n'avons pas besoin d'en faire ressortir la gravité. Cependant la syphilis hépatique n'est pas toujours mortelle. Lorsque l'altération du foie n'est pas trop avancée, on peut encore espérer la guérison, ainsi que le prouvent plusieurs observations rapportées par M. Leudet.

Lésions de l'appareil urinaire. — Ces lésions sont encore très-peu connues. M. Rayer a observé des albuminuries qu'il a considérées comme syphilitiques, et qui étaient liées à une dégénérescence particulière des reins, que l'on a décrite sous le nom de dégénérescence *cirrheuse* ou *amyloïde*. Mais cette opinion a été révoquée en doute par M. Virchow. Cet auteur est plutôt disposé à admettre, comme se rattachant à la syphilis, une néphrite simple, interstitielle ou gommeuse.

La forme la plus commune, selon lui, est la néphrite insterstitielle tantôt locale, tantôt développée en plusieurs points des reins. Cette altération produit l'induration et la rétraction du tissu conjonctif, la dégénérescence graisseuse et l'atrophie de l'épithélium des canalicules urinifères, enfin des dépressions cicatricielles profondes de la surface des reins. Plus rarement, cet habile anatomiste a observé la dégénérescence diffuse du stroma rénal, ainsi que l'augmentation de volume et une dégénérescence graisseuse des capsules surrénales. Il prétend avoir rencontré quelquefois cette dernière lésion chez des enfants affectés de syphilis congénitale. Il a également observé à cet âge une dégénérescence graisseuse du pancréas, avec rétrécissement du conduit de Wirsung, qui était rempli de mucus gélatineux.

M. le Dr Lancereaux, à qui la science est déjà redevable de nombreux et importants travaux sur la syphilis viscérale, a dernièrement cité trois cas observés par lui de néphrite interstitielle, deux cas de néphrite avec dégénérescence cirrheuse, et enfin deux cas d'atrophie syphilitique des reins avec cicatrices de la surface. Il insiste sur la fréquence de l'albuminurie dans ce genre d'altération[1].

Quant aux lésions syphilitiques tertiaires des autres

[1] *Gazette des hôpitaux*, 17 mars 1864.

parties de l'appareil urinaire, des calices, du bassinet, des urethères, de la vessie, elles sont encore à l'état d'hypothèse. Personne jusqu'à ce jour n'en a signalé d'exemples.

Ici se termine ce que nous avions à dire sur la syphilis des viscères. Son étude, comme on le voit, laisse encore beaucoup à désirer. Quelque nombreuses et variées que soient les lésions qui, dans l'état actuel de la science, en constituent l'ensemble, il est probable qu'il en existe beaucoup d'autres dont la symptomatologie et le diagnostic nous échappent encore. Sans prétendre, avec Sanchez, que la syphilis soit capable de produire toutes les maladies qui affligent l'humanité, on ne saurait nier cependant que, parvenue à sa dernière période, elle n'exerce sur l'ensemble de l'organisme une action délétère, dont les effets échappent à toute prévision. Aussi, toutes les fois qu'on se trouvera en présence d'une affection organique d'origine inconnue et qui aura résisté aux efforts d'une thérapeutique rationnelle, sera-t-il sage de se rappeler ce précepte d'un vieil auteur, dont je regrette d'avoir oublié le nom : *Quum videbis morbum quempiam remediis vulgaribus non curari, putabis morbum gallicum esse.*

Et en pensant à la vérole peut-être obtiendrez-vous une guérison jusqu'alors inespérée !

XV

SYPHILIS TERTIAIRE. — TRAITEMENT.

I

Considérations générales. — Iodure de potassium.. — Son action physiologique sur l'ensemble de l'organisme. — Son action pathogénique sur les muqueuses, sur la peau et sur le système nerveux. — L'iodure de potassium fait-il fondre les glandes?

Peut-on prévenir la syphilis tertiaire? Cette question équivaut à celle-ci : Peut-on guérir de la vérole? Car il est évident que l'on peut se considérer comme guéri d'un mal, si l'on parvient à s'opposer pour toujours à ses manifestations.

La pratique médicale nous permet heureusement de répondre à cette question par l'affirmative. Il suffit d'ailleurs, pour s'en convaincre, de comparer, au point de vue de leur fréquence relative, les accidents tertiaires aux accidents secondaires. Si la vérole était incurable, les premiers devraient être à peu près aussi communs que les seconds, et nous verrions, chez tous les individus en proie à la diathèse vénérienne, se dérouler fatalement la série tout entière de ses effets morbides. Or il n'en est rien. Dans l'immense majorité des cas, la vérole, ainsi que je l'ai dit plus haut, se borne à ses manifestations secondaires. Ce n'est que rarement, tout au plus une fois sur vingt, qu'elle franchit cette limite, et qu'elle entre dans sa troisième phase. Preuve certaine, selon nous, que la maladie syphilitique, grâce au traitement et sans doute aussi aux efforts spontanés de l'organisme, se termine le plus souvent par la guérison.

Que la diathèse persiste ou non, je n'en sais rien. Mais qu'importe, si elle laisse pour toujours à l'économie les attributs de la santé? Et encore est-il probable que dans quelques cas, peut-être moins rares qu'on ne le pense, cette diathèse elle-même finit par s'épuiser et disparaître entièrement. C'est au moins ce qu'on est en droit de conclure des faits actuellement connus de double infection syphilitique.

La syphilis secondaire a son spécifique, le mercure. Toutefois, à mesure qu'elle vieillit, ce médicament, si puissant naguère, devient de plus en plus inefficace. Mais nous avons vu qu'au moment même où il cesse d'agir, on peut continuer l'impulsion médicatrice qu'il a imprimée à l'économie par un nouvel agent, l'iodure de potassium, dont l'action commence quand celle du mercure finit.

C'est en 1836 que Wallace a le premier proposé l'emploi de l'iodure de potassium dans le traitement de la syphilis. On l'a d'abord essayé dans toutes les phases de la maladie; mais on a bientôt reconnu qu'il ne convenait qu'à la période tertiaire, dont il a le pouvoir, non-seulement de guérir, mais encore de prévenir les manifestations.

C'est M. Ricord qui a le plus contribué à établir et à mettre en lumière ce fait important.

Étudions d'abord l'action physiologique de ce médicament.

Administré à faible dose, l'iodure de potassium peut être considéré comme un excitant. Il augmente l'appétit et les forces assimilatrices; il active et facilite la circulation. Durant son emploi, le pouls devient plus plein, plus large et plus rapide, sans cependant être fébrile. L'innervation est également excitée, et il en est de même des sécrétions. En un mot, on peut dire que l'iodure de potassium exalte toutes les fonctions.

Mais si la dose de l'iodure est un peu trop forte, il peut en résulter quelques accidents.

Quelquefois le malade est pris d'une légère salivation, accompagnée d'une saveur salée et amère. Cet accident résulte ordinairement d'une hypersécrétion directement produite par l'iodure, et n'est nullement comparable à la salivation que provoque la stomatite mercurielle. Tout au plus la salivation iodurée s'accompagne-t-elle, dans quelques cas, d'un peu de gonflement œdémateux des gencives. Mais jamais l'iodure de potassium ne donne lieu aux graves désordres que peut faire naître dans la bouche l'usage immodéré du mercure.

Certains malades, soumis à l'action de l'iodure de potassium, accusent une douleur vive vers le grand cul-de-sac de l'estomac. Cette douleur est lancinante, névralgiforme, et pourrait faire croire à une pleurodynie ou à une névralgie intercostale. Chez d'autres malades ce médicament excite des diarrhées séreuses très-abondantes, sorte de ptyalisme intestinal dû à une irritation légère de la muqueuse digestive.

L'iodure de potassium est en grande partie éliminé par les voies urinaires. Telle est la rapidité avec laquelle se fait cette élimination que vingt minutes après la première ingestion du remède, on peut en constater la présence dans les urines. Ce surcroît de travail auquel le rein et les autres parties de l'appareil urinaire sont obligés de se livrer, détermine quelquefois des douleurs lombaires, et plus souvent une sensation de chaleur au col vésical. L'iodure de potassium est donc contre-indiqué dans tous les cas où il existe une blennorrhagie uréthrale. On a même prétendu qu'il pouvait par lui-même engendrer l'uréthrite, fait à la rigueur possible, mais dont je n'ai pu jusqu'à présent vérifier l'exactitude.

L'iodure de potassium exerce aussi une action pathogénique très-prononcée sur les muqueuses nasale et oculaire. Il est bien rare qu'on le prenne à la dose de deux ou trois grammes par jour, sans être promptement atteint d'un violent coryza, ordinairement précédé d'enchifrènement, de pesanteur de tête, de céphalée frontale, etc., et qui bientôt donne lieu à un flux excessivement abondant de mucus nasal, clair et séreux. Ce coryza ioduré ne devient jamais purulent. Assez souvent il s'accompagne d'une légère conjonctivite, avec infiltration de sérosité dans le tissu cellulaire oculo-palpébral, d'où résultent le gonflement des paupières et quelquefois la production d'un chémosis, qui entoure la cornée transparente d'un petit bourrelet œdémateux et tremblotant. Cette conjonctivite n'a également aucune tendance à la suppuration.

La bronchite, l'œdème de la glotte et même du poumon peuvent encore être la conséquence de l'ingestion d'une trop forte dose d'iodure de potassium. J'ai vu chez une femme qui, après une saignée du bras, avait pris environ deux grammes d'iodure de potassium, se produire une infiltration de la glotte telle, qu'il en résulta un commencement d'asphyxie assez grave pour me faire craindre la nécessité de recourir à la trachéotomie. Je fus cependant assez heureux pour en triompher par l'application soutenue de larges sinapismes sur les membres inférieurs.

L'iodure de potassium ne borne pas seulement son action aux muqueuses; il agit encore sur la peau. Chez les individus lymphatiques et un peu obèses, il détermine quelquefois une légère bouffissure de la face et du cou, due à une suffusion œdémateuse du tissu cellulaire sous-cutané. Mais son action la plus ordinaire consiste dans la production de diverses éruptions, dont la plus commune est l'acné. Il est bien rare qu'un malade prenne pendant quelque temps ce médicament, même à dose modérée, sans qu'il en résulte une poussée de pustules acnoïdes, à base dure, volumineuse, occupant l'épaisseur de la peau, et entourées d'une auréole d'un rouge très-intense. Ces boutons sont douloureux à la pression, et ressemblent à de petits furoncles. Ils se développent non-seulement sur le front, sur les ailes du nez et sur les autres parties du visage, mais encore sur le ventre et sur les membres inférieurs, là où ne se montre presque jamais l'acné vulgaire, dont ils diffèrent d'ailleurs et par leur volume généralement plus considérable, et par un état inflammatoire plus vivement accusé.

Chez certains malades prédisposés aux affections dartreuses, l'acné iodurée peut se compliquer de quelques autres dermatoses. Ce sont, pour ne citer que les plus fréquentes, l'eczéma, l'herpès, l'impétigo, l'érythème et l'urticaire. L'iodure agit ici comme le coup de fouet qui met en jeu toutes ces efflorescences cutanées, dont l'économie portait en soi le germe.

L'iodure de potassium diminue la plasticité du sang, probablement en vertu du principe alcalin qu'il renferme. Il prédispose, par conséquent, aux hémorrhagies. C'est là un fait dont il faut tenir grand compte, lorsqu'il s'agit d'administrer ce médicament à des personnes dont l'âge avancé peut faire craindre une hémorrhagie cérébrale. J'ai observé un *purpura hemorrhagica* des membres inférieurs, avec œdème de la région malléolaire, chez un jeune homme à qui je faisais prendre deux grammes par jour d'iodure. Cette hémorrhagie sous-cutanée disparut promptement en supprimant la cause qui l'avait fait naître, c'est-à-dire l'usage du remède.

Le système nerveux est également soumis à l'influence pathogénique de cette substance. Administré à hautes doses, l'iodure de potassium occasionne une ivresse analogue au délire alcoolique, mais dont les symptômes sont plus graves et plus persistants. On a vu l'amaurose, la surdité, la perte de la mémoire en être momentanément la conséquence. Toutefois, pour produire de pareils effets, le remède doit être porté à des quantités excessives et beaucoup trop exagérées. Jamais on n'observe de tels accidents quand on l'emploie même aux doses les plus élevées que peut exiger la thérapeutique.

Terminons cette longue énumération des effets morbides produits par l'iodure de potassium, en réfutant un préjugé qui n'est pas son moindre défaut auprès des malades.

Ce médicament est généralement accusé de faire fondre les glandes. Les hommes le redoutent pour leurs testicules et les femmes pour leurs glandes mammaires, dont l'atrophie entraînerait l'impuissance d'une part, et de l'autre, la dégradation du sein. Cette opinion est entièrement erronée. L'iodure de potassium n'exerce aucune action de ce genre sur les glandes ni sur aucun autre organe à l'état normal. Il n'agit que sur les tissus anormaux, sur les productions pathologiques. Si la résorption du sarcocèle syphilitique entraîne parfois la perte du testicule, cet accident n'est pas dû au remède, mais à la dégénérescence et au retrait que subit l'organe au milieu du dépôt plastique qui l'enveloppe et le pénètre de toutes parts. Et la preuve, c'est que si l'iodure est administré à temps, alors que l'épanchement fibro-plastique n'a encore envahi que partiellement la tunique albuginée, cet épanchement se résorbe et laisse le testicule parfaitement intact.

Loin de diminuer le volume des organes et de faire maigrir comme on l'a prétendu, l'iodure de potassium, sagement employé, est plutôt un *engrais* pour l'économie, puisqu'il en augmente à la fois et le pouvoir absorbant et les forces assimilatrices.

II

Traitement général de la syphilis tertiaire. — Action thérapeutique de l'iodure de potassium. — Doses. — Mode d'administration. — Substances adjuvantes. — Traitement local des divers accidents de la syphilis tertiaire : Tumeurs gommeuses, sarcocèle, periostite, ostéite, exostoses, carie, nécrose, etc. — Cachexie syphilitique.

Nous pourrions nous demander ici, comme nous l'avons fait au sujet du mercure, quel est le mode d'action thérapeutique de l'iodure de potassium... Qu'il nous suffise de savoir que ce médicament est le spécifique de la syphilis tertiaire. Cela admis, et sans nous engager dans de vaines spéculations, déterminons les doses auxquelles il doit être administré.

Ici encore nous avons deux quantités à considérer : la dose absolue, c'est-à-dire la dose totale nécessaire à la guérison, et la dose de chaque jour.

La première n'a rien de fixe, elle varie avec l'intensité et la persistance des manifestations syphilitiques; elle varie aussi avec la constitution du malade. La seconde peut être ramenée à une moyenne que commandent à la fois et la nécessité d'en obtenir un prompt effet thérapeutique, et le soin d'éviter les accidents qui pourraient en résulter. C'est de 1 à 3 grammes que je prescris ordinairement l'iodure de potassium, ce qui m'a paru suffisant dans la plupart des cas. Cependant j'en ai élevé la dose, chez quelques malades, jusqu'à 6, 7 et 8 grammes, sans qu'il en résultât de sérieux inconvénients. M. Puche, médecin de l'hôpital du Midi, a porté cette dose, on ne sait trop pourquoi, jusqu'à 50 grammes par jour! Mais alors la plus grande partie du remède est éliminée par les reins, sans aucun profit pour les malades. Je le répète, c'est de 1 à 3 grammes qu'il convient de faire prendre chaque jour l'iodure de potassium. Ce n'est que dans quelques cas exceptionnels, alors qu'il s'agit d'enrayer promptement de graves accidents, qu'il peut être utile d'augmenter cette quantité, en la portant tout au plus au double.

L'iodure de potassium étant très-déliquescent, se prête mal aux manipulations pharmaceutiques. On a vainement tenté de l'administrer sous forme de pilules ou de dragées. Ces préparations s'altèrent très-rapidement, et le médicament devient alors désagréable à prendre et moins efficace. Le meilleur mode d'administration consiste à le donner en solution dans de l'eau distillée. Voici la formule que j'emploie :

Eau distillée.	200 grammes.
Iodure de potassium.	10 —

Je fais d'abord prendre une cuillerée à café matin et soir de ce liquide, ce qui porte à 50 centigr. par jour la quantité du remède absorbé. Puis, trois ou quatre jours après, je double cette première dose, et je l'élève ensuite progressivement et plus ou moins vite, suivant les cas, jusqu'à quatre cuillerées à bouche. Ces quatre cuillerées renferment environ 3 grammes d'iodure, dose à laquelle je m'arrête, si aucun accident ne survient et si l'effet thérapeutique me paraît suffisant. Dans le cas contraire, je la diminue ou je l'augmente selon les indications. Il faut autant que possible que le médicament soit pris à deux ou trois heures de distance des repas.

Il est toujours utile d'associer à l'iodure certains adjuvants, qui ont pour effet d'en déguiser la saveur et d'en favoriser la tolérance. Le meilleur, à mon avis, est le sirop d'écorce d'oranges amères, mélangé en parties égales avec du sirop de gaïac, de squine, ou de salsepareille. Le malade verse dans un verre le sirop et la solution iodurée, puis y ajoute une certaine quantité d'eau, et boit le tout après l'avoir convenablement agité.

Les infusions amères pourront être prescrites au même titre. La pensée sauvage, le houblon, la gentiane, la petite centaurée, le quassia amara rendront également d'utiles services. Mais si l'estomac ne supporte que difficilement l'iodure, il faut le mêler à du sirop de pavots ou de thridace, afin d'atténuer son action irritante sur la muqueuse.

L'hygiène des malades atteints de vérole tertiaire doit être aussi agréable et aussi fortifiante que possible. Tout ce qu'on prescrit aux scrofuleux convient ici aux syphilitiques ; c'est-à-dire une habitation sèche et bien aérée, le soleil, de chauds vêtements, un exercice modéré, et surtout une nourriture abondante et tonique. Le vin de Bordeaux, la bière, les potages gras et les viandes rôties devront former la partie dominante de leur régime alimentaire.

Telles sont les indications à remplir dans le traitement général de la syphilis tertiaire. Voyons maintenant en quoi consiste le traitement spécial de chacune des lésions qui la constituent.

Nous avons dit que les tubercules tertiaires ou *tumeurs gommeuses* ont une grande tendance à suppurer. Le meilleur moyen d'empêcher cette terminaison est de recouvrir ces tumeurs avec l'emplâtre de Vigo, ou d'y appliquer avec persévérance de l'onguent napolitain belladoné :

Ong. nap.	15 grammes.
Extrait de belladone.	5 —

Mais quand les gommes suppurent, soit que ces moyens abortifs aient été impuissants à en conjurer le ramollissement inflammatoire, soit que l'intervention de l'art ait été trop tardive, il faut panser les ulcères qui en résultent avec une solution de teinture d'iode :

Eau distillée.	125 grammes.
Teinture d'iode.	5 à 15 gr.
Iodure de potassium.	1 gramme.

Trois ou quatre fois par jour on lavera la plaie avec cette solution, puis on la recouvrira d'un bourdonnet de charpie imprégné du même liquide, et qu'on maintiendra à demeure au moyen d'un bandage approprié.

Ce pansement convient à merveille à tous les ulcères de la vérole tertiaire, aussi bien à ceux qui succèdent aux gommes du tissu cellulaire et des muscles qu'à ceux qui résultent des périostites suppurées, des caries ou des nécroses.

Si ces ulcères ont pour siége la langue, le voile du palais, les amygdales ou le pharynx, on substitue aux applications topiques de fréquents gargarismes avec la même solution, plus étendue d'eau toutefois, en raison de la texture plus délicate et de la sensibilité plus vive des parties ulcérées :

Eau distillée.	300 grammes.
Teinture d'iode.	3 à 5 gr.

Il convient également de toucher ces ulcères tous les deux ou trois jours avec un pinceau de charpie imbibé de teinture d'iode pure.

Le traitement local du *sarcocèle syphilitique* est d'une extrême simplicité. Il consiste en quelques frictions sur le scrotum avec l'onguent napolitain simple ou belladoné, que l'on recouvre ensuite d'une feuille de ouate, et par-dessus d'un bon suspensoir. On peut également employer l'emplâtre de Vigo, ou bien encore des bandelettes de sparadrap mercuriel, avec lesquelles on enveloppe les deux testicules, en exerçant sur eux une pression légère et graduée. Tous ces moyens sont bons, et ils suffisent — associés, bien entendu, au traitement général, — pour amener rapidement la guérison, quand la lésion n'est pas trop avancée.

Le même traitement s'adresse à toutes les tumeurs fibro-plastiques qui se développent dans les muscles, les tendons, la glande mammaire ou dans toute autre région superficiellement située.

Les *douleurs ostéocopes* exigent une prompte et énergique intervention de l'art. Il faut d'abord élever rapidement les doses de l'iodure de potassium. Si 3 grammes ne suffisent pas, on en donnera 4, 5 et même 6 par jour. On appliquera sur la région douloureuse un emplâtre de Vigo, ou mieux encore un vésicatoire, que l'on pansera ensuite avec de l'onguent mercuriel pur ou mélangé avec du cérat laudanisé. Ce dernier moyen est vraiment héroïque. J'ai l'ai vu calmer en quelques jours des douleurs qui depuis de longs mois privaient les malades de tout repos.

On obtient assez souvent la résolution des *périostites aiguës* ou *gommeuses* au moyen du traitement que nous venons d'indiquer pour les douleurs ostéocopes. Cependant, si la tumeur devient fluctuante, il ne faut pas hésiter à donner issue à la suppuration ; on évitera ainsi des décollements étendus du périoste, et la nécrose qui pourrait en être la conséquence. Si la peau s'ulcère après l'ouverture de l'abcès, on pansera la plaie, comme nous l'avons dit plus haut, avec une solution iodée, et on la cautérisera de temps à autre avec de la teinture d'iode pure.

Quant aux *périostoses* et aux *exostoses*, il faut également leur appliquer, dès le début, le traitement des douleurs ostéocopes, c'est-à-dire le vésicatoire pansé avec l'onguent napolitain et recouvert de cataplasmes émollients. Mais si la tumeur est complétement ossifiée, toute application locale devient inutile. Une opération pourra seule en délivrer le malade, dans le cas où elle serait pour lui une cause de gêne ou de difformité.

La *carie* et la *nécrose* réclament des soins particuliers. Si un séquestre s'est formé, il faut autant que possible se hâter de l'extraire, afin d'éviter à l'organisme un travail d'expulsion qui pourrait l'épuiser ; on devra également enlever le plus tôt possible les parties osseuses frappées de carie : *caries generat cariem*. Puis on fera dans la plaie de fréquentes injections avec des solutions d'iode plus ou moins étendues, suivant la sensibilité et l'état des parties affectées. On veillera avec la plus grande attention au régime et surtout à l'administration du traitement interne.

La carie des os du nez, la plus commune de toutes celles qui peuvent survenir dans le cours de la syphilis tertiaire, exige une certaine mesure dans l'emploi de l'iodure de potassium. Ce médicament ne devra être porté à la dose suffisante que très-lentement et d'une manière progressive. Il est, en effet, de la plus haute importance d'éviter le coryza que produit si souvent l'iodure, et qui, dans l'ostéite nasale, est toujours une complication fâcheuse et redoutable. Pour suppléer autant que possible à la réserve qu'on est obligé de s'imposer, il sera utile de soumettre le malade à de fréquentes inhalations d'iode. Plusieurs fois par jour il versera dans le creux de sa main quelques gouttes de teinture d'iode étendue d'eau, qu'il aspirera ensuite par le nez. L'iode étant volatil à la température ordinaire, peut aussi être employé à l'état solide. Quelques grammes de ce métalloïde, renfermés dans un flacon à large tubulure, suffiront à cet excellent moyen thérapeutique, que l'on devra prescrire concurremment avec le premier.

Quelque héroïques que soient le mercure et l'iodure de potassium dans le traitement des manifestations successives de la vérole, il est des cas, relativement fort rares, contre lesquels ils demeurent impuissants. Couverts de lésions syphilitiques appartenant aux formes cutanées les plus graves, certains malades, en dépit des traitements iodurés et mercuriels les plus rigoureux et les plus complets, ne peuvent parvenir à arrêter les progrès incessants du mal qui les consume. Ils perdent l'appétit et tombent peu à peu dans un affaiblissement et une maigreur extrêmes. Leur peau devient sèche, terne et jaunâtre, comme celle des cancéreux ; elle se recouvre de petites écailles furfuracées qui se détachent au moindre frottement. Enfin une fièvre hectique, des sueurs nocturnes, des diarrhées colliquatives et autres symptômes indiquant de profondes lésions viscérales, viennent précipiter la marche et hâter le terme de cette lente désorganisation.

En présence de cet état, que l'on a désigné sous le nom de *cachexie syphilitique*, l'art n'est que trop souvent désarmé. Les mercuriaux, les iodures n'y peuvent rien; le plus souvent même ils en aggravent les symptômes. Cependant il ne faut pas encore perdre tout espoir. Si la médication spéciale est impuissante, la thérapeutique générale est riche de moyens auxquels nous pouvons demander le salut du malade. Tels sont les toniques, les amers, le quinquina, l'huile de foie de morue, les antiscorbutiques, les ferrugineux, l'hydrothérapie et surtout les eaux minérales sulfureuses. J'ai vu des malades partir dans un état désespéré pour Bagnères-de-Luchon, Baréges, Saint-Sauveur, qui en sont revenus entièrement guéris et comme régénérés.

Les eaux minérales sulfureuses ne conviennent pas seulement aux individus atteints de cachexie syphilitique. Je les crois encore utiles pour tous les malades affectés d'une syphilis invétérée. Mais je dois m'élever ici contre un préjugé dangereux que partagent beaucoup de gens et même quelques médecins. Ce préjugé consiste à croire que les bains sulfureux sont un critérium infaillible, au moyen duquel un individu qui a eu la syphilis, mais dont il ne présente actuellement aucune manifestation, peut savoir s'il en est complétement délivré. Si celle-ci, dit-on, persiste encore à l'état latent, les eaux sulfureuses la mettront en évidence par quelque éruption spéciale; le contraire aura lieu si la maladie est éteinte. Eh bien! j'ai vu des malades chez qui les bains sulfureux les plus excitants n'ont produit aucune poussée syphilitique, et qui, plusieurs mois après, ont cependant été repris de nouveaux accidents. J'ai cru devoir signaler ce fait afin de mettre les malades en garde contre une sécurité trompeuse, dont il est facile de prévoir les inconvénients et le danger.

XVI

SYPHILIS INFANTILE

I

Division de la syphilis infantile. — Syphilis congénitale ou héréditaire. — Influence du père. — Influence de la mère. — Influence combinée des deux parents. — Infection de la mère par le fœtus. — La syphilis tertiaire est-elle transmissible par hérédité?

La syphilis infantile se divise en deux variétés : la *syphilis congénitale* proprement dite, contractée pendant la vie intra-utérine, et la *syphilis acquise*, résultant d'une contagion opérée, soit pendant l'accouchement, soit quelques jours après la naissance par une nourrice ou toute autre personne infectée.

La *syphilis congénitale* proprement dite est nécessairement due à une cause héréditaire, désignation qui implique la transmission de la maladie par le père ou par la mère. Étudions d'abord l'influence paternelle, et voyons quelle est la part prise par le géniteur à l'infection du fœtus.

De tout temps on a prétendu qu'un père syphilitique pouvait engendrer des enfants vérolés, alors même que, tout à fait débarrassé de manifestations vénériennes, il ne subissait plus que l'influence générale de la diathèse. On s'est demandé pourquoi il ne communiquerait pas la vérole, lui qui peut transmettre à son fils la scrofule, le cancer, la phthisie, la folie, les traits de son visage et jusqu'à ses aptitudes, ses répugnances ou ses goûts. La plupart des auteurs ont accepté cette transmission, que quelques autres ont cependant niée.

Vassal fut le premier qui la rejeta formellement[1]. Avant lui, Astruc avait déjà fait observer qu'il y avait des différences à établir, et que l'infection par le père était beaucoup moins fréquente et moins certaine que la contamination par la mère.

De nos jours, M. Cullerier, dans un mémoire fort remarquable[2], s'est élevé contre la transmission paternelle, et, à l'exemple de Vassal, l'a formellement niée. M. Bouchut, dans son excellent livre sur les maladies des enfants, sans être aussi exclusif, considère l'infection par le père comme un fait au moins douteux. Enfin, M. Charrier a tout récemment publié dans les *Archives* plusieurs observations à l'appui de cette thèse.

Pour moi, il me répugne d'aller aussi loin. Il me semble bien difficile d'admettre que le père, qui communique à son produit des choses bien plus immatérielles et bien plus subtiles qu'un principe morbide, puisqu'il le fait héritier de son caractère, de ses tendances morales, de ses aptitudes intellectuelles, ne lui transmette pas aussi le germe d'une maladie dont tout son être est imprégné.

[1] *Mémoire sur la transmission du virus vénérien de la mère à l'enfant.* Paris, 1807.

[2] *De l'hérédité de la syphilis* (Mémoires de la Société de chirurgie, 1857; t. IV, p. 230).

Cependant, en faisant table rase de toute idée préconçue, si j'invoque mes souvenirs, et si je leur demande une conviction, je me rangerais plutôt parmi les antagonistes de la transmission paternelle ; car je déclare n'avoir jamais vu, dans une pratique déjà longue, des enfants vérolés issus de pères syphilitiques, sans que la mère fût elle-même infectée. Je n'ose pourtant me prononcer dans ce sens ; car si, d'une part, mon expérience personnelle semblerait m'autoriser à nier l'hérédité paternelle, d'autre part il m'est impossible de ne pas tenir compte des faits assez nombreux que possède la science, et dans lesquels l'influence exclusive du père me paraît être manifestement établie [1].

Quoi qu'il en soit, on peut dire que l'infection par le père est l'exception. La contamination par la mère est, au contraire, la règle générale.

Si je n'ai jamais vu des pères vérolés procréer des enfants infectés sans que la mère participât à l'infection, je n'ai jamais vu, en revanche, des mères ayant contracté la vérole avant la conception, et en ayant offert des manifestations évidentes pendant leur grossesse, donner le jour à des enfants bien portants. On a objecté, je le sais bien, que si le père légal était sain, derrière lui pouvait se cacher un géniteur illégal affecté de syphilis, ce qui rendait toujours douteuse l'influence exclusive de la mère.

Mais on possède aujourd'hui des faits qui sont complétement à l'abri de cette objection. On a observé des femmes

[1] Voyez le *Traité de la syphilis des nouveau-nés*, par M. Diday. Paris, 1854 ; p. 21 et suivantes.

qui, après avoir contracté la syphilis en allaitant des enfants vérolés, ont engendré, à partir de ce moment, des enfants malades, bien que mariées à des hommes parfaitement indemnes de toute infection vénérienne. Les exemples de ce genre ne sont pas très-rares, et M. Diday en a rapporté dans son livre plusieurs observations très-concluantes[1].

Du reste, la transmission maternelle découle des données les plus élémentaires de la physiologie. Comment admettre, en effet, que le fœtus, qui n'est pour ainsi dire qu'un nouvel organe temporairement annexé au sein maternel, qui vit, se forme et grandit en puisant dans le sang de sa mère tous les matériaux dont il se nourrit, ne participerait point à l'infection dont ce sang lui apporte sans cesse les éléments?

Mais ici se présente une question d'un assez vif intérêt. Si l'infection du fœtus est à peu près fatale lorsque la mère est infectée avant la conception, en est-il de même lorsque celle-ci contracte la vérole pendant la gestation? L'observation a répondu à cette question d'une manière affirmative. Toutefois les auteurs ont fait à cet égard quelques restrictions. Se fondant sur des considérations théoriques tirées du mode d'accroissement du fœtus et des rapports variables qui, durant la vie intra-utérine, unissent l'embryon à sa mère, M. Diday a soutenu que la syphilis, contractée, soit avant la quatrième semaine, soit après le septième mois révolu, ne devait avoir aucune influence spécifique sur le produit de la conception. M. Ricord, de son côté, a révoqué en doute la possibilité de la transmission,

[1] *Traité de la Syphilis*, etc., p. 37 et suiv.

quand l'infection est postérieure au sixième mois. Bien que certains faits semblent justifier cette manière de voir, je suis néanmoins plus disposé à partager l'opinion de M. Cullerier, qui prétend que l'hérédité syphilitique peut se produire à tous les âges de la vie fœtale et à toutes les périodes de l'infection de la mère [1]. Que le fœtus ait de plus en plus de chances d'échapper à cette infection à mesure que la grossesse approche de son terme, cela se conçoit; mais dire que la transmission n'est plus possible au delà du sixième ou du septième mois, c'est à mon avis, émettre une assertion tout à fait contraire aux lois de l'embryogénie. Car s'il est vrai que, dans les derniers temps de la vie intra-utérine, l'existence du fœtus devienne moins dépendante de celle de sa mère, il n'est pas moins certain que l'échange entre les deux circulations ne cesse qu'au dernier moment, et que jusque-là, par conséquent, on ne saurait nier que le danger d'infection ne subsiste.

M. le professeur Depaul a le premier avancé qu'une mère étant parfaitement saine, et la syphilis n'ayant pu être transmise à l'embryon que par le père, et seulement au moment de la fécondation, le fœtus seul malade pendant quelque temps, peut à son tour infecter la mère pendant son séjour dans l'utérus. Ce mode de contagion est maintenant admis par la plupart des auteurs, et prouvé par des faits nombreux et concluants. Il serait d'ailleurs difficile de comprendre qu'il en fût autrement. Comment, supposer, en effet, que la vérole ne s'étendrait pas du fœtus à

[1] *De l'hérédité de la Syphilis*, etc., p. 230.

la mère par le même mécanisme en vertu duquel celle-ci la transmet à son produit quand elle en est la première atteinte? Le raisonnement seul suffirait donc pour établir ce point de doctrine.

La vérole ainsi communiquée ne se manifeste ordinairement qu'après l'accouchement, et présente les mêmes symptômes que ceux de la vérole ordinaire, sauf toutefois le chancre qui nécessairement fait ici défaut. Il peut arriver cependant, comme le fait remarquer Melchior Robert, que le germe de la syphilis puisé dans le fœtus par la mère ne se traduise pas chez celle-ci par des phénomènes aussi caractéristiques. Quelquefois, après un premier accouchement, la femme, jusque-là robuste et fraîche, pâlit, jaunit et s'étiole. Chaque nouvelle grossesse semble être pour sa santé le signal d'une décadence de plus en plus prononcée; et, au bout de quelques années, ses traits sont tellement altérés qu'elle est devenue méconnaissable. « Ces tristes conséquences, ajoute Melchior Robert, ont leur point de départ dans la maladie fœtale qui, sans passer en nature à la mère, a cependant suffi pour exercer sur elle une influence morbide, dont les fâcheux effets sont trop souvent irréparables [1]. »

On s'est encore demandé si un homme cohabitant avec une femme enceinte peut communiquer directement la maladie au fœtus sans infecter la mère. Bien que cette question ait été résolue affirmativement par quelques auteurs, parmi lesquels je citerai de Blégny, Hunter et Nisbett, j'avoue qu'il m'est difficile d'admettre ce genre d'in-

[1] *Nouveau traité des maladies vénériennes*, p. 682.

fection, dont le mécanisme échappe à toute interprétation physiologique. Je suis porté à croire que dans les observations qui ont été produites pour en établir la réalité, la mère jouissait d'une immunité acquise ou héréditaire qui l'a préservée. C'est ainsi qu'on a vu des fœtus atteints de variole, bien que la mère en demeurât indemne, grâce à l'effet prophylactique de la vaccine.

Ce que nous venons de dire de l'influence isolée du père et de la mère sur l'infection du fœtus, montre en toute évidence que le danger n'en sera que plus grand pour ce dernier, si ses deux parents sont l'un et l'autre atteints de syphilis au moment de la conception. Toutefois il faut établir ici quelques distinctions. Si le père et la mère portent en ce moment des lésions secondaires (syphilides, plaques muqueuses, etc.) ; s'ils sont tous deux, qu'on me passe l'expression, en pleine vérole constitutionnelle, le fœtus est fatalement voué à la contagion. Mais il n'en sera pas de même si les deux conjoints, ou seulement la mère, sont affectés d'une syphilis ancienne et n'existant actuellement qu'à l'état latent. Le fœtus aura alors quelques chances d'échapper à l'infection, ce qui pourra lui arriver également si la syphilis de ses parents, bien que récente, a été combattue par un traitement énergique et prolongé.

Il est certain que la syphilis devient de moins en moins transmissible au fœtus à mesure qu'elle vieillit. Richerand et, après lui, M. Ricord ont même soutenu que la vérole tertiaire ne peut plus lui être communiquée en tant que vérole, et qu'elle engendre alors la scrofule. Nous avons déjà exprimé notre opinion à cet égard et reconnu, avec M. Bazin, que ce n'est là qu'une hypothèse contraire à l'observation et aux données de la pathologie générale. « Plusieurs fois, dit Melchior Robert, j'ai été appelé à constater des accidents secondaires on ne peut mieux formulés sur des enfants dont le père était depuis longtemps à la période tertiaire de la syphilis[1]. » M. Bassereau s'est donc trompé en avançant que les nouveau-nés atteints de syphilis héréditaire offrent toujours des accidents de même ordre que ceux dont leurs parents étaient atteints au moment où ils ont été engendrés.

Il arrive assez souvent que des parents vérolés procréent deux ou trois premiers enfants syphilitiques, après lesquels ils donnent le jour à des êtres bien portants. On voit encore quelquefois un enfant sain naître entre deux enfants syphilitiques, bien que les conditions de la procréation soient restées les mêmes. Le premier de ces faits est une preuve de plus en faveur de la curabilité de la syphilis ; le second démontre que l'hérédité de la vérole n'est pas toujours fatale et qu'elle peut être soumise, comme la maladie elle-même, à des trêves plus ou moins longues, dont le sens et la raison nous échappent.

[1] *Nouveau traité*, etc., p. 670.

II

Syphilis acquise. — Infection de l'enfant au passage. — Infection du nourrisson par sa nourrice, et réciproquement. — Questions médico-légales. — Transmission de la syphilis par l'allaitement. — Transmission par la vaccination.

La syphilis infantile peut être accidentellement *acquise*, elle peut, avons-nous dit, se contracter dans l'expulsion fœtale ou être communiquée par des personnes étrangères.

Il semble que l'enfant qui, dans la parturition, doit franchir des surfaces imprégnées de virus vénérien, soit voué à une contamination inévitable, lui dont les tissus sont si délicats, et par conséquent si faciles à se déchirer et à s'inoculer. Cependant, bien que ce mode de contagion soit possible, il est beaucoup plus rare qu'on ne pourrait le supposer, ce qui s'explique par les conditions particulières dans lesquelles le fœtus se trouve alors placé. Balayés par les eaux de l'amnios, les organes génitaux sont, au moment du passage, purifiés des sécrétions morbides qui pouvaient les souiller ; d'autre part, la matière grasse et sébacée dont le fœtus est naturellement enduit le protége contre tout contact dangereux. Déjà, vers le milieu du seizième siècle, Antonius Gallus et Fernel avaient observé que des accoucheurs ont contracté des chancres aux doigts en secourant des femmes syphilitiques en travail d'enfant, alors que le produit était resté sain et sauf, après avoir cheminé à travers ces régions impures : « Testor me obstetricem novisse quæ, dum mulieris inquinatæ partum exciperet, hoc morbo correpta fuit, nullâ tamen fœtui noxâ communicatâ. » (Ant. Gallus, *de Morbo gallico*, 1540). M. Diday a rapporté un fait semblable, dont l'observation lui est personnelle.

Après la naissance, l'infection de l'enfant s'opère le plus souvent par l'intermédiaire de la nourrice, soit que celle-ci ait un ulcère primitif, soit qu'elle ait des plaques muqueuses au mamelon. L'enfant contracte alors un chancre à la lèvre, qui entraîne l'intoxication générale et par suite les manifestations ordinaires de la syphilis constitutionnelle. La vérole peut encore lui être communiquée par des personnes étrangères qui, en l'embrassant, lui transmettent le mal dont elles sont atteintes. On a cité l'exemple d'un commis de magasin porteur d'un chancre au doigt qui, en prenant un enfant sur son bras, lui en avait inoculé le pus au voisinage de l'anus.

Si un nouveau-né peut recevoir la syphilis de sa nourrice, il semble évident qu'il doit être également capable de la lui transmettre. Cependant, il y a quelques années à peine, alors que le chancre était considéré comme le seul accident syphilitique doué du pouvoir contagieux, cette transmission de l'enfant à sa nourrice était formellement niée. Lorsqu'elle se produisait, ce qui n'arrivait, hélas! que trop souvent, on cherchait, par diverses hypothèses plus ou moins spécieuses, à expliquer, sans la participation de l'enfant, l'infection de la nourrice qui, presque toujours alors, était regardée comme la seule coupable. La syphilis héréditaire, disait-on, ne se traduit que par des lésions secondaires. Or, comme ces lésions ne sont pas contagieuses, la nourrice a dû prendre ailleurs la maladie dont elle se plaint ! Il est facile de comprendre à quelles erreurs judiciaires pouvait conduire l'interprétation médico-légale de cette doctrine.

Depuis que nous avons découvert la loi de transmission des accidents secondaires, et démontré que ces accidents peuvent communiquer le chancre infectant, de telles erreurs ne sont guère possibles. Nous avons mis la justice en possession d'un moyen à l'aide duquel elle pourra, le plus souvent, en présence d'un nourrisson et d'une nourrice atteints de lésions syphilitiques, déterminer d'une manière certaine lequel des deux a infecté l'autre, et réciproquement. La solution du problème se réduit, en effet, dans la plupart des cas, à reconnaître l'existence, chez l'un ou chez l'autre, du chancre infectant, ou, au moins, des vestiges qu'il a pu laisser à sa suite, tels que la cicatrice, l'induration et l'engorgement ganglionnaire, lesquels ont presque autant de valeur que l'ulcère primitif lui-même en voie de progrès.

Si la nourrice porte un chancre au mamelon, accompagné d'une induration spécifique et d'un engorgement multiple et indolent des ganglions de l'aisselle correspondante, il est probable qu'elle a été infectée par le nourrisson. Je dis : il est probable, et non certain, car ce chancre pourrait lui avoir été communiqué par une personne étrangère, son mari, un amant, un autre enfant, etc. Mais si, au moment de l'examen, le nourrisson est lui-même affecté de lésions secondaires aux lèvres et sur le reste du corps, cette probabilité devient presque une certitude, laquelle se fortifiera au point d'exclure le moindre doute, si l'on trouve sur les parents de l'enfant ou sur l'un des deux seulement, des traces évidentes de syphilis ancienne, et surtout si le chancre de la nourrice, ainsi que l'a dit le premier, et avec toute raison, notre très-distingué et savant confrère, le professeur Pietro Pellizzari, de Florence[1], est sous la forme d'une érosion superficielle, indolente, suppurant peu, c'est-à-dire s'il présente les caractères que nous avons assignés au chancre produit par les lésions secondaires de la syphilis.

Au contraire, si c'est l'enfant qui porte le chancre, et si ce chancre, qu'il soit ou non accompagné de lésions secondaires, siége à la bouche, on sera en droit de suspecter immédiatement la nourrice, comme étant la personne qui a les rapports les plus intimes avec le nouveau-né. Cependant, il pourrait arriver encore que ce chancre provînt d'une autre source. Mais si la nourrice présente, en ce moment, des accidents secondaires, surtout au mamelon, il n'est guère permis de douter que ce ne soit elle qui ait infecté le nourrisson. Ajoutons que si le mari de la nourrice a une syphilis dont l'origine soit antérieure à la dernière grossesse de sa femme, et que, de plus, l'enfant de celle-ci soit mort prématurément ou porte actuellement des signes de syphilis congénitale, la démonstration devient aussi complète que possible, et, comme tout à l'heure, ne laisse plus au doute le plus léger prétexte.

D'autres cas peuvent se présenter encore. Il peut ar-

[1] *Della Trasmissione della sifilide congenita alle nutrici.* Florence, 1861. page 14. M. Pellizzari, que j'ai eu le plaisir de voir tout récemment à Paris, m'a affirmé que dans tous les cas de transmission de la syphilis du nourrisson à la nourrice, qu'il a observés en très-grand nombre dans sa pratique, l'accident primitif de la nourrice lui a constamment offert les caractères ci-dessus indiqués.

river, par exemple, que le nourrisson et la nourrice soient tous les deux affectés au moment de l'examen, soit d'une syphilis primitive, soit de lésions secondaires, sans traces ni vestiges de chancre d'aucun côté. Mais ce sont là des cas exceptionnels et pour lesquels la connaissance des lois qui président à la transmission de la syphilis secondaire et à l'évolution du chancre primitif serviront, le plus souvent encore, à établir la date relative des symptômes chez les deux malades. C'est donc avec toute raison également que M. Rollet a tiré de la loi que nous avons posée le principe en vertu duquel il considère « le chancre primitif comme le pivot sur lequel doit rouler désormais toute la médecine légale de la syphilis transmise entre nourrissons et nourrices[1]. »

La syphilis des nouveau-nés peut-elle prendre sa source dans l'allaitement? Cette question est une de celles qui ont été le plus controversées. Tour à tour admise et rejetée, l'infection par le lait est encore pour beaucoup un sujet de doute. Bien que je ne puisse invoquer, pour sa défense, aucune observation personnelle, je suis néanmoins très-porté à l'admettre. Je me demande comment le lait d'une femme vérolée ne serait point contagieux, alors que son sang porte en lui le germe de l'infection. Le lait, ce sang blanchi, comme l'appelle Ambroise Paré, doit aussi s'imprégner de virus, et je ne vois pas pourquoi, quand l'analyse chimique nous démontre qu'il renferme des traces d'iode, de mercure et de presque tous les médica-

[1] *Recherches sur la syphilis*, p. 341.

ments absorbés, il ne contiendrait pas, dans de telles conditions, le poison vénérien.

La vérole transmise par l'allaitement doit se rapprocher plus de la vérole héréditaire que de la syphilis acquise. L'infection par le lait ne peut être, en effet, qu'un empoisonnement par intus-susception, tout à fait analogue à celui que subit le fœtus dans le sein de sa mère. Par conséquent, le chancre qui, dans la vérole acquise, ne manque jamais, doit très-probablement faire défaut dans le cas qui nous occupe, et, comme dans la transmission héréditaire, la maladie doit se manifester d'emblée sous ses formes constitutionnelles. C'est du moins ce qui résulte de deux observations rapportées par Melchior Robert, et dans lesquelles l'infection par le lait nous semble parfaitement établie[1].

On s'est beaucoup occupé, dans ces derniers temps, de la transmission de la syphilis par la vaccination. Cependant les faits qui en établissent la réalité ne sont pas nouveaux, et remontent presque à l'origine de la pratique vaccinale. Ils ont été pour la première fois signalés en Angleterre par Willam Rowley, dans un livre publié peu de temps après la découverte de Jenner et ayant pour titre : *Inefficacité et dangers de la vaccine.* L'auteur cite plus de cinq cents exemples d'accidents de ce genre occasionnés par l'inoculation du virus vaccin, et fait le tableau suivant de l'état des enfants qui en ont été les premières victimes : « Ils sont, dit-il, couverts d'éruptions, de papules et d'ab-

[1] *Loc. cit.*, p. 679.

cès bleuâtres; plus tard, excoriations et ulcères; ils ont du délire et des douleurs nocturnes; leur aspect inspire l'horreur, et il n'est pas possible de voir plus de misères et de souffrances réunies.» Depuis cette époque, la science a enregistré un grand nombre de faits semblables, et il n'est personne aujourd'hui, qui oserait révoquer en doute la possibilité de transmettre la vérole par du vaccin pris sur un sujet syphilitique.

Mais comment s'opère cette transmission? Est-il nécessaire, comme l'a récemment prétendu un jeune théoricien de Lyon, que du sang soit pris en même temps que le virus dans la pustule vaccinale? Cette opinion, malgré le bruit excessif que son auteur a cherché à faire autour d'elle, n'a eu et ne devait avoir que peu de succès. Il suffit, en effet, pour se convaincre de son peu de valeur, de se rappeler que si le sang des syphilitiques est contagieux, ce n'est que dans certaines conditions particulières que ne réalise pas l'inoculation vaccinale, telle qu'on la pratique ordinairement. Dans toutes les expériences qui ont été faites, jamais on n'a obtenu le moindre résultat en inoculant ce sang à la lancette. Il a toujours fallu, pour réussir, le déposer en grande quantité et le laisser longtemps à demeure sur de larges surfaces dépouillées de leur épiderme. Ce fait seul réduit donc à néant la susdite hypothèse du théoricien lyonnais.

Quant à nous, nous aimons mieux nous borner à constater simplement le fait de l'infection syphilitique par la vaccination que de chercher à l'expliquer par des théories que l'état actuel de la science ne permettrait d'asseoir sur aucune donnée positive, et qui pourraient, comme celle que nous venons de réfuter, avoir pour inconvénient de créer un danger de plus dans la pratique.

III

Symptômes de la syphilis congénitale ou héréditaire. — Époque de leur apparition. — Leurs caractères. — Pemphigus. — Coryza. — Abcès du thymus. — Lésions viscérales. — Pronostic.

La syphilis congénitale ou héréditaire est beaucoup plus grave que la vérole acquise. Plongé le plus souvent, dès le moment même de la conception, dans un milieu infecté, l'embryon ne peut se former et se développer qu'en s'assimilant molécule à molécule le virus dont sa mère est tout entière imprégnée. Comme bien l'on pense, cet empoisonnement si complet, et à un âge aussi tendre, doit avoir les plus fâcheuses conséquences. La vie fœtale est menacée, et il n'arrive que trop fréquemment que le produit succombe et se détache avant terme du sein maternel.

Quelquefois cependant la naissance de l'enfant se fait à son époque normale, et il peut arriver alors que celui-ci présente, dès ce moment, des symptômes syphilitiques. Mais tel n'est pas le cas le plus habituel. Bien que contractée durant la vie intra-utérine, la vérole ne se manifeste généralement que quelques semaines après la naissance. Il est rare qu'elle éclate avant la première quinzaine ou après le troisième mois. Cependant il existe dans la science quelques observations authentiques de syphilis héréditaire, dont les premiers symptômes n'ont paru qu'au bout de six mois, un an et plus. On a même prétendu qu'un enfant issu de parents syphilitiques pouvait passer plusieurs années sans présenter aucune lésion vénérienne, et qu'arrivé à l'adolescence et même à l'âge adulte, la vérole serait susceptible, après cette longue incubation, de se montrer chez lui sous ses formes tertiaires. Ce fait est à la rigueur possible, et n'est nullement contraire aux lois qui président à l'évolution de la syphilis. Mais je dois dire cependant que la plupart des observations par lesquelles on a cherché à le prouver, manquent de détails suffisants pour en établir la certitude. Pour mon compte, je déclare n'avoir jamais rien observé de semblable; j'ai toujours vu la syphilis héréditaire débuter du premier au troisième mois qui suit la naissance.

Nous retrouvons, sur la peau et sur le tégument muqueux des nouveau-nés, toutes les formes de la vérole secondaire. On peut dire toutefois, d'une manière générale, que, chez eux, les syphilides affectent de préférence le caractère humide. Tandis que, chez l'homme, les dermatoses plastiques, la papule, la squame, sont les plus fréquentes, chez l'enfant, c'est la bulle, la pustule, l'ulcère qui prédominent. Nous avons vu que la syphilide bulleuse, connue sous le nom de *pemphigus*, est presque exclusivement propre à la syphilis congénitale.

Mais de toutes les affections de forme secondaire que l'on observe à cet âge, la plus commune est la plaque muqueuse. Non-seulement elle se développe sur les membranes de ce nom qui tapissent les orifices naturels, mais, le plus souvent aussi, elle envahit toute la surface du corps. La peau, délicate et fine, que n'ont pas encore durcie l'action prolongée de l'air et le frottement des linges, s'entame et s'ulcère. Rien de plus fréquent que de la voir parsemée de plaques muqueuses dans les régions où son contact avec elle-même la maintient dans un état continuel d'échauffement et d'humidité : au pli génito-crural, à l'ombilic, derrière les oreilles, sous les aisselles, autour de l'anus. Le corps entier est quelquefois couvert d'une rougeur exanthématique des plus vives, plus prononcée encore vers la région abdominale, et dont le seul aspect peut suffire à un œil exercé pour en reconnaître l'origine.

Parmi les lésions plus spécialement propres à la syphilis héréditaire se trouve le coryza, accident très-commun, qui malheureusement acquiert, chez les nouveau-nés, une gravité exceptionnelle. Mettant obstacle à la respiration, il force l'enfant à abandonner le sein et l'empêche de téter. En effet, le pus qui s'écoule de la pituitaire ulcérée se desséchant rapidement au contact de l'air, forme croûte et obstrue l'orifice nasal. Or, comme pour téter, le nourrisson est obligé d'appliquer exactement ses lèvres sur le mamelon, l'air, ne trouvant alors aucune issue, ne peut plus arriver au poumon, et il en résulterait l'asphyxie si l'enfant ne préférait, par instinct, renoncer à la succion. Quand l'ulcération a détruit en totalité ou en partie la membrane pituitaire, les os, à qui cette membrane fibromuqueuse sert de périoste, se trouvant ainsi dénudés, sont bientôt atteints de carie ou de nécrose. Et alors, des débris osseux entraînés par le pus sont expulsés au dehors; la charpente nasale s'ébranle et se déforme; le nez s'écrase, s'aplatit, et la physionomie du malade, s'il guérit, portera à tout jamais le cachet du triste héritage que lui ont légué ses parents. Mais il est rare que la mort ne vienne pas mettre un terme à de tels ravages.

En traitant de la syphilis viscérale, nous avons décrit diverses lésions des poumons et du foie que MM. Depaul et Gubler ont les premiers signalées comme appartenant à la vérole héréditaire [1]. M. Paul Dubois a également appelé l'attention des praticiens sur une sorte d'infiltration purulente du thymus, qu'il a observée chez des enfants syphilitiques morts peu de temps après la naissance. Cette infiltration peut être générale ou partielle, et, dans ce dernier cas, le pus est le plus souvent réuni en foyers. Aucun signe ne révèle, pendant la vie, cette singulière altération, dont l'existence a été depuis constatée par plusieurs autres observateurs.

La syphilis héréditaire donne quelquefois aux petits êtres qu'elle frappe un aspect particulier et tout à fait caractéristique : ils ressemblent à de *petits vieillards*, offrant l'apparence de la décrépitude la plus avancée. Quelques-uns présentent dès leur naissance cet étrange et saisissant aspect ; d'autres ne le prennent que plus tard, au moment où se manifestent les accidents. Ils tombent alors dans une maigreur extrême ; leurs yeux s'enfoncent profondément dans leurs orbites ; leur peau se ride, se flétrit et se couvre, surtout au visage, d'une coloration jaunâtre et bistrée. « Dans plus d'un cas, dit M. Trousseau, le médecin instruit par une longue expérience diagnostiquera presque à coup sûr la

[1] Voyez pages 653 et 657.

syphilis à la seule vue du visage de l'enfant; il présente, en effet, une coloration qui ne peut être que grossièrement définie. Le visage est d'un jaune bistré spécial; il semble que l'on a passé sur les traits une légère couche de marc de café ou de suie délayée dans une ample quantité d'eau. Ce n'est ni de la pâleur, ni de l'ictère, ni le jaune paille des autres cachexies. Cette teinte, beaucoup moins foncée, mais presque du même ton que le masque des accouchées, ne s'étend pas ou s'étend à peine au reste du corps. On ne la retrouve dans aucune autre maladie de l'enfance, et quand elle est bien marquée, elle vaut les meilleurs symptômes[1]. »

La mort fait le plus ordinairement sa proie de ces malheureux enfants; soit qu'elle les frappe au sein de leur mère, ce qui est fréquent, soit qu'elle tranche leurs jours peu après leur naissance.

Je n'insisterai pas sur l'extrême gravité du pronostic de la syphilis congénitale. Il ressort avec toute évidence de l'étude de ses symptômes, du nombre et de la diversité des lésions cutanées ou viscérales qui en résultent, et surtout des conditions d'âge des malades. Ajoutons que la plupart de ces lésions étant éminemment contagieuses, l'enfant vérolé peut devenir un foyer d'infection, non-seulement pour sa nourrice, mais aussi pour toutes les personnes qui l'entourent, ce qui rend le pronostic plus grave encore en raison des difficultés que crée ce danger dans l'application des moyens hygiéniques et thérapeutiques nécessaires à la guérison.

[1] *Clinique médicale*, tome II, p. 663.

IV

Traitement de la syphilis infantile. — Traitement préventif. — De la syphilis dans ses rapports avec le mariage. — Convient-il de soumettre au traitement spécifique une femme enceinte affectée de syphilis? — Faut-il y soumettre l'enfant dès le moment de sa naissance, lorsqu'il naît en apparence bien portant? — Questions diverses.

Le traitement de la syphilis infantile comprend le *traitement préventif* ou prophylactique et le *traitement curatif.*

Le *traitement préventif* ne se compose pas seulement des soins qui conviennent aux femmes enceintes affectées de syphilis. A ce traitement se rattache encore une question du plus haut intérêt, sur laquelle le praticien est chaque jour appelé à donner son avis et, ce qui est plus grave, à engager jusqu'à un certain point sa responsabilité. Nous voulons parler de *la syphilis dans ses rapports avec le mariage.*

Ne pouvant entrer ici dans tous les développements que comporterait une étude complète de cette question, je me bornerai à indiquer sommairement les différents cas qui se présentent le plus ordinairement dans la pratique, et la règle de conduite que je crois devoir suivre pour chacun d'eux.

1er *cas.* — Un individu, homme ou femme, jusque-là indemne de tout accident syphilitique, porte actuellement un chancre mou en voie de progrès ou récemment cicatrisé; il nous demande quand il pourra se marier?

S'il était possible, en l'absence de toute induration spécifique, de distinguer toujours et en toute certitude le chancre simple du chancre infectant, il est évident que l'on pourrait permettre le mariage immédiatement après la cicatrisation d'un ulcère primitif appartenant à la première variété. Mais comme cette distinction laisse toujours, même dans les circonstances où elle semble le plus facile, quelque doute dans l'esprit ; comme on voit des chancres, de l'apparence la plus simple et la plus bénigne, être néanmoins suivis de symptômes généraux, la prudence conseille, dans ce premier cas, d'ajourner le mariage à *six mois* au moins. Si pendant ce temps aucune manifestation syphilitique ne s'est produite, on pourra sans crainte laisser publier les bans.

2e *cas*. — Un individu a eu il y a six mois, ou à une époque plus éloignée, un ou plusieurs chancres dont il ne peut préciser la nature. Le médecin qu'il a alors consulté lui a fait suivre pendant un certain temps un traitement mercuriel. Aucun accident constitutionnel ne s'est produit consécutivement : le malade n'a eu ni taches ni boutons sur la peau, ni mal à la gorge, ni croûtes dans les cheveux, ni ganglions tuméfiés dans la région cervicale, etc... Le mariage, dans ces conditions, est-il immédiatement possible ?

A l'époque où l'on croyait le mercure capable de prévenir la syphilis secondaire ou d'en ajourner indéfiniment les manifestations, ce cas ne devait pas être un des moins embarrassants. En admettant comme réelle la vertu prophylactique du mercure, comment savoir si le malade était ou non sous l'influence de la diathèse? Les accidents secondaires, ajournés par le remède, ne pouvaient-ils pas se produire après le mariage? Ou bien, ceux-ci faisant défaut, la syphilis tertiaire ne menaçait-elle pas l'individu dans un avenir plus ou moins éloigné? Autant de questions qui jetaient le praticien dans la plus grande perplexité.

Ces difficultés n'existent plus pour nous, qui savons aujourd'hui que non-seulement le mercure ne prévient pas la syphilis secondaire, mais encore qu'il est impuissant à en retarder d'une manière sensible les premières manifestations. Pour mon compte, je déclare que, malgré le traitement spécifique institué dès le début d'un chancre infectant, j'ai toujours vu les accidents secondaires apparaître à leur époque accoutumée. On pourra donc, dans ce cas encore, permettre le mariage, en exigeant seulement, par excès de prudence, qu'*une année* se soit écoulée depuis la disparition de l'accident primitif.

3e *cas*. — Un individu est actuellement atteint d'un chancre bien et dûment infectant ou de symptômes secondaires ; est-il ou sera-t-il jamais en état de se marier sans danger pour sa femme ou pour ses enfants à venir?

Pour le présent, la réponse ne saurait être douteuse. Mais en est-il de même pour l'avenir, et l'individu, placé dans ces conditions, doit-il se vouer à un célibat perpétuel? C'est ici surtout que le rôle du médecin appelé à se prononcer devient excessivement difficile et délicat.

J'ai dit et répété plusieurs fois, dans le cours de ce livre, que la curabilité de la vérole est, pour moi, un fait certain. J'ai soutenu et je maintiens que dans le plus grand nombre des cas, la maladie syphilitique, convenablement traitée, s'épuise et disparaît pour toujours au bout d'un temps plus ou moins long. Malheureusement aucun signe, aucun indice ne révèle cette terminaison ; et, bien que convaincus de sa réalité, nous ne pouvons, en présence d'un individu qui a eu la syphilis à une époque quelconque de sa vie, affirmer qu'il en est radicalement guéri.

Est-ce là cependant une raison suffisante pour interdire à tout jamais le mariage? Je ne le pense pas ; et, sans oser dire avec M. Diday que « mettre un *veto* absolu sur l'union de tous ceux qui ont eu des antécédents de ce genre serait, au sein des excès de la civilisation actuelle, travailler de bonne foi au très-prochain dépeuplement de la terre [1], » je crois qu'il y aurait pour la société plus d'inconvénients que d'avantages réels à maintenir rigoureusement cette interdiction.

Toutefois, si l'incertitude à laquelle nous sommes forcément réduits relativement à la guérison de la syphilis, n'est pas un motif suffisant pour condamner indistinctement au célibat tous ceux qui en ont été atteints, elle doit au moins imposer au médecin la plus grande prudence, et l'engager à ne donner son avis qu'après avoir longuement examiné et calculé les probabilités pour ou contre un retour possible de la maladie. A cet égard, il fondera son jugement sur le plus ou moins de gravité des symptômes qu'a présentés la syphilis, sur sa marche, sa durée, ainsi que sur la constitution ou le tempérament des sujets, leur âge, leur sexe, leurs habitudes hygiéniques, etc., ce qui rentre dans les deux cas suivants.

4e *cas*. — Je suppose, ce qui est le cas le plus commun, une syphilis légère ou de moyenne intensité ; le malade a

[1] *Traité de la syphilis des nouveau-nés*, p. 334.

eu un chancre, puis une roséole, des papules, des plaques muqueuses. Le tout a duré un an ou dix-huit mois pendant lesquels le traitement n'a pas été interrompu : les accidents qui se sont succédés ou reproduits ont toujours été de moins en moins graves, et ils ont complétement disparu depuis un certain temps.

Dans ce cas, le mariage est possible, mais à la condition que *deux ans* au moins se soient écoulés depuis la disparition du dernier symptôme, et que, pendant ce temps, aucune récidive, si légère qu'elle fût, n'ait eu lieu. L'individu, si c'est un homme et s'il jouit d'une bonne constitution, a alors, sinon la certitude, du moins de très-grandes chances d'obtenir une progéniture intacte. Pour mon compte, je n'ai jamais vu le contraire arriver, et je pourrais citer bon nombre de mes clients, mariés dans ces conditions, dont les enfants sont tous nés bien portants, et n'ont jamais présenté depuis le moindre symptôme qui rappelât la maladie paternelle.

Mais, s'il s'agit d'une femme, peut-être conviendrait-il d'être plus sévère, et d'exiger un plus long temps d'épreuve. Il ne faut pas oublier que la mère exerce une influence plus prononcée sur son produit, et que, par conséquent, on ne saurait user, à cet égard, d'une trop grande circonspection. L'expérience personnelle me faisant ici défaut, je ne puis, pour ce cas spécial, indiquer aucune règle générale de conduite. Je laisse donc à chaque médecin le soin de résoudre ce problème d'après l'étude approfondie et une rigoureuse interprétation des circonstances particulières que pourront lui offrir les divers cas de ce genre soumis à son examen et à sa décision.

Toutefois, quelque nombreuses et favorables que puissent être les apparences de guérison, d'après lesquelles on croira pouvoir permettre le mariage à un individu qui a eu autrefois la syphilis, je crois qu'il est toujours utile de le soumettre, *ante nuptias*, à un nouveau traitement. Deux ou trois mois de médication mixte, c'est-à-dire mercurielle et iodurée, devront lui être prescrits. Cette mesure de prudence est pour moi la condition invariable et *sine quâ non* de mon adhésion, dans cette circonstance, à tous les projets d'union pour lesquels je suis consulté.

Quelques médecins conseillent à leurs clients l'usage préalable des eaux minérales sulfureuses, soit de Bagnères de Luchon, soit de Baréges, d'Aix en Savoie, etc., dans l'espoir de provoquer, par l'action excitante de ces eaux sur l'enveloppe cutanée, quelque nouvelle éruption spécifique, capable de remettre la maladie en évidence, si celle-ci existait encore à l'état latent. Sans prétendre nier la possibilité de ce fait, je pense qu'il serait très-dangereux de le considérer comme un critérium infaillible. Car, ainsi que je l'ai dit plus haut, j'ai vu des récidives se produire chez des malades qui, plusieurs mois auparavant, avaient pris les eaux de Bagnères ou d'Aix en Savoie, sans éprouver alors le plus léger symptôme syphilitique. Néanmoins, comme les eaux sulfureuses peuvent contribuer à la guérison de la syphilis, c'est un moyen auquel on devra recourir toutes les fois que les circonstances le permettront, mais sans y attacher la valeur qu'on lui suppose généralement, comme indice de l'extinction de la diathèse vénérienne, lorsqu'il n'en provoque aucune manifestation.

5ᵉ *cas*. — La syphilis s'est présentée sous une forme grave ; ses manifestations, malgré le traitement, ont été de plus en plus accentuées ; ses récidives nombreuses se sont traduites par des accidents chaque fois plus profonds et plus tenaces. Le malade porte des traces récentes de pustules d'ecthyma, des cicatrices de rupia ou de tubercules ulcérés ; ses cheveux sont éclaircis ; sa peau est sèche, terne, rugueuse, sa constitution affaiblie et fortement altérée. La vérole, en un mot, menace de passer à l'état tertiaire, si déjà elle n'y est parvenue...

Le mariage, dans ce cas, serait pour le médecin qui le permettrait une faute impardonnable ; pour l'individu qui s'y engagerait, une mauvaise action. Aucune transaction n'est ici possible, quelque pressants que soient les motifs ou les intérêts qui sollicitent le malade à se marier. Tout au plus pourra-t-on, plus tard, l'affranchir de cette interdiction, si, par l'action combinée d'une hygiène sévère et d'un traitement rigoureux, sa santé se rétablit et se maintient intacte pendant plusieurs années.

Telles sont les considérations d'après lesquelles le médecin doit, selon moi, diriger sa conduite, quand il est appelé à se prononcer sur la convenance du mariage dans le cas de syphilis chez l'un des deux futurs conjoints. Je n'ai pas toutefois la prétention d'imposer comme règles absolues les distinctions que je viens d'établir, et qui d'ailleurs peuvent varier à l'infini selon chaque cas particulier. J'ai seulement voulu donner quelques préceptes généraux qui puissent servir de guides au praticien dans l'appréciation toujours scabreuse et difficile des circonstances d'après lesquelles il doit former son opinion et prononcer son jugement.

Mais il peut arriver, et il n'arrive que trop souvent, que le médecin n'est consulté qu'après la conclusion du mariage, ou bien encore, lorsque l'un des deux époux a depuis contracté la syphilis. Dans ces conditions, s'il existe des lésions présentes ou si leur disparition ne date que depuis peu de temps, il faut interdire provisoirement les rapports sexuels, ou du moins faire comprendre aux malades la nécessité d'éviter à tout prix la conception, jusqu'au moment où un traitement convenable aura suffisamment rétabli leur santé. Mais s'il est trop tard, et si déjà la femme infectée de syphilis est enceinte, qu'y a-t-il à faire?

Il faut alors, sans hésitation et sans perdre un instant, la soumettre au traitement spécifique.

En étudiant les propriétés du mercure, j'ai déjà dit ce qu'il faut penser de l'influence qu'on lui a attribuée pour produire l'avortement. Loin d'y prédisposer, il en est au contraire, ainsi que le prouvent de nombreuses observations, le préservatif le plus puissant. Tous les praticiens, sauf de très-rares exceptions, sont aujourd'hui d'accord sur ce point. Loin donc qu'il faille attendre, comme le voulait de Blégny, pour traiter une femme enceinte affectée de syphilis, « que la grossesse fût un peu avancée, » il importe de la soumettre le plus promptement possible à l'usage des spécifiques et de continuer le traitement jusqu'au terme de la grossesse.

Plus tôt vous guérirez la mère, plus nombreuses seront

vos chances de préserver le fœtus de l'infection ou, du moins, d'en atténuer pour lui les effets.

Non-seulement ce traitement doit être aussi prolongé que possible, mais il doit être encore aussi énergique que le comporte l'état de santé de la femme. La plupart des médecins se bornent à conseiller l'emploi exclusif du mercure, soit à l'intérieur, en solution ou en pilules, soit en frictions, dans les cas où la susceptibilité intestinale, que crée l'état de grossesse, n'en permet pas l'usage interne. Mais si l'on considère que les enfants syphilitiques peuvent être atteints, même pendant la vie intra-utérine, de lésions viscérales de nature tertiaire, on comprendra l'insuffisance de cette médication restreinte, et la nécessité de lui associer l'iodure de potassium, surtout dans les deux ou trois derniers mois de la grossesse.

La syphilis héréditaire, il ne faut pas l'oublier, est, en quelque sorte, le résumé complet des lésions constitutionnelles de tout ordre et de tout âge qui composent la syphilis des adultes. Ces lésions, elle les accumule et les confond dans le même temps sur le nouveau-né. Il faut donc, pour en garantir celui-ci, non-seulement donner du mercure à la mère, mais encore lui administrer le spécifique par excellence de la vérole tertiaire, qui toujours menace son enfant, bien qu'elle-même n'en soit pas actuellement atteinte.

Le traitement préventif de la syphilis congénitale présente encore quelques autres questions sur lesquelles nous devons nous arrêter un instant.

Disons d'abord que si le père est également vérolé, il doit, pendant la grossesse de sa femme, se traiter lui-même avec le plus grand soin. Ce n'est pas que je pense, comme l'ont prétendu quelques auteurs, que le sperme d'un individu syphilitique puisse, même après la conception, exercer encore une influence fâcheuse sur son produit. Il y a là une impossibilité qui ressort évidemment des données les plus élémentaires de l'anatomie et de la physiologie. Mais, si ce n'est pour le présent, au moins est-ce en vue des enfants à venir que le père doit chercher à éteindre en lui les dernières traces de la diathèse.

Il peut arriver qu'une femme soit enceinte d'un homme vérolé et qu'elle-même soit exempte de toute lésion syphilitique passée ou présente. Faut-il, dans ce cas, la soumettre au traitement pendant la gestation ? Ce que nous avons dit précédemment de la transmission possible de la vérole du fœtus à sa mère, répond à cette question. La nécessité du traitement n'est pas douteuse, et pour le produit, dont il faut chercher à détruire l'infection, et pour la mère, que l'on garantira ainsi des atteintes de la diathèse que celui-ci est susceptible de lui communiquer. Toutefois, je crois qu'il convient ici de faire quelques réserves. Si la médication spécifique n'était que difficilement supportée, on devrait, selon moi, ne pas attendre la fin de la grossesse pour l'interrompre. N'oublions pas que l'infection du fœtus n'est, dans ce cas, que problématique, et qu'il pourrait y avoir plus d'inconvénients que d'avantages à poursuivre ce traitement aussi longtemps et avec autant de vigueur que quand la mère est elle-même préalablement infectée. Il y a, dans cette circonstance, un moyen terme qu'il faut savoir prendre et dont je laisse l'appréciation à la prudence et à la sagacité de mes lecteurs.

Enfin, un enfant, conçu par des parents dont l'un seulement ou tous les deux sont notoirement syphilitiques, vient au monde avec toutes les apparences de la santé. Faut-il attendre, pour commencer le traitement de ce dernier, l'apparition des symptômes ?

Si le père seul est vérolé, il est certain que l'expectation est le meilleur parti à prendre, puisqu'il y a, dans ce cas, d'assez grandes probabilités pour que l'enfant ait échappé à l'infection. Mais si c'est la mère qui est malade, et, à plus forte raison, si les deux parents sont infectés, je suis d'avis qu'il faut alors commencer le traitement de l'enfant dès sa naissance. Cette conduite me paraîtrait d'autant plus sage et nécessaire que la femme aurait eu déjà plusieurs avortements provoqués par la diathèse, ou que des enfants issus de précédentes grossesses auraient eu la syphilis et y auraient succombé, malgré un traitement institué dès le début des accidents. Je pense donc, avec M. Diday, que l'administration préventive des mercuriaux, faite à dose modérée et continuée pendant six semaines ou deux mois seulement, quitte à la reprendre si des accidents se manifestent ultérieurement, trouverait, dans cet ensemble de circonstances, une justification plus que suffisante.

Dans tous les cas, soit que l'on soumette l'enfant à une médication préventive, soit que l'on juge ne pas devoir le faire, il faudra le surveiller attentivement et l'examiner chaque jour avec le plus grand soin, surtout vers l'époque où les symptômes apparaissent le plus ordinairement, c'est-à-dire du quinzième jour à la huitième semaine, afin de pouvoir, s'il y a lieu, lui administrer sans retard le traitement curatif. Occupons-nous maintenant de ce traitement.

V

Traitement curatif de la syphilis infantile. — Questions relatives à l'allaitement. — Difficultés qu'elles présentent. — Traitement lacté ou indirect. — Traitement direct. — Mercure à l'intérieur. — Frictions mercurielles. — Iodure de potassium. — Fumigations iodées. — Traitement local. — Résumé.

Le *traitement curatif* de la syphilis héréditaire soulève d'abord, comme le traitement préventif, une question d'hygiène et de morale du plus haut intérêt, et dont la solution, diversement indiquée par les auteurs, ne présente, de quelque côté qu'on l'envisage, que des difficultés et des périls.

Un enfant vient au jour dans des conditions de parenté qui rendent, chez lui, extrêmement probable, sinon certain, le développement prochain de la syphilis. A qui confiera-t-on le soin de son allaitement?

Si la mère est capable de nourrir, la difficulté se trouve immédiatement tranchée. C'est elle, elle seule qui devra évidemment se charger de cette fonction, qui pour elle est sans danger. Mais si, ce qui n'arrive que trop souvent, la syphilis, qui a infecté le fœtus, a tari ou altéré chez elle les sources de la sécrétion mammaire; si le lait qui lui reste est trop rare ou trop dépouillé de ses principes nutritifs pour fournir à l'enfant une alimentation suffisante; ou bien encore si quelque accident local, un abcès, par exemple, l'empêche de donner le sein, que devra prescrire le médecin chargé par la famille de pourvoir à l'insuffisance de l'allaitement maternel ?

Certains auteurs, se préoccupant surtout du salut de l'enfant, n'ont pas craint de conseiller, dans ce cas, de le confier à une nourrice saine. A la vérité, ils recommandent une surveillance active et l'emploi de divers moyens prophylactiques, dès que la syphilis se manifestera chez le nouveau-né. La nourrice, disent-ils, devra enduire ses mamelons d'un corps gras, et cesser de donner le sein sur lequel apparaîtrait la moindre gerçure ; un traitement local énergique, la cautérisation, sera immédiatement opposée aux lésions qui, chez l'enfant, se développeraient sur les lèvres, à la langue, etc.

Ce conseil, je n'hésite pas à le dire, me paraît blâmable au plus haut point. Il suffit, en effet, de réfléchir un instant à l'intimité des rapports que nécessite entre la nourrice et son nourrisson, chaque jour et à toute heure, la fonction de l'allaitement, pour reconnaître l'impuissance radicale des précautions indiquées ; supposé même qu'elles soient toujours praticables et rigoureusement observées. De quelle efficacité, je le demande, peut être le dépôt sur le mamelon d'une légère couche de beurre ou d'axonge contre les effets d'une succion prolongée pendant dix, quinze ou vingt minutes ? Quant à la cautérisation des lésions de la bouche, chez le nouveau-né, comment l'appliquer à temps, c'est-à-dire avant tout contact ? Comment savoir si une première cautérisation sera suffisante pour détruire complétement et sans retour leur pouvoir contagieux ? Tout cela est radicalement impossible, et je ne crains pas d'affirmer qu'une nourrice, placée dans ces conditions, n'a peut-être pas une chance sur vingt de se soustraire à l'infection ! De là des ennuis, des tribulations sans nombre pour les parents, responsables devant leur conscience et devant la loi du dommage causé, sans parler de la question de moralité qui pourra porter atteinte à la considération du médecin qui s'en serait rendu le complice.

Mais, dira-t-on, si la nourrice a été prévenue de l'état de l'enfant et que, mue par l'appât d'une indemnité, elle ait librement accepté de s'en charger à ses risques et périls, les parents et le médecin ne sont-ils pas affranchis de toute responsabilité morale ? Pour les parents, qui ignorent quelles peuvent être les conséquences désastreuses d'un tel marché, la chose est possible ; mais il n'en est pas de même pour le médecin, qui ne sait que trop, par les tristes exemples dont la science fourmille, que la maladie à laquelle s'expose volontairement la nourrice ne menace pas seulement sa santé et sa propre existence, mais qu'elle peut encore être communiquée par elle à son mari, aux personnes qui l'entourent, à ses enfants présents ou à venir, à d'autres nourrissons, etc. Il y a là un véritable danger social contre lequel ne saurait prévaloir, dans une conscience honnête, l'intérêt d'un enfant, dont la vie est d'ailleurs si gravement compromise par l'infection dont il est atteint.

Je vais plus loin, et je suppose que le marché dont il s'agit ait été conclu entre les parents et la nourrice sans l'intervention du médecin. Celui-ci devra-t-il, lorsqu'il en aura connaissance, *s'en applaudir*, comme le veut M. Diday[1], sauf, bien entendu, à exiger des parents la plus grande surveillance, et à enseigner à la nourrice les précautions à prendre pour se préserver? Ce que je viens de dire de l'insuffisance de ces précautions fait aisément prévoir ma réponse. Loin de se féliciter d'un tel état de choses, l'homme de l'art devra, à mon avis, engager les parents à séparer leur enfant de sa nourrice, sinon immédiatement, du moins dès que le plus léger symptôme annoncera, chez lui, l'explosion prochaine de la maladie. Dans ce cas, comme dans l'autre, le péril est le même, et toute transaction, toute condescendance de la part du médecin serait une faute.

Bien plus, je dirai que, même dans l'hypothèse où la syphilis ne devrait atteindre que la nourrice seule, je ne consentirais pas volontiers à sacrifier la santé d'une femme jeune et vigoureuse à l'avenir toujours problématique d'un enfant vérolé.

Pour obvier aux graves inconvénients que présente, comme on le voit, l'allaitement d'un nouveau-né syphilitique, quand sa mère ne peut le nourrir elle-même, on a proposé de le confier à une nourrice déjà infectée, et qui, par conséquent, serait, au moins dans la plupart des cas, à l'abri d'une nouvelle contamination. Ce moyen serait certainement le meilleur, à la condition toutefois que l'infection de la nourrice remontât à une époque assez éloignée, et que sa maladie, convenablement traitée, n'ait laissé chez elle qu'une empreinte assez légère pour que son lait n'en fût pas trop altéré ni dans sa quantité ni dans ses qualités.

[1] *Traité de la Syphilis des nouveau-nés,* page 364.

Mais la difficulté de trouver une femme qui réunisse ces conditions rend ce moyen le plus souvent impraticable. Reste donc, comme unique ressource, en attendant que l'on ait découvert le vaccin de la vérole, l'allaitement artificiel soit à l'aide d'une chèvre ou d'une ânesse, soit au biberon.

Ce mode d'allaitement est loin, sans doute, de valoir le sein d'une mère ou d'une bonne nourrice ; il rendra plus précaire encore l'existence, déjà si menacée, de l'enfant ; mais entre deux périls il faut choisir le moindre, et ici, je le répète, il n'y a pas à hésiter entre ce dernier et le danger, à peu près certain, de créer un nouveau foyer d'infection, dont le rayonnement peut s'étendre, dans le présent et dans l'avenir, à un nombre incalculable d'individus.

Il est possible, d'ailleurs, par une vigilance et une sollicitude incessantes du médecin chargé de surveiller l'enfant, par les précautions hygiéniques dont on saura l'entourer, de diminuer, dans une certaine mesure, les inconvénients de l'allaitement artificiel. L'air de la campagne, une température toujours douce et uniforme, une propreté extrême, un exercice modéré, sont autant de conditions dont dépend le plus souvent le succès du traitement.

L'allaitement par une chèvre ou une ânesse est nécessairement préférable au biberon, et devra par conséquent le remplacer toutes les fois que les circonstances le permettront. Ajoutons que si l'enfant naît en apparence bien portant, on pourrait encore lui donner le sein d'une nourrice pendant un ou deux mois, c'est-à-dire jusqu'à l'époque où se manifestent ordinairement les premiers symptômes de la diathèse, ce qui donnerait à ses organes digestifs le temps de se fortifier, et leur rendrait alors plus facile la tolérance de l'allaitement artificiel. Il va sans dire que, même en allaitant de la sorte un enfant vérolé, la personne chargée de ce soin, ainsi que celles qui vivent dans son entourage, devront prendre toutes les précautions nécessaires pour éviter la contagion.

Les prescriptions rigoureuses que nous venons d'indiquer ne s'appliquent évidemment qu'aux seuls cas où l'enfant naît avec des accidents syphilitiques ou a été conçu dans des conditions qui ne permettent pas de douter un instant de leur prochaine apparition. Mais, lorsque les circonstances sont telles, que l'infection du nouveau-né, quoique possible, n'est cependant que peu probable; quand, par exemple, le père seul a eu la vérole et qu'il y a tout lieu de croire qu'il en est depuis longtemps délivré, on pourra, sans trop de crainte, remettre l'enfant à une nourrice saine. Il sera même prudent, dans ce cas, de ne faire à celle-ci, ne serait-ce qu'à demi-mots, aucune confidence capable de lui donner l'éveil sur l'état de son nourrisson. Car il pourrait arriver que, s'exagérant le danger auquel elle se croirait alors exposée, elle cherchât à l'éviter au détriment de l'enfant, soit en lui refusant le sein le plus souvent possible, soit en l'élevant au biberon. La seule précaution à prendre sera de faire surveiller ce dernier par un médecin qui, dès l'apparition du moindre symptôme de nature suspecte, ferait immédiatement suspendre l'allaitement naturel.

Les médicaments qu'il convient d'employer dans le traitement de la syphilis infantile, héréditaire ou acquise, sont les mêmes que pour la syphilis des adultes : ce sont les mercuriaux et l'iodure de potassium. Les doses et le mode d'administration sont seuls variables.

La plupart des médecins donnaient autrefois la préférence à ce qu'on appelle le traitement *lacté* ou *indirect*. Dans ce but, ils faisaient prendre le mercure soit à la mère, soit à la nourrice, afin de faire arriver le médicament au nouveau-né par l'intermédiaire de la sécrétion mammaire. Si ce dernier était nourri artificiellement, ils frictionnaient avec de l'onguent mercuriel l'animal, chèvre ou ânesse, dont il buvait le lait.

Je regrette que ce mode de traitement soit actuellement tombé en désuétude; car il est sans contredit le meilleur, au moins pour les cas de syphilis légère ou de moyenne intensité, ainsi que le prouvent de nombreuses observations produites par les praticiens les plus recommandables, parmi lesquels nous citerons Astruc, Levret, Fabre, Rosen, Colombier, Swediaur, etc. De nos jours, MM. Bassereau, Bouchut et Diday ont également rapporté des exemples frappants de son efficacité.

L'objection principale qui a été faite contre le traitement indirect, objection que M. Cullerier a récemment ravivée, c'est que le lait d'une femme qui prend du mercure n'en contiendrait jamais assez pour opérer la guérison de son nourrisson. Il est vrai que des analyses faites par d'habiles chimistes, MM. Reveil et Personne, ont démontré qu'il n'en renferme que des quantités infinitésimales. Mais ces analyses, quelque exactes qu'on les suppose, ne sauraient prévaloir contre les faits authentiques, qui établissent le pouvoir curatif de ce lait. Ne savons-nous pas d'ailleurs que des quantités extrêmement petites de soufre, de fer ou de substances alcalines contenues dans certaines eaux minérales, suffisent pour guérir en quelques semaines des affections jusque-là réfractaires aux plus hautes doses officinales de ces mêmes médicaments ? Nul doute, selon moi, que s'il existait des sources d'eaux minérales mercurielles, comme nous en avons de sulfureuses, de ferrugineuses, etc., ces sources, si petite que soit la proportion de mercure qu'elles renfermeraient, ne valussent beaucoup mieux que tous nos sirops et nos pilules.

« Un adage vulgaire, dit M. Diday, nous apprend que l'homme vit par ce qu'il digère et non par ce qu'il mange. De même c'est le médicament absorbé, non le médicament ingéré qui opère la guérison. Or, si une molécule mercurielle, réduite par la sécrétion laiteuse à l'état de combinaison le plus propice à son action médicatrice, déposée dans l'excipient le plus conforme aux conditions spéciales qu'offre le nourrisson, arrivant incessamment dans son estomac, y parvient sous une forme et aux moments où son passage dans le système absorbant est assuré ; si, de plus, cette molécule (les faits le prouvent) suffit à le guérir..., au nom de quelle science voudrez-vous comparer ses effets à ceux de la particule d'un sel que vous lui faites, deux fois par jour, avaler à contre-cœur, sans même savoir s'il ne sera pas immédiatement rejeté intact par les selles [1] ? »

[1] *Traité de la Syphilis des nouveau-nés*, page 383.

Je ne prétends pas néanmoins que le traitement indirect soit toujours le meilleur et le seul qu'il faille employer. Dans ma pratique, je n'y ai jusqu'à présent eu recours exclusivement que contre des cas peu graves ; et, bien que j'aie eu lieu de m'en applaudir, je n'oserais cependant pas aller aussi loin que M. Bouchut qui n'en conseille pas d'autre. Mais je dirai, avec l'auteur que je viens de citer, que, soit comme ressource indispensable alors que l'enfant ne supporterait aucune médication directe, soit à titre d'auxiliaire utile, dans les cas où un danger pressant commande de multiplier les secours, ce traitement doit être conservé.

Lactantium cura posita est tota in medicatione nutricum, dit Hippocrate. C'est surtout à propos de la syphilis que le praticien devra se rappeler ce précepte.

Le mercure introduit directement dans l'économie par les voies digestives n'est pas toujours facilement toléré par les enfants. Il donne quelquefois lieu à d'incoercibles diarrhées, cause si fréquente, à cet âge, d'affaiblissement et de mort. Suivant une pratique ancienne, récemment remise en honneur par M. Cullerier, je préfère de beaucoup l'emploi des frictions avec l'onguent mercuriel simple ou double. Ces frictions se font sur les parties latérales de la poitrine, au niveau des muscles pectoraux, avec un ou deux grammes d'onguent, que l'on étend chaque jour pendant cinq ou dix minutes, tantôt à droite, tantôt à gauche, afin de ménager la sensibilité de la peau.

Tous les trois ou quatre jours, on supprime une friction et on la remplace par un bain contenant deux, trois ou quatre grammes de sublimé pour environ soixante litres d'eau. Cette immersion, indépendamment de son effet général, est douée d'une action locale très-énergique. Elle fait ordinairement disparaître en peu de temps les plaques, les ulcères ou autres lésions de la peau; ce qui est ici d'un grand secours pour la réussite du traitement, ces lésions entretenant, tant qu'elles existent, une irritation qui se propage à tout l'organisme, et ajoute ainsi un danger de plus à ceux qui déjà menacent le nouveau-né.

Lorsqu'il sera possible de faire prendre à l'enfant du mercure à l'intérieur, sans trop fatiguer son canal digestif, c'est au sublimé qu'on devra donner la préférence, sur toutes les autres préparations hydrargyriques. On le prescrit à la dose de cinq à dix milligrammes par jour dissous dans du lait, dans un sirop ou dans tout autre excipient d'une saveur agréable. M. Natalis Guillot a employé avec succès le proto-iodure de mercure, suspendu dans un julep gommeux, à la dose de vingt-cinq milligrammes. Mais, quelle que soit la préparation dont on fasse usage, il faudra surveiller avec le plus grand soin l'état du tube digestif et recourir aux frictions, dès l'apparition du plus léger symptôme d'irritation gastro-intestinale.

La syphilis héréditaire, ai-je dit, est en quelque sorte le résumé de toutes les lésions de la syphilis des adultes, réunies dans le même temps et sur un même sujet. Avec les éruptions secondaires de la peau et des muqueuses coïncident souvent des lésions viscérales de forme évidemment tertiaire. L'iodure de potassium est donc ici indiqué au même titre que le mercure, et il est vraiment regrettable que beaucoup de médecins encore en négligent l'emploi.

On peut administrer l'iodure dissous dans du lait, à doses progressivement croissantes de dix à cinquante centigrammes par jour, et même plus, selon l'âge des sujets, leur force, leur degré de développement et leur tolérance pour le remède. Ce mode d'administration serait d'autant plus facile que l'enfant prendrait en même temps le mercure par la voie endermique, c'est-à-dire au moyen des frictions et des bains. Lorsque l'enfant est allaité par sa mère ou une nourrice, on pourrait encore, comme l'a conseillé M. Trousseau, faire prendre à celle-ci le médicament. L'objection qui a été faite au traitement indirect par le mercure, n'aurait plus ici sa raison d'être, l'iodure de potassium étant, comme on le sait, éliminé en assez grande quantité par la sécrétion mammaire.

Un moyen que je crois avoir le premier indiqué, et dont l'utilité, à titre d'adjuvant, ne saurait être contestée, ce sont les inhalations iodées. J'ai toujours soin de recommander aux parents de placer quelques grammes d'iode dans la chambre où couche l'enfant, afin que l'air qu'il respire soit constamment imprégné de ces salutaires vapeurs.

Telles sont les règles qu'il convient de suivre dans le traitement général de la syphilis infantile. Il ne faut pas oublier que cette syphilis a presque toujours une marche galopante, et que, par conséquent, il est nécessaire, tout en tenant compte du jeune âge et de la faiblesse des sujets, de pousser ce traitement avec une certaine vigueur. Il ne faudra pas craindre, surtout dans les cas graves, d'élever rapidement les doses du mercure, jusqu'à ce qu'il produise un commencement de ptyalisme. Cet accident, sans danger lorsqu'on en surveille avec vigilance l'apparition, est, suivant M. Diday, le meilleur thermomètre à consulter, pour savoir quand l'impression du médicament sur l'économie est arrivée à un degré suffisant. « Évitez, dirons-nous encore avec cet auteur, l'irritation gastro-intestinale ; évitez-la toujours, autant que possible, même de loin. Mais attendez, au contraire, qu'un certain degré d'agacement aux gencives, d'odeur mercurielle à la bouche se manifeste. Lorsqu'il y a danger de mort, ce précieux critérium peut seul indiquer à quel point il convient de porter l'administration du remède. Il faut donc aller jusque-là ; car, au-dessous, on risquerait de laisser empirer les désordres[1]. »

Quant à la durée du traitement, elle varie nécessairement suivant la gravité des symptômes, leur degré de persistance, et suivant le genre de médication adopté. Si l'on a recours au traitement lacté ou indirect, on devra le prolonger beaucoup plus longtemps que si le mal est attaqué directement. Dans ce dernier cas, il sera néanmoins prudent de continuer l'emploi du spécifique pendant un ou deux mois après la disparition du dernier symptôme, en diminuant progressivement les doses.

Le traitement local des diverses lésions produites par la syphilis infantile ne diffère pas de celui que nous avons indiqué pour les adultes : lotions chlorurées, pommades

[1] *Traité de la Syphilis des nouveau-nés*, page 414.

au calomel ou au proto-iodure de mercure contre les plaques muqueuses ; bains, lotions au sublimé contre les syphilides sèches ou humides ; cautérisations avec l'azotate d'argent, ou mieux encore avec l'azotate acide de mercure, des plaques ou ulcères des lèvres, de la langue, etc. Si l'enfant est affecté d'un coryza qui l'empêche de teter, on s'efforcera d'enlever les croûtes qui obstruent les fosses nasales, au moyen d'applications émollientes et de corps gras ; puis on cautérisera légèrement les surfaces ulcérées, et on les recouvrira ensuite d'une légère couche de pommade mercurielle (axonge, 15 grammes, calomel, 1 gr.), afin d'empêcher la formation de nouvelles croûtes.

La syphilis héréditaire est toujours, répétons-le en terminant, une maladie des plus graves. Si par une médication énergique, aidée d'une hygiène sévère, on parvient à sauver quelques enfants, souvent, trop souvent il arrive que les efforts de la nature et de l'art sont impuissants, et que les malades succombent aux attaques multipliées de la diathèse.

APPENDICE

VÉGÉTATIONS

Circonstances diverses dans lesquelles on observe les végétations. — Étiologie. Siége. — Description. — Anatomie pathologique. — Diagnostic. — Pronostic. — Les végétations sont-elles contagieuses? — Traitement.

Nous avons réservé, pour la fin de cet ouvrage, l'étude d'une lésion que l'on ne sait ou placer, par la raison qu'elle peut suivre ou compliquer toutes les maladies vénériennes, quelle que soit leur nature, virulente ou inflammatoire : je veux parler des *végétations*.

Fréquemment, en effet, on observe ces productions, non-seulement à la suite de l'uréthrite, de la balano-posthite, de la vulvite, de la vaginite, etc., mais encore avec ou après le chancre, les plaques muqueuses, et même, chose remarquable et qui embarrasse fort la théorie, comme expression sinon réelle, du moins apparente, de la syphilis constitutionnelle. On les rencontre aussi chez des individus qui n'ont jamais rien eu de vénérien. Chez la femme, l'état de grossesse est, comme on le sait, une condition assez commune de leur développement.

Quelle que soit la cause qui les produise, soit qu'elles se développent spontanément, soit qu'elles succèdent à une chaude-pisse ou a une balanite, qu'elles résultent d'un chancre ou qu'elles soient l'expression apparente de la vérole, les végétations sont toujours, quant à leur aspect et à leur structure anatomique, identiques à elles-mêmes. Aucun caractère distinctif ne permet de les différencier les unes des autres, et je défie qui que ce soit, une végétation étant donnée, de remonter par elle seule à la cause d'où elle provient. C'est pourquoi, je le répète, ne pouvant les rattacher exclusivement à aucun genre des lésions vénériennes que nous avons précédemment étudiées, j'ai l'habitude de les mettre hors cadre et de n'en traiter qu'à la fin de mon cours.

Les végétations se développent de préférence sur les muqueuses génito-urinaires, sur le gland et le prépuce chez l'homme, dans le vagin et sur le col de l'utérus chez la femme; chez les deux sexes, dans l'intérieur et au méat de l'urèthre. On les observe encore au périnée, à l'anus, à l'ombilic, dans l'angle génito-crural, sur la face inférieure de la langue, seul point où elles se développent dans la cavité buccale, enfin, sur la conjonctive et la paroi postérieure du pharynx.

Comme nous le disions tout à l'heure, il serait difficile de rattacher la production de ces excroissances morbides à une cause déterminée. Elles n'appartiennent pas exclusivement à la syphilis, puisqu'elles prennent le plus souvent naissance en dehors de cette diathèse; on ne saurait non plus les faire uniquement dépendre de la blennorrhagie, puisqu'elles surgissent même chez des individus absolument exempts de toute lésion vénérienne.

Quelle est donc leur véritable cause? Bien qu'elle soit d'une démonstration hypothétique, elle n'est peut-être pas impénétrable. On peut, selon nous, considérer les végétations comme produites par une irritation des membranes muqueuses, quelle que soit la nature de cette irritation, qu'elle résulte du muco-pus blennorhagique, des âcres sécrétions d'une plaque muqueuse ou du pus d'un chancre. Toutefois ces liquides irritants ne déterminent pas, dans tous les cas, ni chez tous les malades, ces productions charnues. Il faut, pour que leur action soit suivie de ce résultat, qu'ils se trouvent placés sur un terrain favorable aux végétations; qu'ils le fécondent en quelque sorte, et mettent en jeu la prédisposition de l'individu.

Les médecins homœopathes ont érigé en véritable diathèse cette prédisposition spéciale, et ils ont donné à cet état constitutionnel le nom de *sycose*. Un fait semblerait justifier cette manière de voir : c'est la relation qui existe entre les végétations, si communes sur les organes génitaux, et les poireaux ou verrues qui se développent sur les mains. Cette relation, déjà signalée par quelques auteurs, entre autres par M. Diday et par Melchior Robert, est très-fréquente, et j'ai pu moi-même en constater un très-grand nombre de fois l'exactitude. C'est pourquoi, sans admettre, comme le font les homœopathes, une diathèse sycosique, ce qui est beaucoup trop dire pour une affection aussi légère, je suis cependant porté à croire que les végétations ne surviennent qu'en vertu d'une disposition générale et préexistante de l'organisme. La blennorrhagie, le chancre, la syphilis elle-même, ne seraient donc que des causes occasionnelles et non déterminantes de cette affection. Ce qui me confirme dans cette opinion, c'est l'identité absolue de la lésion, malgré la multiplicité des circonstances morbides qui la font naître.

Les végétations sont de petites tumeurs vasculaires, d'une teinte rouge généralement assez vive, quelquefois d'une couleur rosée ou jaunâtre. Elles sont sessiles ou pédiculées; leur surface est grenue, fendillée, et leur volume ordinaire varie de la grosseur d'une tête d'épingle à celle d'une noisette. Dans quelques cas cependant elles peuvent atteindre des dimensions beaucoup plus considérables. Quant à leur forme, elle est également très-variable. On les désigne vulgairement sous les noms de *chou-fleur*, de *fraise*, de *framboise*, de *poireau*, de *crête-de-coq*, dénominations métaphoriques qui donnent une idée assez exacte des différentes formes qu'elles affectent.

Les éléments anatomiques dont se composent les végétations ne présentent rien de spécial. Elles sont constituées par un tissu épigénique qui s'ajoute et se superpose aux tissus normaux, et dans lequel le microscope ne décèle autre chose qu'une trame de cellules épithéliales et de vaisseaux. Leur extrême vascularité explique la fréquence des hémorrhagies auxquelles elles sont soumises.

Le diagnostic de ces altérations est des plus faciles; il

suffit de les voir pour les reconnaître et les différencier à l'instant de toutes les autres lésions vénériennes. Leur distinction ne présente quelque difficulté que lorsqu'elles sont dissimulées sous un prépuce trop long ou profondément engagées dans l'urèthre, c'est-à-dire lorsqu'elles sont situées dans une région inaccessible au regard. L'incision du prépuce, l'écartement des lèvres du méat et, au besoin, l'inspection du canal au moyen de l'uréthroscope, seront alors nécessaires pour les reconnaître.

Leur pronostic n'est généralement pas grave. Peu douloureuses ou le plus souvent même complétement indolentes, ces excroissances morbides ne présentent par elles-mêmes aucun danger. Ce n'est que par le siége qu'elles occupent ou par leur excès de développement, qu'elles peuvent quelquefois acquérir une certaine gravité. C'est ainsi que leur présence dans l'urèthre est capable d'amener des accidents qu'il est facile de prévoir; que leur volume trop considérable, lorsqu'elles sont emprisonnées sous un prépuce étroit, peut avoir pour conséquence l'atrophie ou la déformation du gland. Mais, à part ces cas exceptionnels, les végétations, je le répète, sont ordinairement peu dangereuses. Toutefois, il est nécessaire que l'art intervienne de bonne heure, afin d'en entraver la marche et d'en limiter l'accroissement. Leur tendance envahissante est des plus prononcées, et on ne saurait en espérer, dans la plupart des cas, une terminaison spontanée.

Les végétations ne sont pas contagieuses. Un préjugé vulgaire fait considérer le sang qui s'en échappe comme doué de cette propriété. On croit communément que, se répandant sur les tissus voisins, ce liquide va y déterminer l'apparition de nouvelles excroissances. C'est là une opinion erronée que rien ne justifie. Si le sang qui provient des végétations, possède, dans quelques cas, un pouvoir contagieux, c'est à la syphilis qu'il l'emprunte, et ce ne sera jamais que chez un individu préalablement entaché de vérole qu'il offrira ce caractère. Mais alors ce n'est point à des végétations qu'il donnera naissance, mais à un chancre et consécutivement aux autres accidents de la syphilis ; il sera infectant au même titre que le sang qui proviendrait, chez le même sujet, de l'ouverture d'une veine ou de toute autre hémorrhagie. . . . .

. . . .

Le traitement des végétations doit être exclusivement local; le traitement général est ici dépourvu de toute efficacité. Tous les remèdes internes, depuis le mercure et l'iodure de potassium, jusqu'au fameux *thuya occidentalis*, préconisé par les disciples d'Hahnemann, sont venus successivement échouer contre cette affection. Le seul mode de guérison possible des végétations, c'est leur destruction lente ou rapide et leur expulsion hors de l'économie, à laquelle elles sont totalement étrangères. Car, ainsi que nous l'avons vu, en parlant de leur structure anatomique, elles sont constituées, non par une simple hypertrophie ou distension des tissus normaux, comme on l'observe, par exemple, dans la plaque muqueuse, mais au contraire par des éléments nouveaux, par un tissu de superposition qui s'ajoute à celui de l'organe, comme l'arbre s'implante dans le sol. . . . .

Pour obtenir la destruction et la chute des végétations, l'art est en possession de plusieurs moyens. Indiquons d'abord certaines poudres astringentes, qui depuis longtemps sont employées dans ce but. Swediaur et Vidal prescrivaient la suivante, laquelle est encore aujourd'hui la plus généralement usitée :

Sabine.	ââ parties égales.
Alun calciné..	

Swediaur y ajoutait du péroxyde de fer. Voici celle que j'emploie le plus souvent dans ma pratique :

Sabine.	ââ 5 grammes.
Alun calciné..	
Calomel..	2 —
Sublimé..	5 à 10 centig.

Le malade en recouvre deux fois par jour ses végétations, en ayant soin, à chaque pansement, de détacher avec l'ongle ce qui reste de la précédente application. Peu à peu l'excroissance charnue se flétrit, se dessèche et finit par disparaître.

Ce procédé ne réussit toutefois que quand les végétations sont de formation récente et de petit volume. Mais lorsque celles-ci sont très-vivaces, quand elles s'étalent sur de larges surfaces, il est presque toujours insuffisant et il faut alors recourir à des moyens plus énergiques.

L'excision soit avec le bistouri, soit avec des ciseaux courbes sur le plat, se présente en première ligne; c'est certainement le moyen le plus prompt et le plus radical; mais les malades ne s'y soumettent pas toujours volontiers. Je le remplace assez souvent par l'écrasement linéaire, opération très-simple et fort efficace. Cette opération consiste en une ligature de la végétation, que l'on étrangle à l'aide d'un fil, en ayant soin de comprendre toute sa base et une petite partie du tissu sous-jacent.

Cet excellent procédé n'est malheureusement applicable qu'aux végétations pédiculées, et on ne saurait l'étendre à celles qui sont dépourvues de cet appendice. Il faut alors songer, si le malade se refuse à l'emploi de l'instrument tranchant, à faire usage des caustiques.

Le choix de la substance n'est point indifférent. Le crayon d'azotate d'argent n'est pas assez puissant et ne saurait convenir ici, à moins de répéter plusieurs fois la cautérisation. Quelques médecins se servent du chlorure de zinc, d'autres du sublimé, de l'acide chromique ou du beurre d'antimoine; un plus grand nombre du nitrate acide de mercure. Ce dernier est un très-bon caustique; mais nous lui préférons l'acide azotique monohydraté, qui ne provoque qu'une douleur instantanée, et dont l'action est, dans le cas qui nous occupe, de beaucoup supérieure à celle de tous les autres caustiques liquides. Une seule cautérisation, faite avec un pinceau imbibé de ce liquide, suffit généralement quand la végétation n'est pas trop volumineuse. On recouvre ensuite la partie cautérisée avec un peu de charpie sèche ou trempée dans du vin aromatique. Deux ou trois jours après, l'eschare se détache, et il reste une plaie simple qui ne tarde pas à se cicatriser.

BIBLIOGRAPHIE

1497. Léonicène, *De Morbo gallico.* — Montegnana (Barth.), *De Morbo gallico.*

1499. Pinctor (Petrus), *Junioris in morbo gallico consilium.*

1518. Schmans, *Lucubratiuncula de morbo gallico.* Aug. Vindobonæ.

1564. Fallopii, *De Morbo gallico,* add. de Antonii Fracanciani. Editio I, Patavii, in-4°.

1568. Monté (Jean-Baptiste de), *De Morbo gallico.* Basileæ.

1611. Guillaumet, *Traité de la maladie nouvellement appelée cristalline.* In-12.

1634. Thierry (de Héry), *La Méthode curatoire de la maladie vénérienne.* Paris, 1569, in-12; 1634, in-12; 1660, in-12.

1673. Sparr, *Dissertationes duæ medicæ de lue venerea.* Argentorati, in-4°.

1675. Maynwaringius (E.), *Historia et mysterium luis venereæ.* Francofurti, in-12.

1692. Blegny (N. de), *L'Art de guérir les maladies vénériennes,* expliqué par les principes de la nature et des mécaniques. Lyon, in-12.

1696. Blegny (N. de), *L'Art de guérir les maladies vénériennes.* La Haye. — *Observations curieuses et nouvelles sur l'art de guérir la maladie vénérienne ou grosse vérole.* Paris, in-12.

1702. Uçay (Gervais), *Nouveau Traité des maladies vénériennes.* Paris.

1711. Musitano, *Traité de la maladie vénérienne.* Trévoux.

1718. Becket (William), *An attempt to prove the antiquity of the veneral disease.* (*Transact. phil.*, 1718, vol. XXX, n° 357, p. 839.)—1720. *Antiquity of the veneral disease.* (*Transact. phil.*, 1720, vol. XXXI, n° 365, p. 47; n° 368 p. 108.)

1728. Luisinus (Aloysi), *Aphrodisiacus sive de lue venerea, continens omnia quæ de hac re sunt ab omnibus medicis conscripta.* Editio emendatiorum, cum præfatione H. Boerhaave. Ludguni-Batavorum, 1 vol. in-fol. — Dans ce recueil se trouvent réunis les ouvrages de presque tous les auteurs qui ont écrit sur les maladies vénériennes depuis la fin du quinzième siècle jusqu'en 1560.

1733. Lefebvre de Saint-Ildephonse, *Observations pratiques rares et curieuses sur divers accidents vénériens.* Utrecht, in-12.

1735. Boerhaave, *Système sur les maladies vénériennes*, avec une dissertation sur leur origine, leur nature et leur cure, trad. par de la Mettrie. Paris, in-12.

1740. Astruc, *De Morbis venereis.* Parisiis, 2 vol. in-4°.

1741. Van Swieten, *Commentaria in H. Boerhaave aphorismos.* Leyde, 5 vol.

1743. Guisard, *Dissertation en forme de lettres sur les maux vénériens.* Paris, in-12.

1745. Daran, *Recueil d'observations chirurgicales sur les maladies de l'urèthre.* Avignon.

1750. Deidier, *Dissertation médicinale sur les maladies vénériennes.* 7e éd. Paris, in-12.

1760. Goulard, *Traité sur les effets des préparations de plomb*, et spécialement de l'extrait de Saturne pour différentes maladies chirurgicales. Paris, in-12.

1761. Goulard, *Remarques et observations pratiques sur les maladies vénériennes et de l'urèthre.* In-12.

1764. Ledègue de Presle, *Mémoire pour servir à l'histoire de l'usage interne du mercure (sublimé corrosif).* Paris, in-12.

1766. Jauberthon, *Traité des maladies vénériennes.* Paris, in-12.

1767. Freer, *De Syphilitide venerea.* Edinburgh. — Royer, *Dissertation sur une méthode nouvelle de traiter les maladies vénériennes par des lavements.* Paris, in-8°. — Turner, *Dissertation sur les maladies vénériennes.* Paris, 2 vol. in-12.

1773. Dagoty, *Exposition anatomique des maux vénériens sur les parties de l'homme et de la femme.* Paris, 1 vol. in-fol. avec 4 pl. col. — Gardanne (de), *Manière de traiter les maladies vénériennes et sur l'insuffisance des lavements antivénériens.* Paris, in-12.

1774. Gardanne (de), *Recherches pratiques sur les différentes manières de traiter les maladies vénériennes.* Paris, in-8°. — Sanchez, *Examen historique sur l'apparition de la maladie vénérienne en Europe.* Paris, 1774; Leyde, 1777.

1775. Pressavin, *Traité des maladies vénériennes.* Genève, 1 vol. in-12.

1776. Thion de la Chaume, *Tableau des maladies vénériennes.* Paris, in-12.

1777. Astruc, *Traité des maladies vénériennes.* Traduction de Louis. Paris, 4 vol. in-12.

1778. Lafont, *Idées sur la cause et le traitement des maladies vénériennes.* 1 vol. in-12.

1779. Dehorne, *Observations faites et publiées par ordre du gouvernement sur les différentes méthodes d'administrer le mercure dans les maladies vénériennes.* Paris, 2 vol. in-8°. — Plenck (J. J.), *Doctrina de mor venereis.* Vienne, in-8°.

1781. Doublet, *Mémoire sur les symptômes et le traitement de la maladie vénérienne dans les enfants nouveau-nés*. In-12.

1782. Fabre, *Traité des maladies vénériennes*. 4e édit. Paris.

1784. Peyrilhe, *Remède nouveau contre les maladies vénériennes*, tiré du règne animal, ou Essai sur la vertu antivénérienne des alcalis volatils. Paris, in-8°.

1785. *L'America vindicada de la calomnia de haber sido madre del mal venero*. Madrid, in-4°.—Clare, *Méthode nouvelle et facile de guérir la maladie vénérienne*. Londres, in-8°.—Sanchès (A. N.), *Observations sur les maladies vénériennes*. Paris. 1 vol. in-12. — Swediaur, *Observations pratiques sur les maladies vénériennes*, traduites par Gibelin. Paris, in-8°.

1786. Hunter, *A Treatise on the veneral disease*. London. — Turnbull, *An Inquiry in to the origin antiquity of the lues venerea*, with Observations on its introduction and progress in the Islands of the south sea. London, in-8°.

1788. Nisbeth, *Essai sur la théorie et la pratique des maladies vénériennes*, traduit par Petit-Radel. Paris, 1 vol. in-8°. — Pederotti di Cigliano, *Storia generale dell'origine dell'essenza e specifica qualità della infezione venerea*. Turin, in-8°.

1789. Arnemann (Just), *De Morbo venereo*, analecta quædam ex manuscriptis musæi britannici. Gœttingue. — Bru, *Méthode nouvelle de traiter les maladies vénériennes par les gâteaux toniques mercuriels*. Paris, 2 vol. — Gruner, *Aphrosidiacus*. — Heusler, *Histoire de la vérole*. Altona.

1790. Lombard, *Cours de chirurgie pratique sur la maladie vénérienne*. Strasbourg, 2 vol. in-8°.

1791. Fordice, *Précis sur les maladies vénériennes*, traduit par Fouquet Grenoble, in-8°.

An II. Leblanc (F.), *Dissertations sur les maladies vénériennes des nouveau-nés*.

1793. Gruner, *De Morbo gallico* scriptores, medici et historici. Ienæ, 1 vol. in-8°.

1795. Klein, *De Morbi venerei in India orientali curatione*. Hafniæ.

1795. Sanchez, *Dissertation sur l'origine de la maladie vénérienne*. Paris, 1752. — Paris, 1795.

1796. Sprengel, *Ueber den muthmasslichen Ursprung der Lustseuche aus dem südwestlichen Africa*. (Documents pour l'histoire de la médecine.) Halle.

An VII. Alyon, *Essai sur les propriétés médicinales de l'oxygène et sur l'application de ce principe dans les maladies vénériennes psoriques et dartreuses*. 2e éd. in-8°.

1797. Sickler, *Dissertatio exhibens novum ad historiam luis venereæ additamentum*. Ienæ, in-8°.

1800. Berlinghieri (A. Vacca), *Traitement des maladies vénériennes*, publié par Alyon. Paris.

An XI. Cullerier (Michel), *Notes historiques sur les hôpitaux établis à Paris pour traiter la maladie vénérienne*. Paris, in-8.

1801. Hensler (Ph.-G.), *Programma de herpete seu formica veterum labis venereæ non prorsus expertæ*. Priliæ, in-8°.

1802. Bell, *Traité de la gonorrhée virulente et de la maladie vénérienne*, traduit de l'anglais par Bosquillon. Paris, 2 vol. in-8°. — Cotton, *Dissertation sur les bubons syphilitiques ou vénériens* considérés dans leur simplicité et dans leurs diverses complications. Paris, 1 vol. in-8°.—Trappe, *Dissertation sur les excroissances et les pustules vénériennes*. Paris, 1 vol. in-8°.

1803 Cirillo (D.), *Traité complet et observations pratiques sur les maladies vénériennes*. Paris, in-8°. — Girtanner, *Traité des maladies vénériennes*. Gœttingue.

1804. Mahon (O.), *Histoire de la médecine clinique et recherches importantes sur l'existence, la nature et la communication des maladies syphilitiques dans les femmes enceintes, dans les enfants et dans les nourrices*. Paris, in-8°. — Martens (F. H.), *Tableaux des symptômes de la maladie vénérienne*. Lipsiæ, in-4°, 24 pl. col. avec texte.

1805. Schaufus, *Neuste Entdeckungen über das Vaterland und die Verbreitung der Pocken und der Lustseuche*. Leipzig.

1807. Capuron (J.), *Aphrodisiographie ou Tableau de la maladie vénérienne*. Paris, 1 vol. in-8°. — Tœrnberg, *C. s. spec. inaug. med. sistens sententiarum de vera morbi gallici origine synopsin historiam*. Ienæ. — Vassal, *Mémoire sur la transmission du virus vénérien de la mère à l'enfant*. Paris, in-8°.

1808. Rousseau, *New observations on Syphilis tending so settle the disputes about its importation, by proving that it is a disease of the human race*, etc. Philadelph. med. museum, 4e vol., p. 1.

1810. Bertin, *Traité des maladies vénériennes chez les enfants nouveau-nés, les femmes enceintes et les nourrices*. Paris. — *Traité de la maladie vénérienne chez les enfants nouveau-nés, les femmes enceintes et les nourrices*. Paris. in-8°. — Terras, *Traité pratique de la maladie vénérienne ou syphilitique*. Paris, in-8°.

1811. Caron, *Nouvelle doctrine des maladies vénériennes*. Paris, in-8°.

1812. Hernandez, *Essai analytique contre la nature syphilitique de la gonorrhée dite virulente*. Paris, in-8°.

1813. Gilibert, *Monographie du pemphigus*. Paris.

1814. Boyveau-Laffecteur, *Traité des maladies vénériennes, anciennes, récentes, occultes et dégénérées, et méthode de leur guérison par le rob antisyphilitique*. Paris, in-8°. — Roberston, *A historical inquiry into the origin of the veneral disease*. (*The London medical Repository*, t. II, p. 112, 185.)

1815. Luna Calderon, *Démonstration pratique de la prophylaxie syphilitique authentiquement constatée*. Paris, in-8°.

1817. Swediaur (F.), *Traité complet sur les symptômes, les effets, la nature et le traitement des maladies syphilitiques*, 7e éd. 2 vol. in-8°.

1818. Beetson, *On the antiquy of syphilis*. (*London med. aphys*, septembre 1818.)

1822. Lanthois, *Nouvelle théorie raisonnée sur les maladies vénériennes*. Paris, in-8°.

1825. Bourgogne. *Considérations générales sur la contagion de la maladie vénérienne des enfants trouvés à leurs nourrices*. Lille. — Carmichael (R.), *An Essay on veneral diseases and the uses and abuses of mercury in their treatment*. 2e édit. London, in-8° avec 5 pl. col. — Plisson, *Syphiliographie ou Manuel historique, descriptif et pratique de la maladie vénérienne*. Paris, in-12.

1826. Jourdan, *Traité des maladies vénériennes*, contenant l'exposition de leurs symptômes et de leur traitement rationnel d'après les principes de la médecine organique. Paris, 2 vol., in-8°.— Jurgenew (de), *Luis venereæ apud veteres vestigiæ*. — Lagneau, *Traité pratique des maladies syphilitiques*. 6e édit. Paris, 2 vol. in-8°. — Spitta, *Beiträge zur Geschichte der Verbretung der Lustseuche in Europa*. (*Journal de Hecker*.)

1827. Desruelles, *Mémoire sur le traitement sans mercure employé à l'hôpital militaire d'instruction du Val-de-Grâce*. Paris, in-8° de 170 pages.

1828. Papin, *Notice sur différents moyens employés pour le traitement de la maladie syphilitique, depuis son introduction en Europe jusqu'à nos jours*. Paris, in-8°. — Puel (J. A.), *Mémoire sur la syphilis*. Marseille, in-8°.

1829. Richond des Brus, *De la non-existence du virus vénérien*, prouvée par le raisonnement, l'observation et l'expérience, avec un Traité théorique et pratique des maux vénériens. Paris, 3 vol. in-8°. — Dubled, *Exposition de la nouvelle doctrine sur la maladie vénérienne*. Paris, 1 vol. in-8°.

1830. Fracastorii (H.). *Syphilis sive Morbus gallicus*. Ed. Choulant, Lipsiæ, in-12.— Hacker, *Litteratur der syphilitischen Krankheiten de 1794 à 1829*. Leipzig, in-8°. — Ollivier (A. F.), *Des Maladies syphilitiques et de la méthode alimentaire dulcifiée*. Paris, in-8°.

1831. Gaussail, *Mémoire sur l'orchite blennorrhagique*. (*Archives de médecine*.)

1832. Albers, *Sur le traitement et le diagnostic des syphilides*. Bonn. — Legrand (A.), *De l'or, de son emploi dans le traitement de la syphilis récente et invétérée et dans celui des dartres syphilitiques;* du mercure, de son inefficacité et des dangers de l'administrer dans le traitement des mêmes maladies 2e édit. Paris, in-8°.

1833. Devergie (P. N.), *Clinique de la maladie syphilitique*, enrichie d'observations communiquées par Cullerier oncle et neveu, Bard, Gama, etc. Paris, 2 vol. in-4° avec 126 pl. col. — Humbert, *Manuel pratique des maladies de la peau appelées syphilides*, d'après les leçons de M. Biett. Paris, in-18 — Rochoux, *Du siége et de la nature de la maladie improprement appelée orchite blennorrhagique ou testicule vénérien.* (*Archives de médecine*, 1833.)

1834. GODDE, *Manuel pratique des maladies vénériennes des hommes, des femmes et des enfants*, suivi d'une Pharmacopée syphilitique. Paris, 1 vol. in-18. — HEUTSCHEL (J. G.), *Quædam de historia et natura syphilidis*. Halæ. in-8°. — JAUDT, *De lue veterum et recentium*. — KRAUSS, *Dissertatio de pemphygo neo-natorum*. Bonn. — MASSA (Nicolas), *De Morbo neapolitano*. Lugduni. — RICORD (Ph.), *Mémoires et observations sur quelques faits observés à l'hôpital des Vénériens*. Paris, in-8° de 80 pages.—SCHRANK, *De Luis venereæ antiquitate et origine*. Ratisbonne.

1835. ALIBERT, *Monographie des dermatoses*. In-4° avec 15 planches coloriées.—DEVERGIE (P. N.), *Recherches historiques et médicales sur l'origine, la nature et le traitement de la syphilis*. Paris, in-8°. — GIBERT, *Sur l'Origine de la maladie vénérienne*. (*Revue médicale*.) — HEISCH (J. A.), *Du Traitement sans mercure des différentes affections des parties génitales*, groupées sous la dénomination de symptômes syphilitiques primitifs. (*Thèse de Strasbourg*.) — *Procès-verbaux des séances tenues par les médecins de Nantes, pour discuter la valeur des doctrines nouvelles, relativement à la nature et au traitement de la syphilis*. Nantes, in-8°. — RENACKI, *Sur quelques points de la syphiliographie*. Strasbourg.

1836. CAPRON, *Considérations sur l'iritis syphilitique*. (Thèse de Paris.)— DESRUELLES, *Traité pratique des maladies vénériennes*, comprenant l'examen des théories et des méthodes de traitement qui ont été adoptées dans ces maladies, et principalement la méthode employée à l'hôpital militaire du Val-de-Grâce; suivi d'un formulaire pratique. Paris, in-8°. — LUCAS CHAMPIONNIÈRE, *Recherches pratiques sur la thérapeutique de la syphilis*, ouvrage fondé sur les observations de M. Cullerier. Paris, in-8°. — SERRE, *Mémoire sur l'emploi des préparations d'argent* dans le traitement des maladies vénériennes. Montpellier, 1 vol. in-8°.

1837. GIBERT, *Manuel pratique des maladies vénériennes*. Paris, 1 vol. in-18. — NAUMANN, *Zur Pathogenie und Geschichte des Tripperes*. (*Journal de Schmidt*, vol. XIII.)

1838. CIANI (G.). *Nuovo Trattato completo della gotta in genere e sue specie cise podagra, chiragra, gonagra ed altre malattie gottose*. Roma, 1838-1839, 2 vol. in-8°. — *Mémoire sur les causes générales des syphilides*. Paris, in-8°. — RICORD (Ph.), *Traité pratique des maladies vénériennes*, ou Recherches critiques et expérimentales sur l'inoculation appliquée à l'étude de ces maladies, suivi d'un résumé thérapeutique et d'un formulaire spécial. Paris, 1 vol in-8°.

1839. BEHREND (F. J.), *Ikonographische Darstellung der nicht-syphilitischen Hautkrankeiten mit darauf besüglischen systematischen*. Texte. Leipzig, in-fol. avec 30 pl. col. — SICARD (A.), *Des préparations d'argent et de leur utilité dans le traitement des maladies vénériennes*. Montpellier, in-8°.

1840. BAUMÈS, *Précis théorique et pratique des maladies vénériennes*. Paris, 2 vol. in-8°. — DEVERGIE, *Réflexions sur les effets thérapeutiques du poivre cubèbe et du baume de copahu dans la blennorrhagie*. (*L'Hygie*.) — MAYO (Hubert). *Treatise on syphilis*.

1841. Castelnau (H. de), *Recherches sur l'inoculation appliquée à l'étude de la syphilis*. In-8°. — Legendre, *Nouvelles recherches sur les syphilides*. (Thèse de Paris.)

1842. Gauthier, *Recherches nouvelles sur l'histoire de la syphilis*. Lyon, 1 vol. in-8°. — Potton (A.), *De la Prostitution et de la syphilis dans les grandes villes, dans la ville de Lyon en particulier*. Lyon, in-8°.

1843. Boyveau-Laffecteur, *Précis historique et observations sur les effets du rob antisyphilitique*. Paris, in-8°.—Cazenave (A.), *Traité des syphilides ou maladies vénériennes de la peau*. Paris, 1 vol in-8° et atlas in-fol. de 12 pl. col. —Cazenave et Chausit, *Annales des maladies de la peau et de la syphilis*. Paris, 1843-1852, 4 vol. in-8°. — Dédeney, *Mémoire sur le traitement abortif de la blennorrhagie par le nitrate d'argent à haute dose*. (*Journal de médecine et de chirurgie pratique*.) — Fuchs, *Ouvrage consacré aux syphiliographes qui ont écrit en Allemagne*. Gœttingue, in-8°. — Gauthier (A.), *Examen historique et critique des nouvelles doctrines médicales sur le traitement de la syphilis*. Paris, in-8°. — Jolly, *Considérations sur la syphilis et les syphilides*. (*Revue médicale*.) — Ollivier (A. F.), *Thérapeutique antisyphilitique, rationnelle et expérimentale, simplifiée, éclairée par les progrès de la chimie organique*. Paris, in-8°.

1844. Cazenave (Alph.), *De la Blennorrhagie syphilitique*. Paris, in-8°. (*Annales des maladies de la peau et de la syphilis*.) — Deville (A.), *Études cliniques sur les maladies vénériennes*.—*De la Vaginite granuleuse*. (*Arch. de médecine*).—Labarthe (J.). *Essai sur les ophthalmies vénériennes*. (Thèse de Montpellier.) — Gibert, *Note sur l'usage thérapeutique du deuto-iodure de mercure et sur un mode spécial d'administrer ce médicament*. Paris, in-8°. (*Bulletin de thérapeutique*, 1844.) — Lee (Robert), *De la Transmission de la scarlatine, de la variole, de la syphilis, par voie d'hérédité*. (*Journal für Kinderkrankeiten*, 1844.) — Leriche, *De l'Emploi du nitrate d'argent dans les écoulements blennorrhagiques*. Lyon. — Payan, *Des Remèdes antisyphilitiques, de leur appréciation et de leur application thérapeutique*. Bordeaux, in-8°. (*Journal de médecine de Bordeaux*.)

1845. Bouisson, *Tumeurs syphilitiques des muscles et de leurs annexes*. (*Gazette médicale de Paris*.) — Boys de Loury et Costilhes, *Recherches cliniques faites à l'hôpital Saint-Lazare*. (*Gazette médicale*). — Cazalis (F.), *Observations sur le traitement de la blennorrhagie chez l'homme par les injections avec l'azotate d'argent à haute dose*. (*Journal de médecine de Montpellier*.) — Cullerier, *Mémoire sur l'évolution de la syphilis*. (*Archives de médecine*.) — Debeney (A.), *Considérations nouvelles sur la méthode des injections caustiques dans le traitement de la blennorrhagie*. Paris, in-8°. — Gauthier, *Observations pratiques sur le traitement des maladies syphilitiques par l'iodure de potassium*. Paris, in-8°. — Gibert, *De l'Iodure de potassium dans le traitement des affections syphilitiques*. In-8°. (*Revue médicale*.) — Ratier, *Lettre sur la syphilis*. Paris, in-8°. — Reynaud, *Traité pratique des maladies vénériennes*. Toulon. 1 vol. in-8°. — Venot (S.), *État réel de la question sur le traitement dit abortif de la blennorrhagie par les injections caustiques d'azotate d'argent*. Bordeaux, in-8°.

1846. Debeney (A.), *Exposé pratique de la méthode des injections caus-*

tiques dans le traitement de la blennorrhagie chez l'homme. Paris, 1 vol. in-8°. (*Gazette médicale de Paris.*) — FOUCART, *Quelques considérations sur l'arthrite blennorrhagique.* Paris. — PAYAN (P. S.), *Sur l'emploi de l'iodure de potassium dans le traitement des maladies syphilitiques.* Paris, in-8°. — ROUX (Jules), *Du Bubon vénérien suppuré et son traitement local par les injections iodées.* Marseille, in-8°. — TREUILLE (A.), *Traité pathologique et thérapeutique des maladies vénériennes*, suivi d'un formulaire spécial. Paris, in-8°.

1847. DESRUELLES, *Lettres écrites du Val-de-Grâce sur les maladies vénériennes et sur le traitement qui leur convient, d'après l'observation et l'expérimentation pratique.* 3e édit. Paris, in-8°. — FRACASTOR (S.), *La Syphilis*, poëme en vers latins, traduit en vers français, précédé d'une étude historique et scientifique, et accompagné de notes, par Prosper Yvaren. Paris, 1 vol. in-8°. — GIBERT, *Mémoire sur les syphilides.* Paris, 1 vol. in-8°. (*Revue médicale.*) — HERTLE, *Du Pemphigus des nouveau-nés et de sa nature.* (Thèse de Strasbourg.) — REEVE, *Observations de méningite syphilitique.* (*Gazette médicale de Paris.*) — ROSENBAUM, *Histoire de la syphilis dans l'antiquité.* Traduit de Santlus. Bruxelles. — TROUSSEAU et LASÈGUE, *De la Syphilis constitutionnelle des enfants du premier âge.* (*Archives de médecine.*) — WORBE, *Essai sur la prophylaxie et le traitement abortif des maladies vénériennes à leur début.* Paris, in-8°.

1848. BRANDES (L.), *De Rhumatismo gonorrhoico in universum et de forma ejus acuta.* Hauniæ, in-8°. — CHAUFFARD (H.), *De l'Utilité du mercure dans les maladies vénériennes.* (*Œuvres de médecine pratique*, t. Ier.) Paris. — DESRUELLES, *De l'Iodure de potassium seul ou associé au mercure, dans le traitement des maladies vénériennes de tous degrés, principalement des affections constitutionnelles ou diététiques.* Paris, in-8°. — FABRE, *Traité des maladies vénériennes.* (Tome VII de la *Bibliothèque des médecins praticiens.*) Paris. — Ce volume a été rédigé par M. de Castelnau.

1849. VIDAL DE CASSIS, *Des Inoculations syphilitiques.* Paris, 1 vol. in-8°.

1850. BOUCHUT, *Transmission de la syphilis des nouveau-nés aux nourrices.* (*Gazette médicale.*) — BRANDES (L.), *De Ophthalmia rhumatico-gonorrhoica et de forma arthropathiæ gonorrhoicæ chronica.* Hauniæ, in-8°. — CULLERIER, *Des Symptômes consécutifs de la syphilis*, considérés dans leurs rapports avec l'allaitement. (*Bulletin de thérapeutique.*)—DUBOIS (P.), *Du Diagnostic de la syphilis*, considérée comme une des causes de la mort du fœtus. (*Gazette médicale de Paris.*)— PHILLIPS (Ch.), *De la Goutte militaire et de son traitement.* 2e éd. Paris, in-8°. — SIGISMOND, *Remarques sur les apparences morbides des cheveux dans la syphilis.* (*Œsterreich, Zeitschrift prakt. Heiltrunde.*)

1851. AUZIAS-TURENNE, *De la syphilisation ou vaccination syphilitique*, Paris, br. in-8°. — COFFIN (P.), *Études cliniques pour servir à l'histoire de l'influence de la syphilis, du traitement mercuriel et des ulcérations du col sur la grossesse.* (Thèse de Paris.) — DEPAUL, *Mémoire sur une manifestation de la syphilis congénitale, consistant dans une altération des poumons.* (*Gazette médicale.*) — DEVILLIERS, *Recherches sur le traitement antisyphilitique chez les femmes enceintes.* (*Mémoires de l'Académie de médecine.*) — LAGNEAU (G.), *Des Maladies pulmonaires causées et influencées par la syphilis.* (Thèse de Paris.) — LANGLEBERT (Ed.), *Lettre adressée à l'Académie de médecine sur un nouveau moyen préservatif de la syphilis.* Paris, in-8°. — PRIEUR, *Quelques questions sur la syphilis.* (Thèse de Paris.) — RICORD (Ph.), *Clinique iconographique de l'hôpital des Vénériens*, Recueil d'observations suivies de considérations pratiques sur les maladies qui ont été traitées dans cet hôpital. Paris, 1 vol. gr. in-4°, avec 66 pl. color.

1852. AUZIAS-TURENNE, *Cours de syphilisation*, Toulouse, in-8°. — BASSEREAU (Léon), *Traité des affections de la peau, symptomatiques de la syphilis.* Paris, 1 vol. in-8°. — BERTHERAND (A.), *Précis des maladies vénériennes, de leur doctrine et de leur traitement.* Strasbourg, 1 vol. in-8°. — CAUDELON, *Modes de transmission de la syphilis chez le nouveau-né.* (Thèse de Paris.) — CULLERIER, *Du Traitement de la syphilis des nouveau-nés.* (*Bulletin de thérapeutique.*) — DESRUELLES (Ch.), *Des Manifestations de la syphilis congénitale, et particulièrement du pemphigus des nouveau-nés.* (Thèse de Paris.) — DUGÈS (A.), *De l'innocuité du lait des nourrices atteintes de syphilis pour les enfants qu'elles nourrissent.* (Thèse de Paris. — GROSSER (S.), *De Luis venereæ apud antiquos vestigiis.* Vratislaviæ, in-8°. — GUBLER, *Mémoire sur une nouvelle affection du foie liée à la syphilis héréditaire.* (*Mémoires de la Société de biologie*, t. IV.) — LANGLEBERT (Ed.), *Recherches historiques sur la doctrine des maladies vénériennes.* Paris, br. in-8°. — MAYR (F.), *Recherches sur la syphilis héréditaire chez les enfants.* Traduction de Axenfeld. (*Annuaire de la syphilis et de la peau.*) — PAGES (F.), *Théorie de la syphilisation.* Paris, in-8°. — READ, *Méningite syphilitique.* (*The Dublin quaterly journal of medical science.*) — SAUREL, *Exposé historique et critique de la vaccination syphilitique et de la syphilisation.* (*Revue thérapeutique du Midi.*) — ZEIS, *Ueber verschiedene krankhafte Zustande der kopfnathe, über Syphilis, besonders ihre Behandlung und über Luxationem.* Dresden, in-4° avec 4 pl.

1853. AUZIAS-TURENNE, *Lettre à M. le préfet de police sur la syphilisation.* Paris, in-8°. — DEPAUL, *Mémoire sur une manifestation de la syphilis congénitale.* Paris, in-4°. — *Lettre sur la syphilisation.* In-4°. — GOSSELIN, *Remarques et observations sur une nouvelle indication du trépan dans les ostéites syphilitiques du crâne.* (*Archives générales de médecine.*) — GUILLOT (N.), *Leçons cliniques sur la syphilis des nouveau-nés.* (*Moniteur des Hôpitaux.*) — LANGLEBERT (Ed.), *Mémoire sur les fumigations mercurielles et iodées au moyen de trochisques ou clous fumants.* — MAISONNEUVE et MONTANIER, *Traité pratique des maladies vénériennes.* Paris, in-8°. — MAUDOU, *Histoire de la syphilis des enfants nouveau-nés et des enfants à la mamelle.* (Thèse de Paris.) — OCHOA (R. J. S.), *De la Syphilis.* (Thèse de Paris.) — SPÉRINO, *La Syphilisation étudiée comme méthode curative et comme moyen prophylactique des maladies vénériennes.* Traduit par Tresal. Turin, 1 vol. in-8°. — RICORD (Ph.), *De la Syphilisation et de la contagion des accidents secondaires de la syphilis*, communications à l'Académie de médecine par MM. Ricord, Begin, Malgaigne, Velpeau, Depaul, Gibert, Lagneau, Larrey, Michel Lévy, Gerdy, Roux, avec les communications de MM. Auzias-Turenne et C. Sperino, à l'Académie des sciences de Paris et à l'Académie de médecine de Turin. Paris, in-8° de 384 pages.

1854. BAERENSPRUNG, *Application du microscope au diagnostic des chan-*

cres syphilitiques. (*Allg. med. cent. Zeit.*) — Batailler (A.), *De l'Adénopathie vénérienne.* (Thèse de Paris.) — Bedel, *De la Syphilis cérébrale*. (Thèse de Strasbourg.) — Bertherand, *Notice sur le chancre du Sahara*. Lille, in-8°. — Bonnafont, (J. P.), *Mémoire sur le traitement des orchites en général par le collodion*. Paris, in-8°, 15 p. — Calvo (D.), *De l'Albuginite syphilitique et du diagnostic, du pronostic et du traitement des sarcocèles cancéreux, tuberculeux*. (Thèse de Paris.) — Clerc (L.), *Du Chancroïde syphilitique*. (*Moniteur des Hôpitaux*.) — Cullerier, *De l'Hérédité de la syphilis*. (*Mémoires de la Société de chirurgie*.) — Desruelles, *Histoire de la blennorrhée uréthrale* (*suintement uréthral habituel*), ou Traité comparatif de la blennorrhée, suivie du deuxième mémoire sur l'emploi de l'iodure de potassium seul ou associé au mercure. Paris, 1 vol. in-8°. — *Considérations sommaires sur la blennorrhagie et la blennorrhée*. 14 p. — Diday (P.), *De la Syphilis des nouveau-nés et des enfants à la mamelle*. Paris, 1 vol. in-8°. — Doyon et Dron, *Observations sur la syphilis des nouveau-nés et des enfants à la mamelle*. (*Gazette hebdomadaire*.) — Gosselin, *Recherches sur les rétrécissements syphilitiques du rectum*. (*Archives générales de médecine*.) — Gubler, *Mémoire sur l'ictère qui accompagne quelquefois les éruptions syphilitiques précoces*. (*Gazette médicale de Paris*.) — Heine (J.), *Beiträge zur Lehre von der Syphilis in ihrer Verbindung mit vaccine und Diphtheritis*. Wurzburg, in-8°. — Johns. *Considérations sur la syphilis comme cause d'avortement*. (*Dublin quaterly journal of medical science*.) — Marathay, *De la Syphilis primitive ou locale et de l'unité du virus syphilitique*. (Thèse de Paris). — Martellière, *De l'Origine syphilitique*. (Thèse de Paris.) — Parker (L.), *The modern treatment of syphilitic diseases, both primary and secondary*. London, in-8°. — Pégot (Marc), *Essai clinique sur l'action des eaux thermales sulfureuses de Bagnères-de-Luchon dans le traitement des accidents consécutifs de la syphilis*. Toulouse, in-8°. — Putegnat, *Histoire et thérapeutique de la syphilis des nouveau-nés et des enfants à la mamelle*. Paris, 1 vol. in-8°. — Roquette, *Accidents déterminés par le copahu*. (*Union médicale*.) — Sperino, *Esame critico del rapporto della commissione incaricata della R. Academia medico-chirurgica di Torino di studiare la sifilizzazione applicata à l'uomo come mezzo curativo e preservativo delle malattie venenerce e statico attuale quisitione*. Torino, 1 vol. in-8°. — Veyne, *Recherches cliniques sur la blennorhagie syphilitique*. (Thèse de Paris.) — Yvaren (P.), *Des Métamorphoses de la syphilis*. Recherches sur le diagnostic des maladies que la syphilis peut simuler et sur la syphilis à l'état latent. Paris, 1 vol. in-8°.

1855. Blacheyre (J. B.), *Diagnostic différentiel du chancre infectant et du chancre non infectant, ou du chancre et du chancroïde*. (Thèse de Paris.) — Clerc (F.), *Réponse à quelques points du rapport de M. Cullerier, relatif à la non-identité du chancre infectant et du chancroïde*. (*Gazette des Hôpitaux*.) — *Considérations nouvelles sur le chancre infectant et le chancroïde*. Paris. — Delpech, *Des Bubons vénériens*. (Thèse de Montpellier.) — Diday (P.), *Syphilis maculeuse du cou*. (*Gazette hebdomadaire*. — *Mélanges de syphilographie pratique*. (*Gazette hebdomadaire*.) — Fossard, *De l'Orchite tuberculeuse*. (Thèse de Paris.) — Hagen, *De la Syphilisation*. (Thèse de Paris.) — Lanos, *Du Phimosis congénital*. (Thèse de Paris.) — Lebrun (M.), *Du Sarcocèle syphilitique*. (Thèse de Paris.) — Lecœur,

Propagation de la syphilis par la vaccination. (*Gazette hebdomadaire*, 15 avril.) — Lejeal (A.), *Du Sarcocèle syphilitique.* (Thèse de Paris.) — Martinez y Sanchez, *Essai sur la syphilis héréditaire.* (Thèse de Paris.) — Pillon, *De la Syphilide maculeuse du cou.* (*Gazette hebdomadaire.* — Vaucheret, *De la Blennorrhagie chez la femme.* (Thèse de Paris.)

1856. Arrastia y Crespo, *Études sur le pouvoir antisyphilitique du bichromate de potasse.* (Thèse de Paris.) — Boeck (W.), *De la Syphilisation appliquée aux enfants.* Trad. de Hagen, in-8°. — Capdevila, *De la Syphilis chez les enfants.* (*Gazette hebdomadaire.*) — Dron, *Du double virus syphilitique.* (Thèse de Paris.) — Fayel-Deslongrais, *N'a pas la syphilis qui veut.* (Thèse de Paris.) — Gabalda, *Considérations pratiques sur les bubons scrofuleux et leur traitement.* Paris, in-8°. — Herpin (Th.), *Du Chlorate de potasse comme spécifique contre la salivation mercurielle.* Paris, in-8°. — Huet (G.), *Specimen medicum inaugurale continens varia de morbo syphilitico.* Amstelodami, in-8°. — Hutchinson, *De la Transmission de la syphilis du fœtus à la mère.* (*Medical Times and Gazette.* — Jacewicz, *Étude sur l'hérédité de la syphilis.* (Thèse de Paris.) — Lagneau (G.), *Mémoire sur les mesures hygiéniques propres à prévenir la propagation des maladies vénériennes.* (*Annales d'hygiène.*) — Langlebert (Ed.), *Mémoire sur le traitement de la blennorrhagie uréthrale par les injections caustiques recurrentes et limitées.* Paris, in-8°. — *Note sur un nouvel appareil pour les fumigations de cinabre dans le traitement des syphilides.* (*Union médicale.*) — Mandron, *La Mère peut-elle transmettre au fœtus la diathèse syphilitique acquise pendant la grossesse.* (*Journal de Bruxelles.*) — Payran, *Études sur les manifestations héréditaires de la syphilis chez les nouveau-nés.* (Thèse de Paris.) — Quélet, *Essai sur la syphilis du foie.* (Thèse de Strasbourg.) — Sigmund, *Sur la durée de l'inoculation de la syphilis.* (*Wiener med. Wochenschrift.*) — Signoret (V. A.), *De l'Emploi de l'iodure de potassium à doses fractionnées.* Paris, in-8°. — Société médicale du Panthéon, *Discussion sur la syphilis.* Paris, br. in-8°. — Thibierge, *Des Végétations qui se développent sur les parties génitales des femmes pendant la grossesse.* (*Archives de médecine.*) — Thiry, *De l'Arthrite dite blennorrhagique*, leçon recueillie par L. Buys. In-8°. — Valery (Ch.), *De la Transmission des accidents secondaires du nourrisson à la nourrice et de celle-ci à son nourrisson.* (Thèse de Paris.) — Vidal de Cassis, *Du Sarcocèle syphilitique, ses effets sur le testicule et sur la virilité.* In-4°. (*Mémoires de la Société de chirurgie.*)

1857. Coote (H.), *A Report upon some of the more important points connected with the treatment of syphilis.* London, in-8°. — Cullerier, *De l'Hérédité de la syphilis.* (*Mémoires de la Société de chirurgie*, t. IV.) — Curling, *Traité pratique des maladies du testicule.* Trad. par Gosselin. 1 vol. in-8°. — Dupré, *Des Affections syphilitiques du globe oculaire.* (Thèse de Paris). — Frette-Damicourt, *Sur le Tremblement mercuriel.* (Thèse de Paris.) — Lagneau, *Maladies syphilitiques des voies lacrymales.* (*Archives générales de médecine.*) — Lambron, *Traitement de la syphilis par les eaux minérales.* (*Union médicale.*) — Langlebert (E.). *De l'eau distillée de copahu.* (*Gazette des Hôpitaux.*) — Mondelet. *Des différentes variétés d'orchites aiguës.* (Thèse de Paris.) — Pillon, *Des Exanthèmes syphilitiques.* (Thèse de Paris.) — Ravin, *Du Traitement de la syphilis congénitale.* (Thèse de Paris.) —

Reboul, *Des Adénites vénériennes.* (Thèse de Paris.) — Simon (F. A.), *Kritische Geschichte der Ursprungs, der Pathologie und Behandlung der Syphilis, Tochter und wiederum Mutter der Aussatzes.* Hambourg, in-8°. — Trousseau, *Leçons cliniques sur la syphilis congénitale.* (*Union médicale.*)

1858. Anceleт, *Des Végétations vulvo-anales des femmes enceintes.*—Bazin, *Leçons sur les maladies de la peau.* Paris, 1858-1863.—Bertin (E.), *Du Traitement de la syphilis chez les femmes enceintes.* (*Compte rendu des travaux de la Société de méd. de Nancy,* 1856-1857.) — Buzenet, *Du Chancre de la bouche, son diagnostic différentiel.* Thèse de Paris.) — Cogomble, *De l'Orchite aiguë.* (Thèse de Paris.) — Danielsen, *De la Syphilisation comme méthode curative de la vérole et du spedalsked.* (*Deutsche Klinik.*) — Debauge, *Traitement des chancres simples et des bubons chancreux par la cautérisation au chlorure de zinc.* (Thèse de Paris.) — Demarquay, *Sur l'Orchite purulente et la fonte des testicules amenées par des mouchetures faites sur la région des bourses.* (*Bulletin de thérapeutique.*)— Diday (P.), *Exposition critique et pratique des nouvelles doctrines sur la syphilis,* suivie d'un Essai sur de nouveaux moyens préservatifs des maladies vénériennes. Paris. 1 vol. in-18. — Fournier (A.), *Étude sur le chancre céphalique.* In-8°. — Foville (A.), *Syphilis constitutionnelle avec zona et ictère.* (*Gazette hebdomadaire.*) — Hoffmann (A.), *La Syphilis débarrassée de ses dangers par la médecine homœopathique.* Paris. in-8°. — Labatt (H.), *Observations on veneral diseases derived from civil and military practice.* London, in-8°. — Langlebert (Ed.), *Examen des nouvelles doctrines sur la syphilis.* (*Moniteur des Hôpitaux.*)— *De la Contagion des accidents secondaires de la syphilis.* (*Ibid.*)—Lecontour, *Des Affections syphilitiques du foie.* (Thèse de Paris.) — Michaelis (A. C. J.), *Compendium der Lehre von der Syphilis und der damit zusammenhædegen ähnlichen Krankheiten und Folgezustände.* Vienne, gr. in-8°. — Muller, *De la Syphilis constitutionnelle dans le canal intestinal.* Erlangen. — Nadau des Islets, *De l'Inoculation du chancre mou à la région céphalique.* (Thèse de Paris.) — Parisot (E.), *Études sur un nouveau traitement de la syphilis expérimenté à l'hôpital du Midi en* 1857. (Thèse de Paris.) — Pochon (H.), *Les Accidents secondaires de la syphilis sont-ils contagieux? Qu'est-ce que la plaque muqueuse?* (Thèse de Paris.) — Rollet, *Mémoire sur le sarcocèle fongueux syphilitique.* Lyon. — Saint-Arromans, *Des Tumeurs gommeuses du tissu cellulaire et des muscles.* (Thèse de Paris.) — Scanzoni, *Traité pratique des maladies des organes sexuels de la femme.* Paris, 1 vol. in-8°. — Thévenet, *Étude et considérations pratiques sur les tumeurs gommeuses du tissu cellulaire des muscles et de leurs annexes.* (Thèse de Paris.) — Venot, *Du Sarcocèle syphilitique.* (Thèse de Paris.)

1859. Bachelot, *De l'Orchite blennorrhagique aiguë.* (Thèse de Paris.) — Bazin (E.), *Leçons théoriques et cliniques sur les syphilides considérées en elles-mêmes et dans leurs rapports avec les éruptions dartreuses, scrofuleuses et parasitaires.* Paris, in-8°. — Caillaut, *Traité pratique des maladies de la peau chez les enfants.* Paris. — Diday et Rollet, *Annuaire de la syphilis et des maladies de la peau.* Paris, 1 vol. in-8°. — Diday (P.), *A Treatise on syphilis in new born children and infants in the breast.* Translated by Whitley. London, in-8°. — Gabalda, *De la Contagion des symptômes secondaires de la syphilis*. Paris, in-8°. — Gjor, *Maladies nerveuses d'origine syphilitique*. (*Schmitt's Jahrbücher*.) — Graefe (Von), *Des Affections syphilitiques des yeux*. (*Archives de médecine*.)— Guyenot, *Inoculation d'accidents syphilitiques secondaires ayant produit un chancre primitif*. (*Gazette hebdomadaire*.) — *De l'inoculabilité de la syphilis constitutionnelle*. (Thèse de Paris.) — Hardy, *Leçons sur les syphilides*. Paris. — Hennecart, *Du Traitement non mercuriel de la syphilis constitutionnelle dans la forme bénigne*. (Thèse de Paris.) — Hermann (J.), *Die Nachtheile der Merkurialkur*. Wien, in-8°. — Hildebrandt, *De la Syphilis dans ses rapports avec l'aliénation mentale*. Paris. — Hubbenet (de), *Beobachtung und Experiment in der Syphilis*. Leipzig.— Hunter (J.), *Traité de la maladie vénérienne* Traduit de l'anglais par Richelot, 3e édition avec notes et additions par Ricord. Paris, 1 vol. in-8° avec 9 planches. — Junquet, *Syphilis congénitale contagieuse*. (*Montpellier médical*.) — Lagneau (G.), *Des Tumeurs syphilitiques de la langue*. (*Gazette hebdomadaire*.) — Langlebert (Ed.), *De l'Accident primitif produit par la contagion physiologique ou artificielle des accidents secondaires de la syphilis*. (*Moniteur des Hôpitaux*.) — *Lettre à M. Diday sur une nouvelle question relative à la transmission de la syphilis secondaire*. — Oordt (H. Van), *Des Tumeurs gommeuses*. (Thèse de Paris.) — Ricord (Ph.). *Leçons sur le chancre*, rédigées et publiées par A. Fournier, suivies de notes et de pièces justificatives. 2e édition. Paris, in-8°. — Rollet, *Études cliniques sur le chancre produit par la contagion de la syphilis secondaire, et spécialement sur le chancre du mamelon et de la bouche*. (*Archives de médecine*.) — Roucas, *De l'Orchite aiguë*. (Thèse de Paris.) — Royet, *De l'Inversion du testicule*. Paris.— Schulze, *De la Choroïdite syphilitique*. (Thèse de Paris.) — Simon fils (Léon), *Des Maladies vénériennes et de leur traitement homœopathique*. Paris, 1 vol. in-18. — Simon (Fr. A.), *Histoire de la Syphilis au seizième siècle*. Hambourg, 1858. — Simon (F. A.), *Der Kampf mit einens Lindwurm, oder unerwiesene Existenz der konstitutionnellen syphilis von dem Jahre* 1495. Hambourg. — Sordet, *Du Rhumatisme blennorrhagique*. (Thèse de Paris.) —Testelin, *Altération syphilitique du foie*. (*Gazette hebdomadaire*.) — Venot (J.), *De la Pseudo-syphilis chez les prostituées*. Bordeaux, in-8°. — Vidal de Cassis, *Traité des maladies vénériennes*. 5e édition. Paris, 1 vol. in-8 avec pl. col. — Virchow, *Études sur une espèce particulière de carie syphilitique et sur l'affection syphilitique du foie*. (*Archiv für Patholog., Anatomie*, t. V. — Virchow, *Sur la nature des affections syphilitiques constitutionnelles*. Berlin, in-8°.

1860. Auzias-Turenne, *Correspondance syphiliographique*, Paris, In-8°. — *Communication sur le traitement de la blennorrhagie et de la blennorrhée*. Paris, br. in-8°.— Basset, *De la Simultanéité des maladies vénériennes*. (Thèse de Paris.)—Chabalier, *Preuves historiques de la pluralité des maladies vénériennes*. (Thèse de Paris.) — Dauvé, *Traitement de la blennorrhagie par les balsamiques*. (*Bulletin de thérapeutique*). — Fournier, *De la Contagion*. (Thèse de Paris.) — Gibert, *Traité des maladies de la peau et de la syphilis*. 3e édition, 2 vol. in-8°. Paris. — Hardy, *Études sur les inflammations du testicule, et principalement sur l'épididymite et l'orchite blennorrhagique*. (Thèse de Paris.) — Lagneau (G.), *Maladies syphilitiques du système nerveux*. Paris, in-8°.) — Notta, *Mémoire sur l'hérédité de la syphilis*. (*Archives générales de médecine*. — Pascal (Noël), *Du Guaco et de ses effets pro-*

phylactifs et curatifs dans diverses formes des maladies vénériennes. Paris, in-8°. — Rollet, *De la Pluralité des maladies vénériennes.* In-8°. — Tourasse, *De plusieurs accidents de la blennorrhagie.* (Thèse de Paris.) — Vidal (Émile), *De la Syphilis congénitale.* (Thèse pour l'agrégation.) — Viennois, *De la Syphilis transmise par la vaccination.* (*Archives de médecine.*) — Virchow, *La Syphilis constitutionnelle.* Traduit par Paul Picard. Paris, 1 vol. in-8°. — Weisflog, *Beitrag zur Kenntniss der Dubois'schen Thymus, abcesse bei angebornen Syphilis.* (Thèse de Zurich.)

1861. Beyran, *Paralysie syphilitique du nerf moteur externe de l'œil.* (*Bulletin de l'Acad. de méd.*, t. XXV.) — Blachez et Luys, *Observation de méningite granuleuse présumée syphilitique.* (*Moniteur des sciences méd.*) — Bumstead, *The pathology and treatment of veneral diseases.* Philadelphie, in-8°. — Chauvel, *De la Pelvi-péritonite blennorhagique chez la femme.* (Thèse de Paris.) — Constantin (Paul), *De la Paralysie syphilitique du nerf oculo-moteur commun.* (*Moniteur des Hôpitaux.*) — Cullerier, *Des Affections blennorrhagiques,* leçons recueillies par le Dr Royer. In-8°. — *Précis iconographique des maladies vénériennes.* 1 vol. in-18 avec 80 pl. col. — Drouet, *De l'Ophthalmie blennorrhagique.* (Thèse de Paris.) — Evrain, *De l'Iodure de potassium dans tous les âges de la syphilis.* (Thèse de Paris.) — Gros et Lancereaux, *Des Affections nerveuses syphilitiques.* Paris. — Kussmaul (A.), *Untersuchungen über den constitutionellen Mercurialismus und sein Verhältniss zur constitutionellen Syphilis.* 1 band. Wurzbourg, in-8°. — Ladreit de la Charrière, *Des Paralysies syphilitiques.* (Thèse de Paris.) — Langlebert (E.), *Du Chancre produit par la contagion des accidents secondaires.* Paris, in-8°. — *De l'Unicité du virus vénérien.* (*Moniteur des sciences médicales.*) — Martin (C. A.), *De la Diphthérite de la vulve considérée comme accident de la syphilis secondaire.* (*Union médicale.*) — Mourlon, *Traitement de la blennorrhagie par les injections de sous-nitrate de bismuth.* In-8°. — Overbeck (R.), *Mercur und Syphilis, physiologisch chemische und pathologische Untersuchungen über das Quecksilber und die Quecksilber Krankeiten.* Berlin, in-8°. — Robert (Melchior), *Nouveau Traité des maladies vénériennes,* suivi d'un Appendice sur la syphilisation et la prophylaxie syphilitique, et d'un formulaire spécial. Paris, 1 vol. in-8°. — Rollet, *Recherches cliniques et expérimentales sur la syphilis, le chancre et la blennorrhagie, et principes nouveaux d'hygiène, de médecine légale et de thérapeutique appliqués à ces maladies.* Paris, 1 vol. in-8° et atlas. — *De la Trasmission de la syphilis entre nourrissons et nourrices au point de vue de la médecine légale.* (*Gazette hebdomadaire.*) — Pellizzari (Pietro), *Della Transmissione della siphilide congenita alle nutrici.* Florence, br. in-8°. — Tazentre, *De l'Uréthrorrhée ou échauffement, espèce non décrite d'écoulement uréthral chez l'homme.* (*Archives de médecine.*) — Zambaco, *Des Affections nerveuses syphilitiques.* Paris, in-8°.

1862. Baerensprung (Von), *Mittheilungen aus der Abtheilung und Klinik für syphilitische Kranke.* Berlin. — Belhomme, *Du Chancre phagédénique et de son traitement.* (Thèse de Paris.) — Boeck, *Études sur la syphilis.* — Bouchut, *De la Syphilis infantile.* (*Traité pratique des maladies des nouveau-nés,* 4e édit.) — Chassagny, *De la Prophylaxie de la contagion des accidents primitifs et secondaires de la syphilis.* (*Gazette hebdom.*) — Demay, *De la*

Diphthérite considérée comme accident secondaire de la syphilis. (Thèse de Paris.) — DES VAULX, *Guide pour le traitement des maladies vénériennes.* Paris, 1 vol. in-32 avec 4 pl.—DIDAY, *Étude sur le chancre de l'amygdale.* (*Mémoires de la Soc. des sciences méd. de Lyon*, t. I.)—HICGUET, *De la Méthode substitutive ou de la cautérisation appliquée au traitement de l'uréthrite aiguë et chronique.* Paris. — JOULIN (D.), *Syphiliographes et syphilis, MM. Langlebert, Cullerier et Rollet.* Paris, br. in-8°.—JUNIEN-LAVILLDAUROY, *Sur quelques points de l'emploi du mercure et de l'iodure de potassium dans le traitement de la syphilis.* (Thèse de Paris.) — MICHAELIS, *Der Contagionstreit in der Lehre von der Syphilis.* (*Virchow's archiv für Path., Anat. und Phys.* 24e band, mai 1862.) — NAYRAND, *Des Adénites inguinales et de leur importance dans l'étude des maladies vénériennes.* (Thèse de Paris.) —PELLIZZARI (P.), *Sur la Transmission de la syphilis au moyen de l'inoculation du sang.* (*Lo Sperimentale.*) — ROBERT (Melchior), *Quelques Considérations sur l'auto-inoculabilité du chancre infectant.* Marseille, in-8°. — ROLLET, *La Médecine légale de la syphilis des nouveau-nés.* (*Mémoires de la Société des sciences médicales de Lyon*, t. I.) — SIGMUND, *Résumé de sa pratique sur la syphilisation.* (*Mémoires de la Société des sciences médicales de Lyon*, t. I.) — TANTURRI, *Della Tumefazione indolente delle tensille nella sifilide.* — VIENNOIS, *Examen des opinions émises récemment par M. Ricord à l'Hôtel-Dieu de Paris.* In-8°.

1863. DAVASSE (Jules), *De la Diversité des formes et de l'unité de nature de la syphilis.* (*Art Médical.*)—DIDAY (P.), *Histoire naturelle de la syphilis.* Paris, 1 vol. in-8°. — FALIGAN, *Des Affections syphilitiques du foie.* (Thèse de Paris.) — GONNARD, *Essai critique sur l'institution de la dualité chancreuse.* (Thèse de Paris.) — LADUREAU, *Considérations générales sur la syphilis et raisons probantes en faveur de l'unitéisme.* In-8°. — LEE (Henry), Leçons sur la syphilis. *De l'Inoculation syphilitique et de ses rapports avec la vaccination.* raduit par E. Baudot; in-8°. — MARTIN (C. A.), *De l'Accident primitif de la syphilis constitutionnelle.* (Thèse de Paris.) — NODET, *Études cliniques et expérimentales sur les diverses espèces de chancre, et particulièrement sur le chancre mixte.* (Thèse de Montpellier.)— QUANTIN, *Prostitution et syphilis.* 1 vol. in-18. — RENGIFO (Pio), *Étude sur les premiers syphiliographes espagnols.* Paris, in-8°. — RICORD (Ph.), *Lettres sur la syphilis*, adressées à M. le rédacteur de l'*Union médicale.* 2e édition. Paris, 1856, in-18. Réimpression sans changements. Paris, 1863, in-18.— VERNEUIL, *Les Maladies vénériennes chez les Chinois.* (*Archives de médecine.*)

1864. BELHOMME (L.) et MARTIN (A.), *Traité pratique et élémentaire de pathologie syphilitique et vénérienne.* Paris, 1 vol. in-18. — LANCEREAUX, *Etudes sur les lésions viscérales susceptibles d'être rattachées à la syphilis.* (*Gazette des Hôpitaux.*) — PLAGNE (G. DE LA), *Lettres à M. Ricord sur la syphilis, suivies d'une lettre résumant la question à M. Ed. Langlebert.* Paris, in-18. — ROLLET, *Syphilis chez les verriers; chancre induré de la lèvre pris pour un cancroïde et guéri par l'excision.* (*Gazette médicale de Lyon.*) — *Coup d'œil rétrospectif sur la syphilis et les maladies de la peau.* (*Gazette médicale de Lyon.*)

TABLE DES MATIÈRES

SECONDE PARTIE

Maladies vénériennes virulentes.

PARIS. — IMPRIMERIE SIMON RAÇON ET COMP., RUE D'ERFURTH, 1.

www.ingramcontent.com/pod-product-compliance
Ingram Content Group UK Ltd.
Pitfield, Milton Keynes, MK11 3LW, UK
UKHW012138240726
13966UKWH00001B/42